实用全科医学诊治解析

主编◎马保国　秦　东　李萌生　白信春　单宝磊　刘项坤

吉林科学技术出版社

图书在版编目（C I P）数据

实用全科医学诊治解析 / 马保国等主编. — 长春：吉林科学技术出版社，2024.5. — ISBN 978-7-5744-1373-3

Ⅰ. R4

中国国家版本馆CIP数据核字第2024A1M363号

实用全科医学诊治解析

主　　编　马保国　等
出 版 人　宛　霞
责任编辑　钟金女
封面设计　山东道克图文快印有限公司
制　　版　山东道克图文快印有限公司
幅面尺寸　185mm × 260mm
开　　本　16
字　　数　517 千字
印　　张　22
印　　数　1~1500 册
版　　次　2024 年 5 月第 1 版
印　　次　2024 年12月第 1 次印刷

出　　版　吉林科学技术出版社
发　　行　吉林科学技术出版社
地　　址　长春市福祉大路5788 号出版大厦A 座
邮　　编　130118
发行部电话/传真　0431-81629529 81629530 81629531
81629532 81629533 81629534
储运部电话　0431-86059116
编辑部电话　0431-81629510
印　　刷　廊坊市印艺阁数字科技有限公司

书　　号　ISBN 978-7-5744-1373-3
定　　价　98.00元

《实用全科医学诊治解析》
编委会

主　编

马保国　邹平市中心医院
秦　东　日照市精神卫生中心
李萌生　安丘市人民医院
白信春　莒县桑园镇卫生院
单宝磊　高密市人民医院
刘项坤　太原钢铁（集团）有限公司总医院

副主编

李　松　上海市浦东新区东明社区卫生服务中心
王兆民　乐陵市精神卫生防治中心
李利华　无棣县碣石山镇卫生院
李　霞　乐陵市精神卫生防治中心
谭　波　临朐县精神卫生中心
甘绍停　菏泽市定陶区仿山镇游集卫生院
刘玉梅　山东医科大学附属省立医院（山东省立医院）
张同兴　济南市起步区太平街道社区卫生服务中心
姜曙光　山东省威海市乳山市崖子中心卫生院
刘　芳　湖北医药学院附属襄阳市第一人民医院
冯焕焕　湖北医药学院附属襄阳市第一人民医院
蔼庆涛　菏泽市牡丹区中医医院
张玉诺　中国人民解放军联勤保障部队第924医院
赵　娜　济南市章丘区人民医院
聂培意　济南市天桥区桑梓店镇卫生院

《实用全科医学诊治解析》编委会

副主编

孔令敏　山东省滨州市沾化区富源街道社区卫生服务中心

宋友春　日照市岚山区碑廓中心卫生院

庄　园　日照市人民医院

程继祖　济南市天桥区桑梓店镇卫生院

苗　杰　日照市岚山区岚山头街道社区卫生服务中心

陈　军　湖南省永州市脑科医院

编　委

谭颖然　广州市荔湾区茶滘街道社区卫生服务中心

温慧玉　深圳市宝安区中心医院

　　　　南昌社区健康服务中心

刘振巧　滨州市无棣县埕口镇卫生院

李华珍　聊城市冠县清水镇中心卫生院

马红星　无棣县小泊头镇卫生院

前　言

随着社会的进步，虽然一些疾病已经被人类所攻克，但由于环境污染、年龄结构改变、生产与交通事业的发展、抗生素等药物的滥用等原因，人类疾病谱发生了巨大变化，一些新的疾病不断出现，威胁着人类的健康。与此同时，卫生事业也一直在蓬勃发展。面对日新月异的技术设备和理念，临床医师迫切需要掌握临床外科学前沿的信息，获得专业发展前沿的指导和参考，基于此编写了本书。本书旨在提高临床医师的诊治能力，使饱受疾病折磨的患者早日恢复健康，为更多的家庭带去希望。

本书从临床实用的角度出发，介绍了临床内科、外科、妇产科、儿科等重大科室常见疾病的诊断与治疗技术，包含了神经内科、心内科、呼吸内科、消化内科、普通外科、神经外科、泌尿外科、骨外科等学科的内容。全书注重科学性、实用性的有机统一，总体上实现了理论与实践、局部与系统的高度结合，可以很好地提高临床工作者的专业理论水平和临床实践能力，对现代临床工作具有指导作用。本书可作为培养临床医师诊疗思维和提高其诊治水平的参考用书。

由于编者水平有限及编写时间仓促，书中不足之处在所难免，敬请广大读者批评和指正。在此，特向关心和支持本书出版的专家和同仁致以诚挚的感谢！

编　者

目　录

第一章　神经内科疾病

第一节　短暂性脑缺血发作

短暂性脑缺血(TIA)发作是指因脑血管病变引起的短暂性、局限性脑功能缺失或视网膜功能障碍。临床症状一般持续10～20分钟，多在1小时内缓解，最长不超过24小时，不遗留神经功能缺失症状，结构性影像学(CT、MRI)检查无责任病灶。凡临床症状持续超过1小时且神经影像学检查有明确病灶者不宜称为TIA。

流行病学统计表明，15%的脑卒中患者曾发生过TIA。不包括未就诊的患者，美国每年TIA发作人数估计为20万～50万人。TIA发生脑卒中率明显高于一般人群，TIA后第1个月内发生脑梗死者占4%～8%；1年内为12%～13%；5年内增至24%～29%。TIA患者发生脑卒中在第1年内较一般人群高13～16倍，是最严重的“卒中预警”事件，也是治疗干预的最佳时机，频发TIA更应以急诊处理。

一、病因与发病机制

(一)病因

TIA病因各有不同，主要是动脉粥样硬化和心源性栓子。多数学者认为微栓塞或血流动力学障碍是TIA发病的主要原因，90%左右的微栓子来源于心脏和动脉系统，动脉粥样硬化是50岁以上患者TIA最常见的原因。

(二)发病机制

TIA的真正发病机制至今尚未完全阐明。主要有血流动力学改变学说和微栓子学说。

1.血流动力学改变学说

TIA的主要原因是血管本身病变。动脉粥样硬化造成大血管的严重狭窄，由于病变血管自身调节能力下降，当一些因素引起灌注压降低时，病变血管支配区域的血流就会显著下降，同时又可能存在全血黏度增高、红细胞变形能力下降和血小板功能亢进等血液流变学改变，促进了微循环障碍的发生，而使局部血管无法保持血流量的恒定，导致相应供血区域TIA的发生。血流动力学型TIA在大动脉严重狭窄基础上合并血压下降，导致远端一过性脑供血不足的症状，当血压回升时症状可缓解。

2.微栓子学说

大动脉的不稳定粥样硬化斑块破裂，脱落的栓子随血流移动，阻塞远端动脉，随后栓子很快发生自溶，临床表现为一过性缺血发作。动脉的微栓子来源最常见的部位是颈内动脉系统。心源性栓子为微栓子的另一个来源，多见于心房颤动、心瓣膜疾病及左心室血栓形成。

3.其他学说

脑动脉痉挛、受压学说，如脑血管受到各种刺激造成的痉挛或由于颈椎骨质增生压迫椎动脉造成缺血;颅外血管盗血学说,如锁骨下动脉严重狭窄,椎动脉中血流逆行,导致颅内灌注不足等。

TIA 常见的危险因素包括高龄、高血压、抽烟、心脏病(冠心病、心律失常、充血性心力衰竭、心脏瓣膜病)、高血脂、糖尿病和糖耐量异常、肥胖、不健康饮食、体力活动过少、过度饮酒、口服避孕药或绝经后雌激素的应用、高同型半胱氨酸血症、抗心磷脂抗体综合征、蛋白 C/蛋白 S 缺乏症等。

二、病理

发生缺血部位的脑组织常无病理改变,但部分患者可见脑深部小动脉发生闭塞而形成的微小梗死灶,其直径常<1.5 mm。主动脉弓发出的大动脉、颈动脉可见动脉粥样硬化性改变、狭窄或闭塞。颅内动脉也可有动脉粥样硬化性改变,或可见动脉炎性浸润。另外可有颈动脉或椎动脉过长或扭曲。

三、临床表现

TIA 多发于老年人,男性多发于女性。发病突然,恢复完全,不遗留神经功能缺损的症状和体征,多有反复发作的病史。持续时间短暂,一般为 10~15 分钟,颈内动脉系统平均为 14 分钟,椎-基底动脉系统平均为 8 分钟,每天可有数次发作,发作间期无神经系统症状及阳性体征。颈内动脉系统 TIA 与椎-基底动脉系统 TIA 相比,发作频率较少,但更容易进展为脑梗死。

TIA 神经功能缺损的临床表现依据受累的血管供血范围而不同,临床常见的神经功能缺损有以下两种。

(一)颈动脉系统 TIA

最常见的症状为对侧面部或肢体的一过性无力和感觉障碍、偏盲,偏侧肢体或单肢的发作性轻瘫最常见,通常以上肢和面部较重,优势半球受累可出现语言障碍。单眼视力障碍为颈内动脉系统 TIA 所特有,短暂的单眼黑蒙是颈内动脉分支——眼动脉缺血的特征性症状,表现为短暂性视物模糊、眼前灰暗感或云雾状。

(二)椎-基底动脉系统 TIA

常见症状为眩晕、头晕、平衡障碍、复视、构音障碍、吞咽困难、皮质性盲和视野缺损、共济失调、交叉性肢体瘫痪或感觉障碍。脑干网状结构缺血可能由于双下肢突然失张力,造成跌倒发作。颞叶、海马、边缘系统等部位缺血可能出现短暂性全面性遗忘症,表现为突发的一过性记忆丧失,时间、空间定向力障碍,患者有自知力,无意识障碍,对话、书写、计算能力保留,症状可持续数分钟至数小时。

血流动力学型 TIA 与微栓塞型 TIA 在临床表现上也有所区别(表 1-1)。

表 1-1 血流动力学型 TIA 与微栓塞型 TIA 的临床鉴别要点

临床表现	血流动力学型	微栓塞型
发作频率	密集	稀疏
持续时间	短暂	较长
临床特点	刻板	多变

四、辅助检查

治疗的结果与确定病因直接相关,辅助检查的目的就在于确定病因及危险因素。

(一)TIA 的神经影像学表现

普通 CT 和 MRI 扫描正常。MRI 灌注加权成像(PWI)表现可有局部脑血流减低,但不出现弥散加权成像(DWI)的影像异常。TIA 作为临床常见的脑缺血急症,要进行快速的综合评估,尤其是 MRI 检查(包括 DWI 和 PWI),以便鉴别脑卒中、确定半暗带、制订治疗方案和判断预后。CT 检查可以排除脑出血、硬膜下血肿、脑肿瘤、动静脉畸形和动脉瘤等临床表现与 TIA 相似的疾病,必要时需行腰椎穿刺以排除蛛网膜下隙出血。CT 血管成像(CTA)、磁共振血管成像(MRA)检查有助于了解血管情况。梗死型 TIA 的概念是指临床表现为 TIA,但影像学上有脑梗死的证据,早期的 MRI 弥散加权成像(DWI)检查发现,20%~40%临床上表现为 TIA 的患者存在梗死灶。但实际上根据 TIA 的新概念,只要出现了梗死灶就不能诊断为 TIA。

(二)血浆同型半胱氨酸检查

血浆同型半胱氨酸(Hcy)浓度与动脉粥样硬化程度密切相关,血浆 Hcy 水平升高是全身性动脉硬化的独立危险因素。

(三)其他检查

其他检查包括:TCD 检查可发现颅内动脉狭窄,并且可进行血流状况评估和微栓子检测。血常规和生化检查也是必要的,神经心理学检查可能发现轻微的脑功能损害。双侧肱动脉压、桡动脉搏动、双侧颈动脉及心脏有无杂音、全血和血小板检查、血脂、空腹血糖及糖耐量、纤维蛋白原、凝血功能、抗心磷脂抗体、心电图、心脏及颈动脉超声、TCD、DSA 等,有助于发现 TIA 的病因和危险因素、评判动脉狭窄程度、评估侧支循环建立程度和进行微栓子的检测;有条件时应考虑经食管超声心动图检查,可能发现卵圆孔未闭等心源性栓子的来源。

五、诊断与鉴别诊断

(一)诊断

诊断只能依靠病史,根据血管分布区内急性短暂神经功能障碍与可逆性发作特点,结合 CT 排除出血性疾病可考虑 TIA。确立 TIA 诊断后应进一步进行病因、发病机制的诊断和危险因素分析。TIA 和脑梗死之间并没有截然的区别,两者应被视为一个疾病动态演变过程的不同阶段,应尽可能采用"组织学损害"的标准界定两者。

(二)鉴别诊断

鉴别需要考虑其他可以导致短暂性神经功能障碍发作的疾病。

1.局灶性癫痫后出现的 Todd 麻痹

局限性运动性发作后可能遗留短暂的肢体无力或轻偏瘫,持续 0.5~36 小时后可消除。患者有明确的癫痫病史,EEG 检查可见局限性异常,CT 或 MRI 检查可能发现脑内病灶。

2.偏瘫型偏头痛

此病好发于青年期,女性多见,有家族史,头痛发作的同时或过后出现同侧或对侧肢体不同程度瘫痪,并可在头痛消退后持续一段时间。

3.晕厥

为短暂性弥漫性脑缺血、缺氧所致，表现为短暂性意识丧失，常伴有面色苍白、大汗、血压下降，EEG检查多数正常。

4.梅尼埃病

发病年龄较轻，发作性眩晕、恶心、呕吐可与椎-基底动脉系统TIA相似，反复发作常合并耳鸣及听力减退，症状可持续数小时至数天，但缺乏中枢神经系统定位体征。

5.其他

血糖异常、血压异常、颅内结构性损伤(如肿瘤、血管畸形、硬膜下血肿、动脉瘤等)、多发性硬化等，也可能出现类似TIA的临床症状。临床上可以依靠影像学资料和实验室检查进行鉴别诊断。

六、治疗

TIA是缺血性血管病变的重要部分。TIA既是急症，也是预防缺血性血管病变的最佳和最重要时机。TIA的治疗与二级预防密切结合，可减少脑卒中及其他缺血性血管事件发生。TIA症状持续1小时以上，应按照急性脑卒中流程进行处理。根据TIA病因和发病机制的不同，应采取不同的治疗策略。

(一)控制危险因素

TIA需要严格控制危险因素，包括调整血压、血糖、血脂、同型半胱氨酸，以及戒烟、治疗心脏疾病、避免大量饮酒、有规律的体育锻炼、控制体重等。已经发生TIA的患者或高危人群可长期服用抗血小板药物。肠溶阿司匹林为目前最主要的预防性用药之一。

(二)药物治疗

1.抗血小板聚集药物

阻止血小板活化、黏附和聚集，防止血栓形成，减少动脉-动脉微栓子。常用药物如下。

(1)阿司匹林肠溶片：通过抑制环氧化酶减少血小板内花生四烯酸转化为血栓烷A_2(TXA_2)防止血小板聚集，各国指南推荐的标准剂量不同，我国指南的推荐剂量为75～150 mg/d。

(2)氯吡格雷(75 mg/d)：也是被广泛采用的抗血小板药，通过抑制血小板表面的腺苷二磷酸(ADP)受体阻止血小板积聚。

(3)双嘧达莫：为血小板磷酸二酯酶抑制剂，缓释剂可与阿司匹林联合使用，效果优于单用阿司匹林。

2.抗凝治疗

考虑存在心源性栓子的患者应予抗凝治疗。抗凝剂种类很多，肝素、低相对分子量肝素、口服抗凝剂(如华法林、香豆素)等均可选用，但除低分子量肝素外，其他抗凝剂如肝素、华法林等应用过程中应注意检测凝血功能，以避免发生出血不良反应。低分子量肝素，每次4000～5000 U，腹部皮下注射，每天2次，连用7～10日，与普通肝素比较，生物利用度好，使用安全。口服华法林6～12 mg/d，3～5日后改为2～6 mg/d维持，目标国际标准化比值(INR)范围为2.0～3.0。

3.降压治疗

血流动力学型 TIA 的治疗以改善脑供血为主,慎用血管扩张药物,除抗血小板聚集、降脂治疗外,需慎重管理血压,避免降压过度,必要时可给予扩容治疗。在大动脉狭窄解除后,可考虑将血压控制在目标值以下。

4.生化治疗

防治动脉硬化及其引起的动脉狭窄和痉挛以及斑块脱落的微栓子栓塞造成 TIA。主要用药有:维生素 B_1,每次 10 mg,3 次/日;维生素 B_2,每次 5 mg,3 次/日;维生素 B_6,每次 10 mg,3 次/日;复合维生素 B,每次 10 mg,3 次/日;维生素 C,每次 100 mg,3 次/日;叶酸片,每次 5 mg,3 次/日。

(三)手术治疗

颈动脉内膜切除术(CEA)和颈动脉支架治疗(CAS)适用于症状性颈动脉狭窄 70%以上的患者,实际操作上应从严掌握适应证。仅为预防脑卒中而让无症状的颈动脉狭窄患者冒险手术不是正确的选择。

七、预后与预防

(一)预后

TIA 可使发生缺血性脑卒中的危险性增加。传统观点认为,未经治疗的 TIA 患者约 1/3 发展成脑梗死,1/3 可反复发作,另外的 1/3 可自行缓解。但如果经过认真细致的中西医结合治疗应会减少脑梗死的发生比例。一般第一次 TIA 后,10%~20%的患者在其后90 天出现缺血性脑卒中,其中 50%发生在第一次 TIA 发作后24~28 小时。预示脑卒中发生率增高的危险因素包括高龄、糖尿病、发作时间超过 10 分钟、颈内动脉系统 TIA 症状(如无力和语言障碍);椎-基底动脉系统 TI A 发生脑梗死的比例较少。

(二)预防

近年来以中西医结合治疗本病的临床研究证明,在注重整体调节的前提下,病证结合,中医辨证论治能有效减少 TIA 发作的频率及程度并降低形成脑梗死的危险因素,从而起到预防脑血管病事件发生的作用。

第二节 蛛网膜下隙出血

蛛网膜下隙出血(SAH)是指脑表面或脑底部的血管自发破裂,血液流入蛛网膜下隙,伴或不伴颅内其他部位出血的一种急性脑血管疾病。本病可分为原发性、继发性和外伤性。原发性 SAH 是指脑表面或脑底部的血管破裂出血,血液直接或基本直接流入蛛网膜下隙所致,称特发性蛛网膜下隙出血或自发性蛛网膜下隙出血(ISAH),约占急性脑血管疾病的 15%,是神经科常见急症之一;继发性 SAH 则为脑实质内、脑室、硬脑膜外或硬脑膜下的血管破裂出血,血液穿破脑组织进入脑室或蛛网膜下隙者;外伤引起的概称外伤性 SAH,常伴发于脑挫裂伤。SAH 临床表现为急骤起病的剧烈头痛、呕吐、精神或意识障碍、脑膜刺激征和血性脑脊液。SAH 的年发病率世界各国各不相同,中国约为 5/10 万,美国为6/10 万~16/10 万,德国约为 10/10 万，芬兰约为25/10 万，日本约为25/10 万。

一、病因与发病机制

(一)病因

SAH 的病因很多，以动脉瘤为最常见，包括先天性动脉瘤、高血压动脉硬化性动脉瘤、夹层动脉瘤和感染性动脉瘤等，其他如脑血管畸形、脑底异常血管网、结缔组织病、脑血管炎等。75%～85%的非外伤性 SAH 患者为颅内动脉瘤破裂出血，其中，先天性动脉瘤发病多见于中青年；高血压动脉硬化性动脉瘤为梭形动脉瘤，约占 13%，多见于老年人。脑血管畸形占第 2 位，以动静脉畸形最常见，约占 15%，常见于青壮年。其他如烟雾病、感染性动脉瘤、颅内肿瘤、结缔组织病、垂体卒中、脑血管炎、血液病及凝血障碍性疾病、妊娠并发症等均可引起 SAH。近年研究发现约 15%的 ISAH 患者病因不清，即使 DSA 检查也未能发现 SAH 的病因。

1.动脉瘤

近年来，对先天性动脉瘤与分子遗传学的多个研究支持Ⅰ型胶原蛋白 α_2 链基因(*COL*1*A*2)和弹性蛋白基因(*ELN*)是先天性动脉瘤最大的候补基因。颅内动脉瘤好发于 Willis 环及其主要分支的血管分叉处，其中位于前循环颈内动脉系统者约占 85%，位于后循环基底动脉系统者约占 15%。对此类动脉瘤的研究证实，血管壁的最大压力来自沿血流方向上的血管分叉处的尖部。随着年龄增长，在血压增高、动脉瘤增大，更由于血流涡流冲击和各种危险因素的综合因素作用下，出血的可能性也随之增大。颅内动脉瘤体积的大小与有无蛛网膜下隙出血相关，直径<3 mm 的动脉瘤，SAH 的风险小；直径>5 mm 的动脉瘤，SAH 的风险高。对于未破裂的动脉瘤，每年发生动脉瘤破裂出血的危险性介于 1%～2%之间。曾经破裂过的动脉瘤有更高的再出血率。

2.脑血管畸形

以动静脉畸形最常见，且 90%以上位于小脑幕上。脑血管畸形是胚胎发育异常形成的畸形血管团，血管壁薄，在有危险因素的条件下易诱发出血。

3.高血压动脉硬化性动脉瘤

长期高血压动脉粥样硬化导致脑血管弯曲多，侧支循环多，管径粗细不均，且脑内动脉缺乏外弹力层，在血压增高、血流涡流冲击等因素影响下，管壁薄弱的部分逐渐向外膨胀形成囊状动脉瘤，极易破裂出血。

4.其他病因

动脉炎或颅内炎症可引起血管破裂出血，肿瘤可直接侵袭血管导致出血。脑底异常血管网形成后可并发动脉瘤，一旦破裂出血可导致反复发生的脑实质内出血或 SAH。

(二)发病机制

蛛网膜下隙出血后，血液流入蛛网膜下隙淤积在血管破裂相应的脑沟和脑池中，并可向下流至脊髓蛛网膜下隙，甚至逆流至第四脑室和侧脑室，引起一系列变化，主要包括：①颅内容积增加。血液流入蛛网膜下隙使颅内容积增加，引起颅内压增高，血液流入量大者可诱发脑疝。②化学性脑膜炎。血液流入蛛网膜下隙后直接刺激血管，使白细胞崩解释放各种炎症介质。③血管活性物质释放。血液流入蛛网膜下隙后，血细胞破坏产生各种血管活性物质(氧合血红蛋白、5-羟色胺、血栓烷 A_2、肾上腺素、去甲肾上腺素）刺激血管和脑膜，使脑血管发生痉挛和蛛网膜颗粒粘连。④脑积水。血液流入蛛网膜下隙在颅底或逆流入脑室发生凝固，造成脑脊液回流受阻引起急性阻塞性脑积水和颅内压增高；部分红细胞随脑脊液流入蛛网膜颗粒并溶解，使其阻塞，引起脑脊液吸收减慢，最后产生交通性脑积水。⑤下丘脑功能紊乱。血液及其代谢产物直接刺激下丘脑引起神经内分泌紊乱，引起发热、血糖含量增高、应激性溃疡、肺水肿等。⑥脑-心综合征。急性高颅压或血液直接刺激下丘脑、脑干，导致自主神经功能亢进，引起急性心肌缺血、心律失常等。

二、病理

肉眼可见脑表面呈紫红色，覆盖有薄层血凝块；脑底部的脑池、脑桥小脑三角及小脑延髓池等处可见更明显的血块沉积，甚至可将颅底的血管、神经埋没。血液可穿破脑底面进入第三脑室和侧脑室。脑底大量积血或脑室内积血可影响脑脊液循环出现脑积水，约5%的患者，由于部分红细胞随脑脊液流入蛛网膜颗粒并使其堵塞，引起脑脊液吸收减慢而产生交通性脑积水。蛛网膜及软膜增厚、色素沉着，脑与神经、血管间发生粘连。脑脊液呈血性。血液在蛛网膜下隙的分布，按出血量和范围分为弥散型和局限型。前者出血量较多，穹隆面与基底面蛛网膜下隙均有血液沉积；后者血液则仅存于脑底池。40%～60%的脑标本并发脑内出血。出血的次数越多，并发脑内出血的比例越大。并发脑内出血的发生率第1次约39.6%，第2次约55%，第3次达100%。出血部位随动脉瘤的部位而定。动脉瘤好发于 Willis 环的血管上，尤其是动脉分叉处，可单发或多发。

三、临床表现

SAH 发生于任何年龄，发病高峰多在30～60岁；50岁后，ISAH 的危险性有随年龄的增加而升高的趋势。男女在不同的年龄段发病不同，10岁前男性的发病率较高，男女比为4∶1；40～50岁时，男女发病相等；70～80岁时，男女发病率之比高达1∶10。临床主要表现为剧烈头痛、脑膜刺激征阳性、血性脑脊液。在严重病例中，患者可出现意识障碍，从嗜睡至昏迷不等。

（一）症状与体征

1.先兆及诱因

先兆通常是不典型头痛或颈部僵硬，部分患者有病侧眼眶痛、轻微头痛、动眼神经麻痹等表现，主要由少量出血造成；70%的患者存在上述症状数日或数周后出现严重出血，但绝大部分患者起病急骤，无明显先兆。常见诱因有过量饮酒、情绪激动、精神紧张、剧烈活动、用力状态等，这些诱因均能增加 ISAH 的风险性。

2.一般表现

出血量大者，当日体温即可升高，可能与下丘脑受影响有关；多数患者于2～3日后体温升高，多属于吸收热；SAH 后患者血压增高，1～2周病情趋于稳定后，逐渐恢复病前血压。

3.神经系统表现

绝大部分患者有突发持续性剧烈头痛。头痛位于前额、枕部或全头，可扩散至颈部、腰背部；常伴有恶心、呕吐。呕吐可反复出现，系由颅内压急骤升高和血液直接刺激呕吐中枢所致。如呕吐物为咖啡色样胃内容物则提示上消化道出血，预后不良。头痛部位各异，轻重不等，部分患者类似眼肌麻痹型偏头痛。有48%～81%的患者可出现不同程度的意识障碍，轻者嗜睡，重者昏迷，多逐渐加深。意识障碍的程度、持续时间及意识恢复的可能性均与出血量、出血部位及有无再出血有关。

部分患者以精神症状为首发或主要的临床症状，常表现为兴奋、躁动不安、定向障碍，甚至谵妄和错乱；少数可出现迟钝、淡漠、抗拒等。精神症状可由大脑前动脉或前交通动脉附近的动脉瘤破裂引起，大多在病后1～5日出现，但多数在数周内自行恢复。癫痫发作较少见，多发生在出血时或出血后的急性期，国外发生率为6%～26.1%，国内资料为10%～18.3%。在一项SAH的大宗病例报道中，大约有15%的动脉瘤性SAH表现为癫痫。癫痫可为局限性抽搐或全身强直-阵挛性发作，多见于脑血管畸形引起者，出血部位多在天幕上，多由于血液刺激大脑皮质所致，患者有反复发作倾向。部分患者由于血液流入脊髓蛛网膜下隙可出现神经根刺激症状，如腰背痛。

4.神经系统体征

(1)脑膜刺激征：为SAH的特征性体征，包括头痛、颈强直、Kernig征和Brudzinski征阳性。常于起病后数小时至6日内出现，持续3～4周。颈强直发生率最高(6%～100%)。另外，应当注意临床上有少数患者可无脑膜刺激征，如老年患者，可能因蛛网膜下隙扩大等老年性改变和痛觉不敏感等因素，往往使脑膜刺激征不明显，但意识障碍仍可较明显，老年人的意识障碍可达90%。

(2)脑神经损害：以第Ⅱ、Ⅲ对脑神经最常见，其次为第Ⅴ、Ⅵ、Ⅶ、Ⅷ对脑神经，主要由于未破裂的动脉瘤压迫或破裂后的渗血、颅内压增高等直接或间接损害引起。少数患者有一过性肢体单瘫、偏瘫、失语，早期出现者多因出血破入脑实质和脑水肿所致；晚期多由于迟发性脑血管痉挛引起。

(3)眼症状：SAH的患者中，17%有玻璃体膜下出血，7%～35%有视盘水肿。视网膜下出血及玻璃体下出血是诊断SAH有特征性的体征。

(4)局灶性神经功能缺失：如有局灶性神经功能缺失有助于判断病变部位，如突发头痛伴眼睑下垂者，应考虑载瘤动脉可能是后交通动脉或小脑上动脉。

(二)SAH并发症

1.再出血

在脑血管疾病中，最易发生再出血的疾病是SAH，国内文献报道再出血率为24%左右。再出血临床表现严重，病死率远远高于第1次出血，一般发生在第1次出血后10～14日，2周内再发生率占再发病例的54%～80%。近期再出血病死率为41%～46%，甚至更高。再发出血多因动脉瘤破裂所致，通常在病情稳定的情况下，突然头痛加剧、呕吐、癫痫发作，并迅速陷入深昏迷，瞳孔散大，对光反射消失，呼吸困难甚至停止。神经定位体征加重或脑膜刺激征明显加重。

2.脑血管痉挛

脑血管痉挛(CVS)是SAH发生后出现的迟发性大、小动脉的痉挛狭窄，以后者更多见。典型的血管痉挛发生在出血后3～5日，于5～10日达高峰，2～3周逐渐缓解。在大多数研究中，血管痉挛发生率在25%～30%。早期可逆性CVS多在蛛网膜下隙出血后30分钟内发生，表现为短暂的意识障碍和神经功能缺失。70%的CVS在蛛网膜下隙出血后1～2周内发生，尽管及时干预治疗，但仍有约50%有症状的CVS患者将会进一步发展为脑梗死。因此，CVS的治疗关键在预防。血管痉挛发作的临床表现通常是头痛加重或意识状态下降，除发热和脑膜刺激征外，也可表现局灶性的神经功能损害体征，但不常见。尽管导致血管痉挛的许多潜在危险因素已经确定，但CT扫描所见的蛛网膜下隙出血的数量和部位是最主要的危险因素。基底池内有厚层血块的患者比仅有少量出血的患者更容易发展为血管痉挛。虽然国内外均有大量的临床观察和实验数据，但是CVS的机制仍不确定。蛛网膜下隙出血本身或其降解产物中的一种或多种成分可能是导致CVS的原因。

CVS的检查常选择经颅多普勒超声(TCD)和数字减影血管造影(DSA)检查。TCD有助于血管痉挛的诊断。TCD血液流速峰值>200 cm/s和(或)平均流速>120 cm/s时能很好地与血管造影显示的严重血管痉挛相符。值得提出的是，TCD只能测定颅内血管系统中特定深度的血管段。测得数值的准确性在一定程度上依赖于超声检查者的经验。动脉插管血管造影诊断CVS较TCD更为敏感。CVS患者行血管造影的价值不仅用于诊断，更重要的目的是血管内治疗。动脉插管血管造影为有创检查，价格较昂贵。

3.脑积水

大约25%的动脉瘤性蛛网膜下隙出血患者由于出血量大、速度快，血液大量涌入第三脑室、第四脑室并凝固，使第四脑室的外侧孔和正中孔受阻，可引起急性梗阻性脑积水，导致颅内压急剧升高，甚至出现脑疝而死亡。急性脑积水常发生于起病数小时至2周内，多数患者在1～2日内意识障碍呈进行性加重，神经症状迅速恶化，生命体征不稳定，瞳孔散大。颅脑CT检查可发现阻塞上方的脑室明显扩大等脑室系统有梗阻表现，此类患者应迅速进行脑室引流术。慢性脑积水是SAH后3周至1年内发生的脑积水，原因可能为蛛网膜下隙出血刺激脑膜，引起无菌性炎症反应形成粘连，阻塞蛛网膜下隙及蛛网膜绒毛而影响脑脊液的吸收与回流，以脑脊液吸收障碍为主，病理切片可见蛛网膜增厚纤维变性，室管膜破坏及脑室周围脱髓鞘改变。Johnston认为脑脊液的吸收与蛛网膜下隙和上矢状窦的压力差以及蛛网膜绒毛颗粒的阻力有关。当脑外伤后颅内压增高时，上矢状窦的压力随之升高，使蛛网膜下隙和上矢状窦的压力差变小，从而使蛛网膜绒毛微小管系统受压甚至关闭，直接影响脑脊液的吸收。由于脑脊液的积蓄造成脑室内静水压升高，致使脑室进行性扩大。因此，慢性脑积水的初期，患者的颅内压是高于正常的，及至脑室扩大到一定程度之后，由于加大了吸收面，才渐使颅内压下降至正常范围，故临床上称之为正常颅压脑积水。但由于脑脊液的静水压已超过脑室壁所能承受的压力，使脑室不断继续扩大、脑萎缩加重而致进行性痴呆。

4.自主神经及内脏功能障碍

常因下丘脑受出血、脑血管痉挛和颅内压增高的损伤所致，临床可并发心肌缺血或心肌梗死、急性肺水肿、应激性溃疡。这些并发症被认为是由于交感神经过度活跃或迷走神经张力过高所致。

5.低钠血症

次病症尤其是重症SAH常影响下丘脑功能，而导致有关水盐代谢激素的分泌异常。目前，关于低钠血症发生的病因有两种机制，即抗利尿激素分泌异常综合征(SIADH)和脑性耗盐综合征(CSWS)。

SIADH 理论是由 Bartter 等提出的,该理论认为,低钠血症产生的原因是由于各种创伤性刺激作用于下丘脑,引起血管升压素(ADH)分泌过多,或血管升压素渗透性调节异常,丧失了低渗对 ADH 分泌的抑制作用,而出现持续性 ADH 分泌。肾脏远曲小管和集合管重吸收水分的作用增强,引起水潴留、血钠被稀释及细胞外液增加等一系列病理生理变化。同时,促肾上腺皮质激素(ACTH)相对分泌不足,血浆 ACTH 降低,醛固酮分泌减少,肾小管排钾保钠功能下降,尿钠排出增多。细胞外液增加和尿、钠丢失的后果是血浆渗透压下降和稀释性低血钠,尿渗透压高于血渗透压,低钠而无脱水,中心静脉压增高的一种综合征。若进一步发展,将导致水分从细胞外向细胞内转移、细胞水肿及代谢功能异常。当血钠<120 mmol/L时,可出现恶心、呕吐、头痛;当血钠<110 mmol/L时可发生嗜睡、躁动、谵语、肌张力低下、腱反射减弱或消失甚至昏迷。

但 20 世纪 70 年代末以来,越来越多的学者发现,发生低钠血症时,患者多伴有尿量增多和尿钠排泄量增多,而血中 ADH 并无明显增加。这使得脑性耗盐综合征的概念逐渐被接受。SAH 时,CSWS 的发生可能与脑钠肽(BNP)的作用有关。下丘脑受损时可释放出 BNP,脑血管痉挛也可使 BNP 升高。BNP 的生物效应类似心房钠尿肽(ANP),有较强的利钠和利尿反应。CSWS 时可出现厌食、恶心、呕吐、无力、直立性低血压、皮肤无弹性、眼球内陷、心率增快等表现。诊断依据:细胞外液减少,负钠平衡,水摄入与排出率<1,肺动脉楔压<8 mmHg,中央静脉压<6 mmHg,体重减轻。Ogawasara 提出每天对 CSWS 患者定时测体重和中央静脉压是诊断 CSWS 和鉴别 SIADH 最简单和最实用的方法。

四、辅助检查

(一)脑脊液检查

目前脑脊液(CSF)检查尚不能被 CT 检查所完全取代。由于腰椎穿刺(LP)有诱发再出血和脑疝的风险,在无条件行 CT 检查和病情允许的情况下,或颅脑 CT 所见可疑时才可考虑谨慎施行 LP 检查。均匀一致的血性脑脊液是诊断 SAH 的金标准,脑脊液压力增高,蛋白含量增高,糖和氯化物水平正常。起初脑脊液中红、白细胞比例与外周血基本一致(700:1),12 小时后脑脊液开始变黄,2~3 日后因出现无菌性炎症反应,白细胞数可增加,初为中性粒细胞,后为单核细胞和淋巴细胞。LP 阳性结果与穿刺损伤出血的鉴别很重要。通常是通过连续观察试管内红细胞计数逐渐减少的三管试验来证实,但采用脑脊液离心检查上清液黄变及匿血反应是更灵敏的诊断方法。脑脊液细胞学检查可见巨噬细胞内吞噬红细胞及碎片,有助于鉴别。

(二)颅脑 CT 检查

CT 检查是诊断蛛网膜下隙出血的首选常规检查方法。急性期颅脑 CT 检查快速、敏感,不但可早期确诊,还可判定出血部位、出血量、血液分布范围及动态观察病情进展和有无再出血迹象。急性期 CT 表现为脑池、脑沟及蛛网膜下隙呈高密度改变,尤以脑池局部积血有定位价值,但确定出血动脉及病变性质仍需借助于数字减影血管造影(DSA)检查。发病距 CT 检查的时间越短，显示蛛网膜下隙出血病灶部位的积血越清楚。Adams 观察发病当日 CT 检查显示阳性率为 95%，1 日后降至 90%，5 日后降至 80%，7 日后降至 50%。CT 显示蛛网膜下隙高密度出血征象，多见于大脑外侧裂池、前纵裂池、后纵裂池、鞍上池、和环池等。CT 增强扫描可能显示大的动脉瘤和血管畸形。须注意 CT 阴性并不能绝对排除 SAH。

部分学者依据 CT 扫描并结合动脉瘤好发部位推测动脉瘤的发生部位，如蛛网膜下隙出血以鞍上池为中心呈不对称向外扩展，提示颈内动脉瘤；外侧裂池基底部积血提示大脑中动脉瘤；前纵裂池基底部积血提示前交通动脉瘤；出血以脚间池为中心向前纵裂池和后纵裂池基底部扩散，提示基底动脉瘤。CT 扫描显示弥漫性出血或局限于前部的出血发生再出血的风险较大，应尽早行 DSA 检查确定动脉瘤部位并早期手术。MRA 作为初筛工具具有无创、无风险的特点，但敏感性不如 DSA 检查高。

(三)数字减影血管造影

确诊 SAH 后应尽早行数字减影血管造影(DSA)检查，以确定动脉瘤的部位、大小、形状、数量、侧支循环和脑血管痉挛等情况，并可协助除外其他病因如动静脉畸形、烟雾病和炎性血管瘤等。大且不规则、分成小腔(为责任动脉瘤典型的特点)的动脉瘤可能是出血的动脉瘤。如发病之初脑血管造影未发现病灶，应在发病 1 个月后复查脑血管造影，可能会有新发现。DSA 检查可显示 80%的动脉瘤及几乎 100%的血管畸形，而且对发现继发性脑血管痉挛有帮助。脑动脉瘤大多数在 2～3 周内再次破裂出血，尤以病后6～8 日为高峰，因此对动脉瘤应早检查、早期手术治疗，如在发病后 2～3 日内，脑水肿尚未达到高峰时进行手术，则手术并发症少。

(四)MRI 检查

MRI 检查对蛛网膜下隙出血的敏感性不及 CT 检查。急性期 MRI 检查还可能诱发再出血。但 MRI 可检出脑干隐匿性血管畸形；对直径3～5 mm的动脉瘤检出率可达 84%～100%，而由于空间分辨率较差，不能清晰显示动脉瘤瘤颈和载瘤动脉，仍需行 DSA 检查。

(五)其他检查

心电图检查可显示 T 波倒置、QT 间期延长、出现高大 U 波等异常；血常规、凝血功能和肝功能检查可排除凝血功能异常方面的出血原因。

五、诊断与鉴别诊断

(一)诊断

根据以下临床特点，诊断 SAH 一般并不困难，如突然起病，主要症状为剧烈头痛，伴呕吐；可有不同程度的意识障碍和精神症状，脑膜刺激征明显，少数伴有脑神经及轻偏瘫等局灶症状；辅助检查 LP 为血性脑脊液，脑 CT 检查所显示的出血部位有助于判断动脉瘤。

临床分级：一般采用 Hunt-Hess 分级法(表 1-2)或世界神经外科联盟(WFNS)分级。前者主要用于动脉瘤引起 SAH 的手术适应证及预后判断的参考，Ⅰ～Ⅲ级应尽早行 DSA，积极术前准备，争取尽早手术；对Ⅳ～Ⅴ级先行血块清除术，待症状改善后再行动脉瘤手术。后者根据格拉斯哥昏迷评分和有无运动障碍进行分级(表 1-3)，即Ⅰ级的 SAH 患者很少发生局灶性神经功能缺损；GCS≤12 分（Ⅳ～Ⅴ级）的患者，不论是否存在局灶神经功能缺损，并不影响其预后判断；对于 GCS 13～14 分（Ⅱ～Ⅲ级）的患者，局灶神经功能缺损是判断预后的补充条件。

表 1-2 Hunt-Hess 分级法

分类	标准
0 级	未破裂动脉瘤
Ⅰ级	无症状或轻微头痛
Ⅱ级	中-重度头痛、脑膜刺激征、脑神经麻痹
Ⅲ级	嗜睡、意识混浊、轻度局灶性神经体征
Ⅳ级	昏迷、中或重度偏瘫，有早期去大脑强直或自主神经功能紊乱
Ⅴ级	深昏迷、去大脑强直，濒死状态

注：凡有高血压、糖尿病、高度动脉粥样硬化、慢性肺部疾病等全身性疾病，或 DSA 检查呈现高度脑血管痉挛的病例，则向恶化阶段提高 1 级

表 1-3 WFNS 的 SAH 分级

分类	GCS	运动障碍
Ⅰ级	15	无
Ⅱ级	14～13	无
Ⅲ级	14～13	有局灶性体征
Ⅳ级	12～7	有或无
Ⅴ级	6～3	有或无

注：GCS(Glasgow Coma Score)格拉斯哥昏迷评分

(二)鉴别诊断

1.脑出血

脑出血深昏迷时与 SAH 不易鉴别，但脑出血多有局灶性神经功能缺失体征，如偏瘫、失语等，患者多有高血压病史。仔细的神经系统检查及脑 CT 检查有助于鉴别诊断。

2.颅内感染

发病较 SAH 缓慢。各类脑膜炎起病初均先有高热，脑脊液呈炎性改变而有别于 SAH。进一步脑影像学检查，脑沟、脑池无高密度增高影改变。脑炎临床表现为发热、精神症状、抽搐和意识障碍，且脑脊液多正常或只有轻度白细胞数增高，只有脑膜出血时才表现为血性脑脊液；脑 CT 检查有助于鉴别诊断。

3.瘤卒中

依靠详细病史（如有慢性头痛、恶心、呕吐等）、体征和脑 CT 检查可以鉴别。

六、治疗

主要治疗原则：①控制继续出血，预防及解除血管痉挛，去除病因，防治再出血，尽早采取措施预防、控制各种并发症。②掌握时机尽早行 DSA 检查，如发现动脉瘤及动静脉畸形，应尽早行血管介入、手术治疗。

(一)一般处理

绝对卧床护理4～6周，避免情绪激动和用力排便，防治剧烈咳嗽，烦躁不安时适当应用止咳剂、镇静剂；稳定血压，控制癫痫发作。对于血性脑脊液伴脑室扩大者，必要时可行脑室穿刺和体外引流，但应掌握引流速度要缓慢。发病后应密切观察GCS评分，注意心电图变化，动态观察局灶性神经体征变化和进行脑功能监测。

(二)防止再出血

二次出血是本病常见的现象，故积极进行药物干预对防治再出血十分必要。蛛网膜下隙出血急性期脑脊液纤维素溶解系统活性增高，第2周开始下降，第3周后恢复正常。因此，选用抗纤维蛋白溶解药物抑制纤溶酶原的形成，具有防治再出血的作用。

1.6-氨基己酸

6-氨基己酸为纤维蛋白溶解抑制剂，可阻止动脉瘤破裂处凝血块的溶解，又可预防再破裂和缓解脑血管痉挛。每次8～12 g加入10%葡萄糖盐水500 mL中静脉滴注，每天2次。

2.氨甲苯酸

氨甲苯酸又称抗血纤溶芳酸，能抑制纤溶酶原的激活因子，每次200～400 mg，溶于葡萄糖注射液或0.9%氯化钠注射液20 mL中缓慢静脉注射，每天2次。

3.氨甲环酸

氨甲环酸为氨甲苯酸的衍化物，抗血纤维蛋白溶酶的效价强于前两种药物，每次250～500 mg加入5%葡萄糖注射液250～500 mL中静脉滴注，每天1～2次。

但近年的一些研究显示，抗纤溶药虽有一定的防止再出血作用，但同时增加了缺血事件的发生，因此不推荐常规使用此类药物，除非凝血障碍所致出血时可考虑应用。

(三)降颅压治疗

蛛网膜下隙出血可引起颅内压升高、脑水肿，严重者可出现脑疝，应积极进行脱水降颅压治疗，主要选用20%甘露醇静脉滴注，每次125～250 mL，2～4次/日；呋塞米入小壶，每次20～80 mg，2～4次/日；清蛋白10～20 g/d，静脉滴注。药物治疗效果不佳或疑有早期脑疝时，可考虑脑室引流或颞肌下减压术。

(四)防治脑血管痉挛及迟发性缺血性神经功能缺损

目前认为，脑血管痉挛引起迟发性缺血性神经功能缺损(DIND)是动脉瘤性SAH最常见的死亡和致残原因。钙通道阻滞剂可选择性作用于脑血管平滑肌，减轻脑血管痉挛和DIND。常用尼莫地平，每天10 mg(50 mL)，以每小时2.5～5.0 mL速度泵入或缓慢静脉滴注，5～14日为1个疗程；也可选择尼莫地平，每次40 mg，每天3次，口服。国外报道高血压-高血容量-血液稀释(3H)疗法可使大约70%的患者临床症状得到改善。有数个报道认为与以往相比，"3H"疗法能够明显改善患者预后。增加循环血容量，提高平均动脉压(MAP)，降低血细胞比容(Hct)至30%～50%，被认为能够使脑灌注达到最优化。3H疗法必须排除已存在脑梗死、高颅压，并已夹闭动脉瘤后才能应用。

(五)防治急性脑积水

急性脑积水常发生于病后1周内，发生率为9%～27%。急性阻塞性脑积水患者脑CT检查显示脑室急速进行性扩大，意识障碍加重，有效的疗法是行脑室穿刺引流和冲洗。但应注意防止脑脊液引流过度,维持颅内压在 15～30 mmHg,因过度引流会突然发生再出血。长期脑室引流要注意继发感染(脑炎、脑膜炎),感染率为5%～10%。同时常规应用抗生素防治感染。

(六)低钠血症的治疗

SIADH 的治疗原则主要是纠正低血钠和防止体液容量过多。可限制液体摄入量,1 日液体摄入量为 500～1000 mL,使体内水分处于负平衡以减少体液过多与尿钠丢失。注意应用利尿剂和高渗盐水,纠正低血钠与低渗血症。当血浆渗透压恢复,可给予 5%葡萄糖注射液维持,也可用抑制 ADH 药物,地美环素 1～2 g/d,口服。

CSWS 的治疗主要是维持正常水盐平衡,给予补液治疗。可静脉或口服等渗或高渗盐液,根据低钠血症的严重程度和患者耐受程度单独或联合应用。高渗盐液补液速度以每小时 0.7 mmol/L,24 小时<20 mmol/L为宜。如果纠正低钠血症速度过快可导致脑桥脱髓鞘病,应予特别注意。

(七)外科治疗

经造影证实有动脉瘤或动静脉畸形者,应争取手术或介入治疗,根除病因防止再出血。

1.显微外科

夹闭颅内破裂的动脉瘤是消除病变并防止再出血的最好方法,而且动脉瘤被夹闭,继发性血管痉挛就能得到积极有效的治疗。一般认为 Hunt-Hess 分级Ⅰ～Ⅱ级的患者应在发病后 48～72 小时内早期手术。应用现代技术,早期手术已经不再难以克服。一些神经、血管中心富有经验的医师已经建议给低评分的患者早期手术,只要患者的血流动力学稳定,颅内压得以控制即可。对于神经状况分级很差和(或)伴有其他内科情况,手术应该延期。对于病情不太稳定、不能承受早期手术的患者,可选择血管内治疗。

2.血管内治疗

选择适合的患者行血管内放置 Guglielmi 电解可脱式弹簧圈(GDCs),已经被证实是一种安全的治疗手段。近年来,一般认为治疗指征为手术风险大或手术治疗困难的动脉瘤。

七、预后与预防

(一)预后

临床常采用 Hunt 和 Kosnik 修改的 Botterell 的分级方案,对预后判断有帮助。Ⅰ～Ⅱ级患者预后佳,Ⅳ～Ⅴ级患者预后差,Ⅲ级患者介于两者之间。

首次蛛网膜下隙出血的病死率为 10%～25%。病死率随着再出血递增。再出血和脑血管痉挛是导致死亡和致残的主要原因。蛛网膜下隙出血的预后与病因、年龄、动脉瘤的部位、瘤体大小、出血量、有无并发症、手术时机选择及处置是否及时、得当有关。

(二)预防

蛛网膜下隙出血病情常较危重,病死率较高,尽管不能从根本上达到预防目的,但对已知的病因应及早积极对因治疗,如控制血压、戒烟、限酒,以及尽量避免剧烈运动、情绪激动、过劳、用力排便、剧烈咳嗽等;对于长期便秘的个体应采取辨证论治思路长期用药(如麻仁润肠丸、苁蓉润肠口服液、香砂枳术丸、越鞠保和丸等);情志因素常为本病的诱发因素,对于已经存在脑动脉瘤、动脉血管夹层或烟雾病的患者,保持情绪稳定至关重要。

不少尸检材料证实,患者生前曾患动脉瘤但未曾破裂出血,说明存在危险因素并不一定完全会出血，预防动脉瘤破裂有着非常重要的意义。应当强调的是，蛛网膜下隙出血常在首次出血后2周再次发生出血且常常危及生命，故对已出血患者采取积极有效的措施进行整体调节，并及时给予恰当的对症治疗，对预防再次出血至关重要。

第三节　血栓形成性脑梗死

血栓形成性脑梗死主要是脑动脉主干或皮质支动脉粥样硬化导致血管增厚、管腔狭窄闭塞和血栓形成；还可见于动脉血管内膜炎症、先天性血管畸形、真性红细胞增多症及血液高凝状态、血流动力学异常等，均可致血栓形成，引起脑局部血流减少或供血中断，脑组织缺血、缺氧导致软化坏死，出现局灶性神经系统症状和体征，如偏瘫、偏身感觉障碍和偏盲等。大面积脑梗死还有颅内高压症状，严重者可发生昏迷和脑疝。约90%的血栓形成性脑梗死是在动脉粥样硬化的基础上发生的，因此称动脉粥样硬化性血栓形成性脑梗死。

脑梗死的发病率约为110/10万，占全部脑卒中的60%～80%；其中，血栓形成性脑梗死占脑梗死的60%～80%。

一、病因与发病机制

(一)病因

1.动脉壁病变

血栓形成性脑梗死最常见的病因为动脉粥样硬化，常伴高血压，与动脉粥样硬化互为因果。其次为各种原因引起的动脉炎、血管异常(如夹层动脉瘤、先天性动脉瘤)等。

2.血液成分异常

血液黏度增高，以及真性红细胞增多症、血小板增多症、高脂血症等，都可使血液黏度增高，血液淤滞，引起血栓形成。如果没有血管壁的病变为基础，不会发生血栓。

3.血流动力学异常

在动脉粥样硬化的基础上，当血压下降、血流缓慢、脱水、严重心律失常及心功能不全时，可导致灌注压下降，有利于血栓形成。

(二)发病机制

主要是动脉内膜深层的脂肪变性和胆固醇沉积，形成粥样硬化斑块及各种继发病变，使管腔狭窄甚至阻塞。病变逐渐发展，则内膜分裂，内膜下出血和形成内膜溃疡。内膜溃疡易发生血栓形成，使管腔进一步狭窄或闭塞。由于动脉粥样硬化好发于大动脉的分叉处及拐弯处，故脑血栓的好发部位为大脑中动脉、颈内动脉的虹吸部及起始部、椎动脉及基底动脉的中下段等。由于脑动脉有丰富的侧支循环，管腔狭窄需达到80%以上才会影响脑血流量。逐渐发生的动脉硬化斑块一般不会出现症状，当内膜损伤破裂形成溃疡后，血小板及纤维素等血中有形成分黏附、聚集、沉着形成血栓。当血压下降、血流缓慢、脱水等血液黏度增加，致供血减少或促进血栓形成的情况下，即出现急性缺血症状。

病理生理学研究发现，脑的耗氧量约为总耗氧量的20%，故脑组织缺血缺氧是以血栓形成性脑梗死为代表的缺血性脑血管疾病的核心发病机制。脑组织缺血缺氧将会引起神经细胞肿胀、变性、坏死、凋亡以及胶质细胞肿胀、增生等一系列继发反应。脑血流阻断1分钟后神经元活动停止，缺血缺氧4分钟即可造成神经元死亡。脑缺血的程度不同而神经元损伤的程度也不同。脑神经元损伤导致局部脑组织及其功能的损害。缺血性脑血管疾病的发病是多方面而且相当复杂的过程，脑缺血损害也是一个渐进的过程，神经功能障碍随缺血时间的延长而加重。目前的研究发现氧自由基损伤、钙离子超载、一氧化氮(NO)和一氧化氮合酶的作用、兴奋性氨基酸毒性作用、炎症细胞因子损害、凋亡调控基因的激活、缺血半暗带功能障碍等方面参与了其发生机制。这些机制作用于多种生理、病理过程的不同环节，对脑功能演变和细胞凋亡给予调节，同时也受到多种基因的调节和制约，构成一种复杂的相互调节与制约的网络关系。

1.氧自由基损伤

脑缺血时氧供应下降和ATP减少，导致过氧化氢、羟自由基以及起主要作用的过氧化物等氧自由基的过度产生和超氧化物歧化酶等清除自由基的动态平衡状态遭到破坏，攻击膜结构和DNA，破坏内皮细胞膜，使离子转运、生物能的产生和细胞器的功能发生一系列病理生理改变，导致神经细胞、胶质细胞和血管内皮细胞损伤，增加血-脑屏障通透性。自由基损伤可加重脑缺血后的神经细胞损伤。

2.钙离子超载

研究认为，Ca^{2+}超载及其一系列有害代谢反应是导致神经细胞死亡的最后共同通路。细胞内Ca^{2+}超载有多种原因，如：①在蛋白激酶C等的作用下，兴奋性氨基酸(EAA)、内皮素和NO等物质释放增加，导致受体依赖性钙通道开放使大量Ca^{2+}内流。②细胞内Ca^{2+}浓度升高可激活磷脂酶、三磷酸酯醇等物质，使细胞内储存的Ca^{2+}释放，导致Ca^{2+}超载。③ATP合成减少，Na^{+}-K^{+}-ATP酶功能降低而不能维持正常的离子梯度，大量Na^{+}内流和K^{+}外流，细胞膜电位下降产生去极化，导致电压依赖性钙通道开放，大量Ca^{2+}内流。④自由基使细胞膜发生脂质过氧化反应，细胞膜通透性发生改变和离子运转，引起Ca^{2+}内流使神经细胞内Ca^{2+}浓度异常升高。⑤多巴胺、5-羟色胺和乙酰胆碱等水平升高，使Ca^{2+}内流和胞内Ca^{2+}释放。Ca^{2+}内流进一步干扰了线粒体氧化磷酸化过程，且大量激活钙依赖性酶类，如磷脂酶、核酸酶及蛋白酶，以及自由基损伤、能量耗竭等一系列生化反应，最终导致细胞死亡。

3.一氧化氮(NO)和一氧化氮合酶的作用

有研究发现，NO作为生物体内重要的信使分子和效应分子，具有神经毒性和脑保护双重作用，即低浓度NO通过激活鸟苷酸环化酶使环鸟苷酸(cGMP)水平升高，扩张血管，抑制血小板聚集、白细胞-内皮细胞的聚集和黏附，阻断NMDA受体，减弱其介导的神经毒性作用起保护作用；而高浓度NO与超氧自由基作用形成过氧亚硝酸盐或者氧化产生亚硝酸阴离子，加强脂质过氧化，使ATP酶活性降低，细胞蛋白质损伤，且能使各种含铁硫的酶失活，从而阻断DNA复制及靶细胞内的能量合成和能量衰竭，亦可通过抑制线粒体呼吸功能实现其毒性作用而加重缺血-脑组织的损害。

4.兴奋性氨基酸毒性作用

兴奋性氨基酸(EAA)是广泛存在于哺乳动物中枢神经系统的正常兴奋性神经递质，参与传递兴奋性信息，同时又是一种神经毒素，以谷氨酸(Glu)和天冬氨酸(Asp)为代表。脑缺血使物质转化(尤其是氧和葡萄糖)发生障碍,使维持离子梯度所必需的能量衰竭和生成障碍。因为能量缺乏,膜电位消失,细胞外液中谷氨酸异常增高导致神经元、血管内皮细胞和神经胶质细胞持续去极化,并有谷氨酸从突触前神经末梢释放。胶质细胞和神经元对神经递质的再摄取一般均需耗能,神经末梢释放的谷氨酸发生转运和再摄取障碍,导致细胞间隙EAA异常堆积,产生神经毒性作用。EAA毒性可以直接导致急性细胞死亡,也可通过其他途径导致细胞凋亡。

5.炎症细胞因子损害

脑缺血后炎症级联反应是一种缺血区内各种细胞相互作用的动态过程,是造成脑缺血后的第2次损伤。在脑缺血后,由于缺氧及自由基增加等因素均可通过诱导相关转录因子合成,淋巴细胞、内皮细胞、多形核白细胞和巨噬细胞、小胶质细胞以及星形胶质细胞等一些具有免疫活性的细胞均能产生细胞因子,如肿瘤坏死因子(TNF-α)、血小板活化因子(PAF)、白细胞介素(IL)系列、转化生长因子(TGF)-β_1 等,细胞因子对白细胞又有趋化作用,诱导内皮细胞表达细胞间黏附分子(ICAM-1)、P-选择素等黏附分子,白细胞通过其毒性产物、巨噬细胞作用和免疫反应加重缺血性损伤。

6.凋亡调控基因的激活

细胞凋亡是由体内外某种信号触发细胞内预存的死亡程序而导致的以细胞DNA早期降解为特征的主动性自杀过程。细胞凋亡在形态学和生化特征上表现为细胞皱缩,细胞核染色质浓缩,DNA片段化,而细胞的膜结构和细胞器仍完整。脑缺血后,神经元生存的内外环境均发生变化,多种因素如过量的谷氨酸受体的激活、氧自由基释放和细胞内 Ca^{2+} 超载等,通过激活与调控凋亡相关基因、启动细胞死亡信号转导通路,最终导致细胞凋亡。缺血性脑损伤所致的细胞凋亡可分三个阶段:信号传递阶段、中央调控阶段和结构改变阶段。

7.缺血半暗带功能障碍

缺血半暗带(IP)是无灌注的中心(坏死区)和正常组织间的移行区。IP是不完全梗死,其组织结构存在,但有选择性神经元损伤。围绕脑梗死中心的缺血性脑组织的电活动中止,但保持正常的离子平衡和结构上的完整。假如再适当增加局部脑血流量,至少在急性阶段突触传递能完全恢复,即IP内缺血性脑组织的功能是可以恢复的。缺血半暗带是兴奋性细胞毒性、梗死周围去极化、炎症反应、细胞凋亡起作用的地方,使该区迅速发展成梗死灶。缺血半暗带的最初损害表现为功能障碍,有独特的代谢紊乱。主要表现在葡萄糖代谢和脑氧代谢这两方面:①当血流速度下降时,蛋白质合成抑制,启动无氧糖酵解、神经递质释放和能量代谢紊乱。②急性脑缺血缺氧时,神经元和神经胶质细胞由于能量缺乏、K^+ 释放和谷氨酸在细胞外积聚而去极化,缺血中心区的细胞只去极化而不复极;而缺血半暗带的细胞以能量消耗为代价可复极,如果细胞外的 K^+ 和谷氨酸增加,这些细胞也只去极化,随着去极化细胞数量的增大,梗死灶范围也不断扩大。

尽管人们对缺血性脑血管疾病一直没有停止研究,但对其病理生理机制尚不够深入,希望随着中西医结合对缺血性脑损伤治疗的研究进展,其发病机制也随之更深入地阐明,从而更好地为临床和理论研究服务。

二、病理

动脉闭塞6小时以内脑组织改变尚不明显，属可逆性，8～48小时缺血最重的中心部位发生软化，并出现脑组织肿胀、变软，灰白质界限不清。如病变范围扩大、脑组织高度肿胀时，可向对侧移位，甚至形成脑疝。镜下见组织结构不清，神经细胞及胶质细胞坏死，毛细血管轻度扩张，周围可见液体和红细胞渗出，此期为坏死期。动脉阻塞2～3日后，特别是7～14日，脑组织开始液化，脑组织水肿明显，病变区明显变软，神经细胞消失，吞噬细胞大量出现，星形胶质细胞增生，此期为软化期。3～4周后液化的坏死组织被吞噬和移走，胶质增生，小病灶形成胶质瘢痕，大病灶形成中风囊，此期称恢复期，可持续数月至1～2年。上述病理改变称为白色梗死。少数梗死区，由于血管丰富，于再灌流时可继发出血，呈现出血性梗死或称红色梗死。

三、临床表现

(一)症状与体征

多在50岁以后发病，常伴有高血压；多在睡眠中发病，醒来才发现肢体偏瘫。部分患者先有头昏、头痛、眩晕、肢体麻木、无力等短暂性脑缺血发作的前驱症状，多数经数小时甚至1～2日症状达高峰，通常意识清楚，但大面积脑梗死或基底动脉闭塞可有意识障碍，甚至发生脑疝等危重症状。神经系统定位体征视脑血管闭塞的部位及梗死的范围而定。

(二)临床分型

有的根据病情程度分型，如完全性缺血性中风，系指起病6小时内病情即达高峰，一般较重，可有意识障碍。还有的根据病程进展分型，如进展型缺血性中风，则指局限性脑缺血逐渐进展，数天内呈阶梯式加重。

1.按病程和病情分型

(1)进展型：局限性脑缺血症状逐渐加重，呈阶梯式加重，可持续6小时至数日。

(2)缓慢进展型：在起病后1～2周症状仍逐渐加重，血栓逐渐发展，脑缺血和脑水肿的范围继续扩大，症状由轻变重，直到出现对侧偏瘫、意识障碍，甚至发生脑疝，类似颅内肿瘤，又称类脑瘤型。

(3)大块梗死型：又称爆发型，如颈内动脉或大脑中动脉主干等较大动脉的急性脑血栓形成，往往症状出现快，伴有明显脑水肿、颅内压增高，患者头痛、呕吐、病灶对侧偏瘫，常伴意识障碍，很快进入昏迷，有时发生脑疝，类似脑出血，又称类脑出血型。

(4)可逆性缺血性神经功能障碍(RIND)：此型患者症状、体征持续超过24小时，但在2～3周内完全恢复，不留后遗症。病灶多数发生于大脑半球半卵圆中心，可能由于该区尤其是非优势半球侧侧支循环迅速而充分地代偿，缺血尚未导致不可逆的神经细胞损害，也可能是一种较轻的梗死。

2.OCSP分型

OCSP分型即英国牛津郡社区脑卒中研究规划(OCSP)的分型。

(1)完全前循环梗死(TACI)：表现为三联征，即完全大脑中动脉(MCA)综合征的表现。①大脑高级神经活动障碍(意识障碍、失语、失算、空间定向力障碍等)；②同向偏盲；③对侧3个部位(面、上肢和下肢)较严重的运动和(或)感觉障碍。多为MCA近段主干，少数为颈内动脉虹吸段闭塞引起的大面积脑梗死。

(2)部分前循环梗死(PACI):有以上三联征中的两个,或只有高级神经活动障碍,或感觉运动缺损较TACI局限。提示是MCA远段主干、各级分支或大脑前动脉(ACA)及分支闭塞引起的中、小梗死。

(3)后循环梗死(POCI):表现为各种不同程度的椎-基底动脉综合征,可表现为同侧脑神经瘫痪及对侧感觉运动障碍;双侧感觉运动障碍;双眼协同活动及小脑功能障碍,无长束征或视野缺损等。为椎-基底动脉及分支闭塞引起的大小不等的脑干、小脑梗死。

(4)腔隙性梗死(LACI):表现为腔隙综合征,如纯运动性偏瘫、纯感觉性脑卒中、共济失调性轻偏瘫、构音不良-手笨拙综合征等。大多是基底节或脑桥小穿支病变引起的小腔隙灶。

OCSP分型方法简便,更加符合临床实际的需要,临床医师不必依赖影像或病理结果即可对急性脑梗死迅速分出亚型,并做出有针对性的处理。

(三)临床综合征

1.颈内动脉闭塞综合征

颈内动脉闭塞综合征指颈内动脉血栓形成,主干闭塞。病史中可有头痛、头晕、晕厥、半身感觉异常或轻偏瘫;病变对侧有偏瘫、偏身感觉障碍和偏盲;可有精神症状,严重时有意识障碍;病变侧有视力减退,有的还有视神经盘萎缩;病灶侧有Horner综合征;病灶侧颈动脉搏动减弱或消失;优势半球受累可有失语,非优势半球受累可出现体象障碍。

2.大脑中动脉闭塞综合征

大脑中动脉闭塞综合征指大脑中动脉血栓形成,大脑中动脉主干闭塞,引起病灶对侧偏瘫、偏身感觉障碍和偏盲,优势半球受累还有失语。累及非优势半球可有失用、失认和体象障碍等顶叶症状。病灶广泛,可引起脑肿胀,甚至死亡。

(1)皮质支闭塞:引起病灶对侧偏瘫、偏身感觉障碍,面部及上肢重于下肢,优势半球病变有运动性失语,非优势半球病变有体象障碍。

(2)深穿支闭塞:出现对侧偏瘫和偏身感觉障碍,优势半球病变可出现运动性失语。

3.大脑前动脉闭塞综合征

大脑前动脉闭塞综合征指大脑前动脉血栓形成,大脑前动脉主干闭塞。在前交通动脉以前发生阻塞时,因为病损脑组织可通过对侧前交通动脉得到血供,故不出现临床症状;在前交通动脉分出之后阻塞时,可出现对侧中枢性偏瘫,以面瘫和下肢瘫为重,可伴轻微偏身感觉障碍;并可有排尿障碍(旁中央小叶受损);精神障碍(额极与胼胝体受损);强握及吸吮反射(额叶受损)等。

(1)皮质支闭塞:引起对侧下肢运动及感觉障碍;轻微共济运动障碍;排尿障碍和精神障碍。

(2)深穿支闭塞:引起对侧中枢性面、舌及上肢瘫。

4.大脑后动脉闭塞综合征

大脑后动脉闭塞综合征指大脑后动脉血栓形成。约70%的患者两条大脑后动脉来自基底动脉,并有后交通动脉与颈内动脉联系交通。有20%~25%的人一条大脑后动脉来自基底动脉,另一条来自颈内动脉;其余的人中,两条大脑后动脉均来自颈内动脉。

大脑后动脉供应颞叶的后部和基底面、枕叶的内侧及基底面,并发出丘脑膝状体及丘脑穿动脉供应丘脑血液。

(1)主干闭塞:引起对侧同向性偏盲,上部视野受损较重,黄斑回避(黄斑视觉皮质代表区为大脑中、后动脉双重血液供应,故黄斑视力不受累)。

(2)中脑水平大脑后动脉起始处闭塞:可见垂直性凝视麻痹、动眼神经麻痹、眼球垂直性歪扭斜视。

(3)双侧大脑后动脉闭塞:有皮质盲、记忆障碍(累及颞叶)、不能识别熟悉面孔(面容失认症)、幻视和行为综合征。

(4)深穿支闭塞:丘脑穿动脉闭塞则引起红核丘脑综合征,病侧有小脑性共济失调,意向性震颤。舞蹈样不自主运动和对侧感觉障碍。丘脑膝状体动脉闭塞则引起丘脑综合征,病变对侧偏身感觉障碍(深感觉障碍较浅感觉障碍为重),病变对侧偏身自发性疼痛。轻偏瘫,共济失调和舞蹈-手足徐动症。

5.椎-基底动脉闭塞综合征

椎-基底动脉闭塞综合征指椎-基底动脉血栓形成。椎-基底动脉实为一连续的脑血管干并有着共同的神经支配,无论是结构、功能还是临床病症的表现,两侧互为影响,实难予以完全分开,故常总称为"椎-基底动脉系疾病"。

(1)基底动脉主干闭塞综合征:指基底动脉主干血栓形成。发病虽然不如脑桥出血那么急,但病情常迅速恶化,出现眩晕、呕吐、四肢瘫痪、共济失调、昏迷和高热等。大多数在短期内死亡。

(2)双侧脑桥正中动脉闭塞综合征:指双侧脑桥正中动脉血栓形成,为典型的闭锁综合征,表现为四肢瘫痪、假性延髓性麻痹、双侧周围性面瘫、双眼球外展麻痹、两侧的侧视中枢麻痹。但患者意识清楚,视力、听力和眼球垂直运动正常,所以,患者通过听觉、视觉和眼球上下运动表示意识和交流。

(3)基底动脉尖综合征:基底动脉尖分出两对动脉——小脑上动脉和大脑后动脉,分支供应中脑、丘脑、小脑上部、颞叶内侧及枕叶。血栓性闭塞多发生于基底动脉中部,栓塞性病变通常发生在基底动脉尖。栓塞性病变导致眼球运动及瞳孔异常,表现为单侧或双侧动眼神经部分或完全麻痹、眼球上视不能(上丘受累)、光反射迟钝而调节反射存在(顶盖前区病损)、一过性或持续性意识障碍(中脑或丘脑网状激活系统受累)、对侧偏盲或皮质盲(枕叶受累)、严重记忆障碍(颞叶内侧受累)。如果是中老年人突发意识障碍又较快恢复,有瞳孔改变、动眼神经麻痹、垂直注视障碍、无明显肢体瘫痪和感觉障碍应想到该综合征的可能。如果还有皮质盲或偏盲、严重记忆障碍更支持本综合征的诊断,需做头部 CT 或 MRI 检查,若发现有双侧丘脑、枕叶、颞叶和中脑病灶则可确诊。

(4)中脑穿动脉综合征:指中脑穿动脉血栓形成,亦称 Weber 综合征,病变位于大脑脚底,损害锥体束及动眼神经,引起病灶侧动眼神经麻痹和对侧中枢性偏瘫。中脑穿动脉闭塞还可引起 Benedikt 综合征,累及动眼神经髓内纤维及黑质,引起病灶侧动眼神经麻痹及对侧锥体外系症状。

(5)脑桥支闭塞综合征:指脑桥支血栓形成引起的 Millard-Gubler 综合征,病变位于脑桥的腹外侧部,累及展神经核和面神经核以及锥体束,引起病灶侧眼球外直肌麻痹、周围性面神经麻痹和对侧中枢性偏瘫。

(6)内听动脉闭塞综合征:指内听动脉血栓形成(内耳卒中)。内耳的内听动脉有两个分支,较大的耳蜗动脉供应耳蜗及前庭迷路下部;较小的耳蜗动脉供应前庭迷路上部,包括水平半规管及椭圆囊斑。由于口径较小的前庭动脉缺乏侧支循环,以致前庭迷路上部对缺血选择性敏感,故迷路缺血常出现严重眩晕、恶心呕吐。若耳蜗支同时受累则有耳鸣、耳聋。耳蜗支单独梗死则会突发耳聋。

(7)小脑后下动脉闭塞综合征:指小脑后下动脉血栓形成,也称 Wallenberg 综合征。表现为急性起病的头晕、眩晕、呕吐(前庭神经核受损)、交叉性感觉障碍,即病侧面部感觉减退、对侧肢体痛觉、温度觉障碍(病侧三叉神经脊束核及对侧交叉的脊髓丘脑束受损),同侧 Horner 综合征(下行交感神经纤维受损),同侧小脑性共济失调(绳状体或小脑受损),声音嘶哑、吞咽困难(疑核受损)。小脑后下动脉常有解剖变异,常见不典型临床表现。

四、辅助检查

(一)影像学检查

1.胸部 X 线检查

了解心脏情况及肺部有无感染和癌肿等。

2.CT 检查

CT 检查不仅可确定梗死的部位及范围,而且可明确是单发还是多发。在缺血性脑梗死发病 12～24 小时内,CT 常没有明显的阳性表现。梗死灶最初表现为不规则的稍低密度区,病变与血管分布区一致。常累及基底节区,如为多发灶,亦可连成一片。病灶大、水肿明显时可有占位效应。在发病后2～5 日,病灶边界清晰,呈楔形或扇形等。1～2 周,水肿消失,边界更清,密度更低。发病第 2 周,可出现梗死灶边界不清楚,边缘出现等密度或稍低密度,即模糊效应;在增强扫描后往往呈脑回样增强,有助于诊断。4～5 周,部分小病灶可消失,而大片状梗死灶密度进一步降低和囊变,后者 CT 值接近脑脊液。

在基底节和内囊等处的小梗死灶(一般在 15 mm 以内)称之为腔隙性脑梗死,病灶亦可发生在脑室旁深部白质、丘脑及脑干。

在 CT 检查排除脑出血并证实为脑梗死后,CT 检查血管成像(CTA)对探测颈动脉及其各主干分支的狭窄准确性较高。

3.MRI 检查

其是对病灶较 CT 检查敏感性、准确性更高的一种检测方法,其无辐射、无骨伪迹、更易早期发现小脑、脑干等部位的梗死灶,并于脑梗死后 6 小时左右便可检测到由于细胞毒性水肿造成 T_1 和 T_2 加权延长引起的 MRI 信号变化。近年除常规应用 SE 法的 T_1 和 T_2 加权以影像对比度原理诊断外,更需采用功能性磁共振成像,如弥散加权成像(DWI)和表观弥散系数(ADC)、液体衰减反转恢复序列(FLAIR)等进行水平位和冠状位检查,往往在脑缺血发生后 1～1.5 小时便可发现脑组织水含量增加引起的 MRI 信号变化,并随即可进一步行磁共振血管成像(MRA)、CT 血管成像(CTA)或数字减影血管造影(DSA)检查以了解梗死血管部位,为超早期施行动脉内介入溶栓治疗创造条件,有时还可发现血管畸形等非动脉硬化性血管病变。

(1)超早期:脑梗死临床发病后 1 小时内,DWI 便可描出高信号梗死灶,ADC 序列显示暗区。实际上DWI显示的高信号灶仅是血流低下引起的缺血灶。随着缺血的进一步进展，DWI从高信号渐转为等信号或低信号，病灶范围渐增大；PWI、FLAIR及T_2WI均显示高信号病灶区。值得注意的是，DWI对超早期脑干缺血性病灶，在水平位不易发现，而往往在冠状位可清楚显示。

(2)急性期：血-脑屏障尚未明显破坏，缺血区有大量水分子聚集，T_1WI和T_2WI明显延长，T_1WI呈低信号，T_2WI呈高信号。

(3)亚急性期及慢性期：由于正铁血红蛋白游离，T_1WI呈边界清楚的低信号，T_2WI和FLAIR均呈高信号；迨至病灶区水肿消除，坏死组织逐渐产生，囊性区形成，乃至脑组织萎缩，FLAIR呈低信号或低信号与高信号混杂区，中线结构移向病侧。

(二)脑脊液检查

脑梗死患者脑脊液检查一般正常，大块梗死型患者可有压力增高和蛋白含量增高；出血性梗死时可见红细胞。

(三)经颅多普勒超声

TCD是诊断颅内动脉狭窄和闭塞的手段之一，对脑底动脉严重狭窄(>65%)的检测有肯定的价值。局部脑血流速度改变与频谱图形异常是脑血管狭窄最基本的TCD改变。三维B超检查可协助发现颈内动脉粥样硬化斑块的大小和厚度，有没有管腔狭窄及严重程度。

(四)心电图检查

进一步了解心脏情况。

(五)血液学检查

(1)血常规、血沉、抗“O”和凝血功能检查：了解有无感染征象、活动风湿和凝血功能情况。

(2)血糖检查：了解有无糖尿病。

(3)血清脂质检查：包括总胆固醇和甘油三酯有无增高。

(4)脂蛋白检查：低密度脂蛋白胆固醇(LDL-C)由极低密度脂蛋白胆固醇(VLDL-C)转化而来。通常情况下，LDL-C从血浆中清除，其所含胆固醇酯由脂肪酸水解，当体内LDL-C显著升高时，LDL-C附着到动脉的内皮细胞与LDL受体结合，而易被巨噬细胞摄取，沉积在动脉内膜上形成动脉硬化。有一组报道正常人组LDL-C(2.051±0.853)mmol/L，脑梗死患者组为(3.432±1.042)mol/L。

(5)载脂蛋白B：载脂蛋白B(ApoB)是血浆低密度脂蛋白(LDL)和极低密度脂蛋白(VLDL)的主要载脂蛋白，其含量能精确反映出LDL的水平，与动脉粥样硬化(AS)的发生关系密切。在AS的硬化斑块中，胆固醇并不是孤立地沉积于动脉壁上，而是以LDL整个颗粒形成沉积物；ApoB能促进沉积物与氨基多糖结合成复合物，沉积于动脉内膜上，从而加速AS形成。对总胆固醇(TC)、LDL-C均正常的脑血栓形成患者，ApoB仍然表现出较好的差别性。

ApoA-Ⅰ的主要生物学作用是激活卵磷脂胆固醇转移酶，此酶在血浆胆固醇(Ch)酯化和HDL成熟(即HDL→HDL_2→HDL_3)过程中起着极为重要的作用。ApoA-Ⅰ与HDL_2可逆结合以完成Ch从外周组织转移到肝脏。因此，ApoA-Ⅰ显著下降时，可形成AS。

(6)血小板聚集功能：近些年来的研究提示，血小板聚集功能亢进参与体内多种病理反应过程，尤其是对缺血性脑血管疾病的发生、发展和转归起重要作用。血小板最大聚集率

(PMA)、解聚型出现率(PDC)和双相曲线型出现率(PBC)，发现缺血型脑血管疾病患者PMA显著高于对照组，PDC明显低于对照组。

(7)血栓烷A_2和前列环素：许多文献强调花生四烯酸(AA)的代谢产物在影响脑血液循环中起着重要作用，其中血栓烷A_2(TXA_2)和前列环素(PGI_2)的平衡更引人注目。脑组织细胞和血小板等质膜有丰富的不饱和脂肪酸，脑缺氧时，磷脂酶A_2被激活，分解膜磷脂使AA释放增加。后者在环氧化酶的作用下血小板和血管内皮细胞分别生成TXA_2和PGI_2。TXA_2和PGI_2水平改变在缺血性脑血管疾病的发生上是原发还是继发的问题，目前还不清楚。TXA_2大量产生，PGI_2的生成受到抑制，使正常情况下TXA_2与PGI_2之间的动态平衡受到破坏。TXA_2强烈的缩血管和促进血小板聚集作用因失去对抗而占优势，对于缺血性低灌流的发生起着重要作用。

(8)血液流变学：缺血性脑血管疾病全血黏度、血浆比黏度、血细胞比容升高，血小板电泳和红细胞电泳时间延长。通过对133例脑血管疾病进行脑血流(CBF)测定，并将黏度相关的几个变量因素与CBF做了统计学处理，发现全部患者的CBF均低于正常，证实了血液黏度因素与CBF的关系。有学者把血液流变学各项异常作为脑梗死的危险因素之一。

红细胞表面带有负电荷，其所带电荷越少，电泳速度就越慢。有一组报道示脑梗死组红细胞电泳速度明显慢于正常对照组，说明急性脑梗死患者红细胞表面电荷减少，聚集性强，可能与动脉粥样硬化性脑梗死的发病有关。

五、诊断与鉴别诊断

(一)诊断

(1)血栓形成性脑梗死为中年以后发病。

(2)常伴有高血压。

(3)部分患者发病前有TIA史。

(4)常在安静休息时发病，醒后发现症状。

(5)症状、体征可归为某一动脉供血区的脑功能受损，如病灶对侧偏瘫、偏身感觉障碍和偏盲，优势半球病变还有语言功能障碍。

(6)多无明显头痛、呕吐和意识障碍。

(7)大面积脑梗死有颅内高压症状，头痛、呕吐或昏迷，严重时发生脑疝。

(8)脑脊液检查多属正常。

(9)发病12～48小时后，CT图像中出现低密度灶。

(10)MRI检查可更早发现梗死灶。

(二)鉴别诊断

1.脑出血

血栓形成性脑梗死和脑出血均为中老年人多见的急性起病的脑血管疾病，必须进行CT/MRI检查予以鉴别。

2.脑栓塞

血栓形成性脑梗死和脑栓塞同属脑梗死范畴，且均为急性起病，后者多有心脏病病史，或有其他肢体栓塞史，心电图检查可发现心房颤动等，以供鉴别诊断。

3.颅内占位性病变

少数颅内肿瘤、慢性硬膜下血肿和脑脓肿患者可以突然发病，表现局灶性神经功能缺失症状，而易与脑梗死相混淆。但颅内占位性病变常有颅内高压症状和逐渐加重的临床经过，颅脑CT检查对鉴别诊断有确切的价值。

4.脑寄生虫病

如脑囊虫病、脑型血吸虫病，也可在癫痫发作后，急性起病偏瘫。寄生虫的有关免疫学检查和神经影像学检查可帮助鉴别。

六、治疗

《欧洲脑卒中组织(ESO)缺血性脑卒中和短暂性脑缺血发作处理指南》[欧洲卒中促进会(EUSI)]推荐所有急性缺血性脑卒中患者都应在卒中单元内接受以下治疗。

(一)溶栓治疗

理想的治疗方法是在缺血组织出现坏死之前，尽早清除栓子，早期使闭塞脑血管再开通和缺血区的供血重建，以减轻神经组织的损害，正因为如此，溶栓治疗脑梗死一直引起人们的广泛关注。国外早在1958年即有溶栓治疗脑梗死的报道，由于有脑出血等并发症，益处不大，溶栓疗法一度停止使用。近30多年来，由于溶栓治疗急性心肌梗死的患者取得了很大的成功，大大减少了心肌梗死的范围，病死率下降20%～50%。溶栓治疗脑梗死又受到了很大的鼓舞。另外，CT扫描能及时排除颅内出血，可在早期或超早期进行溶栓治疗，因而提高了疗效和减少脑出血等并发症。

1.病例选择

(1)临床诊断符合急性脑梗死。

(2)头颅CT扫描排除颅内出血和大面积脑梗死。

(3)治疗前收缩压不宜>180 mmHg，舒张压不宜>110 mmHg。

(4)无出血素质或出血性疾病。

(5)年龄>18岁及<75～80岁。

(6)溶栓最佳时机为发病后6小时内，特别在3小时内。

(7)获得患者家属的书面知情同意。

2.禁忌证

(1)病史和体检符合蛛网膜下隙出血。

(2)CT扫描有颅内出血、肿瘤、动静脉畸形或动脉瘤。

(3)两次降压治疗后血压仍>180/110 mmHg。

(4)过去30日内有手术史或外伤史，3个月内有脑外伤史。

(5)病史有血液疾病、出血素质、凝血功能障碍或使用抗凝药物史，凝血酶原时间(PT)>15秒，活化部分凝血活酶时间(APTT)>40秒，国际标准化比值(INR)>1.4，血小板计数<100×10^9/L。

(6)脑卒中发病时有癫痫发作的患者。

3.治疗时间窗

前循环脑卒中的治疗时间窗一般认为在发病后6小时内(使用阿替普酶为3小时内)，后循环闭塞时的治疗时间窗适当放宽到12小时。这一方面是因为脑干对缺血耐受性更强，另一方面是由于后循环闭塞后预后较差，更积极的治疗有可能挽救患者的生命。许多研究者尝试放宽治疗时限，有认为脑梗死12～24小时内早期溶栓治疗有可能对少部分患者有效。但美国卒中协会(ASA)和欧洲卒中促进会(EUSI)都赞同认真选择在缺血性脑卒中发作后3小时内早期恢复缺血-脑的血流灌注，才可获得良好的转归。两个指南也讨论了超过治疗时间窗溶栓的效果，EUSI的结论是目前仅能作为临床试验的组成部分。对于不能可靠地确定脑卒中发病时间的患者，包括睡眠觉醒时发现脑卒中发病的病例，两个指南均不推荐进行静脉溶栓治疗。

4.溶栓药物

(1)尿激酶：是从健康人新鲜尿液中提取分离，然后再进行高度精制而得到的蛋白质，没有抗原性，不引起变态反应。其溶栓特点为不仅溶解血栓表面，而且深入栓子内部，但对陈旧性血栓则难起作用。尿激酶是非特异性溶栓药，与纤维蛋白的亲和力差，常易引起出血并发症。尿激酶的剂量和疗程目前尚无统一标准，剂量波动范围也大。

静脉滴注法：尿激酶每次100万～150万U溶于0.9%氯化钠注射液500～1000 mL，静脉滴注，仅用1次。另外，还可每次尿激酶20万～50万U溶于0.9%氯化钠注射液500 mL中静脉滴注，每天1次，可连用7～10日。

动脉滴注法：选择性动脉给药有两种途径。一是超选择性脑动脉注射法，即经股动脉或肘动脉穿刺后，先进行脑血管造影，明确血栓所在的部位，再将导管插至颈动脉或椎-基底动脉的分支，直接将药物注入血栓所在的动脉或直接注入血栓处，达到较准确的选择性溶栓作用。在注入溶栓药后，还可立即再进行血管造影了解溶栓的效果。二是采用颈动脉注射法，常规颈动脉穿刺后，将溶栓药注入发生血栓的颈动脉，起到溶栓的效果。动脉溶栓尿激酶的剂量一般是10万～30万U，有学者报道药物剂量还可适当加大。但急性脑梗死取得疗效的关键是掌握最佳的治疗时间窗，才会取得更好的效果，治疗时间窗比给药途径更重要。

(2)阿替普酶(rt-PA)：rt-PA是第一种获得美国食品药品监督管理局(FDA)批准的溶栓药，特异性作用于纤溶酶原，激活血块上的纤溶酶原，而对血循环中的纤溶酶原亲和力小。因纤溶酶赖氨酸结合部位已被纤维蛋白占据，血栓表面的α_2-抗纤溶酶作用很弱，但血中的纤溶酶赖氨酸结合部位未被占据，故可被α_2-抗纤溶酶很快灭活。因此，rt-PA优点为局部溶栓，很少产生全身抗凝、纤溶状态，而且无抗原性。但rt-PA半衰期短(3～5分钟)，而且血循环中纤维蛋白原激活抑制物的活性高于rt-PA，会有一定的血管再闭塞，故临床溶栓必须用大剂量连续静脉滴注。rt-PA治疗剂量是0.85～0.90 mg/kg，总剂量<90 mg，10%的剂量先予静脉推注，其余90%的剂量在24小时内静脉滴注。

美国(美国卒中协会、美国心脏协会)更新的《急性缺血性脑卒中早期管理指南》指出，早期治疗的策略性选择，发病接诊的当时第一阶段医师能做的就是三件事：①紧急评估患者。②诊断、判断缺血的亚型。③分诊、介入、外科或内科，0～3小时的治疗只有一个就是静脉溶栓，而且推荐使用rt-PA。

《中国脑血管病防治指南》(卫健委疾病控制司、中华医学会神经病学分会)建议：①对经过严格选择的发病3小时内的急性缺血性脑卒中患者，应积极采用静脉溶栓治疗，首选阿替普酶

(rt-PA),无条件采用 rt-PA 时,可用尿激酶替代。②发病 3～6 小时的急性缺血性脑卒中患者,可应用静脉尿激酶溶栓治疗,但选择患者应更严格。③对发病 6 小时以内的急性缺血性脑卒中患者,在有经验和有条件的单位,可以考虑进行动脉内溶栓治疗研究。④基底动脉血栓形成的溶栓治疗时间窗和适应证,可以适当放宽。⑤超过时间窗溶栓,不会提高治疗效果,且会增加再灌注损伤和出血并发症,不宜溶栓,恢复期患者应禁用溶栓治疗。

美国《急性缺血性脑卒中早期处理指南》(美国卒中协会、美国心脏协会)Ⅰ级建议:MCA 梗死＜6 小时的严重脑卒中患者,动脉溶栓治疗是可以选择的,或可选择静脉内滴注rt-PA;治疗要求患者处于一个有经验、能够立刻进行脑血管造影,且提供合格的介入治疗的脑卒中中心。鼓励相关机构界定遴选能进行动脉溶栓的个人标准。Ⅱ级建议:对于具有使用静脉溶栓禁忌证,诸如近期手术的患者,动脉溶栓是合理的。Ⅲ级建议:动脉溶栓的可获得性不应该一般地排除静脉内给 rt-PA。

(二)降纤治疗

降纤治疗可以降解血栓蛋白质,增加纤溶系统的活性,抑制血栓形成或促进血栓溶解。此类药物亦应早期应用,最好是在发病后 6 小时内,但没有溶栓药物严格,特别适应于合并高纤维蛋白原血症者。目前国内纤溶药物种类很多,现介绍下面几种。

1.巴曲酶

巴曲酶又名东菱克栓酶,能分解纤维蛋白原,抑制血栓形成,促进纤溶酶的生成,而纤溶酶是溶解血栓的重要物质。巴曲酶的剂量和用法:第 1 日 10 BU,第 3 日和第 5 日各为 5～10 BU 稀释于100～250 mL 0.9%氯化钠注射液中,静脉滴注 1 小时以上。对治疗前纤维蛋白原在 4 g/L 以上和突发性耳聋(内耳卒中)的患者,首次剂量为 15～20 BU,以后隔天 5 BU,疗程 1周,必要时可增至 3 周。

2.精纯溶栓酶

精纯溶栓酶又名注射用降纤酶,是以我国尖吻蝮(又名五步蛇)的蛇毒为原料,经现代生物技术分离、纯化而精制的蛇毒制剂。本品为缬氨酸蛋白水解酶,能直接作用于血中的纤维蛋白α-链释放出肽 A。此时生成的肽 A 血纤维蛋白体的纤维系统,诱发 t-PA 的释放,增加t-PA的活性,促进纤溶酶的生成,使已形成的血栓得以迅速溶解。本品不含出血毒素,因此很少引起出血并发症。剂量和用法:首次10 U稀释于 100 mL 0.9%氯化钠注射液中缓慢静脉滴注,第2日 10 U,第 3 日 5～10 U。必要时可适当延长疗程,1 次5～10 U,隔天静脉滴注 1 次。

3.降纤酶

降纤酶曾用名蝮蛇抗栓酶、精纯抗栓酶和去纤酶。取材于东北白眉蝮蛇蛇毒,是单一成分蛋白水解酶。剂量和用法:急性缺血性脑卒中,首次 10 U 加入 0.9%氯化钠注射液 100～250 mL 中静脉滴注,以后每天或隔天 1 次,连用 2 周。

4.注射用纤溶酶

从蝮蛇蛇毒中提取纤溶酶并制成制剂,其原理是利用抗体最重要的生物学特性——抗体与抗原能特异性结合,即抗体分子只与其相应的抗原发生结合。纤溶酶单克隆抗体纯化技术,就是用纤溶酶抗体与纤溶酶进行特异性结合,从而达到分离纯化纤溶酶,同时去除蛇毒中的出血毒素和神经毒。剂量和用法:对急性脑梗死(发病后 72 小时内)第 1～3 日每次 300 U 加入

5%葡萄糖注射液或0.9%氯化钠注射液250 mL中静脉滴注，第4～14日每次100～300 U。

5.安康乐得

安康乐得是马来西亚一种蝮蛇毒液的提纯物，是一种蛋白水解酶，能迅速有效地降低血纤维蛋白原，并可裂解纤维蛋白肽A，导致低纤维蛋白血症。剂量和用法：2～5 AU/kg，溶于250～500 mL 0.9%氯化钠注射液中，6～8小时静脉滴注完，每天1次，连用7日。

《中国脑血管病防治指南》建议：①脑梗死早期(特别是12小时以内)可选用降纤治疗，高纤维蛋白血症更应积极降纤治疗。②应严格掌握适应证和禁忌证。

(三)抗血小板聚集药

抗血小板聚集药又称血小板功能抑制剂。随着对血栓性疾病发生机制认识的加深，发现血小板在血栓形成中起着重要的作用。近年来，抗血小板聚集药在预防和治疗脑梗死方面越来越引起人们的重视。

抗血小板聚集药主要包括血栓烷A_2抑制剂(阿司匹林)、ADP受体阻滞剂(噻氯匹定、氯吡格雷)、磷酸二酯酶抑制剂(双嘧达莫)、糖蛋白(GP)Ⅱb/Ⅲa受体阻滞剂和其他抗血小板药物。

1.阿司匹林

阿司匹林是一种强效的血小板聚集抑制剂。阿司匹林抗栓作用的机制，主要是基于对环氧化酶的不可逆性抑制，使血小板内花生四烯酸转化为血栓烷A_2(TXA_2)受阻，因为TXA_2可使血小板聚集和血管平滑肌收缩。在脑梗死发生后，TXA_2可增加脑血管阻力、促进脑水肿形成。小剂量阿司匹林，可以最大限度地抑制TXA_2和最低限度地影响前列环素(PGI_2)，从而达到比较理想的效果。国际脑卒中实验协作组和CAST协作组两项非盲法随机干预研究表明，脑卒中发病后48小时内应用阿司匹林是安全有效的。

阿司匹林预防和治疗缺血性脑卒中效果的不恒定，可能与用药剂量有关。有些研究者认为每天给75～325 mg最为合适。有学者分别给患者口服阿司匹林每天50 mg、100 mg、325 mg和1000 mg，进行比较，发现50 mg/d即可完全抑制TXA_2生成，出血时间从5.03分钟延长到6.96分钟，100 mg/d出血时间7.78分钟，但1000 mg/d反而缩减至6.88分钟。也有人观察到口服阿司匹林45 mg/d，尿内TXA_2代谢产物能被抑制95%，而尿内PGI_2代谢产物基本不受影响；每天100 mg，则尿内TXA_2代谢产物完全被抑制，而尿内PGI_2代谢产物保持基线的25%～40%；若用1000 mg/d，则上述两项代谢产物完全被抑制。根据以上实验结果和临床体会提示，阿司匹林每天100～150 mg最为合适，既能达到预防和治疗的目的，又能避免发生不良反应。

《中国脑血管病防治指南》建议：①多数无禁忌证的未溶栓患者，应在脑卒中后尽早(最好48小时内)使用阿司匹林。②溶栓患者应在溶栓24小时后，使用阿司匹林，或阿司匹林与双嘧达莫缓释剂的复合制剂。③阿司匹林的推荐剂量为150～300 mg/d，分2次服用，2～4周后改为预防剂量(50～150 mg/d)。

2.氯吡格雷

由于噻氯匹定有明显的不良反应，已基本被淘汰，被第2代ADP受体阻滞剂氯吡格雷所取代。氯吡格雷和噻氯匹定一样对ADP诱导的血小板聚集有较强的抑制作用，对花生四烯酸、胶原、凝血酶、肾上腺素和血小板活化因子诱导的血小板聚集也有一定的抑制作用。与阿司匹林不同的是，它们对 ADP 诱导的血小板第Ⅰ相和第Ⅱ相的聚集均有抑制作用，且有一定的解聚作用。它还可以与红细胞膜结合，降低红细胞在低渗溶液中的溶解倾向，改变红细胞的变形能力。

氯吡格雷和阿司匹林均可作为治疗缺血性脑卒中的一线药物，多项研究都说明氯吡格雷的效果优于阿司匹林。氯吡格雷与阿司匹林合用防治缺血性脑卒中，比单用效果更好。氯吡格雷可用于预防颈动脉粥样硬化高危患者急性缺血事件。有文献报道 23 例颈动脉狭窄患者，在颈动脉支架置入术前常规服用阿司匹林 100 mg/d，介入治疗前晚给予负荷剂量氯吡格雷 300 mg，术后服用氯吡格雷 75 mg/d，3 个月后经颈动脉彩超发现，新生血管内皮已完全覆盖支架，无血管闭塞和支架内再狭窄。

氯吡格雷的使用剂量为每次 50～75 mg，每天 1 次。它的不良反应与阿司匹林比较，发生胃肠道出血的风险明显降低，发生腹泻和皮疹的风险略有增加，但明显低于噻氯匹定。主要不良反应有头昏、头胀、恶心、腹泻，偶有出血倾向。氯吡格雷禁用于对本品过敏者及近期有活动性出血者。

3.双嘧达莫

双嘧达莫又名潘生丁，通过抑制磷酸二酯酶活性，阻止环腺苷酸（cAMP）的降解，提高血小板 cAMP 的水平，具有抗血小板黏附聚集的能力。双嘧达莫已作为预防和治疗冠心病、心绞痛的药物，而用于防治缺血性脑卒中的效果仍有争议。欧洲卒中预防研究（ESPS）大宗 RCT 研究认为双嘧达莫与阿司匹林联合防治缺血性脑卒中，疗效是单用阿司匹林或双嘧达莫的 2 倍，并不会导致更多的出血不良反应。

美国 FDA 最近批准了阿司匹林和双嘧达莫复方制剂用于预防脑卒中。这一复方制剂每片含阿司匹林 50 mg 和缓释双嘧达莫 400 mg。一项单中心大规模随机试验发现，与单用小剂量阿司匹林比较，这种复方制剂可使脑卒中发生率降低 22%，但这项资料的价值仍有争论。

双嘧达莫的不良反应轻而短暂，长期服用可有头痛、头晕、呕吐、腹泻、面红、皮疹和皮肤瘙痒等。

4.血小板糖蛋白（GP）Ⅱb/Ⅲa 受体阻滞剂

GPⅡb/Ⅲa 受体阻滞剂是一种新型抗血小板药，其通过阻断 GPⅡb/Ⅲa 受体与纤维蛋白原配体的特异性结合，有效抑制各种血小板激活剂诱导的血小板聚集，进而防止血栓形成。GPⅡb/Ⅲa 受体是一种血小板膜蛋白，是血小板活化和聚集反应的最后通路。GPⅡb/Ⅲa 受体阻滞剂能完全抑制血小板聚集反应，是作用最强的抗血小板药。

GPⅡb/Ⅲa 受体阻滞剂分 3 类，即抗体类如阿昔单抗、肽类如依替巴肽和非肽类如替罗非班。这 3 种药物均获美国 FDA 批准应用。

该药还能抑制动脉粥样硬化斑块的其他成分，对预防动脉粥样硬化和修复受损血管壁起重要作用。GPⅡb/Ⅲa 受体阻滞剂在缺血性脑卒中二级预防中的剂量、给药途径、时间、监护措施以及安全性等目前仍在探讨之中。

有报道表明：对于阿替普酶（rt-PA）溶栓和球囊血管成形术机械溶栓无效的大血管闭塞和急性缺血性脑卒中患者，GPⅡb/Ⅲa 受体阻滞剂能够提高治疗效果。阿昔单抗的抗原性虽已减低，但仍有部分患者可引起变态反应。

5.西洛他唑

西洛他唑又名培达，可抑制磷酸二酯酶(PDE)，特别是PDEⅢ，提高cAMP水平，从而起到扩张血管和抗血小板聚集的作用，常用剂量为每次50～100 mg，每天2次。

为了检测西洛他唑对颅内动脉狭窄进展的影响，Kwan进行了一项多中心双盲随机与安慰剂对照研究，将135例大脑中动脉M1段或基底动脉狭窄有急性症状者随机分为两组，一组接受西洛他唑200 mg/d治疗，另一组给予安慰剂治疗，所有患者均口服阿司匹林100 mg/d，在进入试验和6个月后分别做MRA和TCD对颅内动脉狭窄程度进行评价。主要转归指标为MRA上有症状颅内动脉狭窄的进展，次要转归指标为临床事件和TCD的狭窄进展。西洛他唑组，45例有症状颅内动脉狭窄者中有3例(6.7%)进展、11例(24.4%)缓解；而安慰剂组15例(28.8%)进展、8例(15.4%)缓解，两组有显著差异。

有症状颅内动脉狭窄是一个动态变化的过程，西洛他唑有可能防止颅内动脉狭窄的进展。西洛他唑的不良反应可有皮疹、头晕、头痛、心悸、恶心、呕吐，偶有消化道出血、尿路出血等。

6.三氟柳

三氟柳的抗血栓形成作用是通过干扰血小板聚集的多种途径实现的，如不可逆性抑制环加氧酶(COX)和阻断血栓素 A_2(TXA_2)的形成。三氟柳抑制内皮细胞COX的作用极弱，不影响前列腺素合成。另外，三氟柳及其代谢产物2-羟基-4-三氟甲基苯甲酸可抑制磷酸二酯酶，增加血小板和内皮细胞内cAMP的浓度，增强血小板的抗聚集效应，该药应用于人体时不会延长出血时间。

有研究将2113例TIA或脑卒中患者随机分组，进行三氟柳(600 mg/d)或阿司匹林(325 mg/d)治疗，平均随访30.1个月，主要转归指标为非致死性缺血性脑卒中、非致死性心肌梗死和血管性疾病死亡的联合终点，结果两组联合终点发生率、各个终点事件发生率和存活率均无明显差异，三氟柳组出血性事件发生率明显低于阿司匹林组。

7.沙格雷酯

沙格雷酯又名安步乐克，是5-HT_2受体阻滞剂，具有抑制由5-HT增强的血小板聚集作用和由5-HT引起的血管收缩的作用，增加被减少的侧支循环血流量，改善周围循环障碍等。口服沙格雷酯后1～5小时即有抑制血小板的聚集作用，可持续4～6小时。口服每次100 mg，每天3次。不良反应较少，可有皮疹、恶心、呕吐和胃部灼热感等。

8.曲克芦丁

曲克芦丁又名维脑路通，能抑制血小板聚集，防止血栓形成，同时能对抗5-HT、缓激肽引起的血管损伤，增加毛细血管抵抗力，降低毛细血管通透性等。每次200 mg，每天3次，口服；或每次400～600 mg加入5%葡萄糖注射液或0.9%氯化钠注射液250～500 mL中静脉滴注，每天1次，可连用15～30日。不良反应较少，偶有恶心和便秘。

(四)扩血管治疗

扩张血管药目前仍然是广泛应用的药物，但脑梗死急性期不宜使用，因为脑梗死病灶后的血管处于血管麻痹状态，此时应用血管扩张药，能扩张正常血管，对病灶区的血管不但不能扩张，还要从病灶区盗血，称“偷漏现象”。因此，血管扩张药应在脑梗死发病2周后才应用。常用的扩张血管药有以下几种。

1.丁苯酞

每次200 mg,每天3次,口服。偶见恶心,腹部不适,有严重出血倾向者忌用。

2.倍他司汀

每次20 mg加入5%葡萄糖注射液500 mL中静脉滴注,每天1次,连用10～15日;或每次8 mg,每天3次,口服。有些患者会出现恶心、呕吐和皮疹等不良反应。

3.盐酸法舒地尔注射液

每次60 mg(2支)加入5%葡萄糖注射液或0.9%氯化钠注射液250 mL中静脉滴注,每天1次,连用10～14日。可有一过性颜面潮红、低血压和皮疹等不良反应。

4.丁咯地尔

每次200 mg加入5%葡萄糖注射液或0.9%氯化钠注射液250～500 mL中,缓慢静脉滴注,每天1次,连用10～14日。可有头痛、头晕、肠胃道不适等不良反应。

5.银杏达莫注射液

每次20 mL加入5%葡萄糖注射液或0.9%氯化钠注射液500 mL中静脉滴注,每天1次,可连用14日。偶有头痛、头晕、恶心等不良反应。

6.葛根素注射液

每次500 mg加入5%葡萄糖注射液或0.9%氯化钠注射液500 mL中静脉滴注,每天1次,连用14日。少数患者可出现皮肤瘙痒、头痛、头昏、皮疹等不良反应,停药后可自行消失。

7.灯盏花素注射液

每次20 mL(含灯盏花乙素50 g)加入5%葡萄糖注射液或0.9%氯化钠注射液250 mL中静脉滴注,每天1次,连用14日。偶有头痛、头昏等不良反应。

(五)钙通道阻滞剂

钙通道阻滞剂是继β受体阻滞剂之后,脑血管疾病治疗中最重要的进展之一。正常时细胞内钙离子浓度为10^{-9} mol/L,细胞外钙离子浓度比细胞内大10 000倍。在病理情况下,钙离子迅速内流到细胞内,使原有的细胞内外钙离子平衡破坏,结果造成:①由于血管平滑肌细胞内钙离子增多,导致血管痉挛,加重缺血、缺氧。②由于大量钙离子激活ATP酶,使ATP酶加速消耗,结果细胞内能量不足,多种代谢无法维持。③由于大量钙离子破坏了细胞膜的稳定性,使许多有害物质释放出来。④由于神经细胞内钙离子陡增,可加速已经衰竭的细胞死亡。使用钙通道阻滞剂的目的在于阻止钙离子内流到细胞内,阻断上述病理过程。

钙通道阻滞剂改善脑缺血和解除脑血管痉挛的机制可能是:①解除缺血灶中的血管痉挛。②抑制肾上腺素能受体介导的血管收缩,增加脑组织葡萄糖利用率,继而增加脑血流量。③有梗死的半球内血液重新分布,缺血区脑血流量增加,高血流区血流量减少,对临界区脑组织有保护作用。常用的钙通道阻滞剂如下。

1.尼莫地平

尼莫地平为选择性扩张脑血管作用最强的钙通道阻滞剂。口服,每次40 mg,每天3～4次。注射液,每次24 mg,溶于5%葡萄糖注射液1500 mL中静脉滴注,开始注射时,1 mg/h,若患者能耐受,1小时后增至2 mg/h,每天1次,连续用药10日,以后改用口服。德国Bayer

药厂生产的尼膜同,片剂每次口服30～60 mg,每天3次,可连用1个月。注射液开始2小时可按照0.5 mg/h静脉滴注,如果耐受性良好,尤其血压无明显下降时,可增至1 mg/h,连用7～10日后改为口服。尼膜同注射液50 mL含尼莫地平10 mg,一般每天静脉滴注10 mg。不良反应比较轻微,口服时可有一过性消化道不适、头晕、嗜睡和皮肤瘙痒等。静脉给药可有血压下降(尤其是治疗前有高血压者)、头痛、头晕、皮肤潮红、多汗、心率减慢或心率加快等。

2.尼卡地平

尼卡地平对脑血管的扩张作用强于外周血管的作用。每次口服20 mg,每天3～4次,连用1～2个月。可有胃肠道不适、皮肤潮红等不良反应。

3.氟桂利嗪

氟桂利嗪又名西比灵,每次5～10 mg,睡前服。有嗜睡、乏力等不良反应。

4.桂利嗪

桂利嗪又名脑益嗪,每次口服25 mg,每天3次。有嗜睡、乏力等不良反应。

(六)防治脑水肿

大面积脑梗死、出血性梗死的患者多有脑水肿,应给予降低颅压处理,如床头抬高30°,避免有害刺激、解除疼痛、适当吸氧和恢复正常体温等基本处理;有条件行颅内压测定者,脑灌注压应保持在70 mmHg以上;避免使用低渗和含糖溶液,如脑水肿明显者应快速给予降颅压处理。

1.甘露醇

甘露醇对缩小脑梗死面积与减轻病残有一定的作用。甘露醇除降低颅内压外,还可降低血液黏度、增加红细胞变形性、减少红细胞聚集、减少脑血管阻力、增加灌注压、提高灌注量、改善脑的微循环。同时,还可提高心搏出量。每次125～250 mL静脉滴注,6小时1次,连用7～10日。甘露醇治疗脑水肿疗效快、效果好。不良反应:降颅压有反跳现象,可能引起心力衰竭、肾功能损害、电解质紊乱等。

2.复方甘油注射液

能选择性脱出脑组织中的水分,可减轻脑水肿;在体内参加三羧酸循环代谢后转换成能量,供给脑组织,增加脑血流量,改善脑循环,因而有利于脑缺血病灶的恢复。每天500 mL静脉滴注,每天2次,可连用15～30日。静脉滴注速度应控制在2 mL/min,以免发生溶血反应。由于要控制静脉滴速,并不能用于急救。有大面积脑梗死的患者,有明显脑水肿甚至发生脑疝,一定要应用足量的甘露醇,或甘露醇与复方甘油同时或交替用药,这样可以维持恒定的降颅压作用和降低甘露醇的用量,从而减少甘露醇的不良反应。

3.七叶皂苷钠注射液

有抗渗出、消水肿、增加静脉张力、改善微循环和促进脑功能恢复的作用。每次25 mg加入5%葡萄糖注射液或0.9%氯化钠注射液250～500 mL中静脉滴注,每天1次,连用10～14日。

4.手术减压治疗

主要适用于恶性大脑中动脉(MCA)梗死和小脑梗死。

（七）提高血氧和辅助循环

高压氧是有价值的辅助疗法，在脑梗死的急性期和恢复期都有治疗作用。最近研究提示，脑广泛缺血后，纠正脑的乳酸中毒或脑代谢产物积聚，可恢复神经功能。高压氧向脑缺血区域弥散，可使这些区域的细胞在恢复正常灌注前得以生存，从而减轻缺血缺氧后引起的病理改变，保护受损的脑组织。

（八）神经细胞活化剂

据一些药物实验研究报告，这类药物有一定的营养神经细胞和促进神经细胞活化的作用，但确切的效果，尚待进一步大宗临床验证和评价。

1.胞磷胆碱

参与体内卵磷脂的合成，有改善脑细胞代谢的作用和促进意识的恢复。每次 750 mg 加入 5%葡萄糖注射液 250 mL 中静脉滴注，每天 1 次，连用 15～30 日。

2.三磷酸胞苷二钠

主要药效成分是三磷酸胞苷，该物质不仅能直接参与磷脂与核酸的合成，而且还间接参与磷脂与核酸合成过程中的能量代谢，有神经营养、调节物质代谢和抗血管硬化的作用。每次 60～120 mg 加入 5%葡萄糖注射液 250 mL 中静脉滴注，每天 1 次，可连用10～14 日。

3.小牛血去蛋白提取物注射液

小牛血去蛋白提取物注射液又名爱维治，是一种小分子肽、核苷酸和寡糖类物质，不含蛋白质和致热原。爱维治可促进细胞对氧和葡萄糖的摄取和利用，使葡萄糖的无氧代谢转向为有氧代谢，使能量物质生成增多，延长细胞生存时间，促进组织细胞代谢、功能恢复和组织修复。每次1200～1600 mg加入 5%葡萄糖注射液 500 mL 中静脉滴注，每天1 次，可连用 15～30 日。

4.依达拉奉

依达拉奉是一种自由基清除剂，有抑制脂自由基的生成、抑制细胞膜脂质过氧化连锁反应及抑制自由基介导的蛋白质、核酸不可逆的破坏作用，是一种脑保护药物。每次 30 mg 加入 5%葡萄糖注射液250 mL中静脉滴注，每天 2 次，连用 14 日。

（九）其他内科治疗

1.调节和稳定血压

急性脑梗死患者的血压检测和治疗是一个存在争议的领域。因为血压偏低会减少脑血流灌注，加重脑梗死。在急性期，患者会出现不同程度的血压升高。原因是多方面的，如脑卒中后的应激反应、膀胱充盈、疼痛及机体对脑缺氧和颅内压升高的代偿反应等，且其升高的程度与脑梗死病灶大小和部位、疾病前是否患高血压有关。脑梗死早期的高血压处理取决于血压升高的程度及患者的整体情况。美国卒中协会（ASA）和欧洲卒中促进会（EUSI）都赞同：收缩压超过 220 mmHg 或舒张压超过 120 mmHg，则应给予谨慎缓慢降压治疗，并严密观察血压变化，防止血压降得过低。然而有一些脑血管治疗中心，主张只有在出现下列情况才考虑降压治疗，如合并夹层动脉瘤、肾衰竭、心脏衰竭及高血压脑病时。但在溶栓治疗时，需及时降压治疗，应避免收缩压＞185 mmHg，以防止继发性出血。降压推荐使用微输液泵静脉注射硝普钠，可迅速、平稳地降低血压至所需水平，也可用利喜定（压宁定）、卡维地洛等。血压过低对脑梗死不利,应适当提高血压。

2.控制血糖

糖尿病是脑卒中的危险因素之一,并可加重急性脑梗死和局灶性缺血再灌注损伤。欧洲卒中组织(ESO)《缺血性卒中和短暂性脑缺血发作处理指南》[欧洲卒中促进会(EUSI)]指出,已证实急性脑卒中后高血糖与大面积脑梗死、皮质受累及其功能转归不良有关,但积极降低血糖能否改善患者的临床转归,尚缺乏足够证据。如果过去没有糖尿病史,只是急性脑卒中后血糖应激性升高,则不必应用降糖措施,只需输液中尽量不用葡萄糖注射液似可降低血糖水平;有糖尿病史的患者必须同时应用降糖药适当控制高血糖;血糖超过 10 mmol/L(180 mg/dL)时需降糖处理。

3.心脏疾病的防治

对并发心脏疾病的患者要采取相应的防治措施,如果要应用甘露醇脱水治疗,则必须加用呋塞米以减少心脏负荷。

4.防治感染

对有吞咽困难或意识障碍的脑梗死患者,常常容易合并肺部感染,应给予相应抗生素和止咳化痰药物,必要时行气管切开,有利吸痰。

5.保证营养和水、电解质的平衡

特别是对有吞咽困难和意识障碍的患者,应采用鼻饲,保证营养、水与电解质的补充。

6.体温管理

在实验室脑卒中模型中,发热与脑梗死体积增大和转归不良有关。体温升高可能是中枢性高热或继发感染的结果,均与临床转归不良有关。应积极迅速找出感染灶并予以适当治疗,可使用乙酰氨基酚进行退热治疗。

(十)康复治疗

脑梗死患者只要生命体征稳定,应尽早开始康复治疗,主要目的是促进神经功能的恢复。早期进行瘫痪肢体的功能锻炼和语言训练,防止关节挛缩和足下垂,可采用针灸、按摩、理疗和被动运动等措施。

七、预后与预防

(一)预后

(1)如果得到及时的治疗,特别是能及时在卒中单元获得早期溶栓疗法等系统规范的中西医结合治疗,可提高疗效,减少致残率,30%~50%的患者能自理生活,甚至恢复工作能力。

(2)脑梗死国外病死率为 6.9%~20%,其中颈内动脉系梗死为 17%,椎-基底动脉系梗死为 18%。秦震等观察随访经 CT 扫描证实的脑梗死 1~7 年的预后发现:①累计生存率,6 个月为96.8%,12 个月为 91%,2 年为 81.7%,3 年为 81.7%,4 年为 76.5%,5 年为76.5%,6 年为71%,7 年为 71%。急性期病死率为 22.3%,其中颈内动脉系 22%,椎-基底动脉系 25%。意识障碍、肢体瘫痪和继发肺部感染是影响预后的主要因素。②累计病死率在开始半年内迅速上升,一年半达高峰。说明发病后一年半不能恢复自理者,继续恢复的可能性较小。

(二)预防

1.一级预防

一级预防是指发病前的预防,即通过早期改变不健康的生活方式,积极主动地控制危险因素,从而达到使脑血管疾病不发生或发病年龄推迟的目的。从流行病学角度看,只有一级预防才能降低人群发病率,所以对于病死率及致残率很高的脑血管疾病来说,重视并加强开展一级预防的意义远远大于二级预防。

对血栓形成性脑梗死的危险因素及其干预管理有下述几个方面:服用降血压药物,有效控制高血压,防治心脏病,冠心病患者应服用小剂量阿司匹林,定期监测血糖和血脂,合理饮食和应用降糖药物和降脂药物,不抽烟、不酗酒,对动脉狭窄患者及无症状颈内动脉狭窄患者一般不推荐手术治疗或血管内介入治疗,对重度颈动脉狭窄(≥70%)的患者在有条件的医院可以考虑行颈动脉内膜切除术或血管内介入治疗。

2.二级预防

脑卒中首次发病后应尽早开展二级预防工作,可预防或降低再次发生率。二级预防有下述几个方面:首先要对第1次发病机制正确评估,管理和控制血压、血糖、血脂和心脏病,应用抗血小板聚集药物,颈内动脉狭窄的干预同一级预防,有效降低同型半胱氨酸水平等。

第四节　急性细菌性脑膜炎

急性细菌性脑膜炎引起脑膜、脊髓膜和脑脊液化脓性炎性改变,又称急性化脓性脑膜炎,多种细菌如流感嗜血杆菌、肺炎链球菌、脑膜炎双球菌或脑膜炎奈瑟菌为最常见的引起急性脑膜炎者。

一、临床表现

(一)一般症状和体征

呈急性或暴发性发病,病前常有上呼吸道感染、肺炎和中耳炎等其他系统感染。患者的症状、体征可因具体情况表现不同,成人多见发热、剧烈头痛、恶心、呕吐和畏光、颈强直、Kernig征和Brudzinski征等,严重时出现不同程度的意识障碍,如嗜睡、精神混乱或昏迷。患者出现脑膜炎症状前,如患有其他系统较严重的感染性疾病,并已使用抗生素,但所用抗生素剂量不足或不敏感,患者可能只以亚急性起病的意识水平下降作为脑膜炎的唯一症状。

婴幼儿和老年人患细菌性脑膜炎时脑膜刺激征可表现不明显或完全缺如,婴幼儿临床只表现发热、易激惹、昏睡和喂养不良等非特异性感染症状,老年人可因其他系统疾病掩盖脑膜炎的临床表现,须高度警惕,需腰椎穿刺方可确诊。

脑膜炎双球菌脑膜炎可出现暴发型脑膜脑炎,是因脑部微血管先痉挛后扩张,大量血液聚积和炎性细胞渗出,导致严重脑水肿和颅内压增高。暴发型脑膜炎的病情进展极为迅速,患者于发病数小时内死亡。华-佛综合征发生于10%~20%的患者,表现为融合成片的皮肤瘀斑、休克及肾上腺皮质出血,多合并弥散性血管内凝血(DIC),皮肤瘀斑首先见于手掌和脚掌,可能是免疫复合体沉积的结果。

(二)非脑膜炎体征

如可发现紫癜和瘀斑,被认为是脑膜炎双球菌感染疾病的典型体征,发现心脏杂音应考虑心内膜炎的可能,应进一步检查,特别是血培养发现肺炎链球菌和金黄色葡萄球菌时更应注意:蜂窝织炎,鼻窦炎,肺炎,中耳炎和化脓性关节炎;面部感染。

(三)神经系统并发症

细菌性脑膜炎病程中可出现局限性神经系统症状和体征。

1.神经麻痹

炎性渗出物在颅底积聚和药物毒性反应可造成多数颅神经麻痹,特别是前庭耳蜗损害,以展神经和面神经多见。

2.脑皮质血管炎性改变和闭塞

表现为轻偏瘫、失语和偏盲。可于病程早期或晚期脑膜炎性病变过程结束时发生。

3.癫痫发作

局限和全身性发作皆可见。包括局限性脑损伤、发热、低血糖、电解质紊乱(如低血钠)、脑水肿和药物的神经毒性(如青霉素和亚胺培南),均可能为其原因。癫痫发作在疾病后期脑膜炎经处理已控制的情况下出现,则意味着患者存有继发性并发症。

4.急性脑水肿

细菌性脑膜炎可出现脑水肿和颅内压增高,严重时可导致脑疝。颅内压增高必须积极处理,如给予高渗脱水剂,抬高头部,过度换气和必要时脑室外引流。

5.其他

脑血栓形成和颅内静脉窦血栓形成,硬膜下积脓和硬膜下积液,脑脓肿形成甚或破裂。长期的后遗症除神经系统功能异常外,10%～20%的患者还可出现精神和行为障碍,以及认知功能障碍。少数儿童患者还可遗留有发育障碍。

二、诊断要点

(一)诊断

根据患者呈急性或暴发性发病,表现为高热、寒战、头痛、呕吐、皮肤瘀点或瘀斑等全身性感染中毒症状,颈强直及 Kernig 征等,可伴动眼神经、展神经和面神经麻痹,严重病例出现嗜睡、昏迷等不同程度的意识障碍,脑脊液培养发现致病菌方能确诊。

(二)辅助检查

1.外周血常规

白细胞增高和核左移,红细胞沉降率增高。

2.血培养

应作为常规检查,常见病原菌感染阳性率可达 75%,若在使用抗生素 2 小时内腰椎穿刺,脑脊液培养不受影响。

3.腰椎穿刺和脑脊液检查

本检查是细菌性脑膜炎诊断的金指标,可判断严重程度、预后及观察疗效,腰椎穿刺对细菌性脑膜炎几乎无禁忌证,相对禁忌证包括严重颅内压增高、意识障碍等;典型 CSF 为脓性或浑浊外观,细胞数(1000～10 000)$\times 10^6$/L,早期中性粒细胞占 85%～95%,后期以淋巴细胞及浆细胞为主;蛋白增高,可达1～5 g/L,糖含量降低,氯化物亦常降低,致病菌培养阳性,革兰染色阳性率达 60%～90%,有些病例早期脑脊液离心沉淀物可发现大量细菌,特别是流感杆菌和肺炎链球菌。

4.头颅CT或MRI等影像学检查

早期可与其他疾病鉴别,后期可发现脑积水(多为交通性)、静脉窦血栓形成、硬膜下积液或积脓、脑脓肿等。

三、治疗方案及原则

(一)一般处理

一般处理包括降温、控制癫痫发作、维持水及电解质平衡等,低钠可加重脑水肿,处理颅内压增高和抗休克治疗,出现DIC应及时给予肝素化治疗。应立即采取血化验和培养,保留输液通路,头颅CT检查排除颅内占位病变,立即行诊断性腰椎穿刺。当CSF结果支持化脓性脑膜炎的诊断时,应立即转入感染科或内科,并立即开始适当的抗生素治疗,等待血培养化验结果才开始治疗是不恰当的。

(二)抗生素选择

表1-4中的治疗方案可供临床医师选择,具体方案应由感染科医师决定。

表1-4　细菌性脑膜炎治疗的抗生素选择

人群	常见致病菌	首选方案	备选方案
新生儿＜1个月	B或D组链球菌、肠杆菌科、李斯特菌	氨苄西林+庆大霉素	氨苄西林+头孢噻肟或头孢曲松
婴儿1～3个月	肺炎链球菌、脑膜炎球菌、流感杆菌、新生儿致病菌	氨苄西林+头孢噻肟或头孢曲松±地塞米松	氯霉素+庆大霉素
婴儿＞3个月,儿童＜7岁	肺炎链球菌、脑膜炎球菌、流感杆菌	头孢噻肟或头孢曲松±地塞米松±万古霉素	氯霉素+万古霉素或头孢吡肟替代头孢噻肟
儿童7～17岁和成人	肺炎链球菌、脑膜炎球菌、李斯特菌、肠杆菌科	头孢噻肟或头孢曲松+氨苄西林±万古霉素	青霉素过敏者用氯霉素+TMP/SMZ
儿童7～17和成人	(对肺炎链球菌抗药发生率高组)	万古霉素+三代头孢+利福平	氯霉素(非杀菌)
HIV感染	同成人+梅毒、李斯特菌、隐球菌、结核杆菌	病原不清时同成人+抗隐球菌治疗	
外伤或神经外科手术	金黄色葡萄球菌、革兰氏阴性菌、肺炎链球菌	万古霉素+头孢他啶(假单胞菌属加用静脉±鞘内庆大霉素),甲硝唑(厌氧菌)	万古霉素+美罗培南

(三)脑室内用药

脑室内使用抗生素的利弊尚未肯定,一般情况下不推荐使用,某些特殊情况如脑室外引流、脑脊液短路术或脑积水时,药代动力学及药物分布改变可考虑脑室内给药。表1-5为应用抗生素的剂量,可供参考。

表1-5　脑室内应用抗生素的剂量

抗生素	指征	每日剂量
万古霉素	苯甲异噁唑青霉素抗药	5～20 mg(或5～10 mg/48 h)
庆大霉素	革兰氏阴性菌严重感染	2～8 mg(典型剂量8 mg/d)
氨基丁卡霉素	庆大霉素抗药	5～50 mg(典型剂量12 mg/d)

(四)皮质类固醇的应用

为预防神经系统后遗症如耳聋等,可在应用抗生素前或同时应用类固醇激素治疗。小儿流感杆菌脑膜炎治疗前可给予地塞米松,0.15 mg/kg,1 次/6 小时,共 4 天,或 0.4 mg/kg,1 次/12 小时,共 2 天。

第五节　结核性脑膜炎

结核性脑膜炎(TBM)是由结核杆菌侵入蛛网膜下隙引起的软脑膜、蛛网膜非化脓性慢性炎症病变。在肺外结核中有 5%～15%的患者累及神经系统,其中又以结核性脑膜炎最为常见,约占神经系统结核的70%。TBM 的临床表现主要有低热、头痛、呕吐、脑膜刺激征。TBM 任何年龄均可发病,以青少年多见。艾滋病患者、营养不良者、接触结核传染源者、精神病患者,老人、酒精中毒者是患病的高危人群。自 20 世纪 60 年代推广卡介苗接种后,本病发病率显著降低。近年来,因结核杆菌的基因突变、抗结核药物研制相对滞后等,使得结核病的发病率及病死率逐渐升高。

结核性脑膜炎在中医学属"头痛""痉证"等范畴。中华人民共和国国家标准《中医临床诊疗术语·疾病部分》明确提出"脑痨"的病名,因痨虫侵袭于脑,损伤脑神所致。

一、病因与发病机制

(一)中医病因病机

1.阴虚内热

痨虫侵袭并犯脑,易伤阴分;或素体阴虚,复感痨虫,耗伤阴液,阴虚生内热,则虚热内生,潮热盗汗,五心烦热;痨虫犯脑,损伤脑神,而见头痛。

2.气血两虚

痨虫侵袭并犯脑,久病失养,耗伤气血,气血亏虚,不能上荣脑髓,而致头晕耳鸣;不能濡养筋脉,筋脉拘急,而易成痉。

3.热甚发痉

痨虫侵袭并犯脑,正邪交争,正不胜邪,邪热内甚,煎灼阴液,经脉失养而致痉证;或痨瘵伤阴,阴虚内热,虚热盛而动风发痉。

(二)西医病因及发病机制

TBM是由结核分枝杆菌感染所致。结核分枝杆菌可分为4 型:人型、牛型、鸟型、鼠型。前两型对人类有致病能力,其他两型致病者甚少。结核菌的原发感染灶 90%发生于肺部。当机体防御功能发生障碍时;或结核菌数量多,毒力大、机体不能控制其生长繁殖时,则可通过淋巴系统、血行播散进入脑膜、脑实质等部位。

TBM的发病通常有以下两个途径。

1.原发性扩散

结核菌由肺部、泌尿生殖系、消化道等原发结核灶随血流播散到脑膜及软脑膜下种植,形成结核结节,在机体免疫力降低等因素诱发下,病灶破裂蔓延及软脑膜、蛛网膜及脑室。形成粟粒性结核或结核瘤病灶，最终导致 TBM。

2.继发性扩散

结核菌从颅骨或脊椎骨结核病灶直接进入颅内或椎管内。

TBM 的早期由于引起脑室管膜炎、脉络丛炎，导致脑脊液分泌增多，可并发交通性脑积水；由于结核性动脉内膜炎或全动脉炎，可发展成类纤维性坏死或完全干酪样化导致血栓形成，发生脑梗死而偏瘫等。

二、临床表现

本病可发生于任何年龄，约 80% 的病例在 40 岁以前发病，儿童约占全部病例的 20%。TBM 的临床表现与年龄有关，年龄越小者早期症状越不典型，儿童可以呈急性发病，发热、头痛、呕吐明显，酷似化脓性脑膜炎；艾滋病或特发性 CD_4^+ 细胞减少者合并 TBM 时无反应或低反应的改变，临床症状很不典型；老年 TBM 患者头痛及呕吐症状、颅内高压征和脑脊液改变不典型，但结核性动脉内膜炎引起脑梗死的较多。一般起病隐匿，症状轻重不一，早期表现多为所谓"结核中毒症状"，随病情进展，脑膜刺激征及脑实质受损症状明显。

(一)症状与体征

1.结核中毒症状

低热或高热，头痛，盗汗，食欲缺乏，全身倦怠无力，精神委靡不振，情绪淡漠或激动不安等。

2.颅内高压征和脑膜刺激征

发热、头痛、呕吐及脑膜刺激征是 TBM 早期最常见的临床表现，常持续 1～2 周。早期由于脑膜、脉络丛和室管膜炎症反应，脑脊液生成增多，蛛网膜颗粒吸收下降，形成交通性脑积水，颅内压轻至中度增高；晚期蛛网膜、脉络丛和室管膜粘连，脑脊液循环不畅，形成完全或不完全梗阻性脑积水，颅内压明显增高，出现头痛、呕吐、视盘水肿，脉搏和呼吸减慢，血压升高。神经系统检查有颈强直，Kernig 征阳性、Brudzinski 征阳性，但婴儿和老人脑膜刺激征不明显；颅内压明显增高者可出现视盘水肿、意识障碍，甚至发生脑疝。

3.脑实质损害症状

常在发病 4～8 周出现，可由脑实质炎症，或血管炎引起脑梗死；或结核瘤、结核结节等可致抽搐、瘫痪、精神障碍及意识障碍等。偏瘫多为结核性动脉炎使动脉管腔狭窄、闭塞引起脑梗死所致；四肢瘫可能由于基底部浓稠的渗出物广泛地浸润了中脑的动脉引起缺血、双侧大脑中动脉或双侧颈内动脉梗死所致。不自主运动常由于丘脑下部或纹状体血管炎症所致，但较少见。急性期可表现为轻度谵妄状态，定向力减退，甚至出现妄想、幻觉、焦虑、恐怖或木僵状态，严重者可致深昏迷。晚期可有智力减退，行为异常。部分患者临床好转后，尚可遗留情感不稳、发作性抑郁等。

4.脑神经损害症状

20%～31.3%的 TBM 因渗出物刺激及挤压、粘连等引起脑神经损害，以单侧或双侧视神经、动眼神经、展神经多见，引起复视、斜视、眼睑下垂、眼外肌麻痹、一侧瞳孔散大、视力障碍等；也可引起面神经瘫痪、吞咽及构音障碍等。

(二)临床分期

1.前驱期

多在发病后1～2周。开始常有低热、盗汗、头痛、恶心、呕吐、情绪不稳、易激动、便秘、体重下降等。儿童患者常有性格的改变,如以往活泼愉快的儿童,变得精神委靡、易怒、好哭、睡眠不安等。

2.脑膜炎期

多在发病后2～4周。因颅内压增高使头痛加重,呕吐变为喷射状,部分患者有恶寒、高热、严重头痛,意识障碍轻,可见脑神经麻痹(多为轻瘫,出现的概率由高至低依次为展神经、动眼神经、三叉神经、滑车神经、面神经、舌咽神经、迷走神经、副神经、舌下神经),脑膜刺激征与颈项强直明显,深反射活跃。Kernig征与Brudzinski征阳性,嗜睡与烦躁不安相交替,可有癫痫发作。婴儿可前囟饱满或膨隆,眼底检查可发现脉络膜上血管附近有圆形或长圆形灰白色、外围黄色的结核结节及视盘水肿。随病程进展,颅内压增高日渐严重,脑脊液循环、吸收障碍发生脑积水。脑血管炎症所致脑梗死累及大脑动脉导致偏瘫及失语等。

3.晚期

多在发病后4周以上。以上症状加重,脑功能障碍日渐严重,昏迷加重,可有较频繁的去大脑强直或去皮质强直性发作,大小便失禁,常有弛张高热、呼吸不规则或潮式呼吸,血压下降,四肢肌肉松弛,反射消失,严重者可因呼吸中枢及血管运动中枢麻痹而死亡。

(三)临床分型

1.浆液型

浆液型即浆液性结核性脑膜炎,是由邻近结核病灶引起但未发展成具有明显症状的原发性自限性脑膜反应。主要病变是脑白质水肿。可出现轻度头痛、嗜睡和脑膜刺激征,脑脊液淋巴细胞数轻度增高,蛋白含量正常或稍高,糖含量正常。有时脑脊液完全正常。呈自限性病程,一般1个月左右即自然恢复。本型只见于儿童。

2.颅底脑膜炎型

局限于颅底,常有多脑神经损害,部分病例呈慢性硬脑膜炎表现。

3.脑膜脑炎型

早期未及时抗结核治疗,患者脑实质损害,可出现精神症状、意识障碍、颅压增高、肢体瘫痪等症状。

三、辅助检查

(一)血液检查

1.血常规

血常规检查大多正常,部分病例在发病初期白细胞轻、中度增加,中性粒细胞增多,血沉增快。

2.血液电解质

部分患者伴有血管升压素异常分泌综合征,可出现低钠和低氯血症。

(二)免疫检查

约半数患者皮肤结核菌素试验为阳性。小儿阳性率可达93%,但晚期病例、使用激素后则多数阴性;前者往往揭示病情严重,机体免疫反应受到抑制,预后不良,故阴性不能排除结核。卡介苗皮肤试验(冻干的卡介苗新鲜液皮内注射 0.1 mL)24～48 小时出现硬丘疹直径 5 mm以上为阳性,其阳性率可达 85%。

(三)脑脊液检查

1.常规检查

(1)性状:疾病早期脑脊液不一定有明显改变,当病程进展时脑脊液压力增高,可达 400 mmH_2O以上,晚期可因炎症粘连、椎管梗阻而压力偏低,甚至出现“干性穿刺”;脑脊液外观无色透明,或呈毛玻璃样的混浊,静置 24 小时后约 65%出现白色网状薄膜。后期有的可呈黄变;偶有因渗血或出血而呈橙黄色。

(2)细胞数:脑脊液白细胞数呈轻到中度增高[(50～500)×10^6/L],86%以淋巴细胞为主。

2.生化检查

(1)蛋白质:脑脊液蛋白含量中度增高,通常达 1～5 g/L,晚期患者有椎管阻塞可高达 15 g/L,脑脊液呈黄色,一般病情越重蛋白含量越高。

(2)葡萄糖:脑脊液中葡萄糖含量多明显降低,常在 1.65 mmol/L 以下。在抽取脑脊液前 1 小时应采血的同时测定血糖,脑脊液中的葡萄糖含量为血糖含量的 1/2～2/3(脑脊液中葡萄糖含量正常值为 45～60 mmol/dL),如果 TBM 患者经过治疗后脑脊液糖含量仍低于 1.1 mmol/L,提示预后不良。

(3)氯化物:正常 CSF 氯化物含量 120～130 mmol/L,较血氯水平高,为血中的 1.2～1.3 倍。脑脊液中的氯化物容易受到血氯含量波动的影响,氯化物含量降低常见于结核性脑膜炎、细菌性脑膜炎等,尤以 TBM 最为明显。

值得注意的是,TBM 时 CSF 的常规和生化改变与机体的免疫反应性有关,对无反应或低反应者,往往 TBM 的病理改变明显,而 CSF 的改变并不明显,例如艾滋病患者伴 TBM 时即可如此。

3.脑脊液涂片检查细菌

常用脑脊液 5 mL 经 3000 转/分钟离心 30 分钟,沉淀涂片找结核杆菌。方法简便、可靠,但敏感性较差,镜检阳性率较低(20%～30%),薄膜涂片反复检查阳性率稍高(57.9%～64.6%)。

4.脑脊液结核菌培养

脑脊液结核菌培养是诊断结核感染的金标准,但耗时长且阳性率低(10%左右)。结核菌涂片加培养阳性率可达 80%,但需时2～5 周;涂片加培养再加豚鼠接种的阳性率可达 80%～90%。

5.脑脊液酶联免疫吸附试验

此实验可检测脑脊液中的结核菌可溶性抗原和抗体,敏感性和特异性较强,但病程早期阳性率仅为 16.7%;如用 ABC-ELISA 测定脑脊液的抗结核抗体,阳性率可达 70%～80%;ELISA 测定中性粒细胞集落因子的阳性率也可达 90%。随着病程延长,阳性率增加,也存在假阳性可能。

6.脑脊液聚合酶链反应(PCR)检查

早期诊断率高达 80%,应用针对结核菌 DNA 的特异性探针可检测出痰和脑脊液中的小量结核菌,用分子探针可在 1 小时查出结核菌。本法操作方便,敏感性高,但特异性不强,假阳性率高。

7.脑脊液腺苷脱氨酶(ADA)的检测

TBM 患者脑脊液中 ADA 显著增加,一般多超过 10 U/L,提示细胞介导的免疫反应增高,区别于其他性质的感染,特别在成人的价值更大。

8.脑脊液免疫球蛋白测定

TBM 患者脑脊液免疫球蛋白含量多升高,一般以 IgG、IgA 含量增高为主,IgM 含量也可升高。病毒性脑膜炎仅 IgG 含量增高,化脓性脑膜炎为 IgG 及 IgM 含量增高,故有助于与其他几种脑膜炎相鉴别。

9.脑脊液淋巴细胞转化试验

即^{3}H 标记胸腺嘧啶放射自显影法。测定在结核菌素精制蛋白衍化物刺激下,淋巴细胞转化率明显增高,具有特异性,有早期诊断意义。

10.脑脊液乳酸测定

正常人脑脊液乳酸(CSF-LA)测定为 10～20 mg/dL,TBM 患者明显增高,抗结核治疗数周后才降至正常。此项测定有助于 TBM 的鉴别诊断。

11.脑脊液色氨酸试验

阳性率可达 95%～100%。方法:取脑脊液 2～3 mL,加浓盐酸 5 mL 及 2%甲醛溶液 2 滴,混匀后静置4～5 分钟,再慢慢沿管壁加入 0.06%亚硝酸钠溶液 1 mL,静置 2～3 分钟,如两液接触面出现紫色环则为阳性。

12.脑脊液溴化试验

脑脊液溴化试验即测定血清与脑脊液中溴化物的比值。正常比值为 3∶1,结核性脑膜炎时比值明显下降,接近1∶1。

13.脑脊液荧光素钠试验

用 10%荧光素钠溶液 0.3 mL/kg 肌内注射,2 小时后采集脑脊液标本,在自然光线下与标准液比色,如含量>0.000 03%为阳性,阳性率较高。

(四)影像学检查

1.X 线检查

胸部 X 线检查如发现肺活动性结核病灶有助于本病诊断。头颅 X 线片可见颅内高压的现象,有时可见蝶鞍附近的基底部和侧裂处有细小的散在性钙化灶。

2.脑血管造影

其特征性改变为脑底部中小动脉的狭窄或闭塞。血管狭窄与闭塞的好发部位为颈内动脉虹吸部和大脑前、中动脉的近端,还可出现继发性侧支循环建立。脑血管造影异常率占半数以上。

3.CT 检查

可发现脑膜钙化、脑膜强化、脑梗死、脑积水、软化灶、脑实质粟粒性结节和结核瘤、脑室扩大、脑池改变及脑脓肿等改变。

4.MRI 检查

可显示脑膜强化，以及坏死、结节状强化物、脑室系统扩大、积水、视交叉池及环池信号异常；脑梗死主要发生在大脑中动脉皮质区与基底节；结核瘤呈大小不等的圆形信号，T_2WI 上中心部钙化呈低信号，中心部为干酪样改变则呈较低信号，其包膜呈低信号，周围水肿呈高信号，化脓性呈高信号，T_1WI 显示低信号或略低信号。

(五)脑电图检查

TBM 脑电图异常率为 11%～73%。成人 TBM 早期多为轻度慢波化，小儿可为高波幅慢波，严重者显示特异性、广泛性 0.5～3c/s 慢波。炎症性瘢痕可出现发作性棘波、尖波或棘(尖)慢综合波或局限性改变。随治疗后症状好转，脑电图亦有改善，且脑电图一般先于临床症状改善。

四、诊断与鉴别诊断

(一)诊断

根据结核病史或接触史，呈亚急性或慢性起病，常有发热、头痛、呕吐、颈项强直和脑膜刺激征，脑脊液有淋巴细胞数增多、糖含量降低；颅脑 CT 或 MRI 检查显示有脑膜强化，就要考虑到 TBM 的可能性。脑脊液的抗酸杆菌涂片、结核杆菌培养和 PCR 检测可作出 TBM 的诊断。

(二)鉴别诊断

婴幼儿、老年人、艾滋病患者、特发性 CD_4^+ 降低者 TBM 临床表现往往不典型或抗结核治疗效果不理想的患者需要与下列疾病相鉴别。

1.新型隐球菌性脑膜炎

呈亚急性或慢性起病，脑脊液改变与 TBM 类似。新型隐球菌性脑膜炎颅内高压特别明显，脑神经损害出现比 TBM 晚，脑脊液糖含量降低特别明显。临床表现及脑脊液改变酷似结核性脑膜炎，但新型隐球菌性脑膜炎起病更缓，病程长，可能有长期使用免疫抑制药及抗肿瘤药史，精神症状比结核性脑膜炎重，尤其是视力下降最为常见。新型隐球菌性脑膜炎多无结核中毒症状，脑脊液涂片墨汁染色可找到隐球菌。临床上可与结核性脑膜炎并存，应予注意。

2.化脓性脑膜炎

重症 TBM 临床表现与化脓性脑膜炎相似，脑脊液细胞数＞1000×10^6/L，分类以中性粒细胞为主，需要与化脓性脑膜炎鉴别。脑脊液乳酸含量＞300 mg/L 有助于化脓性脑膜炎的诊断；反复腰椎穿刺、细菌培养、治疗试验可进一步明确诊断。

3.病毒性脑膜炎

发病急、早期脑膜刺激征明显，高热者可伴意识障碍，1/3 的患者首发症状为精神症状。脑脊液无色透明，无薄膜形成，糖及氯化物含量正常。虽然 TBM 早期或轻型病例脑脊液改变与病毒性脑膜炎相似，但后者 4 周左右明显好转或痊愈，病程较 TBM 短，可资鉴别。

4.脑膜癌

脑脊液可以出现细胞数及蛋白含量增高、糖含量降低，容易与 TBM 混淆。但多数患者颅内高压的症状明显，以头痛、呕吐、视盘水肿为主要表现，病程进行性加重，脑脊液细胞检查可发现肿瘤细胞，颅脑CT/MRI检查或脑膜活检有助于明确诊断。

五、治疗

TBM的抗结核治疗应遵循早期、适量、联合、全程和规范治疗的原则，并积极处理颅内高压、脑水肿、脑积水等并发症。

(一)一般对症处理

应严格卧床休息，精心护理，加强营养支持疗法，注意水电解质平衡；意识障碍或瘫痪患者注意变换体位，防止肺部感染及压疮的发生。

(二)抗结核治疗

治疗原则是早期、适量、联合、全程和规范用药。遵循治疗原则进行治疗是提高疗效、防止复发和减少后遗症的关键。只要患者临床症状、体征及辅助检查高度提示本病，即使抗酸染色阴性亦应立即开始抗结核治疗。选择容易通过血-脑屏障、血脑脊液屏障的药物，以及杀菌作用强、毒性低的药物联合应用。在症状、体征消失后，仍应维持用药1.5～2年。

常用抗结核药物即主要的一线抗结核药物的用量(儿童和成人)、用药途径及用药时间见表1-6。

表1-6 主要的一线抗结核药物

药物	儿童日用量	成人日用量	用药途径	用药时间
异烟肼	10～20 mg/kg	600 mg,1次/日	静脉,口服	1～2年
利福平	10～20 mg/kg	450～600 mg,1次/日	口服	6～12个月
吡嗪酰胺	20～30 mg/kg	1500 mg/d,500 mg,3次/日	口服	2～3个月
乙胺丁醇	15～20 mg/kg	750 mg,1次/日	口服	2～3个月
链霉素	20～30 mg/kg	750 mg,1次/日	肌内注射	3～6个月

1.异烟肼(INH)

可抑制结核杆菌DNA合成，破坏菌体内酶活性干扰分枝菌酸合成，对细胞内、外结核杆菌均有杀灭作用，易通过血-脑屏障，为首选药。主要不良反应有周围神经病、肝损害、精神异常和癫痫发作。为了预防发生周围神经病，用药期间加用维生素B_6。

2.利福平(RFP)

杀菌作用与异烟肼相似，较链霉素强，主要在肝脏代谢，经胆汁排泄。RFP与细菌的RNA聚合酶结合，干扰mRNA的合成，对细胞内、外的结核菌均有杀灭作用，其不能透过正常的脑膜，只部分通过炎症性脑膜，是治疗结核性脑膜炎的常用药物。维持6～12个月，与异烟肼合用时，对肝脏有较大的毒性作用，故在服药期间，注意肝功能情况，有损害迹象即应减少剂量。利福喷丁是一种长效的利福平衍生物，不良反应较利福平少，成人口服600 mg,1次/日。

3.吡嗪酰胺(PZA)

本品为烟酰胺的衍生物，具有抑菌和杀菌作用，PZA对吞噬细胞内的结核菌杀灭作用较强，作用机制是干扰细菌内的脱氢酶，使细菌对氧利用障碍。在酸性环境下，有利于发挥抗菌作用，pH5.5时杀菌作用最强，与异烟肼或利福平合用，可防止耐药性的产生，并可增强疗效。能够自由通过正常和炎症性脑膜，是治疗TBM的重要抗结核药物，与其他抗结核药无交叉耐药性。主要用于对其他抗结核药产生耐药的病例。常见不良反应有肝损害、关节炎(高尿酸所致,表现为肿胀、强直、活动受限)、眼和皮肤黄染等。

4.乙胺丁醇(EMB)

乙胺丁醇是一种有效的口服抗结核药,通过与结核菌内的二价锌离子络合,干扰多胺和金属离子的功能,影响戊糖代谢和脱氧核糖核酸、核苷酸的合成,抑制结核杆菌的生长,杀菌作用较吡嗪酰胺强,经肾脏排泄。对生长繁殖状态的结核杆菌有杀灭作用,对静止状态的细菌几乎无影响。其在治疗中的主要作用是"防止结核杆菌发生抗药性"。因此,本品不宜单独使用,应与其他抗结核药合用。主要不良反应有视神经损害、末梢神经炎、变态反应等。

5.链霉素(SM)

链霉素为氨基糖苷类抗生素,仅对吞噬细胞外的结核菌有杀灭作用,为半效杀菌药。主要通过干扰氨酰基-tRNA和核蛋白体 30S 亚单位结合,抑制 70S 复合物的形成,抑制肽链延长、蛋白质合成,致细菌死亡。此药虽不易透过血-脑屏障,但对炎症性脑膜易透过,故适用于 TBM 的急性炎症反应时期。用药期间密切观察链霉素的毒性反应(第Ⅷ对脑神经损害如耳聋、眩晕、共济失调及肾脏损害),一旦发现,及时停药。

抗结核治疗选用药物的注意事项:①药物的抗结核作用是杀菌还是抑菌作用。②作用于细胞内还是细胞外。③能否通过血-脑屏障。④对神经系统及肝肾的毒性反应。⑤治疗 TBM 的配伍。

药物配伍常用方案:以往的标准结核化疗方案是在 12～18 个月的疗程中每日用药。而目前多主张采用两阶段疗法(强化阶段和巩固阶段)和短程疗法(6～9 个月)。

WHO 建议应至少选择 3 种抗结核药物联合治疗,常用异烟肼、利福平和吡嗪酰胺,耐药菌株需加用第 4 种药如链霉素或乙胺丁醇。利福平不耐药菌株,总疗程 9 个月已足够;利福平耐药菌株需连续治疗 18～24 个月。目前常选用的方案有 4HRZS/14HRE(即强化阶段的 4 个月联用异烟肼、利福平、吡嗪酰胺及链霉素,巩固阶段的 14 个月联用异烟肼、利福平及乙胺丁醇),病情严重尤其是伴有全身血行结核时可选用 6 HRZS/18HRE(即强化阶段的 6 个月联用异烟肼、利福平、吡嗪酰胺及链霉素,巩固阶段的18 个月联用异烟肼、利福平及乙胺丁醇)进行化疗。由于中国人为异烟肼快速代谢型,成年患者 1 日剂量可加至 900～1200 mg,但应注意保肝治疗,防止肝损害,并同时给予维生素 B_6 以预防该药导致的周围神经病。儿童因乙胺丁醇的视神经毒性作用、孕妇因为链霉素对听神经的影响,应尽量不选用。因抗结核药物常有肝肾功能损害,用药期间应定期复查肝肾功能。

近年来,国内外关于耐药结核菌的报道逐年增加,贫困、健康水平低下、不规则或不合理的抗结核治疗、疾病监测和公共卫生监督力度的削弱是导致结核菌耐药产生的主要原因。目前全世界有 2/3 的结核病患者处于发生耐多药结核病(MDR-TB)的危险之中。我国卫健委调查获得性耐药率为17.1%,初始耐药率为7.6%。如病程提示有原发耐药或通过治疗发生继发耐药时,应及时改用其他抗结核药物。WHO 耐多药结核病治疗指南规定:根据既往用药史及耐药性测定结果,最好选用 4～5 种药物,其中至少选用 3 种从未用过的药物,如卷曲霉素(CPM)、氟喹诺酮类药(如左氧氟沙星)、帕司烟肼(Pa)、利福喷丁、卡那霉素等。可在有效的抗结核治疗基础上,加用各种免疫制剂[如干扰素(IFN)、白介素-2(IL-2)等]进行治疗,以提高疗效。

(三)辅助治疗

1.糖皮质激素

在有效抗结核治疗中，肾上腺皮质激素具有抗炎、抗中毒、抗纤维化、抗过敏及减轻脑水肿作用，与抗结核药物合用可提高对 TBM 的疗效和改善预后，因此对于脑水肿引起颅内压增高、伴局灶性神经体征和蛛网膜下隙阻塞的重症 TBM 患者，随机双盲临床对照结果显示，诊断明确的 TBM 患者，在抗结核药物联合应用的治疗过程中宜早期合用肾上腺皮质激素药物，以小剂量、短疗程、递减的方法使用。常用药物有地塞米松静脉滴注，成人剂量为 10～20 mg/d，情况好转后改为口服泼尼松 30～60 mg/d，临床症状和脑脊液检查明显好转，病情稳定时开始减量，一般每周减量 1 次，每次减量2.5～5 mg，治疗 6～8 周，总疗程不宜超过 3 个月。

2.维生素 B_6

为减轻异烟肼的毒性反应，一般加用维生素 B_6 30～90 mg/d 口服，或 100～200 mg/d 静脉滴注。

3.降低脑水肿和控制抽搐

出现颅内压增高者应及早应用甘露醇、呋塞米或甘油果糖治疗，以免发生脑疝；抽搐者，止痉可用地西泮、苯妥英钠等抗癫痫药。

4.鞘内注射

重症患者在全身用药时可加用鞘内注射，提高疗效。多采用小剂量的异烟肼与地塞米松联合应用。药物鞘内注射的方法：异烟肼 50～100 mg，地塞米松 5～10 mg，1 次注入，2～3 次/周。待病情好转，脑脊液正常，则逐渐停用。为减少蛛网膜粘连，可用糜蛋白酶 4000 U、透明质酸酶 1500 U 鞘内注射。但脑脊液压力较高者慎用。抗结核药物的鞘内注射有加重脑和脊髓的蛛网膜炎的可能性，不宜常规应用，应从严掌握。

(四)后遗症的治疗

由于蛛网膜粘连所致脑积水，可行脑脊液分流术。脑神经麻痹、肢体瘫痪者，可针灸、理疗，加强肢体功能锻炼。

第二章　心内科疾病

第一节　心律失常

正常心脏激动源于窦房结，以一定的频率沿着正常传导系统使心房和心室顺序激动，这一过程的任一环节发生异常，即可产生心律失常。心律失常多见于各种器质性心脏病，尤其是冠状动脉粥样硬化性心脏病、心肌炎、心肌病、风湿性心脏病、心力衰竭。其他病因还包括缺氧、自主神经功能调节失衡、电解质紊乱、内分泌失调及药物影响等。正常健康者也可发生心律失常。

一、流行病学

人类从出生开始一直到终老，都有可能发生心律失常。在出生一周内的新生儿中，心律失常者占同期住院新生儿的0.7%。随着年龄的增长、心脏功能的衰退，心律失常的发生率也增高，据报道，老年人心律失常的发生率高达44.48%。

部分心律失常有一定的性别分布特征。女性静息心率较快，窦房恢复时间较短，Q-T离散度较小，Q-T间期较男性延长，尖端扭转性室速更多见，而女性心源性猝死较男性为少，可能与女性生育期雌激素的影响导致冠心病发病延迟有关。心房颤动更多见于男性。在阵发性室上性心动过速中，房室结折返性心动过速多见于女性，约为男性患者的2倍；而房室旁道介导的心动过速男性多见，是女性的2倍。

运动员是备受大众和心律失常专家关注的一类特殊人群，对强体力活动下的运动员心源性猝死事件的预测是其焦点之一。由于迷走神经张力增高及过度运动，运动员的心率减慢，Q-T间期延长。窦性心动过缓是运动员最常见的心律失常，心脏传导延缓和早搏也不少见，但运动后可消失。有统计显示，与正常人相比，运动员的早搏、房室传导阻滞、束支传导阻滞、预激综合征的发生率无明显差异。无潜在心脏疾病的室性心律失常并无心源性猝死的预测意义，无器质性心脏病的运动员很少发生猝死。40岁以下运动员的死亡多由于先天性心脏病，如肥厚性心肌病、冠状动脉解剖异常；40岁以上者多由于冠心病。

二、正常传导系统及其电生理

心肌细胞可分为普通心肌细胞和特殊心肌细胞，前者是组成心房、心室的主要成分，司心脏收缩；后者即心脏传导系统，主要功能是激动的产生和传导，包括窦房结、结间束、房室结、希氏束、左右束支和浦肯野纤维网。

窦房结是心脏正常的起搏点，多呈长梭形，位于上腔静脉与右心房交界处上1/3的心外膜下。窦房结内恒定地有窦房结动脉穿过其中央。窦房结内的细胞包括起搏细胞（P细胞）和过渡细胞（T细胞），以及丰富的胶原纤维，胶原组织随年龄的增长而增多，并影响心脏起搏功能。

结间束尚无充足的形态学证据，但从功能角度上，可以肯定在窦房结和心房之间存在着某些比其他部位传导快的组织。另外，Bechman 束连接于右心房和左心房之间。房室结又称房室交界区，是最为重要的次级起搏点，可形成双向传导和双径路传导，因此有不少复杂的心律失常发生在此部位。房室结位于房间隔底部、卵圆窝下，分为房结区、结区、结束区，向前延伸为房室束即希氏束，穿过中心纤维体，行走于室间隔膜部的后下缘成为左束支，并陆续分出左后分支、左前分支，本身延续为右束支。左后分支粗短，左前分支、右束支细长，两侧束支的分支在心内膜下交织成网，即浦肯野纤维网，进入心室壁内。

心肌细胞具有自律性、兴奋性、传导性和收缩性，前三者与心律失常紧密相关。

心肌细胞在受到刺激时能产生动作电位，是细胞具有兴奋性的表现。影响兴奋性的因素有静息电位水平阈电位水平及钠通道的状态。心肌细胞发生一次扩播性兴奋后，兴奋性会发生周期性变化，可分为以下四个时期：绝对不应期、有效不应期、相对不应期、超常期。在相对不应期或超常期产生的动作电位，其 0 期的幅度和上升速率均低于正常，主要是部分钠通道仍处于失活状态，这种动作电位传播速度较慢，容易形成折返导致心律失常的发生。

心肌能自动地、按一定节律产生兴奋的能力，称为自律性。心脏内特殊传导系统（房室结的结区除外）的细胞均具有自律性。各部位的自律性高低不一，受 4 期自动除极的速度、最大舒张电位的水平及阈电位水平的影响。窦房结的自律性最高，成为正常心脏活动的起搏点。其他部位的自律组织在正常情况下不表现自律性。

窦房结发出的兴奋，经心房肌及功能上的优势传导通路传播到左右心房。与此同时，窦房结的兴奋也可通过心房肌传到房室交界区，然后由希氏束传到左右束支，最后经浦肯野纤维到达心室。房室交界处的传导速度较慢，易发生传导阻滞，使心房的兴奋不易或不能传导至心室。心肌传导性受结构和生理因素的影响。当兴奋落在通道失活状态的有效不应期内，则传导阻滞；如落在相对不应期或超常期内，则传导减慢。

三、心律失常形成机制

心律失常的发生机制包括冲动形成异常和(或)冲动传导异常。

(一)冲动形成异常

1.自律性升高

正常情况下窦房结自律性最高，规律地发放冲动，其他组织的自律性均被抑制，形成正常窦性心律；当窦房结自律性过高、过低或冲动发放不规律时，则形成窦性心动过速、过缓、不齐，甚至窦性停搏等窦性心律失常；若其他心肌细胞自律性超过窦房结，则形成异位心律失常，如期前收缩、室上性或室性心动过速、心房扑动或颤动等。

2.触发活动

触发活动是指心房、心室与希氏束-普肯耶纤维在动作电位后产生除极活动，被称为后除极；后除极若发生于动作电位第 2 相或第 3 相时，称为早期后除极，是由于 Ca^{2+} 内流所触发；若发生于动作电位第 4 相时，称为延迟后除极，是细胞内 Ca^{2+} 过多诱发 Na^{+} 内流所引起，后除极所致的触发活动是形成快速性心律失常的常见机制。常见于低血钾、高血钙、洋地黄中毒及儿茶酚胺浓度增高时。

(二)冲动传导异常

1.折返激动

折返是快速心律失常的最常见发生机制。产生折返的基本条件包括以下几点:①心脏两个或多个部位的传导性与不应期各不相同,相互连接形成一个闭合环;②其中一条通道发生单向传导阻滞;③另一通道传导缓慢,使原先发生阻滞的通道有足够时间恢复兴奋性;④原先阻滞的通道再次激动,从而完成一次折返激动。冲动在环内反复循环,产生持续而快速的心律失常。

2.传导阻滞

当冲动下传适逢心肌的相对不应期或绝对不应期时,则冲动传导延缓或中断,此为不完全或完全性传导阻滞;此不应期若为生理性不应期,则为生理性传导阻滞;若为病理性延长的不应期,则为病理性传导阻滞。

四、心律失常分类

(一)窦性心律失常

窦性心动过速、窦性心动过缓、窦性心律不齐、窦性停搏、病态窦房结综合征、窦房结折返性心动过速。

(二)室上性心律失常

房性早搏、交界区性早搏、室上性心动过速、心房扑动和心房颤动。

(三)室性心律失常

室性早搏、室性心动过速、心室扑动和心室颤动。

(四)传导阻滞

窦房传导阻滞、房内传导阻滞、房室传导阻滞和室内传导阻滞。

(五)综合征

预激综合征、Brugada 综合征、长 Q-T 综合征、短 Q-T 综合征。

五、心律失常的诊断

详细的病史询问和体格检查是心律失常诊断的第一步。相关的实验室和器械检查应遵循以下原则:从简单到复杂、从无创到有创、从便宜到昂贵。

(一)病史

心律失常患者主诉迥异,但最常见的症状包括心悸、晕厥、晕厥前症状、充血性心力衰竭。

1.发作方式

运动、恐惧、焦虑诱发的心悸多提示儿茶酚胺敏感性心动过速,肾上腺能阻滞剂可能有效;静息时发作心悸或患者夜间惊醒者多提示迷走神经兴奋,如心房颤动;衣领过紧、转头诱发晕厥者,多提示颈动脉窦高敏感。

2.终止方式

屏气、Valsalva 动作或其他使迷走神经兴奋的措施能终止者,房室结折返性心动过速可能性大,偶尔房速和室性心动过速者也能终止。

此外,发作频度、持续时间、症状的严重程度也有助于临床医生及时地制订出一份合适的诊疗计划。发作时心率可通过患者自数脉搏、血压心率监测仪获得。

还应该注意询问患者的用药史、饮食史、其他系统疾病史及家族史。

(二)体格检查

心率、血压是关键的首要检查。颈静脉波形分析出现大炮 α 波,源自房室分离时,为对抗关闭的三尖瓣,右心房发生强烈收缩,见于完全性房室传导阻滞、室性心动过速,第一心音强度的变化也有相同的意义。心脏杂音对器质性心脏病有很大的诊断意义。

Valsalva 动作和颈动脉窦按摩能引起一过性的迷走张力增高,对部分心动过速有一定的诊疗价值。依赖于房室结传导的快速型心律失常可因迷走刺激而终止或减慢,但也可能没有变化;房速偶尔可以终止;室性心动过速则很少可以终止;窦性心动过速可逐渐减慢,然后回复正常心率;房扑、心房颤动等房性心律失常的心室率多可减慢。对宽 QRS 波心动过速,迷走神经张力的增高能终止或减慢室上速伴有的室内差异性传导。它一过性地阻止房室结逆传而产生房室分离,以此确诊室性心动过速。Valsalva 动作和颈动脉窦按摩的效果仅持续数秒,因此必须及时观察和记录心电图上的任何节律改变。

颈动脉窦按摩时,患者取仰卧位,头侧向一边。鉴于曾有按摩时栓塞事件的报道,按摩前应仔细听诊颈动脉是否有杂音。颈动脉窦位于颈动脉分叉处,用两指轻压下颌角可扪及动脉良好搏动。个别患者,即使很轻的按压也可导致高敏反应。由于两侧颈动脉窦的反应可能不同,可于对侧重复按摩,切记两侧不要同时按压。

(三)心电图

心电图是分析心律失常的首要工具。首先需要描记 12 导联心电图。其次,P 波明显的长导联心电图常有助于仔细分析,常用的导联有Ⅱ、Ⅲ、aVF,有时也记录 V_1、aVR 目前临床上多采用同步记录 12 导联心电图,有利于心电图的分析。心电图的确切分析可免去一些不必要的检查。

整体分析一份心电图需要回答下面几个关键问题。

(1)如果 P 波清晰,心房率和心室率是否等同?

(2)P-P 间期、R-R 间期是否规则?如果不规则,是否持续性地不规则?

(3)P 波和对应的 QRS 波群是否相关?P 波和 QRS 波群的数目是否一致?P 波在 QRS 波群之前(长 RP 间期)还是之后(短 RP 间期)?此 RP 间期或 PR 间期是否恒定?

(4)心向量是否正常?

(5)P 波、PR 间期、QRS 波、Q-T 间期是否正常?

除此以外,还应结合临床背景对心电图进行整体综合评估。

食管心电图是一种常用的无创性诊断技术。食管紧贴左心房之后,位于左右肺静脉之间。将电极置入食管腔内可记录心房的电活动。此外,将导管电极置入食管可进行心房调搏,偶尔也可行心室调搏,并且能诱发或终止心动过速。与体表心电图同时描记可用来鉴别室上速伴差传和室速,对明确室上速机制也有价值。食管心电图和食管调搏的并发症很少,但大多数患者主诉不适是它应用受限的原因。

(四)心电图长程记录

延长心电图的描记时间对记录心律失常的发作频度、记载心律失常与症状的关系、评估抗心律失常药物的效果非常有用。一些记录仪还可分析 QRS 波、S-T 段、T 波的变异程度。

Holter 监测，即运用磁带或数码记录仪对 2～3 个导联持续描记 24 小时的心电图。其显著的优点是能记载症状发作和异常心电图的关系。25％～50％的患者在 Holter 监测时会有不适主诉，其中 2％～15％由心律失常引起。

健康的年轻人一般不会记录到严重的心律失常。窦性心动过缓(35～40 次/分钟)、窦性停搏超过 3 秒、二度Ⅰ型房室传导阻滞(多在睡眠时)、交界区逸搏、房早、室早的出现如不伴有症状一般无临床意义。频发、复杂性的心律失常包括二度Ⅱ型房室传导阻滞应加以重视。国外研究显示频发、复杂性室早但无症状的健康人群，其长期预后与一般健康人群相比，死亡率并不增加。

大多数缺血性心脏病患者，尤其是心肌梗死早期会出现室早。频发、复杂性的室早是一个独立的危险因素，能使心肌梗死后患者心源性猝死率增加 2～5 倍。心律失常抑制试验(cardiac arrhythmia suppression trial，CAST)研究表明，室性异位搏动是鉴别高危患者的指标，但与猝死并无因果联系，采用ⅠC 类抗心律失常药物能有效控制室性早搏，但增加总死亡率。

Holter 监测还可用于抗心律失常药物疗效的评定。

对罕见症状需要更长时间的记录，包括事件记录仪、植入式事件回放记录仪，前者可记录 30 天，后者置入患者皮下可达数月。

(五)运动试验

运动诱发心律失常伴相关症状，如晕厥、心悸，应考虑行运动试验。运动试验有助于发现更为复杂的室性心律失常，并能促使室上性心律失常发作、鉴定心律失常与运动的关系、有利于抗心律失常治疗方法的选择和发现促发心律失常的因素。

大约 1/3 的正常人在运动试验后可发生室性异位心律，大多发生于快心室率时，表现为偶发的形态一致的室性早搏，或室早联律，而重复运动试验常不能再次诱发。室上性早搏在运动时比静息时更常见，随年龄增长频率增加，其发生并不表示器质性心脏病的存在。运动末心率持续性增快(恢复基线水平延迟)与心血管预后不良相关。大约 50％的冠心病患者在运动试验时会出现室性早搏，相对于正常人群，此类患者多在较慢的心率(低于 130 次/分钟)时和恢复早期出现室性异位心律。

(六)直立倾斜试验

直立倾斜试验主要用于晕厥的鉴别诊断，明确晕厥的原因是血管抑制还是心脏抑制反应。患者仰卧于手术台上，倾斜 60°～80°，维持 20～45 min 或更长时间。若试验阴性，可口服或静脉使用异丙肾上腺素以促发晕厥，或者在倾斜数分钟之后使用，以缩短产生阳性结果的试验时间。起始剂量为 1 μg/min，每次增加0.5 μg/min直至症状出现；或者直接给予 4 μg/min 的最大剂量。异丙肾上腺素引起直立位时血管抑制反应，易感者则会心率减慢，血压下降，并伴有晕厥前或晕厥症状。2/3～3/4 的血管迷走性晕厥患者该试验结果为阳性，80％的患者可以呈阳性结果，但假阳性率 10％～15％。如果结果阳性同时并发症状则更有意义。阳性反应可分为心脏抑制型、血管抑制型和混合型。此外，直立倾斜试验还能增加患者对倾斜体位的耐受性、改善患者症状。

(七)电生理检查

电生理检查(EPS)是指使用多极导管通过静脉途经将电极置入心内不同的位置以记录或诱发心脏的电活动,用于诊断心律失常、终止心动过速、评价治疗效果、预防心动过速的复发和判断预后。EPS 对房室传导阻滞、室内传导阻滞、窦房结功能不全、心动过速、不明原因晕厥或心悸的诊断价值高。适应证包括以下几个方面的内容。①心动过缓或心脏停搏引起晕厥或晕厥前症状、且无创性检查无阳性发现者。通过测定AH 间期、HV 间期判断阻滞部位位于希氏束上方还是下方;通过窦房结恢复时间、窦房传导时间判断窦房结功能。②有症状、反复发作的药物治疗无效的室上速或室速患者,可采用程序电刺激终止心动过速。③鉴别室上速伴差传和室性心动过速。室上速患者的 HV 间期≥正常窦性节律者;室速时,HV 值偏小,或希氏束电位不能清晰记录。④经众多检查仍无法明确病因的晕厥患者,尤其是患有器质性心脏病者。临床研究结果显示针对 EPS 发现的晕厥原因进行治疗之后,避免了 80%患者晕厥复发。⑤脉搏快、心悸临床症状明显、无心电图记录者以明确病因。

电生理检查潜在的风险较小。偶有心脏穿孔伴心脏压塞、假性动脉瘤等并发症发生,但发生率都小于 1/500,如果加上治疗手段的并发症,总发生率会有所增高。随着心房颤动的治疗措施——左心房消融的广泛开展,体循环栓塞的并发症可能会增加。

(八)其他

心率变异性、Q-T 离散度、晚电位、T 波交替、压力感受器敏感试验,对心律失常的诊断有一定的帮助,但临床应用仍很有限。

六、心律失常的治疗

心律失常的治疗并不仅仅在于心律失常本身,还在于患者整体病情的评估和治疗。具体方法包括病因治疗、药物治疗及非药物治疗。

(一)病因治疗

病因治疗主要是指心脏病理和病理生理改变的纠正,如心肌缺血、心功能不全、自主神经张力改变,其次就是心律失常促发因素的去除,如缺氧、电解质紊乱、内分泌失调及可疑药物的使用。

(二)抗心律失常药物治疗

按 Vaughan Williams 分类法,抗心律失常药物可分为四类:Ⅰ类为钠通道阻滞剂,包括Ⅰa、Ⅰb、Ⅰc类,分别以奎尼丁、利多卡因、普罗帕酮为代表;Ⅱ类为β受体阻滞剂;Ⅲ类为钾通道阻滞剂,以胺碘酮为代表药物;Ⅳ类即钙通道阻滞剂。虽然此分类法在临床应用方面有很多不足,但由于简便易行一直沿用至今。

抗心律失常药物引起原有心律失常加重,或诱发了新的心律失常,称为致心律失常作用。所有的抗心律失常药物都有致心律失常作用,发生率一般为 10%～15%。如维拉帕米使预激综合征患者旁道前传的心房颤动的心室率增加而促发心室颤动;洋地黄过量可引起房速,常伴有 2∶1 房室传导阻滞,也可引起非阵发性房室交界区性心动过速;奎尼丁、胺碘酮、索他洛尔等可致尖端扭转型室性心动过速;Ⅱ、Ⅳ类抗心律失常药物易致心动过缓。因此,必须严格掌握抗心律失常药物治疗的适应证,并注意致心律失常作用的易患因素,如心力衰竭、心肌缺血、室性心律失常、传导阻滞、原有复极异常、电解质紊乱、药物相互作用等。

(三)心律失常的非药物治疗

心律失常的非药物治疗已经成为一部分心律失常的首选治疗方法，包括电复律、电除颤、起搏、射频消融及外科手术治疗。

1.电复律和电除颤

电复律和电除颤是终止异位快速心律失常的常用治疗方法，前者主要用于房扑、心房颤动、室上性和室性心动过速，后者则用于心室颤动。其原理是高压直流电短暂作用于心脏，使得正常和异位起搏点同时除极，以恢复窦房结最高起搏点的功能。

2.植入式心脏复律除颤器(ICD)

ICD是近20年发展起来的一种多功能、多程控参数的电子装置，能够用于治疗室性心动过速、心室颤动、心动过缓。ACC/AHA制定的ICDⅠ类适应证包括：①非一过性或可逆性原因引起的心室颤动或室速所致的心脏骤停；②自发的持续性室速，且可消融者除外，如预激综合征伴心房颤动所致者、左心室分支型室速、右心室流出道室速；③不明原因的晕厥，且电生理检查可诱导出持续性室速或心室颤动，药物治疗无效，尤其是左心室EF值偏低者；④非持续性室速，既往有冠心病、心肌梗死病史，左心室EF≤35%，电生理检查可诱导出心室颤动或持续性室速者。

中国生物医学工程学会心脏起搏与电生理分会制定的ICD植入指南认为的非适应证包括：①原因不明的晕厥，又未证实系室速、心室颤动所致者；②持续性室速或心室颤动的病因可逆或可纠正，如急性心肌梗死、心肌炎、电解质紊乱或药物的不良反应等；③无休止的室速；④导管消融或外科手术可治疗的室速或心室颤动，如预激综合征合并心房颤动所致的心室颤动、特发性室速或束支折返性心动过速，以及法洛四联征合并的室速；⑤有明显精神障碍，难以配合或随访的患者；⑥药物治疗无效的重度心功能不全(NYHA心功能Ⅳ级)，且不宜行心脏移植的患者；⑦预期寿命小于6个月的终末期患者。

3.人工心脏起搏

人工心脏起搏是通过人造的脉冲电流刺激心脏，以带动心脏搏动的一种治疗方法。有临时起搏和永久起搏之分，前者多为后者的过渡性治疗手段。主要用于治疗缓慢性心律失常，也可用于某些快速性心律失常的诊断和治疗。其适应证包括：①有相关症状的心动过缓，如二度Ⅱ型房室传导阻滞、三度房室传导阻滞、双分支或三分支阻滞、病态窦房结综合征，ACC/AHA已有关于心动过缓的起搏器安装适应证的详细指南；②异位快速性心律失常药物治疗无效，可用抗心动过速起搏器；③手术前后预防心率过慢；④协助某些心脏病的诊断。

4.射频消融

射频消融治疗是快速性心律失常治疗史上的里程碑，它使得某些快速性心律失常得到根治。它利用高频低压的电磁波毁损与心律失常发生相关部位的心肌组织而使心律失常得到根治。主要用于：①房室旁道所致的房室折返性心动过速；②房室结折返性心动过速；③自律性或折返性房速、房扑、心房颤动；④伴有严重症状的频发室早或非持续性室速、右心室流出道室速、左心室分支型室速、伴有症状的单一形态的持续性室速。

三维电解剖标测系统(CARTO系统)和非接触标测系统是新型的标测系统，有利于提高复杂心律失常的消融成功率。CARTO系统即电解剖标测系统，其特点是可以将心电生理与心内解剖结构相结合，并进行三维重建。通过CARTO系统可以确定激动的起源部位、传导顺序、折返环路及瘢痕组织等，从而有助于鉴别心律失常的电生理机制、指导消融。

非接触球囊标测系统是另一种具有三维重建功能的标测系统，但其原理与CARTO系统不同。该系统使用球囊导管并将其游离于心腔内，球囊导管有3 360个电极可接受心腔（心房或心室）内各个部位的电信号，系统对每个心动周期中的整个心内膜激动进行详细的标测，并以不同的色彩动态显示出来，而且还能通过其导航系统指引消融电极到达靶点部位。该系统最大的优点是可以根据一次心跳或相邻的几次心搏确定心律失常的起源部位、激动顺序、折返环路、异常径路及缓慢传导区的出口，确定消融靶点，并即时判断消融效果。非接触标测系统的这一特点使其特别适用于短阵或血流动力学不稳定的室性心动过速。

CARTO系统和非接触标测系统主要用于一些电生理基质复杂的快速心律失常的标测，如心肌梗死后室速、源于左心房或房间隔部位的局灶性房速、手术切口性房速、非典型房扑、心房颤动等的标测。

5.外科手术

主要是将与心律失常发生相关的心脏组织切除、切割、分离以期保留甚至改善心脏功能。例如，冠心病患者多合并室速等心律失常，心脏搭桥术、室壁瘤切除能改善心肌供血，对心律失常的治疗也有所裨益；另外还有瓣膜病的外科修补或置换、长Q-T综合征的心交感神经切除术。COX迷宫手术是心房颤动的经典治疗方法，它将心房组织分成一定大小的间隔，使得折返环不能维持以消除心房颤动，但30%～40%的患者因窦房结功能不全需要安装起搏器。目前研究中的胸腔镜技术可望获得与迷宫手术同样的疗效，创伤性小，无须开胸。近年来导管射频消融将逐渐成为心房颤动治疗新的有效方法。

第二节　心包疾病

一、急性心包炎

（一）概述

由细菌、病毒、自身免疫、物理、化学等因素引起的心包脏层和壁层的急性炎症即急性心包炎。它可以是单独的疾病，也可以是某种疾病表现的一部分或为其并发症。常见的病因有急性非特异性、感染性、自身免疫性、肿瘤、代谢疾病、物理性，以及邻近器官疾病累及等。急性心包炎病理上可以分为纤维蛋白性和渗出性两种，可累及心外膜下心肌称为心肌心包炎，也可累及心内膜、纵隔、横膈和胸膜。正常时心包中有30～50ml液体，起润滑作用，心包腔平均压力接近于零。心包中少量积液不致引起心包内压力升高，不影响血流动力学。但如积液迅速增多或大量心包积液使心包内压力急骤上升，可导致急性心脏压塞的临床表现。

（二）临床表现

1.心前区疼痛

此病症位于心前区，与呼吸运动有关，常因咳嗽、深呼吸、变换体位而加重。急性非特异性心包炎及感染性心包炎疼痛较为明显，早期可闻及心包摩擦音。

2.呼吸困难

程度取决于积液量以及增长速度。

3.体循环静脉淤血

此病症表现为颈静脉怒张、肝大、腹水及下肢水肿等，由于积液导致体循环回流障碍所致。

4.急性循环衰竭

此病症表现为心动过速、血压下降，脉压变小，休克等，为心脏压塞的表现。

5.全身症状

如原发性疾病：结核、肿瘤等引起的低热、贫血、咳嗽、恶病质等。

6.并发症

主要并发症有心律失常、肺部感染等。

(三)诊断要点

(1)有或无上述症状出现。

(2)心包摩擦音，Ewart 征。

(3)早期除外 aVR 以及 V_1 导联弥漫性的 ST 段弓背向下抬高。

(4)渗液性心包炎 X 线显示心影增大。

(5)超声心动图发现心包中液性暗区征象是心包积液诊断依据。

(6)心包穿刺、心包镜及心包活检有助于明确渗出性心包炎病因。

(四)治疗方案及原则

治疗以针对原发病和对症处理为原则。若有心脏压塞者宜首先心包穿刺解除压塞。

1.内科治疗

对症治疗：胸痛可以应用非甾体抗炎药；病因治疗(如：非类固醇抗炎药治疗非特异性心包炎；结核性心包炎抗结核药物治疗；化脓性心包炎抗生素治疗；风湿性心包炎应用抗风湿性药物等)，治疗并发症(如治疗心律失常)。

2.心包穿刺

用于缓解心脏压塞症状。

3.外科治疗

心包切开：适用于化脓性心包炎抗生素效果不明显者排脓；心包切除术：适用于非特异性心包炎药物治疗无效者。

二、缩窄性心包炎

(一)概述

心包纤维化和(或)钙化，壁层和脏层心包融合，包围心脏，使心脏舒张期充盈受限而产生一系列循环障碍的病征即缩窄性心包炎。可以继发于急性心包炎，由结核性、化脓性、急性非特异性、放射性心包炎等演变而来，多在急性心包炎数月至数年内形成。也可隐匿起病。在能肯定的病因中结核较为多见。

(二)临床表现

1.呼吸困难

为劳力性，主要与心搏量不能随需要增加所致。

2.体循环静脉淤血

表现为颈静脉怒张、肝大、胸腔积液、腹水及下肢水肿、食欲缺乏、上腹胀痛等,由于缩窄心包导致体循环回流障碍所致。

3.全身症状

疲乏、眩晕为周围血供不足所致。

4.并发症

主要并发症有心律失常、肺部感染、贫血、心源性恶病质、严重肝功能不全等。

(三)诊断要点

(1)有或无上述症状出现。

(2)急性心包炎病史。

(3)心包叩击音、Kussmaul 征。

(4)心电图示 QRS 波群低电压,T 波倒置。

(5)X 线显示可见心缘僵直、心包钙化。

(6)超声心动图、心脏 CT 或 MRI 发现心包增厚、室壁活动减弱、铠甲心。

(7)心包活检有助于明确缩窄性心包炎病因。

(四)治疗方案及原则

控制原发病后,尽早期施行手术以避免发展到心源性恶病质、严重肝功能不全等恶性并发症,影响预后。

1.内科治疗

目的是控制病情,以及早手术。如限盐、利尿、病因治疗(如结核性心包炎抗结核药物治疗);治疗并发症(包括抗心律失常,纠正贫血等)。

2.心包切除术

手术是缩窄性心包炎有效的治疗方法。通常在原发疾病控制后可进行手术。

第三节 外周血管疾病

一、雷诺病和雷诺综合征

(一)概述

雷诺综合征以发作性指(趾)缺血为特征,有原发与继发之分,常在受凉或触摸冰凉物体时发作,有时情绪激动也可诱发。典型的雷诺现象表现为发作时一个或数个指(趾)由白变紫变红,随后转暖、恢复正常的生理现象。发作过程持续 10 多分钟,约 1/3 持续 1 小时以上。继发性雷诺综合征常见的病因有结缔组织病、阻塞性动脉疾病、原发性肺动脉高压、神经系统疾病、黏液异常、药物作用等。原发性雷诺综合征称为雷诺病,临床少见,多发生于女性,尤其是神经过敏者,男女比例为 1∶10。发病年龄多在 20～40 岁。寒冷季节发作较重。本病的发病基础主要为肢端小动脉的痉挛,其原因未完全明确。

(二)诊断

1.症状

(1)发病时手指皮肤苍白,数分钟后转为发绀,再由发绀转为潮红,继而肤色恢复正常。一般由苍白转至正常 15~30 分钟。当苍白和发绀时,有指端麻木、刺痛、发凉、感觉迟钝。转为潮红时有轻度烧灼、胀痛,随肤色恢复正常而消失。

(2)双手同时发病,且呈对称性。发自指末节、逐渐向全指和掌指扩展,但不超过掌面。

(3)病久且反复频繁发作者,表现为手指皮肤变薄,紧缩,硬韧,伴有关节失灵或僵硬,甚则静息痛和指端溃疡。

(4)患者常伴有情绪易激动、忧郁、伤感、多疑、失眠、多梦、周身痛无定处等精神症状。

(5)常在寒冷季节或遇到冷刺激或情绪刺激时发作。

2.体征

(1)发作间歇期:体格检查完全正常,发作时除肤色改变外,脉搏搏动正常或发现患者手足发凉多汗,约 10%患者指(趾)皮下组织增厚发硬。

(2)继发性雷诺综合征:可伴有已知疾病的异常体征,如结缔组织病所致者常有相应的皮肤关节体征。

3.检查

(1)实验室检查:免疫学检查作为病因学检查,可用于排除免疫因素引起的继发性雷诺综合征。

(2)特殊检查:

1)冷激发试验:将患者双手浸入 4℃的一盆冷水中,出现上述典型的雷诺现象即为阳性。

2)微循环检查:可见发病时毛细血管襻明显减少、管径细、管襻短,血流慢甚至淤滞。

3)动脉造影:可分别在经冷刺激前后进行,发作后显示指动脉管腔细小,晚期动脉内膜粗糙、管腔狭窄,但掌弓动脉及其近侧血管常无病变。

4.诊断要点

(1)典型临床表现:①发作由寒冷或情绪激动所诱发;②两侧对称性发作;③无坏死或只有很小的指(趾)端皮肤坏死。

(2)激发试验:①冷水试验:将指(趾)浸于 4℃左右的冷水中 1 分钟,可诱发典型临床表现;②握拳试验:两手握拳 1.5 分钟,然后弯曲状态下松开手指,也可出现典型雷诺现象的临床表现。

(3)血液检查:通过抗核抗体、类风湿因子、免疫球蛋白电泳、补体、抗 DNA 抗体、冷球蛋白以及 Coombs 试验检查寻找病因。

5.鉴别诊断

(1)网状青斑:是一种以皮肤出现斑块或花斑纹状蓝色改变为特征的血管痉挛疾病,多发生在肢体的外露部位,冬季易发作,病因不明,但冷激发试验阴性。

(2)红斑性肢痛症:为一种原因不明的以肢端红、肿、热、痛为临床特点的末梢血管功能性疾病,冷激发试验阴性。

(三)治疗

治疗原则:用交感神经阻滞剂或其他血管扩张剂,解除血管痉挛,降低周围血管对寒冷刺激的反应。

1.一般治疗

患者应注意防寒保暖,避免接触冰冷物体,戒酒。如为继发者,应注意对原发疾病的治疗。

2.血管扩张疗法

(1)钙通道阻滞剂:二氢吡啶类钙通道阻滞剂是治疗本病的有效药物。①硝苯地平对本综合征有明显疗效,可在接触寒冷环境前半小时到 1 小时口服 10~20 mg,发作频繁者应给缓释制剂每日 30~90 mg;②氨氯地平每日 2.5~10 mg;③非洛地平每日 2.5~10 mg;④地尔硫䓬(对心率快者)30~60 mg,每日 3~4 次。

(2)α-肾上腺受体阻断剂:①盐酸妥拉苏林,25~100 mg,每日 4 次。②哌唑嗪 1~5 mg,每日 3 次;也可用特拉唑嗪等。

(3)血管紧张素转化酶抑制剂、血管紧张素受体拮抗剂:可用于上述药物无效者。

(4)硝酸甘油软膏:局部使用。

(5)前列腺素:可静脉给药,如 PGE_1 或 PGI_1,前者剂量为 10 ng/(kg·min),静脉滴注数小时至 3 日;后者 7.5 ng/(kg·min),静脉滴注 5 小时,每周 1 次,共 3 次。

(6)其他:双氢麦角碱(海特琴)、甲基多巴、利血平、三碘甲状腺原氨酸、胰舒血管素都可能有效。烟酸和罂粟碱虽是扩血管药,但无益处。

3.血浆交换疗法

可降低血浆黏滞度。每日抽去血液 500 ml,或 1~2 次抽去 350~1000 ml,去除量 1L 以内可用人造血浆 2~2.5 L 代替,去除量更大时必须用新鲜血浆或清蛋白等渗溶液替补。每周 1 次,共 5 次,疗效至少可维持 6 周。如用血细胞分离器进行时可仅仅去除血浆,保留血细胞,疗效更佳。

4.肢体负压治疗

患者取坐位,将患肢置入负压舱内。治疗压力为上肢 −65~−100 mmHg,一般为 −80 mmHg;下肢 −80~−130 mmHg,一般为 −100 mmHg。每日 1 次,每次 10~15 分钟,10~20 次为 1 个疗程,平均治疗 14 次。治疗原理为负压使肢体血管扩张,克服了血管平滑肌的收缩,动脉出现持续扩张。

5.手术治疗

(1)指征:①病程>3 年;②症状严重,影响工作和生活;③药物治疗无效;④免疫学检查无异常发现。

(2)方法:①交感神经切除术:上肢病变可考虑施行传统的或经胸腔镜上胸交感神经切除术,疗效 40%~60%,2~5 年后症状可复发。下肢病变可施行腰交感神经切除术。②掌和指动脉周围微交感神经切除术。

6.诱导血管扩张疗法

患肢及全身暴露在 0℃的寒冷环境中,而双手浸泡在 43℃的热水中,每次治疗 10 分钟。冷试验结果表明,治疗后肢端温度平均升高 2.2℃。其机制为使患者再次暴露于寒冷环境中,肢端血管不再出现过度收缩反应。

7.病因治疗

可找到发病原因者,应予治疗。

(四)病情观察

诊断明确者,门诊诊疗时应观察患者症状发作次数、发作特点,评估治疗效果;诊断不明确者,门诊就诊时,应向患者及家属介绍其冷激发试验的方法,怀疑继发性雷诺综合征者应对原发疾病明确诊断。

(五)病历记录

1.门急诊病历

记录患者就诊的主要症状、病程,有无反复发作的特点,是否有每次发作的诱因、症状持续时间、缓解方式等。注意询问有无结缔组织病、阻塞动脉疾病、原发性肺动脉高压、神经系统疾病、血液系统疾病及服用避孕药等。有无吸烟史,有无高血压及糖尿病病史。描述初步诊断、处理意见。

2.住院病历

记录患者主诉、发病过程、门诊或外院的诊疗过程、用过何种药物及疗效如何。重点记录患者治疗后病情变化、治疗效果。

(六)注意事项

1.医患沟通

诊断明确者,如为原发性,应告知患者戒烟,注意保暖、避免接触冰冷物体,需服药治疗的,应告知患者及家属治疗药物疗程、可能的疗效。注意本病的治疗目前仍不理想,患者及家属应有足够的思想准备。病情重而药物治疗无效者,应告知患者可采取交感神经切除术,但患者或其亲属须签署知情同意书。

2.经验指导

(1)根据患者典型的雷诺现象,诊断本病一般不难,其中指端皮肤苍白是诊断的必备条件。

(2)如为发作间歇期,因患者无典型的表现,此时,可行冷激发试验,如能诱发典型的雷诺现象,即可明确诊断。

(3)如为继发性,则应积极寻找原发疾病,如系统性红斑狼疮、真性红细胞增多症等,有助于治疗原发疾病,以控制本病发作。

(4)防寒保暖及避免接触冰冷物体、戒烟等能减少发作次数。

(5)经一般处理后,发作次数仍较多者可采取药物治疗,药物治疗应遵循个体化的原则,但不宜依赖药物,同时应注意药物治疗本身的不良反应。

二、闭塞性动脉硬化

(一)概述

闭塞性周围动脉粥样硬化是由于周围动脉发生粥样硬化病变,引起血管腔进行性狭窄或闭塞所致的缺血症候群。主要累及下肢的大中型动脉,上肢较少见;患肢因缺血而发凉、麻木、疼痛或间歇性跛行,后期因组织营养障碍而发生溃疡或坏疽,常见于50~70岁的男性。目前认为本病的易患因素有高脂血症、肥胖、高血压、糖尿病、高龄和吸烟等,多数患者往往有多个易患因素。

(二)诊断

1.症状

本病的症状主要由于动脉狭窄或闭塞引起肢体局部血供不足所致。最早出现的症状是患肢发凉、麻木和间歇性跛行。如腹主动脉下端或髂动脉发生闭塞,行走时整个臀部和下肢均有酸胀、乏力和疼痛,且可有血管源性阳痿表现;症状发生在小腿,则可能为股动脉或腘动脉闭塞;如症状累及足或趾时,可能有抵达踝部的动脉闭塞。上肢动脉硬化也可表现上肢间歇性跛行;可由于"脑窃血综合征"而出现耳鸣、眩晕、语言障碍、复视、双侧视物模糊、单侧或双侧感觉缺失,甚至昏厥。随着病情的发展,缺血程度加重,出现下肢持续的静息痛,常在肢体抬高位时加重,下垂位时减轻,疼痛在夜间更为剧烈。患肢皮肤苍白、温度降低、感觉减退、皮肤变薄、汗毛脱落、肌肉萎缩、趾甲增厚变形、骨质疏松。后期可产生趾、足或小腿的干性坏疽和溃疡。糖尿病患者常有湿性坏疽和继发感染。

患肢动脉搏动减弱或消失,血压降低或测不出;上肢病变时两臂血压相差可≥2.67 kPa(20 mmHg)。患肢动脉如部分阻塞,则在狭窄动脉区可听到血管的收缩期吹风样杂音,此时常指示管腔减少≥70%;少数可扪及动脉瘤,多见于腘窝或腹股沟韧带以下的股动脉部。

患肢颜色改变,特别是足和趾在抬高时苍白,下垂时潮红、发紫,提示微循环水平的动脉缺血;两侧肢体皮温不同,患侧足变凉、变冷;"充血膝征"在股浅动脉远端或腘动脉近、中段阻塞时,患侧膝比健侧温暖,两膝温差可达 2~5℃。此征指示有来自股深动脉的膝周侧支循环障碍。

两下肢可同时受累,常伴有高血压、糖尿病或其他内脏如脑、心、肾、肠系膜等动脉粥样硬化的临床表现,浅表动脉如颞浅动脉多有扭曲现象。

2.体征

(1)狭窄远端动脉搏动减弱或消失,血管狭窄部位可闻及杂音。

(2)肢体缺血的体征包括肌肉萎缩,皮肤变薄、苍白、发亮、汗毛脱落,皮温降低,趾甲变厚。

(3)肢体下垂到肢体转红时间>15 秒,提示有动脉狭窄,相反,如将肢体上抬成 60°角,在≤60 秒内即出现明显的肢体苍白,也提示有动脉狭窄。

(4)晚期在骨凸出易磨损部位可见缺血性溃疡。

3.检查

(1)节断性血压测量:在下肢不同节段放置血压计韧带,采用 Doppler 装置检查压力。下肢动脉有明显狭窄者可使下肢血压明显下降,踝动脉与肱动脉的比值可<1.0,正常应近似>1.0,如此值<0.5,则表明有严重狭窄。

(2)活动平板负荷试验:以患者出现肢体缺血症状为观察终点的负荷量来客观评价患肢的功能状态,由于有量化指标,适用于患者的随访观察。

(3)脉搏容积描记:一般做两侧肢体的比较,记录每次脉搏搏入肢体的血量,如有动脉狭窄则搏入量减少,与健侧肢体比较有明显差别。

(4)多普勒超声检查:可发现动脉狭窄的二维图像及血流频谱呈低平改变。

(5)动脉造影:动脉造影检查可直观显示动脉闭塞的确切部位、程度以及侧支循环形成的情况。目前此项检查在国内已相当普及,对已有明显症状者宜行此检查,可为手术或介入治疗决策提供依据。

4.诊断要点

(1)男性,50岁以上,下肢或上肢慢性缺血症状且动脉搏动减弱或消失。

(2)下肢间歇性跛行或上肢运动后无力。

(3)X线片显示动脉壁内有斑片钙化阴影者,均应怀疑本病。

(4)动脉造影可以确诊。

5.鉴别诊断

(1)多发性大动脉炎累及腹主动脉-髂动脉:可有腹痛、恶心、呕吐等症状,亦可有间歇性跛行的表现,腹部有时可闻及血管杂音,动脉造影有助于诊断。

(2)血栓闭塞性脉管炎(Buerger病):该病主要见于30岁以下青年男性重度吸烟者,累及中、小动脉且上肢动脉亦常同时受累,病程长,发展慢,常有浅表静脉炎和雷诺现象。

(3)神经病变及下肢静脉曲张所致溃疡:主要鉴别点是缺血性伴有肢体及溃疡局部剧烈疼痛,而此两者病变所致的溃疡常无明显疼痛。

(三)治疗

1.一般治疗

患肢应精心护理,可涂敷乳膏保湿,避免外伤。有静息痛者,可采用抬高床头,以增加下肢血流灌注,减少肢痛发作;有间歇性跛行发作的患者,应鼓励有规律地进行步行锻炼,坚持每日步行到出现症状为止;避免高脂饮食;积极控制高血压、糖尿病;体重超重的,应注意减轻体重。

限制体力活动,卧床休息时应保持患肢低于水平面20°~30°稍下垂位置;避免直接受热;戒烟;做有规律的运动,引起跛行性疼痛后,适当休息到症状缓解,重新行走,每次运动为30~45分钟,每周≥4次;积极治疗高脂血症,并控制糖尿病。

2.对症治疗

可用硝苯吡啶10~20 mg,每日3次,口服;或用烟酸100 mg,每日3次,口服,联用低分子右旋糖酐500 mL,静脉滴注,每日1次,14日为1个疗程;或用妥拉苏林25 mg,每日3次,口服。

血管扩张剂可以应用钙拮抗剂和ACE抑制剂治疗,此类药物可能改善间歇性跛行,并能加速伤口的愈合。

抗凝治疗一般用于旁路术或经皮球囊扩张血管成形术手术后,通常用低分子肝素抗凝,有动脉栓塞引起者应用华法林抗凝治疗。

3.血管重建

(1)导管介入治疗:主要适用于狭窄段相对较短和血管尚未完全阻塞者。包括经皮血管腔内成形术、激光血管成形术及支架术。适用于缺血性症状急剧加重,出现休息痛并有致残危险者。介入治疗方法简便、病残率低、价廉、成功率高,可反复使用。

(2)手术治疗:内科治疗无效的,可行血管旁路移植术、动脉内膜剥脱术等,同样适用于缺血性症状急剧加重,出现休息痛并有致残危险的患者,鉴于病变具节段性,且多发于大、中型动脉,故约80%患者可做手术治疗。手术适用于伴有严重静息痛,症状呈进行性加剧,有产生溃疡或坏疽可能者。腰交感神经节切除术可作为一种辅助性手术治疗方法。大多数采用人造血管或自体大隐静脉旁路移植术。

(四)病情观察

(1)诊断明确者,应注意患者步行距离变化,肢体有无静息痛,有无溃疡或坏疽或伴发感染。注意观察内科上述治疗后的症状变化,如有无发展、有无进行性加重,有上述血管重建指征的,可予以相应治疗。

(2)诊断未明确者,应根据患者的具体症状、体征,行上述相关的检查,注意与相关疾病的鉴别,以明确诊断。

(五)病历记录

1.门急诊病历

病历记录患者就诊时主要症状特点,如间歇性跛行;记录患者有无肢体局部疼痛、紧束、麻木、无力感,有无休息时患肢疼痛的表现。有无吸烟史、高血压及糖尿病史,既往发作史及用药情况、疗效如何,体检记录肢体远端动脉搏动情况。辅助检查记录节段性血压测量、Doppler血流速率情况。

2.住院病历

记录患者主诉、发病过程、门诊及外院的诊疗过程、用过何种药物及疗效。记录本病的诊断依据、鉴别诊断要点。重点记录患者入院治疗后的病情变化、治疗效果。需行介入治疗或外科手术的,应由患者及家属签署知情同意书。

(六)注意事项

1.医患沟通

明确诊断者,应嘱患者对患肢精心护理,保持清洁,避免外伤。鞋袜的选择也应使之不影响局部血流;静息痛患者嘱其采用斜坡床,同时进行步行锻炼,积极控制危险因素。行内科治疗的,应注意定期门诊随访。治疗时,应告知患者及家属,本病通过药物治疗缓解症状的效果并不理想,有介入治疗或外科手术指征的,应予相应的治疗,以使患者能理解、配合治疗。需行介入治疗或外科手术指征的,应由患者或其亲属签署知情同意书。

2.经验指导

(1)本病的典型症状为间歇性跛行,易与其他疾病所致者相混淆。注意本病多伴有肢体动脉搏动减弱或消失。仔细询问病史,患者多有吸烟、糖尿病、高血压、高血脂等危险因素。

(2)本病的主要体征为狭窄远端动脉搏动减弱或消失,血管狭窄部位可闻及杂音;肢体下垂时,可因继发性充血而发红,从肢体下垂到肢体转红时间＞10秒,表浅静脉充盈时间＞15秒,即提示有动脉狭窄。

(3)有间歇性跛行而无休息痛且病情相对稳定的患者给予内科药物治疗,药物治疗对肢体动脉狭窄所引起的缺血症状远不如对冠心病、心绞痛有效,特别是血管扩张剂,临床已证明对缺血性肢痛无效。抗血小板药物,尤其是阿司匹林对防止四肢动脉闭塞性病变的进展有效,但不能提高患者的运动耐受能力。抗凝药肝素和华法林及尿激酶链激酶对动脉的慢性闭塞无效。

(4)对缺血性症状急剧加重,出现休息痛并有致残危险者,或由于职业的需要必须消除症状者，可行导管介入治疗术或外科手术治疗。

三、血栓性静脉炎

(一)概述

血栓性静脉炎是指静脉血栓形成伴有静脉炎症，包括血栓性浅静脉炎及深部静脉血栓形成，后者是肺栓塞的常见原因。本病与感染、肢体外伤、静脉内置留管超过24小时、静脉内注射高渗溶液和硬化剂、长期卧床、手术后恢复期、血液凝固性增高等因素有关，本病亦可能与恶性肿瘤、淋巴瘤等疾病有关。

(二)诊断

1.症状

(1)血栓性浅静脉炎：多发生于四肢浅表静脉，如大、小隐静脉，头静脉或贵要静脉。急性期时患肢局部疼痛、肿胀，沿受累静脉的行径可摸到一条有压痛的索状物，其周围皮肤温度增高、稍红肿。一般无全身症状。1～3周后静脉炎症逐渐消退，局部遗留有硬条索状物和皮肤棕色色素沉着，常经久不退。本病有复发倾向。

(2)深部静脉血栓形成(DVT)：其症状轻重不一，取决于受累静脉的部位、阻塞的程度和范围。有些患者可全无症状，而以大块肺栓塞表现成为第一症状，其炎症和血栓形成多发生于小腿静脉或腘静脉内，局部疼痛，行走时加重。轻者仅有局部沉重感、站立时明显。患肢肿胀，小腿肌肉、腘窝、腹股沟内侧等处有压痛。直腿伸踝试验(Homan征)阳性，检查时让患者下肢伸直，将距小腿关节急速背屈时，由于腓肠肌和比目鱼肌被动拉长而刺激小腿中病变的静脉，引起小腿肌肉深部疼痛。同理，压迫腓肠肌试验(Neuhof征)亦阳性。此外，常可见远侧静脉压增高所致的浅静脉曲张。

2.体征

(1)患肢肿胀、发热，有压痛。

(2)静脉血栓形成者两小腿的周径相差男性>1.4 cm，女性>1.2 cm。

(3)有时在小腿或腘窝处可扪及受累的静脉有触痛，在足背屈时可有阻力增加或疼痛。

3.检查

(1)血液检查：DVT时D-二聚体增高，其阳性价值不大，但阴性预测值高达97%～99%。

(2)静脉压测量：患肢的静脉压升高。正常站位时足背静脉弓的平均压力为18.8cm H_2O，而静脉压力为7cmH_2O，平卧位时在上下肢的相当部位，下肢静脉压比上肢稍高。周围大静脉的正常压力平均为6～12cm H_2O，但患肢常>20cmH_2O。

(3)多普勒超声检查：近阻塞处的远端静脉和近端静脉中测不到血流波形曲线，监听器内“大风声”消失，远端肢体加压时正常人的血流加强效应消失。

(4)螺旋CT：肺血管造影检查如阴性则可以排除明显肺栓塞。

(5)磁共振静脉显像(MRV)：MRV对近端主干静脉(如下腔静脉、髂静脉、股静脉等)血栓的诊断有很高的准确率。

(6)X线静脉造影：本法是诊断深静脉血栓形成的“金标准”，可显示静脉阻塞的部位、程度、范围和侧支循环血管的情况。

4.诊断要点

(1)有发生深静脉血栓形成的高危因素。

(2)单侧肢体肿胀发热、疼痛,动脉搏动正常。

(3)有突然呼吸急促、咯血等肺栓塞的症状。

(4)血管超声检查、深静脉造影可做出定性和定位诊断。

5.鉴别诊断

凡在术后、产后或因全身性疾病长期卧床的患者中,突然出现小腿深部疼痛、压痛、肿胀,直腿伸踝试验(Homan)征和压迫腓肠试验(Neuhof)征阳性时,应首先考虑小腿深部静脉血栓形成的可能。结合超声检查,放射性核素扫描和静脉造影即能确诊。但尚须与急性小腿肌炎、小腿蜂窝织炎、急性动脉阻塞和淋巴水肿等疾病相鉴别。

(三)治疗

1.一般治疗

(1)卧床休息1～2周,可减轻疼痛,并使血栓紧黏于静脉壁内膜上。

(2)抬高患肢高于心脏水平,促进静脉回流,直至水肿及压痛消失。

(3)保持大便通畅,以免用力排便使血栓脱落导致肺栓塞。

(4)起床后应穿有压差或无压差长筒弹力袜。

2.药物治疗

(1)溶栓疗法:适用于发病时有严重血压下降、呼吸困难、发绀等严重血流动力学障碍的患者,首先尿激酶4400 U/kg[(20～30)万单位]静脉注射,然后4400 U/(kg·h)静脉滴注2小时。重组组织型纤溶酶原激活剂(rt-PA),总剂量50 mg,先在1～2分钟静脉滴注8 mg,剩余剂量在90分钟内滴入。

(2)抗凝治疗:如果肺栓塞时,无血流动力学障碍,可用肝素5 000 U一次静脉注射,以后每小时1 000 U持续静脉滴注5～7日,滴速以激活的部分凝血活酶时间(APTT)维持在60～80秒为适宜。华法林在应用肝素的同时或1周内开始应用,与肝素重叠用药4～5日。调整华法林剂量的指标为INR在2.0～3.0。

3.其他治疗

(1)对抗凝集禁忌的患者:如肺栓塞危险低,患者可试以抬高患肢和局部热敷的方法。血栓性浅静脉炎可用抬高患肢、局部热敷、穿弹力袜或用弹性绷带包扎。

(2)手术治疗可考虑做静脉血栓摘除术或Fogarty导管取栓术等。

(3)介入治疗

(1)肺栓塞高危时、因抗凝剂并发症而需要终止时,或应用足量抗凝剂时仍有反复血栓栓塞发生,可考虑经皮下腔静脉内植入滤过器。

(2)慢性下肢静脉阻塞,主要针对髂静脉、下腔静脉等。静脉造影明确狭窄部位后,从对侧股静脉插管至狭窄处,用球囊扩张并置入支架。

(四)病情观察

(1)诊断明确者,应观察治疗后症状是否缓解,服用华法林者应观察有无出血并发症,注意监测凝血酶原时间,以调整治疗用药剂量。

(2)诊断不明确者,门诊就诊或住院时,应告知患者及家属行 Doppler 或深静脉造影等方法以尽快明确诊断。

(五)病历记录

1.门急诊病历

记录患者症状出现的时间、特点,发病前有无静脉输液史,近期有无手术外伤史,有无服用雌激素、孕激素等药史,有无静脉血管介入治疗病史等。并详细记录体格检查结果以及 Doppler、深静脉造影结果。

2.住院病历

详细记录患者主诉、发病过程、门诊或外院诊疗经过。重点记录患者入院治疗后的病情变化、治疗效果。

(六)注意事项

1.医患沟通

诊断未明确者,应告知患者及家属行 Doppler 及深静脉造影的必要性及潜在的肺栓塞的危险性;诊断明确者,应告知患者及家属有关抗凝治疗的意义。有关治疗效果及药物不良反应,需详细说明,需行手术治疗的患者,应告知患者及家属手术治疗的必要性及风险,以征得患者及家属的理解并签字为据。

2.经验指导

(1)浅表性静脉炎多有静脉输液史,局部症状、体征明显,诊断较容易。深静脉血栓形成可有患肢发热、肿胀等,也可无局部症状而以肺栓塞为首发症状。

(2)脉血栓形成诊断困难者,须行 Doppler 或深静脉造影以明确诊断。

(3)浅静脉脉炎患者一般诊断无困难,可予相应的对症处理,注意随访治疗效果。深静脉血栓形成者可致肺栓塞及慢性静脉功能不全,诊断未明确者应嘱患者尽快行 Doppler 或深静脉造影,以明确诊断;诊断明确者,应采取上述积极的治疗措施,评估治疗效果、不良反应,是继续治疗还是可以停药,如内科治疗无效的,可予手术治疗。

(5)深静脉血栓形成的主要治疗目的是预防肺栓塞,特别是病程早期血栓松软与血管壁粘连不紧易脱落时,应采取积极的治疗措施。急性近端深静脉血栓形成的抗凝治疗至少持续6～12 个月,以防复发。对反复发作患者或有恶性肿瘤等高凝状态不能消除的患者,抗凝治疗时间可不限制。

第四节　心血管神经症

(一)概述

心血管神经症是以心血管系统的躯体症状为主要临床表现的综合征,是神经症的一种表现类型。大多数发生于中青年,以 20～50 岁的女性多见,50～60 岁的女性与更年期综合征不易鉴别。经全身系统检查没有器质性疾病或心血管病的证据,而有心血管系统及其他系统的症状,大多可考虑诊断本症。另外,在器质性心血管病基础上也可并发心血管神经症。

(二)诊断

1.症状

临床表现有多种躯体及神经症状,如胸痛、胸闷、心悸、头晕、失眠、多梦、气短、憋气、叹息等;但是主要表现于心血管系统,多数因怀疑器质性心脏病而就诊于心血管内科。

(1)心悸:自觉心脏搏动增强,感到心悸,常在紧张或疲劳时加重。

(2)呼吸困难:胸闷,呼吸不畅,常感觉空气不够要打开窗户,甚至要求吸氧。部分患者经常做深呼吸或叹息样呼吸动作来缓解症状,导致过度换气,引起呼吸性碱中毒,使症状加重。

(3)心前区疼痛:疼痛部位不固定;疼痛发作与劳动活动无关,多数发生在静息状态;疼痛性质常描述为针刺样或牵扯样;持续时间长短不等,一般较长;含服硝酸甘油不能或数十分钟后方能缓解疼痛。

(4)自主神经功能紊乱症状:多汗、手足发冷、双手震颤、尿频、排便次数增多或便秘等。

2.体征

体格检查缺乏有重要病理意义的阳性体征。可发现心率增快,心音增强,心尖冲动强而有力,第一心音亢进,可有短促收缩期杂音或早搏,血压轻度升高,腱反射较活跃。

3.检查

心电图无特异性改变,偶见Ⅱ、Ⅲ、aVF导联T波平坦或轻度倒置。

4.诊断要点

(1)本病发病与神经类型、环境因素有关。患者神经精神类型多为焦虑型或抑郁型,当受到不良刺激或与环境不能协调适应时即发病。现代精神病学(CCMD-3)将心血管神经症归入躯体形式障碍或躯体形式障碍中的自主神经紊乱。

(2)主诉症状多而分散,缺乏内在联系,症状多变而客观检查无疾病证据。发病时以学新管疾病主诉症状为主,同时伴多种神经症状。

(3)根据汉密顿焦虑(HAMA)和汉密顿抑郁(HAMD)量表测量,本病70%属于焦虑,30%属于抑郁。

5.鉴别诊断

必须与冠心病心绞痛、颈椎病、甲状腺功能亢进、心肌炎、心肌疾病、二尖瓣脱垂综合征、风湿热或链球菌感染后状态、慢性感染性疾病、肺动脉栓塞、消化不良等器质性疾病相鉴别。

(三)治疗

治疗原则:心血管神经症的发病因素复杂,必须强调身心疾病用开阔身心的方法来处理:①使患者了解疾病性质,解除思想顾虑,树立战胜疾病的信念;②鼓励患者坚持文体活动,开阔身心,强身健体,舒达心志;③必要时通过心理医师咨询,消除心理障碍。

1.一般治疗

①心动过速患者,应用β-受体阻滞剂美托洛尔12.5～25 mg,每日2次或比索洛尔1.25～5.0 mg,每日1次;②睡眠不足时可适当应用地西泮、维生素B_1、维生素B_6、谷维素等作为辅助治疗。

2.抗焦虑、抑郁治疗

对患者进行HAMA和HAMD量表测量有助于诊断和治疗。对于HAMA积分>14分者,应进行抗焦虑治疗,可用抗焦虑药物如苯二氮䓬类(如阿普唑仑、丁螺环酮等)药物。对于HAMD积分>20分者考虑偏重于抑郁,应给予抗抑郁治疗,可用抗抑郁药物黛立新或5-羟色胺再摄取抑制剂(5-HTSSAR)赛乐特、左洛复等药物治疗,有效率高达90%。这类药物往往需要坚持服用,并在专业医师的指导下增减药量。

3.心理治疗

主要应用认知行为治疗及森田疗法。每次30分钟,每周1~2次。心理治疗的主要步骤为:①首先建立良好的医患关系;②了解患者的家庭背景、人生经历及对其生活有重大影响的事件,了解临床症状的演变,给予支持性的心理治疗;③认知心理治疗,主要是使患者领悟并纠正其认知结构中错误的思维模式;④行为治疗主要是采取放松训练、系统脱敏等方法以解除患者紧张情绪及不良行为;⑤森田疗法主要核心是让患者体验"顺应自然"、"随心所欲",创造愉悦心境,使生活中的快乐体验与内心精神生活交互作用。

4.中医中药治疗

祖国医学对情志失调致病有着深刻见解,主要与内伤七情有关,即过喜伤"心",过悲伤"肺",过怒伤"肝",忧思伤"脾",惊恐伤"肾"。心血管神经症与"心"、"肝"、"脾"、"肾"、"肺"均有关,尤其与"心"、"肝"密切相关。

中医中药运用辨证施治原则治疗本病有突出优势。中医认为,内伤七情中,肝气郁结为常见类型和主要的发病环节,因此疏肝解郁、平胃降逆,使清阳上升、浊阴下降为治疗本症的关键环节。加味逍遥散(柴胡、芍药、苍术、当归、茯苓、山栀子、薄荷、生姜、甘草)对躯体症状及情绪不稳定有较好疗效,尤其对急躁、易怒、焦虑、紧张的患者疗效较明显;而柴胡加龙骨牡蛎汤(柴胡、黄芩、半夏、桂枝、茯苓、铅丹、大枣、人参、龙骨、牡蛎、生姜、甘草)主要改善自主神经症状,如疲乏、多汗、多梦、虚脱、头痛、眩晕、心悸等,两者疗效无显著差异。前者偏重治疗易怒、敏感、虚热等焦虑症状;后者偏重治疗抑郁、悸动、不眠等抑郁表现。小建中汤或黄芪建中汤(桂枝、芍药、生姜、大枣、饴糖、黄芪等)治疗胃肠功能紊乱为主的患者有明显作用。温胆汤(半夏、陈皮、茯苓、积实、竹茹、甘草)对于调节大脑皮质功能,缓解动脉痉挛,减轻心悸,减慢心率有良好作用。越鞠丸(苍术、香附、川芎、神曲、栀子)治疗气、血、食、痰、湿、火郁结所致的胸膈满闷、胃脘胀痛、饮食不化、嗳腐吞酸等症有效。张仲景的小柴胡汤(柴胡、黄芩、党参、半夏、生姜、大枣、甘草)则偏重于治疗邪客少阳所致的往来寒热、头晕目眩、胸肋胀满、口苦咽干等;治疗自主神经功能失调和肝胆系统紊乱有较好疗效;半夏厚朴汤(半夏、厚朴、茯苓,生姜,苏叶)则重在开郁行滞,治疗抑郁引起的消化系统症状;半夏泻心汤(半夏、黄连、黄芩、干姜、党参、大枣、甘草)则重在治疗上腹痞满,恶心呕吐,主要功能是宣通气机,降阳和阴;而旋复花代赭石汤同样用于宣通上腹痞满,和阴降阳。凡此种种,尚无统一的、普遍有效的方剂。

第五节 原发性高血压

高血压是一种以体循环动脉压升高为主要表现的临床综合征，是最常见的心血管疾病。高血压可分为原发性及继发性两大类。在绝大多数患者中，高血压的病因不明，称之为原发性高血压，又称高血压病，占总高血压患者的95%以上；在不足5%的患者中，血压升高是某些疾病的一种临床表现，本身有明确而独立的病因，称之为继发性高血压。

我国高血压的发病率较高，全国高血压的抽样普查显示，血压高于140/90 mmHg(18.7/12.0 kPa)的人占13.49%，美国高于140/90 mmHg(18.7/12.0 kPa)的人占24%。我国高血压的致死率和致残率也较高。

我国高血压的知晓率、治疗率和控制率均较低。据统计，我国高血压的知晓率为26.3%，治疗率为21.2%，控制率为2.8%。

一、病因和发病机制

原发性高血压的病因尚未完全阐明，目前认为是在一定的遗传背景下由多种后天环境因素作用使正常血压调节机制失代偿所致。

(一)遗传和基因因素

高血压病有明显的遗传倾向，据估计人群中至少20%～40%的血压变异是由遗传决定的。流行病学研究提示高血压发病有明显的家族聚集性。双亲无高血压、一方有高血压或双亲均有高血压，其子女高血压发生率分别为3%、28%和46%。单卵双生的同胞血压一致性较双卵双生同胞更为明显。

(二)环境因素

高血压可能是遗传易感性和环境因素相互影响的结果。体重超重、膳食中高盐和中度以上饮酒是国际上已确定且亦为我国的流行病学研究证实的与高血压发病密切相关的危险因素。

国人体重指数(BMI)中年男性和女性分别为21～24.5和21～25，近10年国人的BMI均值及超重率有增加的趋势。BMI与血压呈显著相关，前瞻性研究表明，基线BMI每增加1 kg/m^2，高血压的发生危险5年内增加9%。每日饮酒量与血压呈线性相关。

膳食中钠盐摄入量与人群血压水平和高血压病患病率呈显著相关性。每天为满足人体生理平衡仅需摄入0.5 g氯化钠。国人食盐量北方为每天12～18 g，南方为每天7～8 g，高于西方国家。每人每天食盐平均摄入量增加2 g，收缩压和舒张压分别增高2.0 mmHg(0.3 kPa)和1.2 mmHg(0.16 kPa)。我国膳食钙摄入量低于中位数人群中，膳食钠/钾比值亦与血压呈显著相关。

(三)交感神经活性亢进

交感神经活性亢进是高血压发病机制中的重要环节。动物实验表明，条件反射可形成狗的神经精神源性高血压。长期处于应激状态，如从事驾驶员、飞行员、外科医生、会计师、电脑等职业者高血压的患病率明显增加。原发性高血压患者中约40%循环中儿茶酚胺水平升高。

长期的精神紧张、焦虑、压抑等所致的反复应激状态，以及对应激的反应性增强，使大脑皮层下神经中枢功能紊乱，交感神经和副交感神经之间的平衡失调，交感神经兴奋性增加，其末梢释放儿茶酚胺增多。

（四）肾素-血管紧张素-醛固酮系统（RAAS）

体内存在两种 RAAS，即循环 RAAS 和局部 RAAS。AngⅡ是循环 RAAS 的重要成分，通过强有力的直接收缩小动脉或通过刺激肾上腺皮质球状带分泌醛固酮而扩大血容量，或通过促进肾上腺髓质和交感神经末梢释放儿茶酚胺，均可显著升高血压。此外，体内其他激素如糖皮质激素、生长激素、雌激素等升高血压的途径亦主要经 RAAS 而产生。近年来发现很多组织，如血管壁、心脏、中枢神经、肾脏肾上腺中均有 RAAS 各成分的 mRNA 表达，并有 AngⅡ受体和盐皮质激素受体存在。

引起 RAS 激活的主要因素有：肾灌注减低，肾小管内液钠浓度减少，血容量降低，低钾血症，利尿剂及精神紧张，寒冷，直立运动等。

目前认为，醛固酮在 RAAS 中占有不可缺少的重要地位。它具有依赖于 AngⅡ的一面，又有不完全依赖于 AngⅡ的独立作用，特别是在心肌和血管重塑方面。它除了受 AngⅡ的调节，还受低钾、ACTH 等的调节。

（五）血管重塑

血管重塑既是高血压所致的病理改变，也是高血压维持的结构基础。血管壁具有感受和整合急、慢性刺激并做出反应的能力，其结构处于持续的变化状态。高血压伴发的阻力血管重塑包括营养性重塑和肥厚性重塑两类。血压因素、血管活性物质和生长因子，以及遗传因素共同参与了高血压血管重塑的过程。

（六）内皮细胞功能受损

血管管腔的表面均覆盖着内皮组织，其细胞总数几乎和肝脏相当，可看作人体内最大的脏器。内皮细胞不仅是屏障结构，而且具有调节血管舒缩功能、血流稳定性和血管重塑的重要作用。血压升高使血管壁剪切力和应力增加，去甲肾上腺素等血管活性物质增多，可明显损害内皮及其功能。内皮功能障碍可能是高血压导致靶器官损害及其并发症的重要原因。

（七）胰岛素抵抗

高血压病患者中约有半数存在胰岛素抵抗现象。胰岛素抵抗指的是机体组织对胰岛素作用敏感性和（或）反应性降低的一种病理生理反应，还使血管对体内升压物质反应增强，血中儿茶酚胺水平增加。高胰岛素血症可影响跨膜阳离子转运，使细胞内钙升高，加强缩血管作用。此外，还可影响糖、脂代谢及脂质代谢。上述这些改变均能促使血压升高，诱发动脉粥样硬化病变。

二、病理解剖

高血压的主要病理改变是动脉的病变和左心室的肥厚。随着病程的进展，心、脑、肾等重要脏器均可累及，其结构和功能因此发生不同程度的改变。

（一）心脏

高血压病引起的心脏改变主要包括左心室肥厚和冠状动脉粥样硬化。血压升高和其他代谢内分泌因素引起心肌细胞体积增大和间质增生，使左心室体积和重量增加，从而导致左心室肥厚。血压升高和冠状动脉粥样硬化有密切的关系。冠状动脉粥样硬化病变的特点为动脉壁上出现纤维素性和纤维脂肪性斑块，并有血栓附着。随斑块的扩大和管腔狭窄的加重，可产生心肌缺血；斑块的破裂、出血及继发性血栓形成等可堵塞管腔造成心肌梗死。

（二）脑

脑小动脉尤其颅底动脉环是高血压动脉粥样硬化的好发部位，可造成脑卒中，颈动脉的粥样硬化可导致同样的后果。近半数高血压病患者脑内小动脉有许多微小动脉瘤，这是导致脑出血的重要原因。

（三）肾

高血压持续5～10年，即可引起肾脏小动脉硬化（弓状动脉硬化及小叶间动脉内膜增厚，入球小动脉玻璃样变），管壁增厚，管腔变窄，进而继发肾实质缺血性损害（肾小球缺血性皱缩、硬化，肾小管萎缩，肾间质炎性细胞浸润及纤维化），造成良性小动脉性肾硬化症。良性小动脉性肾硬化症发生后，由于部分肾单位被破坏，残存肾单位为代偿排泄废物，肾小球即会出现高压、高灌注及高滤过（“三高”），而“三高”又有两面性，若持续存在又会促使残存肾小球本身硬化，加速肾损害的进展，最终引起肾衰竭。

三、临床特点

（一）血压变化

高血压病初期血压呈波动性，血压可暂时性升高，但仍可自行下降和恢复正常。血压升高与情绪激动、精神紧张、焦虑及体力活动有关，休息或去除诱因血压便下降。随病情迁延，尤其在并发靶器官损害或有并发症之后，血压逐渐呈稳定和持久升高，此时血压仍可波动，但多数时间血压处于正常水平以上，情绪和精神变化可使血压进一步升高，休息或去除诱因并不能使之下降和恢复正常。

（二）症状

大多数患者起病隐袭，症状阙如或不明显，仅在体检或因其他疾病就医时才被发现。有的患者可出现头痛、心悸、后颈部或颞部搏动感，还有表现为神经官能症状如失眠、健忘或记忆力减退、注意力不集中、耳鸣、情绪易波动或发怒及神经质等。病程后期心脑肾等靶器官受损或有并发症时，可出现相应的症状。

（三）并发症的表现

左心室肥厚的可靠体征为抬举性心尖冲动，表现为心尖冲动明显增强，搏动范围扩大及心尖冲动左移，提示左心室增大。主动脉瓣区第二心音可增加，带有金属音调。合并冠心病时可发生心绞痛，心肌梗死甚至猝死。晚期可发生心力衰竭。

脑血管并发症是我国高血压病最为常见的并发症，年发病率为120/10万～180/10万，是急性心肌梗死的4～6倍。早期可有一过性脑缺血发作（TIA），还可发生脑血栓形成、脑栓塞（包括腔隙性脑梗死）、高血压脑病及颅内出血等。长期持久血压升高可引起良性小动脉性肾硬化症，从而导致肾实质的损害，可出现蛋白尿、肾功能损害，严重者可出现肾衰竭。

眼底血管被累及可出现视力进行性减退，严重高血压可促使形成主动脉夹层并破裂，常可致命。

四、实验室和特殊检查

(一)血压的测量

测量血压是诊断高血压和评估其严重程度的主要依据。目前评价血压水平的方法有以下三种。

1.诊所偶测血压

诊所偶测血压(简称偶测血压)系由医护人员在标准条件下按统一的规范进行测量,是目前诊断高血压和分级的标准方法。应相隔 2 分钟重复测量,以 2 次读数平均值为准。如 2 次测量的收缩压或舒张压读数相差超过 5 mmHg(0.7 kPa),应再次测量,并取 3 次读数的平均值。

2.自测血压

采用无创半自动或全自动电子血压计在家中或其他环境中,患者给自己或家属给患者测量血压,称为自测血压。它是偶测血压的重要补充,在诊断单纯性诊所高血压,评价降压治疗的效果,改善治疗的依从性等方面均极其有益。

3.动态血压监测

一般监测的时间为 24 小时,测压时间间隔白天为 30 分钟,夜间为 60 分钟。动态血压监测提供 24 小时,白天和夜间各时间段血压的平均值和离散度,可较为客观和敏感地反映患者的实际血压水平,且可了解血压的变异性和昼夜变化的节律性,估计靶器官损害与预后,比偶测血压更为准确。

动态血压监测的参考标准正常值为 24 小时低于 130/80 mmHg(17.3/10.7 kPa),白天低于135/85 mmHg(18.0/11.3 kPa),夜间低于 125/75 mmHg(16.7/10.0 kPa)。夜间血压均值一般较白天均值低 10%～20%。正常血压波动曲线形状如长柄勺,夜间 2～3 时处于低谷,凌晨迅速上升,上午6～8 时和下午 4～6 时出现两个高峰,之后缓慢下降。早期高血压患者的动态血压曲线波动幅度较大,晚期患者波动幅度较小。

(二)尿液检查

肉眼观察尿的透明度、颜色,有无血尿;测比重、pH、蛋白和糖含量,并做镜检。尿比重降低(低于 1.010)提示肾小管浓缩功能障碍。正常尿液 pH 在 5.0～7.0。某些肾脏疾病如慢性肾炎并发的高血压可在血糖正常的情况下出现糖尿,系由近端肾小管重吸收障碍引起。尿微量蛋白可采用放免法或酶联免疫法测定,其升高程度,与高血压病程及合并的肾功能损害有密切关系。尿转铁蛋白排泄率更为敏感。

(三)血液生化检查

测定血钾、尿素氮、肌酐、尿酸、空腹血糖、血脂;还可检测一些选择性项目,如 PRA、醛固酮。

(四)X 线胸片

早期高血压患者可无特殊异常,后期患者可见主动脉弓迂曲延长、左心室增大。X 线胸片对主动脉夹层、胸主动脉及腹主动脉缩窄有一定的帮助,但进一步确诊还需做相关检查。

(五)心电图

体表心电图对诊断高血压患者是否合并左心室肥厚、左心房负荷过重和心律失常有一定帮助。心电图诊断左心室肥厚的敏感性不如超声心动图,但对评估预后有帮助。

(六)超声心动描记术(UCG)

UCG能可靠地诊断左心室肥厚,其敏感性较心电图高7～10倍。左心室重量指数(LVMI)是一项反映左心肥厚及其程度的较为准确的指标,与病理解剖的符合率和相关性较高。UCG还可评价高血压患者的心脏功能,包括收缩功能、舒张功能。如疑有颈动脉、外周动脉和主动脉病变,应做血管超声检查;疑有肾脏疾病的患者,应做肾脏B超。

(七)眼底检查

通过检查可发现眼底的血管病变和视网膜病变。血管病变包括变细、扭曲、反光增强、交叉压迫及动静脉比例降低。视网膜病变包括出血、渗出、视乳突水肿等。高血压眼底改变可分为4级。

Ⅰ级:视网膜小动脉出现轻度狭窄、硬化、痉挛和变细。

Ⅱ级:小动脉呈中度硬化和狭窄,出现动脉交叉压迫症,视网膜静脉阻塞。

Ⅲ级:动脉中度以上狭窄伴局部收缩,视网膜有棉絮状渗出、出血和水肿。

Ⅳ级:视神经乳突水肿并有Ⅲ级眼底的各种表现。

高血压眼底改变与病情的严重程度和预后相关。Ⅲ级和Ⅳ级眼底,是急进型和恶性高血压诊断的重要依据。

五、诊断和鉴别诊断

高血压患者应进行全面的临床评估。评估的方法是详细询问病史、做体格检查和实验室检查,必要时还要进行一些特殊的器械检查。

(一)诊断标准和分类

如表2-1所示,根据世界卫生组织高血压专家委员会(WHO/ISH)确定的标准和《中国高血压防治指南》的规定,18岁以上成年人高血压定义为:在未服抗高血压药物的情况下收缩压不低于140 mmHg(18.7 kPa)和(或)舒张压不低于90 mmHg(12.0 kPa)。患者既往有高血压史,目前正服用抗高血压药物,血压虽已低于140/90 mmHg(18.7/12.0 kPa),也应诊断为高血压;患者收缩压与舒张压属于不同的级别时,应按两者中较高的级别分类。

表2-1 WHO血压水平的定义和分类

类别	收缩压/mmHg	舒张压/mmHg
理想血压	＜120	＜80
正常血压	＜120	＜85
正常高值	130～139	85～89
1级高血压(轻度)	140～159	90～99
亚组:临界高血压	140～149	90～94
2级高血压(中度)	160～179	100～109
3级高血压(重度)	≥180	≥110
单纯收缩期高血压	≥140	＜90
亚组:临界收缩期高血压	140～149	＜90

注:1 mmHg=0.133 kPa。

(二)高血压的危险分层

高血压是脑卒中和冠心病的独立危险因素。高血压病患者的预后和治疗决策不仅要考虑血压水平，还要考虑到心血管疾病的危险因素、靶器官损害和相关的临床状况，并可根据某几项因素合并存在时对心血管事件绝对危险的影响，做出危险分层的评估，即将心血管事件的绝对危险性，分为4类：低危、中危、高危和极高危。在随后的10年中发生一种主要心血管事件的危险性低危组、中危组、高危组和极高危组分别为低于15%、15%～20%、20%～30%和高于30%(表2-2)。

高血压危险分层的主要根据是弗明翰研究中心的平均年龄60岁(45～80岁)患者随访10年心血管疾病死亡、非致死性脑卒中和心肌梗死的资料。但西方国家高血压人群中并发的脑卒中发病率相对较低，而心力衰竭或肾脏疾病较常见，故这一危险性分层仅供我们参考(表2-3)。

表2-2　影响预后的因素

心血管疾病的危险因素	靶器官损害	合并的临床情况
用于危险性分层的危险因素 1.收缩压和舒张压的水平(1～3级) 2.男性>55岁 3.女性>65岁 4.吸烟 5.胆固醇>5.72 mmol/L (2.2 mg/dL) 6.糖尿病 7.早发心血管疾病家族史(发病年龄<55岁，女<65岁) 加重预后的其他因素 1.高密度脂蛋白胆固醇降低 2.低密度脂蛋白胆固醇升高 3.糖尿病伴微量清蛋白尿 4.葡萄糖耐量减低 5.肥胖 6.以静息为主的生活方式 7.血浆纤维蛋白原增高	1.左心室肥厚(心电图、超声心动图或X线) 2.蛋白尿和/或血浆肌酐水平升高106～177 μmol/L(1.2～2.0 mg/dL) 3.超声或X线证实有动脉粥样硬化斑块(颈、髂、股或主动脉) 4.视网膜普遍或灶性动脉狭窄	脑血管疾病 1.缺血性脑卒中 2.脑出血 3.短暂性脑缺血发作(TIA) 心脏疾病 1.心肌梗死 2.心绞痛 3.冠状动脉血运重建 4.充血性心力衰竭 肾脏疾病 1.糖尿病肾病 2.肾衰竭(血肌酐水平>177 μmol/L或2.0 mg/dL) 血管疾病 1.夹层动脉瘤 2.症状性动脉疾病 重度高血压性视网膜病变 1.出血或渗出 2.视乳突水肿

表2-3　高血压病的危险分层

	危险因素和病史	血压/kPa		
		1级	2级	3级
Ⅰ	无其他危险因素	低危	中危	高危
Ⅱ	1～2危险因素	中危	中危	极高危
Ⅲ	≥3个危险因素或靶器官损害或糖尿病	高危	高危	极高危
Ⅳ	并存的临床情况	极高危	极高危	极高危

(三)鉴别诊断

在确诊高血压病之前应排除各种类型的继发性高血压,因为有些继发性高血压的病因可消除,其原发疾病治愈后,血压即可恢复正常。常见的继发性高血压有下列几种类型。

1.肾实质性疾病

慢性肾小球肾炎、慢性肾盂肾炎、多囊肾和糖尿病肾病等均可引起高血压。这些疾病早期均有明显的肾脏病变的临床表现,在病程的中后期出现高血压,至终末期肾病阶段高血压几乎都和肾功能不全相伴发。因此,根据病史、尿常规和尿沉渣细胞计数不难与原发性高血压的肾脏损害相鉴别。肾穿刺病理检查有助于诊断慢性肾小球肾炎;多次尿细菌培养和静脉肾盂造影对诊断慢性肾盂肾炎有价值。糖尿病肾病者均有多年糖尿病史。

2.肾血管性高血压

单侧或双侧肾动脉主干或分支病变可导致高血压。肾动脉病变可为先天性或后天性。先天性肾动脉狭窄主要为肾动脉肌纤维发育不良所致;后天性狭窄由大动脉炎、肾动脉粥样硬化、动脉内膜纤维组织增生等病变所致,此外,肾动脉周围粘连或肾蒂扭曲也可导致肾动脉狭窄。此病在成人高血压中不足1%,但在骤发的重度高血压和临床上有可疑诊断线索的患者中则有较高的发病率。如有骤发的高血压并迅速进展至急进性高血压,中青年尤其是30岁以下的高血压且无其他原因、腹部或肋脊角闻及血管杂音,提示肾血管性高血压的可能。可疑病例可做肾动脉多普勒超声、口服卡托普利激发后做同位素肾图和肾素测定、肾动脉造影,数字减影血管造影(DSA)有助于做出诊断。

3.嗜铬细胞瘤

嗜铬细胞瘤90%位于肾上腺髓质,右侧多于左侧。交感神经节和体内其他部位的嗜铬组织也可发生此病。肿瘤释放出大量儿茶酚胺,引起血压升高和代谢紊乱。高血压可为持续性,亦可呈阵发性。阵发性高血压发作的持续时间从十多分钟至数天,间歇期亦长短不等。发作频繁者一天可数次。发作时除血压骤然升高外,还有头痛、心悸、恶心、多汗、四肢冰冷和麻木感、视力减退、上腹或胸骨后疼痛等。典型的发作可由情绪改变如兴奋、恐惧、发怒而诱发。年轻人难以控制的高血压,应注意与此病相鉴别。此病如表现为持续性高血压则难与原发性高血压相鉴别。血和尿中儿茶酚胺及其代谢产物香草基扁桃酸(VMA)的测定、酚妥拉明试验、胰高血糖素激发试验、可乐宁抑制试验、灭吐灵试验有助于做出诊断。超声、放射性核素及电子计算机X线体层显像(CT)、磁共振显像可显示肿瘤的部位。

4.原发性醛固酮增多症

病因为肾上腺肿瘤或增生所致的醛固酮分泌过多,典型的症状和体征如下三个方面。

(1)轻至中度高血压。

(2)多尿尤其夜尿增多、口渴、尿比重下降、碱性尿和蛋白尿。

(3)发作性肌无力或瘫痪、肌痛、抽搐及手足麻木感等。

凡高血压者合并上述三项临床表现,并有低钾血症、高血钠性碱中毒而无其他原因可解释的,应考虑此病之可能。实验室检查可发现血和尿醛固酮升高,血浆肾素降低、尿醛固酮排泄增多等。

5.皮质醇增多症

此症系肾上腺皮质肿瘤或增生分泌糖皮质激素过多所致。除高血压外，有向心性肥胖、满月脸、水牛背、皮肤紫纹、毛发增多、血糖增高等特征，诊断一般并不困难。24小时尿中17-羟及17-酮类固醇增多，地塞米松抑制试验及肾上腺皮质激素兴奋试验阳性有助于诊断。颅内蝶鞍X线检查、肾上腺CT扫描及放射性碘化胆固醇肾上腺扫描可用于病变定位。

6.主动脉缩窄

主动脉缩窄多数为先天性血管畸形，少数为多发性大动脉炎所引起。特点为上肢血压增高而下肢血压不高或降低，呈上肢血压高于下肢血压的反常现象。肩胛间区、胸骨旁、腋部可有侧支循环动脉的搏动和杂音或腹部听诊有血管杂音。胸部X线摄影可显示肋骨受侧支动脉侵蚀引起的切迹。主动脉造影可确定诊断。

六、治疗

(一)高血压患者的评估和监测程序

如图2-1所示，确诊高血压病的患者应根据其危险因素、靶器官损害及相关的临床情况做出危险分层。高危和极高危患者应立即开始用药物治疗。中危和低危患者则先监测血压和其他危险因素，而后再根据血压状况决定是否开始药物治疗。

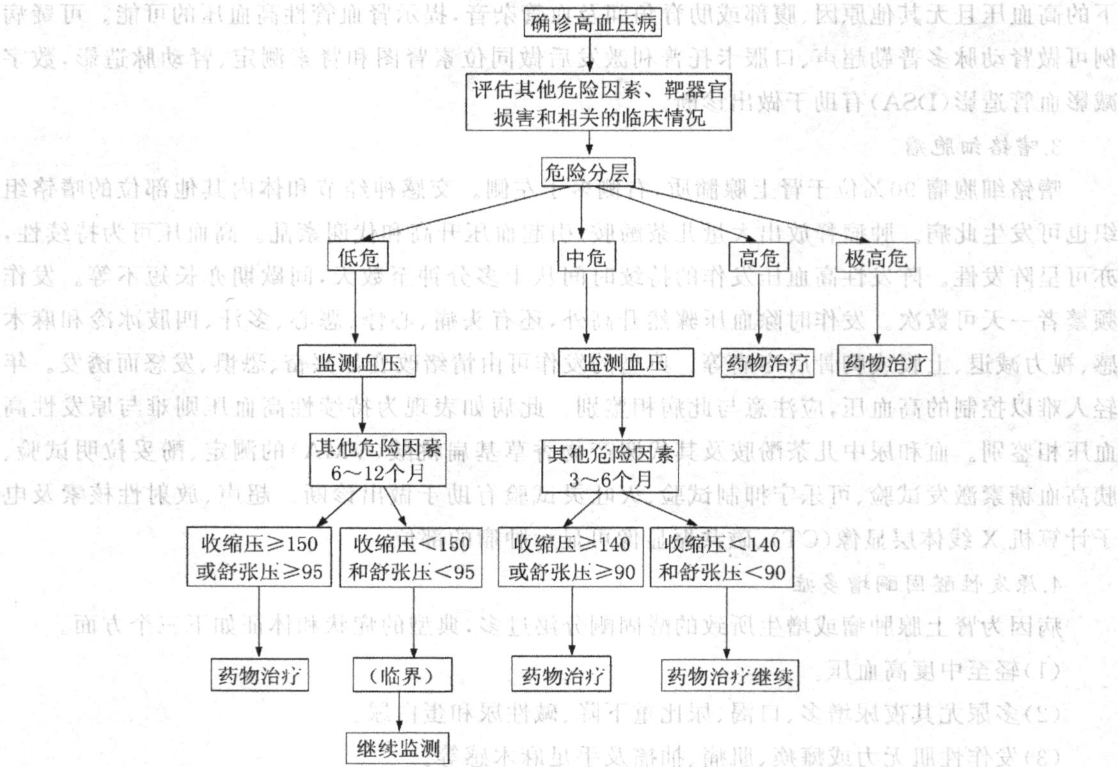

图2-1 高血压病患者评估和处理程序(血压单位为mmHg)

(二)降压的目标

根据新指南的精神，中青年高血压患者血压应降至130/85 mmHg(17.3/11.3 kPa)以下。

HOT研究表明，舒张压达到较低目标血压组的糖尿病患者，其心血管病危险明显降低，故伴糖尿病者应把血压降至130/80 mmHg(17.3/10.7 kPa)以下；高血压合并肾功能不全、尿蛋白超过1 g/24 h，至少应将血压降至130/80 mmHg(17.3/10.7 kPa)，甚至125/75 mmHg(16.7/10.0 kPa)以下；老年高血压患者的血压应控制在140/90 mmHg(18.7/12.0 kPa)以下，且尤应重视降低收缩压。

(三)非药物治疗

高血压应采取综合措施治疗，任何治疗方案都应以非药物疗法为基础。积极有效的非药物治疗可通过多种途径干扰高血压的发病机制，起到一定的降压作用，并有助于减少靶器官损害的发生。非药物治疗的具体内容包括以下几项。

1.戒烟

吸烟所致的加压效应使高血压并发症如脑卒中、心肌梗死和猝死的危险性显著增加，并降低或抵消降压治疗的疗效，加重脂质代谢紊乱，降低胰岛素敏感性，减弱内皮细胞依赖性血管扩张效应和增加左心室肥厚的倾向。戒烟对心血管的良好益处，任何年龄组在戒烟1年后即可显示出来。

2.戒酒或限制饮酒

戒酒和减少饮酒可使血压显著降低。

3.减轻和控制体重

体重减轻10%，收缩压可降低6.6 mmHg(0.8 kPa)。超重10%以上的高血压患者体重减少5 kg，血压便明显降低，且有助于改善伴发的危险因素如糖尿病、高脂血症、胰岛素抵抗和左心室肥厚。新指南中建议体重指数(kg/m^2)应控制在24以下。

4.合理膳食

按WHO的建议，钠摄入每天应少于2.4 g(相当于氯化钠6 g)。通过食用含钾丰富的水果(如香蕉、橘子)和蔬菜(如油菜、苋菜、香菇、大枣等)，增加钾的摄入。要减少膳食中的脂肪，适量补充优质蛋白质。

5.增加体力活动

根据新指南提供的参考标准，常用运动强度指标可用运动时的最大心率达到180或170次/分钟减去平时心率，如要求精确则采用最大心率的60%～85%作为运动适宜心率。运动频度一般要求每周3～5次，每次持续20～60分钟即可。中老年高血压患者可选择步行、慢跑、上楼梯、骑自行车等运动。

6.减轻精神压力，保持心理平衡

长期精神压力和情绪忧郁既是导致高血压，又是降压治疗效果欠佳的重要原因。应对患者做耐心的劝导和心理疏导，鼓励其参加体育/文化和社交活动，鼓励高血压患者保持宽松、平和、乐观的健康心态。

(四)初始降压治疗药物的选择

高血压病的治疗应采取个体化的原则。应根据高血压危险因素、靶器官损害，以及合并疾病等情况选择初始降压药物。

（五）高血压病的药物治疗

1.药物治疗原则

（1）采用最小的有效剂量以获得可能有的疗效而使不良反应减至最小。

（2）为了有效防止靶器官损害，要求24小时内稳定降压，并能防止从夜间较低血压到清晨血压突然升高而导致猝死、脑卒中和心脏病发作。要达到此目的，最好使用每日一次给药而有持续降压作用的药物。

（3）单一药物疗效不佳时不宜过多增加单种药物的剂量，而应及早采用两种或两种以上药物联合治疗，这样有助于提高降压效果而不增加不良反应。

（4）判断某一种或几种降压药物是否有效，以及是否需要更改治疗方案时，应充分考虑该药物达到最大疗效所需的时间。在药物发挥最大效果前过于频繁地改变治疗方案是不合理的。

（5）高血压病是一种终身性疾病，一旦确诊后应坚持终身治疗。

2.降压药物的选择

目前临床常用的降压药物有许多种类。无论选用何种药物，其治疗目的均是将血压控制在理想范围内，预防或减轻靶器官损害。新指南强调，降压药物的选用应根据治疗对象的个体情况、药物的作用、代谢、不良反应和药物的相互作用确定。

3.临床常用的降压药物

临床常用的药物主要有六大类：利尿剂、α受体阻滞剂、钙通道阻滞剂、血管紧张素转换酶抑制剂（ACEI）、β受体阻滞剂及血管紧张素Ⅱ受体拮抗剂。降压药物的疗效和不良反应情况个体间差异很大，临床应用时要充分注意。具体选用哪一种或几种药物就参照前述的用药原则全面考虑。

（1）利尿剂。

作用机制：此类药物可减少细胞外液容量、降低心排血量，并通过利钠作用降低血压。降压作用较弱，起作用较缓慢，但与其他降压药物联合应用时常有相加或协同作用，常可作为高血压的基础治疗。螺内酯不仅可以降压，而且能抑制心肌及血管的纤维化。

种类和应用方法：有噻嗪类、保钾利尿剂和袢利尿剂三类。降压治疗中比较常用的利尿剂有下列几种：氢氯噻嗪12.5～25 mg，每日一次；阿米洛利5～10 mg，每日一次；吲达帕胺1.25～2.5 mg，每日一次；氯噻酮12.5～25 mg，每日一次；螺内酯20 mg，每日一次；氨苯蝶啶25～50 mg，每日一次。在少数情况下用呋塞米20～40 mg，每日两次。

主要适应证：利尿剂可作为无并发症高血压患者的首选药物，主要适用于轻中度高血压，尤其是老年高血压包括老年单纯性收缩期高血压、肥胖及并发心力衰竭患者。袢利尿剂作用迅速，肾功能不全时应用较多。

注意事项：利尿剂应用可降低血钾，尤以噻嗪类和呋塞米最为明显，长期应用者应适量补钾（每日1～3 g），并鼓励多吃水果和富含钾的绿色蔬菜。此外，噻嗪类药物可干扰糖、脂和尿酸代谢，故应慎用于糖尿病和血脂代谢失调者，禁用于痛风患者。保钾利尿剂因可升高血钾，应尽量避免与ACEI合用，禁用于肾功能不全者。利尿剂的不良反应与剂量密切相关，故宜采用小剂量。

(2)β受体阻滞剂。

作用机制：通过减慢心率、减低心肌收缩力、降低心排血量、减低血浆肾素活性等多种机制发挥降压作用。其降压作用较弱，起效时间较长（1～2周）。

主要适应证：轻中度高血压，尤其在静息时心率较快（大于80次/分钟）的中青年患者，也适用于高肾素活性的高血压、伴心绞痛或心肌梗死后及伴室上性快速心律失常者。

种类和应用方法。常用于降压治疗的β_1受体阻滞剂有：美托洛尔25～50 mg，每日1～2次；阿替洛尔25 mg，每日1～2次；比索洛尔2.5～10 mg，每日1次。选择性α_1和非选择性β受体阻滞剂有：拉贝洛尔每次0.1 g，每日3～4次，以后按需增至0.6～0.8 g，重症高血压可达每日1.2～2.4 g；卡维地洛6.25～12.5 mg，每日2次。拉贝洛尔和美托洛尔均有静脉制剂，可用于重症高血压或高血压危象而需要较迅速降压治疗的患者。

注意事项：常见的不良反应有疲乏和肢体冷感，可出现躁动不安、胃肠功能不良等，还可能影响糖代谢、脂代谢，因此伴有心脏传导阻滞、哮喘、慢性阻塞性肺部疾患及周围血管疾病患者应列为禁忌；此类药可掩盖低血糖反应，因此应慎用于胰岛素依赖性糖尿病患者。长期应用者突然停药可发生反跳现象，即原有的症状加重、恶化或出现新的表现，较常见有血压反跳性升高，伴头痛、焦虑、震颤、出汗等，称之为撤药综合征。

(3)钙通道阻滞剂(CCB)。

作用机制：主要通过阻滞细胞质膜的钙离子通道、松弛周围动脉血管的平滑肌，使外周血管阻力下降而发挥降压作用。

主要适应证：可用于各种程度的高血压，尤其是老年高血压、伴冠心病心绞痛、周围血管病、糖尿病或糖耐量异常妊娠期高血压及合并有肾脏损害的患者。

种类和应用方法：应优先考虑使用长效制剂如非洛地平缓释片2.5～5 mg，每日1次；硝苯地平控释片30 mg，每日1次；氨氯地平5 mg，每日1次；拉西地平4 mg，每日1～2次；维拉帕米缓释片120～240 mg，每日1次；地尔硫䓬缓释片90～180 mg，每日1次。由于有诱发猝死之嫌，速效二氢吡啶类钙拮抗剂的临床使用正在逐渐减少，而提倡应用长效制剂。其价格一般较低廉，在经济条件落后的农村及边远地区速效制剂仍不失为一种可供选择的抗高血压药物，可使用硝苯地平或尼群地平普通片剂10 mg，每日2～3次。

注意事项：主要不良反应为血管扩张所致的头痛、颜面潮红和踝部水肿，发生率在10%以下，需要停药的只占极少数；踝部水肿系由毛细血管前血管扩张而非水钠潴留所致；硝苯地平的不良反应较明显且可引起反射性心率加快，但若从小剂量开始逐渐加大剂量，可明显减轻或减少这些不良反应；非二氢吡啶类对传导功能及心肌收缩力有负性影响，因此禁用于心脏传导阻滞和心力衰竭时。

(4)血管紧张素转换酶抑制剂。

作用机制：通过抑制血管紧张素转换酶使血管紧张素Ⅱ生成减少，并抑制缓激肽，使缓激肽降解。这类药物可抑制循环和组织的RAAS，减少神经末梢释放去甲肾上腺素和血管内皮形成内皮素；还可作用于缓激肽系统，抑制缓激肽降解，增加缓激肽和扩张血管的前列腺素的形成。这些作用不仅能有效降低血压，而且具有靶器官保护的功能。

ACEI对糖代谢和脂代谢无影响，血浆尿酸可能降低。即使合用利尿剂亦可维持血钾稳定，因ACEI可防止利尿剂所致的继发性高醛固酮血症。此外，ACEI在产生降压作用时不会引起反射性心动过速。

种类和应用方法：常用的ACEI有卡托普利25～50 mg，每日2～3次；依那普利5～10 mg，每日1～2次；苯那普利5～20 mg，雷米普利2.5～5 mg，培哚普利4～8 mg，西那普利2.5～10 mg，福辛普利10～20 mg，均每日1次。

主要适应证：ACEI可用来治疗轻中度或严重高血压，尤其适用于伴左心室肥厚、左心室功能不全或心力衰竭、糖尿病并有微量蛋白尿、肾脏损害（血肌酐＜265 μmol/L）并有蛋白尿等患者；本药还可安全地使用于伴有慢性阻塞性肺部疾患或哮喘、周围血管疾病或雷诺现象、抑郁症及胰岛素依赖性糖尿病患者。

注意事项：最常见不良反应为持续性干咳，发生率为3%～22%。多见于用药早期（数天至几周），亦可出现于治疗的后期，其机制可能是ACEI抑制了激肽酶Ⅱ，使缓激肽的作用增强和前列腺素形成。症状不重应坚持服药，半数可在2～3月咳嗽消失。改用其他ACEI，咳嗽可能不出现。福辛普利和西拉普利引起干咳少见。其他可能发生不良反应有低血压、高钾血症、血管神经性水肿（偶尔可致喉痉挛、喉或声带水肿）、皮疹及味觉障碍。

双侧肾动脉狭窄或单侧肾动脉严重狭窄、合并高血钾血症或严重肾衰竭等患者ACEI应列为禁忌。因有致畸危险也不能用于合并妊娠的妇女。

(5)血管紧张素Ⅱ受体拮抗剂（ARB）。

作用机制：这类药物可选择性阻断AngⅡ的Ⅰ型受体而起作用，具有ACEI相似的血流动力学效应。从理论上讲，其比ACEI存在如下优点。①作用不受ACE基因多态性的影响。②还能抑制非ACE催化产生的AngⅡ的致病作用。③促进AngⅡ与AT_2结合发挥“有益”效应。这三项优点结合起来将可能使ARB的降血压及对靶器官保护作用更有效，但需要大规模的临床试验进一步证实，目前尚无循证医学的证据表明ARB的疗效优于或等同于ACEI。

种类和应用方法：目前在国内上市的ARB有三类：第一、二、三代分别为氯沙坦、缬沙坦、依贝沙坦。氯沙坦50～100 mg，每日1次，氯沙坦和小剂量氢氯噻嗪（25 mg/d）合用，可明显增强降压效应；缬沙坦80～160 mg，每日1次；依贝沙坦150 mg，每日1次；替米沙坦80 mg，每日1次；坎地沙坦1 mg，每日1次。

主要适应证：适用对象与ACEI相同，目前主要用于ACEI治疗后发生干咳等不良反应且不能耐受的患者。氯沙坦有降低血尿酸作用，尤其适用于伴高尿酸血症或痛风的高血压患者。

注意事项：此类药物的不良反应轻微而短暂，因不良反应需中止治疗者极少。不良反应为头晕、与剂量有关的直立性低血压、皮疹、血管神经性水肿、腹泻、肝功能异常、肌痛和偏头痛等。禁用对象与ACEI相同。

(6)α_1受体阻滞剂。

作用机制：这类药可选择性阻滞血管平滑肌突触后膜α_1受体，使小动脉和静脉扩张，外周阻力降低。长期应用对糖代谢并无不良影响，且可改善脂代谢，升高HDL-C水平，还能减轻前列腺增生患者的排尿困难，缓解症状。降压作用较可靠，但是否与利尿剂、受体阻滞剂一样具有降低病死率的效益，尚不清楚。

种类和应用方法：常用制剂有哌唑嗪1 mg，每日1次；多沙唑嗪1～6 mg，每日1次；特拉唑嗪1～8 mg，每日 1 次；苯哌地尔 25～50 mg，每日 2 次。

适应证：目前一般用于轻中度高血压，尤其适用于伴高脂血症或前列腺肥大患者。

注意事项：主要不良反应为“首剂现象”，多见于首次给药后 30～90 min，表现为严重的直立性低血压、眩晕、晕厥、心悸等，系内脏交感神经的收缩血管作用被阻滞后，静脉舒张使回心血量减少。首剂现象以哌唑嗪较多见，特拉唑嗪较少见。合用β受体阻滞剂、低钠饮食或曾用过利尿剂者较易发生。防治方法是首剂量减半，临睡前服用，服用后平卧或半卧休息 60～90 min，并在给药前至少一天停用利尿剂。其他不良反应有头痛、嗜睡、口干、心悸、鼻塞、乏力、性功能障碍等，常可在连续用药过程中自行减轻或缓解。有研究表明哌唑嗪能增加高血压患者的死亡率，现在临床上已很少应用。

（六）降压药物的联合应用

降压药物的联合应用已公认为是较好和合理的治疗方案。

1.联合用药的意义

研究表明，单药治疗使高血压患者血压达标（小于 140/90 mmHg 或 18.7/120 kPa）比率仅为40％～50％，而两种药物的合用可使 70％～80％的患者血压达标。HOT 试验结果表明，达到预定血压目标水平的患者中，采用单一药物、两药合用或三药合用的患者分别占 30％～40％、40％～50％和少于 10％，处于联合用药状态约占 68％。

联合用药可减少单一药物剂量，提高患者的耐受性和依从性。单药治疗如效果欠佳，只能加大剂量，这就增加不良反应发生的危险性，且有的药物随剂量增加，不良反应增大的危险性超过了降压作用增加的效益，亦即药物的危险/效益比转向不利的一面。联合用药可避免此种两难局面。

联合用药还可使不同的药物互相取长补短，有可能减轻或抵消某些不良反应。任何药物在长期治疗中均难以完全避免其不良反应，如β受体阻滞剂的减慢心率作用，CCB 可引起踝部水肿和心率加快。这些不良反应如能选择适当的合并用药就有可能被矫正或消除。

2.利尿剂为基础的两种药物联合应用

大型临床试验表明，噻嗪类利尿剂可与其他降压药有效地合用，故在需要合并用药时利尿剂可作为基础药物。常采用下列合用方法。

(1)利尿剂加 ACEI 或血管紧张素Ⅱ受体拮抗剂。利尿剂的不良反应是激活 RAAS，造成一系列不利于降低血压的负面作用。然而，这反而增强了 ACEI 或血管紧张素Ⅱ受体拮抗剂对 RAAS 的阻断作用，亦即这两种药物通过利尿剂对 RAAS 的激活，可产生更强有力的降压效果。此外，ACEI 和血管紧张素Ⅱ受体拮抗剂可使血钾水平稍上升，从而能防止利尿剂长期应用所致的电解质紊乱，尤其是低血钾等不良反应。

(2)利尿剂加β受体阻滞剂或 α_1 受体阻滞剂。β受体阻滞剂可抵消利尿剂所致的交感神经兴奋和心率增快作用，而噻嗪类利尿剂又可消除β受体阻滞剂或 α_1 受体阻滞剂的促肾滞钠作用。此外，在对血管的舒缩作用上噻嗪类利尿剂可加强 α_1 受体阻滞剂的扩血管效应，而抵消β受体阻滞剂的缩血管作用。

3.CCB 为基础的两药合用

我国临床上初治药物中仍以 CCB 最为常用。国人对此类药一般均有良好反应，CCB 为基础的联合用药在我国有广泛的基础。

(1)CCB加ACEI。前者具有直接扩张动脉的作用,后者通过阻断RAAS和降低交感活性,既扩张动脉,又扩张静脉,故两药在扩张血管上有协同降压作用。二氢吡啶类CCB产生的踝部水肿可被ACEI消除。两药在心肾和血管保护上,在抗增殖和减少蛋白尿上亦均有协同作用。此外,ACEI可阻断CCB所致反射性交感神经张力增加和心率加快的不良反应。

(2)二氢吡啶类CCB加β受体阻滞剂。前者具有的扩张血管和轻度增加心排血量的作用,正好抵消β受体阻滞剂的缩血管及降低心排血量作用。两药对心率的相反作用可使患者心率不受影响。

4.其他的联合应用方法

如两药合用仍不能奏效,可考虑采用3种药物合用,如噻嗪类利尿剂加ACEI加水溶性β受体阻滞剂(阿替洛尔),或噻嗪类利尿剂加ACEI加CCB,以及利尿剂加β受体阻滞剂加其他血管扩张剂(肼屈嗪)。

七、高血压危象

(一)定义和分类

已经有许多不同的名词被用于血压重度急性升高的情况。但多数研究者将高血压急症定义为收缩压或舒张压急剧增高(如舒张压增高到130 mmHg或17.3 kPa以上),同时伴有中枢神经系统、心脏或肾脏等靶器官损伤。高血压急症较少见,此类患者需要在严密监测下通过静脉给药的方法使血压立即降低。与高血压急症不同,如果患者的血压重度增高,但无急性靶器官损害的证据,则定义为高血压次急症。对此类患者,需在48小时内使血压逐渐下降。两者统称为高血压危象(表2-4)。

表2-4 高血压危象的分类

高血压急症	高血压次急症
高血压脑病	进急性恶性高血压
颅内出血	循环中儿茶酚胺水平过高
动脉硬化栓塞性脑梗死	降压药物的撤药综合征
急性肺水肿	服用拟交感神经药物
急性冠脉综合征	食物或药物与单胺氧化酶抑制剂相互作用
急性主动脉夹层	围术期高血压
急性肾衰竭	
肾上腺素能危象	
子痫	

(二)临床表现

高血压危象的症状和体征的轻重往往因人而异。一般症状可有出汗、潮红、苍白、眩晕、濒死感、耳鸣、鼻出血;心脏症状可有心悸、心律失常、胸痛、呼吸困难、肺水肿;脑部症状可有头痛、头晕、恶心、眩目、局部症状、痛性痉挛、昏迷等;肾脏症状有少尿、血尿、蛋白尿、电解质紊乱、氮质血症、尿毒症;眼部症状有闪光、点状视觉、视力模糊、视觉缺陷、复视、失明。

(三)高血压危象的治疗

1.治疗的一般原则

对高血压急症患者,需在ICU中严密监测(必要时进行动脉内血压监测),通过静脉给药迅速控制血压(但并非降至正常水平)。对高血压次急症患者,应在24～48 h逐渐降低血压(通常给予口服降压药)。

静脉用药控制血压的即刻目标是在30～60分钟将舒张压降低10%～15%,或降到110 mmHg(14.7 kPa)左右。对急性主动脉夹层患者,应在15～30分钟达到这一目标。以后用口服降压药维持。

2.高血压急症的治疗

导致高血压急症的疾病基础很多。目前有多种静脉用药可做降压(表2-5)。

表2-5　高血压急症静脉用药的选择

	药物选择
急性肺水肿	硝普钠或乌拉地尔,与硝酸甘油和一种袢利尿剂合用
急性心肌缺血	柳氨苄心定或美托洛尔,与硝酸甘油合用。如血压控制不满意,可加用尼卡地平或非诺多泮
脑卒中	柳氨苄心定、尼卡地平或非诺多泮
急性主动脉夹层	柳氨苄心定,或硝普钠加美托洛尔
子痫	肼苯哒嗪,亦可选用柳氨苄心定或尼卡地平
急性肾衰竭/微血管性贫血	非诺多泮或尼卡地平
儿茶酚胺危象	尼卡地平、维拉帕米或非诺多泮

(1)高血压脑病:高血压脑病的首选治疗包括静脉注射硝普钠、柳氨苄心定、乌拉地尔或尼卡地平。

(2)脑血管意外:对任何种类的急性脑卒中患者给予紧急降压治疗所能得到的益处目前还都是推测性的,还缺少充分的临床和实验研究证据。①颅内出血:血压小于180/105 mmHg(24.0/14.0 kPa)无须降压。血压大于230/120 mmHg(30.7/16.0 kPa)可静脉给予柳胺苄心定、拉贝洛尔、硝普钠、乌拉地尔。血压在180～230/150～120 mmHg(24.0～30.7/20.0～16.0 kPa)可静脉给药,也可口服给药。②急性缺血性中风:参照颅内出血的治疗方案。

(3)急性主动脉夹层:一旦确定为主动脉夹层的诊断,即应力图在15～30 min使血压降至最低可以耐受的水平(保持足够的器官灌注)。最初的治疗应包括联合使用静脉硝普钠和一种静脉给予的β受体阻滞剂,其中美托洛尔最为常用。尼卡地平或非诺多泮也可使用。柳氨苄心定兼有α和β受体阻滞作用,可作为硝普钠和β受体阻滞剂联合方案的替代。另外,地尔硫䓬静脉滴注也可用于主动脉夹层。

(4)急性左心室衰竭和肺水肿:严重高血压可诱发急性左心室衰竭。在这种情况下,可给予扩血管药如硝普钠直接减轻心脏后负荷。也可选用硝酸甘油。

(5)冠心病和急性心肌梗死:静脉给予硝酸甘油是这种高血压危象时的首选药物;次选药为柳氨苄心定,静脉给予。如血压控制不满意,可加用尼卡地平或非诺多泮。

(6)围术期高血压:降压药物的选用应根据患者的背景情况,在密切观察下可选用乌拉地尔、柳氨苄心定、硝普钠和硝酸甘油等。

(7)子痫:近年来,在舒张压超过 115 mmHg(15.3 kPa)或发生子痫时,传统上采用肼苯达嗪静脉注射,此药能有效降低血压而不减少胎盘血流。现今在有重症监护的条件下,静脉给予柳氨苄心定和尼卡地平被认为更安全有效。如惊厥出现或迫近,可注射硫酸镁。

3.高血压次急症的治疗

对高血压次急症患者,过快降压会影响心脏和脑的血流供应(尤其是老年人),引起严重的不良反应。如果血压暂时升高的原因是容易识别的,如疼痛或急性焦虑,则合适的治疗是止痛药或抗焦虑药。如果血压增高的原因不明,可给予各种口服降压药(表 2-6)。降压治疗的目的是使增高的血压在 48 小时内逐渐降低,这种治疗方法需要在发病后的几天内对患者进行密切的随访。

表 2-6　治疗高血压次急症常用的口服药

药名	作用机制	剂量/mg	说明
卡托普利	ACE 抑制剂	25～50	口服或舌下给药。最大作用见于给药后 30～90 min。在体液容量不足者,易有血压过度下降。肾动脉狭窄患者禁用
硝酸甘油	血管扩张剂	1.25～2.5	舌下给药,最大作用见于 15～30 min。推荐用于冠心病患者
尼卡地平	钙拮抗剂	30	口服或舌下给药。仅有少量心率增快。比硝苯地平起效慢而降压时间更长。可致低血压的潮红
柳氨苄心定	α 和 β 受体阻滞剂	200～1 200	口服给药。禁用于慢性阻塞性肺病、充血性心力衰竭恶化、心动过缓的患者。可引起低血压、眩晕、头痛、呕吐、潮红
可乐宁	α 激动剂	0.1,每 20 分钟一次	口服后 30 min 至 2 h 起效,最大作用见于 1～4 h,作用维持6～8 h。不良反应为嗜睡、眩晕、口干和和停药后血压反跳
呋塞米	袢利尿剂	40～80	口服给药。可继其他抗高血压措施之后给药

在目前缺少任何对各种高血压药物长期疗效进行比较的资料的情况下,药物品种的选择应根据其作用机制、疗效和安全性资料确定。

硝苯地平和卡托普利加快心率,可乐宁和柳氨苄心定则减慢心率,这对于冠心病患者特别重要。其他应注意的问题包括:柳氨苄心定慎用于支气管痉挛和心动过缓,以及Ⅱ度以上房室传导阻滞患者;卡托普利不可用于双侧肾动脉狭窄患者。在血容量不足的患者,抗高血压药的使用均应小心。

第六节 继发性高血压

继发性高血压也称症状性高血压，是指由一定的基础疾病引起的高血压，占所有高血压患者的1%～5%。由于继发性高血压的出现与某些确定的疾病和原因有关，一旦这些原发疾病（如原发性醛固酮增多症、嗜铬细胞瘤、肾动脉狭窄等）治愈后，高血压即可消失。所以临床上，对一个高血压患者（尤其是初发病例），应给予全面详细的评估，以发现有可能的继发性高血压的病因，有利于进一步治疗。

一、继发性高血压的基础疾病

（一）肾性高血压

（1）肾实质性：急、慢性肾小球肾炎，多囊肾，糖尿病肾病，肾积水。

（2）肾血管性：肾动脉狭窄、肾内血管炎。

（3）肾素分泌性肿瘤。

（4）原发性钠潴留（Liddle's 综合征）。

（二）内分泌性高血压

（1）肢端肥大症。

（2）甲状腺功能亢进。

（3）甲状腺功能减退。

（4）甲状旁腺功能亢进。

（5）肾上腺皮质：库欣综合征、原发性醛固酮增多症、嗜铬细胞瘤。

（6）女性长期口服避孕药。

（7）绝经期综合征等等。

（三）血管病变

主动脉缩窄、多发性大动脉炎。

（四）颅脑病变

脑肿瘤、颅内压增高、脑外伤、脑干感染等。

（五）药物

如糖皮质激素、拟交感神经药、甘草等。

（六）其他

高原病、红细胞增多症、高血钙等。

二、常见的继发性高血压几种类型的特点

（一）肾实质性疾病所致的高血压

1.急性肾小球肾炎

（1）多见于青少年。

（2）起病急。

（3）有链球菌感染史。

(4)发热、血尿,水肿等表现。

2.慢性肾小球肾炎

应注意与高血压病引起的肾脏损害相鉴别。其临床特点如下:

(1)反复水肿史。

(2)贫血明显。

(3)血浆蛋白低。

(4)蛋白尿出现早而血压升高相对轻。

(5)眼底病变不明显。

3.糖尿病肾病

无论是胰岛素依赖型糖尿病(1型)或非胰岛素依赖型糖尿病(2型),均可发生肾损害而有高血压,肾小球硬化、肾小球毛细血管基膜增厚为主要的病理改变,早期肾功能正常,仅有微量蛋白尿,血压也可能正常;病情发展,出现明显蛋白尿及肾功能不全时血压升高。

对于肾实质病变引起的高血压,可以应用ACEI治疗,对肾脏有保护作用,除降低血压外,还可减少蛋白尿,延缓肾功能恶化。

(二)嗜铬细胞瘤

肾上腺髓质或交感神经节等嗜铬细胞肿瘤,间歇或持续分泌过多的肾上腺素和去甲肾上腺素,出现阵发性或持续性血压升高。其临床特点包括以下几个方面。

(1)有剧烈头痛,心动过速、出汗、面色苍白、血糖增高、代谢亢进等特征。

(2)对一般降压药物无效。

(3)血压增高期测定血或尿中儿茶酚胺及其代谢产物香草基杏仁酸(VMA),显著增高。

(4)超声、放射性核素、CT、磁共振显像可显示肿瘤的部位。

(5)大多数肿瘤为良性,可作手术切除。

(三)原发性醛固酮增多症

此病系肾上腺皮质增生或肿瘤分泌过多醛固酮所致。其特征包括以下几点。

(1)长期高血压伴顽固的低血钾。

(2)肌无力、周期性麻痹、烦渴、多尿等。

(3)血压多为轻、中度增高。

(4)实验室检查:有低血钾、高血钠、代谢性碱中毒、血浆肾素活性降低、尿醛固酮排泄增多。

(5)螺内酯(安体舒通)试验(+)具有诊断价值。

(6)超声、放射性核素、CT可作定位诊断。

(7)大多数原发性醛固酮增多症是由单一肾上腺皮质腺瘤所致,手术切除是最好的治疗方法。

(8)螺内酯是醛固酮拮抗剂,可使血压降低,血钾升高,症状减轻。

(四)皮质醇增多症(库欣综合征)

由于肾上腺皮质肿瘤或增生,导致皮质醇分泌过多。其临床特点表现为以下几点。

(1)水钠潴留,高血压。

(2)向心性肥胖、满月脸,多毛、皮肤纹、血糖升高。

(3)24 小时尿中 17-羟类固醇或 17-酮类固醇增多。

(4)肾上腺皮质激素兴奋者试验阳性。

(5)地塞米松抑制试验阳性。

(6)颅内蝶鞍 X 线检查、肾上腺 CT 扫描以及放射性碘化胆固醇肾上腺扫描可用于病变定位。

(五)肾动脉狭窄

(1)可为单侧或双侧。

(2)青少年患者的病变性质多为先天性或炎症性,老年患者多为动脉粥样硬化性。

(3)高血压进展迅速或高血压突然加重,呈恶性高血压表现。

(4)舒张压中、重度升高。

(5)四肢血压多不对称,差别大,有时呈无脉症。

(6)体检时可在上腹部或背部肋脊角处闻及血管杂音。

(7)眼底呈缺血性进行性改变。

(8)对各类降压药物疗效较差。

(9)大剂量断层静脉肾盂造影,放射性核素肾图有助诊断。

(10)肾动脉造影可明确诊断。

(11)药物治疗可选用 ACEI 或钙拮抗剂,但双侧肾动脉狭窄者不宜应用,以避免可能使肾小球滤过率进一步降低,肾功能恶化。

(12)经皮肾动脉成形术(PTRA)手术简便,疗效好,为首选治疗。

(13)必要时,可行血流重建术、肾移植术、肾切除术。

(六)主动脉缩窄

为先天性血管畸形,少数为多发性大动脉炎引起。其临床特点表现为以下几点。

(1)上肢血压增高而下肢血压不高或降低,呈上肢血压高于下肢的反常现象。

(2)肩胛间区、胸骨旁、腋部可有侧支循环动脉的搏动和杂音或腹部听诊有血管杂音。

(3)胸部 X 线摄影可显示肋骨受侧支动脉侵蚀引起的切迹。

(4)主动脉造影可确定诊断。

第三章　呼吸内科疾病

第一节　急性上呼吸道感染

急性上呼吸道感染是指由病毒或细菌引起鼻腔、咽或喉部急性炎症的概称，常以病毒居多，是呼吸道最常见的一种传染病，不仅具有较强的传染性，还可引发严重并发症。

一、流行病学

本病患者不分年龄、性别、职业和地区，全年皆可发病，以冬、春季节多发。可通过含有病毒的飞沫或被污染的用具传播。多数为散发性，易在气候突变时流行。由于病毒的类型较多，人体对各种病毒产生的免疫力较弱并且短暂，彼此也无交叉免疫，因而一个人一年内可多次发病。

二、病因和发病机制

由病毒引起的感染占 70%～80%，主要有流感病毒（甲、乙、丙）、鼻病毒、副流感病毒、呼吸道合胞病毒、腺病毒、埃可病毒、柯萨奇病毒、麻疹病毒、风疹病毒等。细菌感染多继发于病毒感染之后，以溶血性链球菌为多见，其次为流感嗜血杆菌、肺炎链球菌、葡萄球菌、支原体及衣原体等，偶见革兰阴性杆菌。根据传染部位分鼻炎、咽喉炎和扁桃体炎。

由于受凉、淋雨、过度疲劳等，机体防御功能降低，或机体对变异的病毒缺乏免疫力，病毒或细菌可在局部迅速繁殖引起本病，尤其是老、幼、体弱或有慢性呼吸道疾病者更易患病，是慢性支气管炎反复发作的主要诱因。

三、病理

鼻腔及咽部黏膜充血、水肿，上皮细胞被破坏，少量单核细胞浸润，有浆液性及黏液性炎性渗出物。继发细菌感染后，有中性粒细胞浸润，脓性分泌物增多。

四、临床表现

由于疾病发生的部位及病因不同，临床上可表现为不同的类型。

（一）普通感冒

普通感冒又称“伤风”、急性鼻炎或上呼吸道卡他。发病时常有咽干、咽痒或烧灼感，数小时后可有打喷嚏、鼻塞、流清水样鼻涕，2～3 天后分泌物变稠。可伴咽痛，有时由于耳咽管炎使听力减退；也可出现流泪、味觉迟钝、呼吸不畅、声嘶、轻度咳嗽等。一般无发热及全身症状，或仅有低热、不适、轻度畏寒和头痛。检查可见鼻腔黏膜充血、水肿，有分泌物，咽部轻度充血。如无并发症，5～7 天症状缓解并痊愈。

（二）病毒性咽炎和喉炎

急性病毒性咽炎多由流感病毒、腺病毒、鼻病毒、副流感病毒及呼吸道合胞病毒等引起。临床表现为咽部发痒和灼热感，咽部疼痛。当有细菌感染时，常合并有扁桃体炎。有吞咽疼痛时，常提示有链球菌感染。咳嗽较浅且轻。可有发热、乏力及周身不适。体检见咽部充血和水肿。颌下淋巴结肿大且有触痛。腺病毒咽炎可伴有眼结膜炎。

急性喉炎的常见原因是鼻病毒、甲型流感病毒、副流感病毒及腺病毒等。临床表现为声嘶、讲话困难、咳嗽时疼痛，常有发热、咽痛或咳嗽。体检可见喉部水肿、充血，局部淋巴结轻度肿大和触痛，严重时可闻及喘息声。

（三）疱疹性咽峡炎

柯萨奇病毒A为常见的感染病毒。多于夏季发作，多见儿童发病，偶见于成人。临床表现为明显咽痛、发热，病程约1周。检查可见咽部充血，软腭、腭垂、咽及扁桃体表面有灰白色疱疹及浅表溃疡，周围有红晕为其特征。

（四）咽结膜热

腺病毒、柯萨奇病毒等感染是常见的病因。儿童多见，夏季易流行。临床表现有发热、咽痛、畏光、流泪，咽及结合膜明显充血和颈淋巴结肿大。病程3～5天。

（五）细菌性咽扁桃体炎

主要由溶血性链球菌引起。起病急，咽痛明显，发热、畏寒，体温可达39 ℃以上。检查可见咽部充血，扁桃体充血、肿大，表面有黄色点状渗出物，颌下淋巴结肿大、压痛。

五、实验室检查

（一）血常规检查

病毒性感染时白细胞计数正常或偏低，淋巴细胞比例升高。细菌性感染时白细胞计数与中性粒细胞增多，严重时有核左移现象。

（二）病毒、病毒抗体和细菌培养病毒的分离鉴定

常为流行病学研究所用，临床上很少采用。咽拭子培养可行细菌学检查。

六、并发症

可并发急性鼻旁窦炎、中耳炎、气管-支气管炎。部分患者可继发风湿热、肾小球肾炎和心肌炎等。

七、诊断和鉴别诊断

根据病史、流行情况、鼻咽部发炎的症状和体征，结合外周血常规和胸部X线检查可以作出临床诊断。

本病需与下列疾病相鉴别。

（一）过敏性鼻炎

过敏性鼻炎在临床上很像“伤风”，鉴别的要点是本病起病急骤，常晨起发病，反复发作，鼻腔发痒，频繁打喷嚏，流清水样鼻涕，与环境过敏因素有关，经过数分钟至2小时缓解，不伴有全身症状。检查：鼻黏膜苍白、水肿，鼻分泌物涂片可见嗜酸性粒细胞增多。

（二）流行性感冒

流行性感冒常有明显的流行病学特点。起病急，全身症状较重，高热、全身酸痛，眼结膜炎症状明显，但鼻咽部症状较轻。根据流行病学史可作出诊断。

（三）急性传染病前驱期

麻疹、脊髓灰质炎、脑炎、流行性出血热等多种急性传染病的前驱症状常常与急性上呼吸道感染相混淆。当上呼吸道感染病程结束时，其症状仍不缓解，应注意排除上述急性传染病，特别是在流行季节，应进行相关的实验室检查以鉴别。

八、治疗

目前对呼吸道病毒感染尚无特效药物；对细菌感染可选用相应的抗生素治疗。

(一)对症治疗

病情较重或发热者应卧床休息，多饮水，室内保持空气流通。如有发热、头痛，可选用解热镇痛药物如复方阿司匹林、去痛片等口服；咽痛可用消炎喉片含服，局部雾化治疗；鼻塞、流鼻涕可用1%麻黄碱滴鼻。

(二)抗菌药物治疗

细菌感染时，可选用青霉素、红霉素、螺旋霉素、氧氟沙星等。

九、预防

坚持锻炼身体，以提高机体抵抗疾病的能力及对寒冷的适应能力。对易患人群，在疾病流行季节可注射流感疫苗，有一定的人群保护作用。老年人可适当服用人参等中药保健药品，以提高机体免疫力。重视防寒保暖，避免诱发因素。生活有规律，避免过劳。注意呼吸道感染患者的隔离，防止交叉感染。

第二节　细菌性肺炎

一、肺炎球菌性肺炎

(一)定义

肺炎球菌性肺炎是由肺炎链球菌感染引起的急性肺部炎症，为社区获得性肺炎中最常见的细菌性肺炎。起病急骤，临床以高热、寒战、咳嗽、血痰及胸痛为特征，病理为肺叶或肺段的急性表现。近年来因抗生素的广泛应用，典型临床和病理表现已不多见。

(二)病因

致病菌为肺炎球菌，革兰阳性，有荚膜，复合多聚糖荚膜共有86个血清型。成人致病菌多为1型和5型。为口咽部定植菌，不产生毒素(除Ⅲ型外)，主要靠荚膜对组织的侵袭作用而引起组织的炎性反应，通常在机体免疫功能低下时致病。冬春季因带菌率较高(40%～70%)，为本病多发季节。青壮年男性或老幼多见。长期卧床、心力衰竭、昏迷和手术后等易发生肺炎球菌性肺炎。常见诱因有病毒性上呼吸道感染史或受寒、酗酒、疲劳等。

(三)诊断

1.临床表现

因患者年龄、基础疾病及有无并发症，就诊是否使用过抗生素等影响因素，临床表现差别较大。

(1)起病：多急骤，短时寒战，继之出现高热，呈稽留热型，肌肉酸痛及全身不适，部分患者体温低于正常。

(2)呼吸道症状：起病数小时即可出现，初起为干咳，继之咳嗽，咳黏性痰，典型者痰呈铁锈色，累及胸膜可有针刺样胸痛，下叶肺炎累及膈胸膜时疼痛可放射至上腹部。

(3)其他系统症状：食欲不振、恶心、呕吐及急腹症消化道症状。老年人精神萎靡、头痛、意识蒙胧等。部分严重感染的患者可发生周围循环衰竭，甚至早期出现休克。

(4)体检：急性病容，呼吸急促，体温 39～40℃，口唇单纯疱疹，可有发绀及巩膜黄染，肺部听诊为实变体征或可听到啰音，累及胸膜时可有胸膜摩擦音甚至胸腔积液体征。

(5)并发症及肺外感染表现：①脓胸(5%～10%)：治疗过程中出现体温升高、白细胞增高时，要警惕并发脓胸和肺脓肿的可能。②脑膜炎：可出现神经症状或神志改变。③心肌炎或心内膜炎：心率快，出现各种心律失常或心脏杂音，脾大，心衰。

(6)败血症或毒血症(15%～75%)：可出现皮肤、黏膜出血点，巩膜黄染。

(7)感染性休克：表现为周围循环衰竭，如血压降低、四肢厥冷、心动过速等。个别患者起病表现为休克，但呼吸道症状并不明显。

(8)麻痹性肠梗阻。

(9)罕见弥散性血管内凝血(DIC)、急性呼吸窘迫综合征(ARDS)。

2.实验室检查

(1)血常规：白细胞$(10\sim30)\times10^9/L$，中性粒细胞增多 80%以上，分类核左移并可见中毒颗粒。酒精中毒、免疫力低下及年老体弱者白细胞总数可正常或减少，提示预后较差。

(2)病原体检查：①痰涂片及荚膜染色镜检，可见革兰染色阳性双球菌，2～3 次痰检为同一细菌有意义。②痰培养加药敏可帮助确定菌属并指导有效抗生素的使用，干咳无痰者可做高渗盐水雾化吸入导痰。③血培养致病菌阳性者可做药敏试验。④脓胸者应做胸腔积液菌培养。⑤对重症或疑难病例，有条件时可采用下呼吸道直接采样法做病原学诊断，如用防污染样本毛刷(PSB)采样、防污染支气管-肺泡灌洗(PBAL)、经胸壁穿刺肺吸引(LA)、环甲膜穿刺经气管吸引(TTA)。

3.胸部 X 线

(1)早期病变为肺段纹理增粗，稍模糊。

(2)典型表现为大叶性、肺段或亚肺段分布的浸润、实变阴影，可见支气管气道征及肋膈角变钝。

(3)病变吸收较快时可出现浓淡不均的假空洞征。

(4)吸收较慢时可出现机化性肺炎。

(5)老年人、婴儿多表现为支气管肺炎。

(四)鉴别诊断

1.干酪样肺炎

常有结核中毒症状，胸部 X 线表现肺实变、消散慢，病灶多在肺尖或锁骨下、下叶后段或下叶背段，新旧不一、有钙化点、易形成空洞并肺内播散。痰抗酸菌染色可发现结核菌，PPD 试验常阳性，青霉素 G 治疗无效。

2.其他病原体所致肺炎

①多为院内感染，金黄色葡萄球菌肺炎和肺炎克雷伯杆菌肺炎的病情通常较重。②多有基础疾患。③痰或血的细菌培养阳性可鉴别。

3.急性肺脓肿

早期临床症状相似，病情进展可出现可大量脓臭痰，查痰菌多为金黄色葡萄球菌、克雷伯杆菌、革兰阴性杆菌、厌氧菌等。胸部X线可见空洞及液平。

4.肺癌伴阻塞性肺炎

常有长期吸烟史、刺激性干咳和痰中带血史，无明显急性感染中毒症状；痰脱落细胞可阳性；症状反复出现；可发现肺肿块、肺不张或肿大的肺门淋巴结；胸部CT及支气管镜检查可帮助鉴别。

5.其他

ARDS、肺梗死、放射性肺炎和胸膜炎等。

(五)治疗

1.抗菌药物治疗

首先应给予经验性抗生素治疗，然后根据细菌培养结果进行调整。经治疗不好转者，应再次复查病原学及药物敏感试验，进一步调整治疗方案。

(1)轻症患者：①首选青霉素：青霉素G每日240万U，分3次肌内注射；或普鲁卡因青霉素每日120万U，分2次肌内注射，疗程5～7天。②青霉素过敏者：可选用大环内酯类，如红霉素每日2 g，分4次口服或红霉素每日1.5 g分次静脉滴注；罗红霉素每日0.3 g，分2次口服；或林可霉素每日2 g，肌内注射或静脉滴注；或克林霉素每日0.6～1.8 g，分2次肌内注射；或氯林可霉素每日1.8～2.4 g分次静脉滴注。

(2)较重症患者：青霉素G每日120万U，分2次肌内注射，加用丁胺卡那每日0.4 g分次肌内注射；或红霉素每日1.0～2.0 g，分2～3次静脉滴注；或克林霉素每日0.6～1.8 g，分3～4次静脉滴注；或头孢噻吩钠(先锋霉素Ⅰ)每日2～4 g，分3次静脉注射。疗程2周或体温下降3天后改口服。老人、有基础疾患者可适当延长。8%～15%青霉素过敏者对头孢菌素类有交叉过敏应慎用。如为青霉素速发性变态反应则禁用头孢菌素，如青霉素皮试阳性而头孢菌素皮试阴性者可用头孢菌素。

(3)重症患者或有并发症(如胸膜炎)：青霉素G每日1 000万～3 000万U，分4次静脉滴注；头孢唑啉钠(先锋霉素Ⅴ)每日2～4 g，分2次静脉滴注。

(4)极重症者如并发脑膜炎：头孢曲松每日1～2 g分次静脉滴注；碳青霉烯类如亚胺培南-西司他丁(泰能)每日2 g，分次静脉滴注；或万古霉素每日1～2 g分次静脉滴注，并加用第3代头孢菌素；或亚胺培南加第3代头孢菌素。

(5)耐青霉素肺炎链球菌感染者：近年来，耐青霉素肺炎链球菌感染不断增多，通常MIC≥0.1～1.0 mg/L为中度耐药，MIC≥2.0 mg/L为高度耐药。临床上可选用以下抗生素。克林霉素每日0.6～1.8 g分次静脉滴注；或万古霉素每日1～2 g分次静脉滴注；或头孢曲松每日1～2 g分次静脉滴注；或头孢噻肟每日2～6 g分次静脉滴注。

2.支持疗法

其包括卧床休息、维持体液和电解质平衡等。应根据病情及检查结果决定补液种类。给予足够热量及蛋白质和维生素。

3.对症治疗

胸痛者止痛；刺激性咳嗽者可给予可待因，止咳祛痰可用氯化铵或棕色合剂，痰多者禁用止咳剂；发热者物理降温，不用解热药；呼吸困难者给予鼻导管吸氧；烦躁、谵妄者服用安定 5 mg或水合氯醛 1～1.5 g 灌肠，慎用巴比妥类；鼓肠者给予肛管排气，胃扩张者给予胃肠减压。

4.并发症的处理

(1)呼吸衰竭：机械通气、支持治疗(面罩、气管插管、气管切开)。

(2)脓胸：穿刺抽液，必要时行肋间引流术。

5.感染性休克的治疗

(1)补充血容量：低分子右旋糖酐和平衡盐液静点，以维持收缩压 12.0 kPa(90 mmHg)以上。脉压差大于 4.0 kPa(30 mmHg)，尿量大于 30 mL/h，中心静脉压 0.58～0.98 kPa(4.4～7.4 mmHg)。

(2)血管活性药物的应用：输液中加入血管活性药物以维持收缩压 12.0 kPa(90 mmHg)以上。为升高血压的同时保证和调节组织血流灌注，近年来主张血管活性药物为主，配合收缩性药物，常用的有多巴胺、间羟胺、去甲肾上腺素和山莨菪碱等。

(3)控制感染：及时、有效地控制感染是治疗的关键。要及时选择足量、有效的抗生素并联合给药。

(4)糖皮质激素的应用：病情或中毒症状重及上述治疗血压不恢复者，在使用足量抗生素的基础上可给予氢化可的松 100～200 mg 或地塞米松 5～10 mg 静脉滴注，病情好转立即停药。

(5)纠正水、电解质和酸碱平衡紊乱：严密监测血压、心率、中心静脉压、血气、水、电解质变化，及时纠正。

(6)纠正心力衰竭：严密监测血压、心率、中心静脉压、意识及末梢循环状态，及时给予利尿及强心药物，并改善冠状动脉供血。

二、葡萄球菌肺炎

葡萄球菌肺炎是由葡萄球菌引起的急性肺部化脓性炎症，常发生于老年人等免疫功能缺陷者及有基础疾病者，病情较重，若治疗不及时或治疗不当，病死率较高。

(一)病因和发病机制

葡萄球菌为革兰阳性球菌，可以分为金黄色葡萄球菌(简称金葡菌)和表皮葡萄球菌两类。前者为致病菌，可引起全身多发性化脓性病变。葡萄球菌肺炎多发生于免疫功能原已受损的患者，如糖尿病、血液病、艾滋病、肝病、营养不良，以及原已患有慢性支气管肺病的患者。皮肤感染灶(疖、痈等)中的葡萄球菌可经血液循环到达肺部，引起肺炎。葡萄球菌释放的凝固酶可使细菌周围产生纤维蛋白，保护细菌不被吞噬，其释放的毒素均有溶血、坏死、杀白细胞及血管痉挛等作用。肺内多处浸润、化脓和组织破坏，形成单个或多发性肺脓肿。炎症吸收时，空气经引流支气管进入脓腔，形成气囊肿。

(二)临床表现

起病多急骤，战栗、高热、胸痛、咳痰(痰量大、呈脓性、带血丝或呈粉红色乳状)。毒血症症状显著，可致全身衰竭或周围循环衰竭。院内感染患者起病稍缓慢，但亦有高热及脓痰等。老年人可不发热或低热，肺炎症状可不典型。

早期体征不明显，与严重的毒血症症状和呼吸道症状不相称。有大片支气管肺炎或肺脓肿形成后，可闻及湿性啰音，很少有肺实变体征，常有胸腔积液体征。

（三）实验室检查和其他检查

血白细胞计数常在$(15\sim25)\times10^9/L$，可高达$50\times10^9/L$，中性粒细胞比例增加，核左移，有中毒颗粒。痰液和血培养有凝固酶阳性的金黄色葡萄球菌。X线片显示肺段或肺叶实变，或小叶样浸润，其中有单个或多个液气囊肿。

（四）诊断

根据全身毒血症症状、咳嗽、脓血痰，白细胞计数增多、中性粒细胞核左移，X线检查表现片状阴影伴有空洞及液平等，可做出初步诊断。细菌学检查是确诊的依据，可行痰、胸腔积液、血和肺穿刺物培养。

（五）治疗

一般治疗同肺炎球菌肺炎，强调及早清除、引流原发病灶，同时选用敏感抗菌药物。首选耐酶的β内酰胺类抗生素，如苯唑西林、氯唑西林、萘夫西林等；也可应用第2、第3代头孢菌素，如头孢唑啉、头孢呋辛钠等；对甲氧西林耐药的菌株可用万古霉素、替考拉宁、利福平、喹诺酮类及磺胺类等药物。临床选择抗菌药物时应参考细菌培养的药物敏感试验。

（六）预后

多数患者经早期诊断、有效治疗预后好，但病情严重、老年人、患有慢性疾病及出现严重并发症者预后差。

三、克雷伯杆菌肺炎

（一）概述

肺炎克雷伯杆菌肺炎（旧称肺炎杆菌肺炎），是最早被认识的G^-杆菌肺炎，并且仍居当今社区获得性G^-杆菌肺炎的首位，医院获得性G^-杆菌肺炎的第二或第三位。克雷伯杆菌是克雷伯菌属最常见菌种，约占临床分离株的95%。肺炎克雷伯杆菌又分肺炎、臭鼻和鼻硬结3个亚种，其中又以肺炎克雷伯杆菌亚种最常见。根据荚膜抗原成分的不同，肺炎克雷伯杆菌分78个血清型，引起肺炎者以1～6型为多。由于抗生素的广泛应用，20世纪80年代以来肺炎克雷伯杆菌耐药率明显增加，特别是它产生超广谱β-内酰胺酶（ESBL），能水解所有第3代头孢菌素和单酰胺类抗生素。目前不少报道肺炎克雷伯杆菌中产生ESBL比率高达30%～40%，并可引起医院感染暴发流行，正受到密切关注。该病好发于原有慢性肺部疾病、糖尿病、手术后和酒精中毒者，以中老年为多见。

（二）诊断

1.临床表现

多数患者起病突然，部分患者可有上呼吸道感染的前驱症状。主要症状为寒战、高热、咳嗽、咳痰、胸痛、呼吸困难和全身衰竭。痰色如砖红色，被认为是该病的特征性表现，可惜临床上甚为少见；有的患者咳痰呈铁锈色，或痰带血丝，或伴明显咯血。体检见患者呈急性病容，常有呼吸困难和发绀，严重者有全身衰竭、休克和黄疸。肺叶实变期可发生相应实变体征，并常闻及湿啰音。

2.辅助检查

(1)一般实验室检查：周围血白细胞总数和中性粒细胞比例增加，核左移；若白细胞不高或反见减少，提示预后不良。

(2)细菌学检查：经筛选的合格痰标本(鳞状上皮细胞少于10个/低倍视野或白细胞多于25个/低倍视野)，或下呼吸道防污染标本培养分离到肺炎克雷伯杆菌，且达到规定浓度(痰培养菌量不低于10^6 cfu/mL、防污染样本毛刷标本菌不低于10^3 cfu/mL)，可以确诊。据报道，20%～60%的病例血培养阳性，更具有诊断价值。

(3)影像学检查：X线征象，包括大叶实变、小叶浸润和脓肿形成。右上叶实变时重而黏稠的炎性渗出物使叶间裂呈弧形下坠，是肺炎克雷伯肺炎具有诊断价值的征象，但是并不常见。慢性肺部疾病和免疫功能受损患者，患该病时大多表现为支气管肺炎。

(三)鉴别诊断

该病应与各类肺炎包括肺结核相鉴别，主要依据病原体检查，并结合临床做出判别。

(四)治疗

1.一般治疗

与其他细菌性肺炎治疗相同。

2.抗菌治疗

轻、中症患者最初经验性抗菌治疗，应选用β-内酰胺类联合氨基糖苷类抗生素，然后根据药敏试验结果进行调整。若属产ESBLs菌株，或既往常应用第3代头孢菌素治疗，或在ESBLs流行率高的病区(包括ICU)，或临床重症患者最初经验性治疗应选择碳青霉烯类抗生素(亚胺培南或美罗培南)，因为目前仅有该类抗生素对ESBL保持高度稳定，没有耐药。哌拉西林/三唑巴坦、头孢吡肟对部分ESBL菌株体外有效，还有待积累更多经验。

四、流感嗜血杆菌肺炎

过去认为流感嗜血杆菌(流感杆菌)为儿童易感细菌，近年来发现成人发生流感嗜血杆菌肺炎也逐渐增多，成为院外获得性肺炎的重要致病菌，这可能与介入性诊断和细菌学技术提高有关。伴菌血症者病死率高达57%。它不仅可使慢性患者致病，也可引起健康成年人得肺炎。5岁以下儿童的口咽部菌落可高达90%。

(一)病因与发病机制

流感杆菌是婴幼儿和儿童急性化脓性感染及儿童和成人肺部感染的病原菌，为革兰阴性杆菌，可分为荚膜型和非荚膜型两类。

荚膜成分为多糖类，有型特异性，分为6型，其中以b型对人类致病力最强，为一磷酸核糖多糖体多糖抗原，它与某些型别的肺炎球菌、大肠杆菌及革兰阳性菌的细胞壁有共同抗原，血清学相互有交叉反应。非荚膜型也有一定致病毒力。流感杆菌产生内毒素(有纤毛制动作用)

在致病过程中起重要作用。侵袭性感染中均是有荚膜的b型流感嗜血杆菌，能够选择性黏附于呼吸道上皮细胞，避免局部的黏液纤毛清除作用，从而保证细菌的定植与增殖。

(二)临床表现

流感嗜血杆菌肺炎仍以儿童多见，主要由b型所致大叶实变为主，少数为支气管肺炎，75%的患者可能出现胸腔积液，肺脓肿少见。成人肺炎多见于原有肺部基础疾病、免疫功能低下者或病毒感染后，但健康成人发病也可占12%～30%。除一般肺炎症状外，X线表现无特异性，往往呈支气管肺炎伴少量胸腔积液，两下叶易犯，也有多叶受累。成人菌血症性肺炎在未用特效治疗时死亡率可达57%。有时也表现为球形肺炎，应与肿瘤区别。伴有急性呼吸窘迫综合征者肺部可出现弥散性间质浸润。

(三)诊断

由于上呼吸道流感嗜血杆菌定植率可达42%，单纯痰液培养结果应结合其他现象进行评价。标本取自经气管抽吸或纤维支气管镜双套管防污染样本毛刷刷取。胸液或血培养可以确认。流感嗜血杆菌培养需特殊条件培养基如巧克力琼脂培养基，应含有X因子及V因子。目前认为该菌有或无荚膜均具致病毒力，甚至发生菌血症。

(四)治疗

20世纪80年代以来，发现流感嗜血杆菌部分菌株产生β-内酰胺酶。有文献报道其产酶率达到50%，因此对氨苄西林耐药现象日趋普遍，目前已不主张将氨苄西林作为一线经验用药，主张用第2代或第3代头孢菌素治疗较为适当。如能早期诊断和治疗，本病预后较好。

五、铜绿假单胞菌肺炎

铜绿假单胞菌肺炎是由条件致病菌铜绿假单胞菌引起的肺部炎症，是医院获得性肺炎常见类型之一。近年来其发病率有上升趋势，常见于机体免疫功能低下或有慢性呼吸道疾病病史的患者。铜绿假单胞菌极易产生获得性耐药，不易被呼吸道防御机制杀灭，因此铜绿假单胞菌肺炎的治疗仍很困难，死亡率高，预后不良。

(一)病因与发病机制

铜绿假单胞菌属假单胞菌属，在琼脂平板上能产生蓝绿色的绿脓素。本菌为无荚膜、无芽孢、能运动的革兰阴性菌，为专性需氧菌，本菌生长对营养要求不高，对外界环境抵抗力较强，在潮湿处能长期生存，对紫外线不敏感，加热55 ℃，1小时才被杀灭。铜绿假单胞菌为条件致病菌，原发性铜绿假单胞菌肺炎少见，常继发于宿主免疫功能受损后如粒细胞缺乏、低蛋白血症、肿瘤、应用激素或抗生素等的患者，尤其易发于原有肺部慢性病变基础上，如慢性支气管炎、支气管扩张、肺间质纤维化、气管切开、应用人工呼吸机或雾化器后。

(二)临床表现

(1)多见于老年人、有免疫功能障碍者。

(2)偶尔可见院外感染，几乎都发生在有较严重基础疾病的院内感染患者。

(3)起病急缓不一，可有寒战、中等度发热或高热，晨起比下午明显。

(4)相对缓脉、嗜睡、神志模糊。

(5)咳嗽、咳大量黄脓痰,典型者咳翠绿色脓性痰。

(6)重症者易出现呼吸衰竭、周围循环衰竭,并在较短时间内死亡。

(7)体检肺部有弥漫细湿啰音及喘鸣音。

(三)实验室检查

1.血常规

外周血白细胞计数轻度增高,中性粒细胞增高不明显,可有核左移或胞质内出现中毒颗粒。

2.细菌学检查

痰涂片可见成对或短链状排列的革兰阴性杆菌,痰或血液细菌培养对诊断及治疗具有重要意义。

3.X 线检查

多为弥漫性双侧支气管肺炎。病变呈结节状浸润,后期融合成直径 2 cm 或更大的模糊片状实变阴影,有多发性小脓肿,下叶多见。部分患者可有胸腔积液征象。

(四)诊断

(1)原有肺部疾病,长期使用抗生素、激素、抗癌药物,以及免疫功能低下,或有应用呼吸机、雾化器治疗的病史。

(2)寒战、高热等明显中毒症状,伴相对缓脉、咳嗽,咳大量黄脓痰,肺部可闻及湿性啰音。

(3)白细胞计数轻度增高,中性粒细胞增高不明显。

(4)X 线显示双侧多发性散在斑片影或结节影,可迅速融合并扩展为较大片状模糊阴影。

(5)痰培养连续 3 次铜绿假单胞菌阳性或细菌计数高于 10×10^9/L 可帮助诊断。

(五)治疗

1.一般治疗

加强营养和治疗基础疾病对本病十分重要。必要时酌情给予新鲜血浆或白蛋白,以提高人体的免疫功能。

2.抗菌药物治疗

早期选用敏感的抗菌药物是治疗本病成败的关键,常用的药物有以下几类。

(1)β-内酰胺类。对抗铜绿假单胞菌活性较高的有:头孢他啶(复达欣)2 g,每天 2 次静脉滴注;哌拉西林 4 g,每天 2 次静脉滴注;亚胺培南(泰能)0.5 g,每 8 小时 1 次静脉滴注;头孢哌酮(先锋必)2 g,每天2 次静脉滴注。另外,β-内酰胺类加酶抑制剂,如羟氨苄青霉素加克拉维酸(安灭菌)1.2 g,每天 3～4 次静脉滴注;替卡西林加克拉维酸(特美汀)3.2 g,每天 3～4 次静脉滴注;头孢哌酮加舒巴坦(舒普深)2 g,每天 2 次静脉滴注也有一定的效果。

(2)氨基糖苷类。氨基糖苷类抗生素,如阿米卡星 0.4 g,每天 1 次静脉滴注,或妥布霉素按体重每次1～1.7 mg/kg,每 8 小时 1 次静脉滴注,特别是与β-内酰胺类抗生素联合对铜绿假单胞菌有较好疗效。但此类抗生素具有肾毒性及耳毒性,而铜绿假单胞菌肺炎又多见于老年人或有严重基础疾病的患者,因而在很大程度上限制了它们的使用。

(3)氟喹诺酮类。氟喹诺酮类中环丙沙星 0.2 g,每天 2 次静脉滴注,或左氧氟沙星 0.2 g,每天 2 次静脉滴注,对铜绿假单胞菌有一定抗菌活性。

(六)预防

应加强院内消毒隔离,特别是要注意人工呼吸器械、雾化及湿化装置、吸痰器、给氧面罩及导管的定期消毒,昏迷患者应注意口腔护理,减少和防止分泌物吸入。还应注意合理使用广谱抗生素,严格掌握皮质激素及免疫抑制剂的应用指征。

六、军团菌肺炎

(一)定义

军团菌病是由革兰染色阴性的军团杆菌引起的一种以肺炎为主的全身感染性疾病。军团菌肺炎在社区获得性肺炎病因的前四位。

(二)病因

军团菌菌株有34种、59个血清型,其中嗜肺军团菌是引起军团菌肺炎最重要的一种。主要存在于水和土壤中,可经供水系统、空调或雾化吸入进入呼吸道引起感染。易感人群包括年老体弱,慢性心、肺、肾病,糖尿病,恶性肿瘤,血液病,艾滋病或接受免疫抑制剂治疗者。吸烟、原有慢性肺部疾病和免疫低下者(尤其是使用糖皮质激素)是产生军团菌肺炎的三大危险因素。

(三)诊断

1.流行病学史

夏秋季为流行高峰季节。大容量储水器、温水游泳池、淋浴喷头、冷却水塔(空调系统)、超声湿化器,如处理不当或不常使用时为军团菌生长、繁殖提供了一个理想场所。

2.症状

潜伏期2～10天。临床表现差异很大,从无明显症状至多器官受累,与其他细菌混合感染,形成“难治性肺炎”。典型患者常为亚急性起病。半数以上患者有疲乏、无力、肌痛、寒战、高热,常伴干咳、胸痛,部分患者有咯血、恶心、呕吐或腹泻。随着肺部病变进展,重者可发生呼吸困难。

3.体征

查体可见呼吸加快,相对性缓脉。肺部听诊可闻及湿啰音,部分可闻及哮鸣音。随着疾病的进展出现肺部实变体征;1/3的患者有少量胸腔积液;严重患者有明显呼吸困难和发绀。

4.肺外表现

军团菌病常常有明显的肺外症状。早期出现的消化道症状,约半数有腹痛、呕吐、腹泻,多为水样便、无脓血便。神经症状亦较常见,如焦虑、神志迟钝、谵妄。患者可有肌痛及关节疼痛。部分患者有心包炎、心肌炎和心内膜炎。偶可合并急性肾衰竭、休克和DIC。

(四)实验室检查

(1)白细胞增多、血沉增快、低钠血症常见;部分重症患者有肝功能和肾功能损害的表现,出现蛋白尿、白细胞尿或转氨酶异常。

(2)胸部X线表现无特异性,常有斑片状、结节状及网状阴影,胸腔积液,空洞甚至肺脓肿。有的患者发病后3天才出现胸部X线浸润影。胸部病灶吸收缓慢,可达1～2个月,有时在临床治疗有效的情况下,胸部X线仍然进展。

(3)血清抗体测定:双份血清测定,急性期与恢复期血清抗体滴度呈4倍或以上增高,或间接荧光抗体(IFA)≥1∶128,或试管凝集试验抗体(TAT)≥1∶160,或微量凝集试验抗体≥

1∶64可作为军团菌病诊断依据。

(4)单份血清测定(间接荧光抗体试验或试管凝集试验效价仅一次增高),血清滴度IFA>1∶256,TAT>1∶320提示可能有过军团菌感染,可考虑为可疑军团菌肺炎。

(五)鉴别诊断

(1)肺炎支原体肺炎:儿童及青年人居多,冷凝集试验阳性。血清支原体IgM抗体阳性。

(2)肺炎球菌肺炎:冬季与初春发病,不引起原发组织坏死或形成空洞,早期抗生素治疗效果好。

(3)肺部真菌感染:特有生态史,如潮湿发霉环境。广泛使用抗生素、糖皮质激素、细胞毒药物,痰涂片、咽拭子、胸液涂片发现真菌菌丝或孢子,培养有真菌生长。

(4)病毒性肺炎:冬季多见,前驱症状如上呼吸道感染、皮疹;白细胞降低多见,特定病毒抗体有助于诊断,抗生素治疗无效。

(六)治疗

1.红霉素

2～1 g/d,至少应用3周。中或重度患者在开始治疗时应静脉给药,症状好转后改用口服。最常见的不良反应是胃肠道反应,另外可有静脉炎、可逆性耳聋、Q-T间期延长。

2.新型大环内酯类药物

其包括阿奇霉素、克拉霉素及交沙霉素,其抗菌作用均强于红霉素。除阿奇霉素外,疗程为2～3周。阿奇霉素对军团菌有杀灭或不可逆作用,首日口服500 mg,然后250 mg/d,再口服4天。克拉霉素口服250 mg/d,每12小时1次,螺旋霉素与红霉素的抗菌作用类似,可用于红霉素治疗失败者。

3.利福平

利福平对军团菌有抑制作用,但易产生耐药性,宜与红霉素、环丙沙星联合应用,常在治疗最初3～5天应用,600 mg/d。

4.甲氧苄啶(TMP)

TMP与红霉素合用治疗免疫抑制的患者,TMP 5 mg/kg,每8小时1次,复方新诺明可试用。

5.强力霉素

强力霉素用于红霉素治疗失败者,首日200 mg,每12小时1次;然后200 mg,每日1次,或100 mg,每12小时1次。

6.氟喹诺酮类药物

氟喹诺酮类药物是杀菌剂,作用强于红霉素,病情严重时为首选药物。口服或静脉应用氧氟沙星400 mg,每12小时1次;环丙沙星静脉400 mg,每12小时1次;也可选用左氧氟沙星,每日2次,疗程均为2～3周。

7.其他

止咳、化痰等对症治疗。

第三节　慢性阻塞性肺疾病

一、定义

慢性阻塞性肺疾病(COPD)是一种以气流受限为特征的可以预防和治疗的疾病。气流受限不完全可逆,呈进行性发展,与肺部对香烟烟雾等有害气体或颗粒的异常炎症反应有关。COPD 主要累及肺脏,但也可以引起全身(或称肺外)的不良反应。

COPD 是指具有气流受限的慢性支气管炎(慢支)和(或)肺气肿。慢支和肺气肿可单独存在,但在绝大多数情况下是合并存在,无论是单独或合并存在,只要有气流受限,均可以称为 COPD。当其合并存在时,各自所占的比重则因人而异。

慢支的定义为慢性咳嗽、咳痰,每年至少 3 个月,连续 2 年以上,并能排除其他肺部疾病者。

肺气肿的定义为"终末细支气管远侧气腔异常而持久的扩大,并伴有气腔壁的破坏,而无明显的纤维化。"

以上慢支和肺气肿的定义中都没有提到气流受限,而 COPD 是以气流受限为特征的疾病,因此现在国内外均逐渐以 COPD 这一名称取代具有气流受限的慢支和(或)肺气肿。如果一个患者具有 COPD 的危险因素,又有长期咳嗽、咳痰的症状,但肺功能检查正常,则只能视为 COPD 的高危对象,其中一部分患者在以后的随访过程中,可出现气流受限,但也有些患者肺功能始终正常,当其出现气流受限时,才能称为 COPD。

以往有些学者认为支气管哮喘,甚至支气管扩张都应包括在 COPD 之内,但支气管哮喘在发病机制上与 COPD 完全不同,虽然也有慢性气流受限,但其程度完全可逆或可逆性比较大,支气管扩张相对来说是一种局限性病变,二者均不应包括在 COPD 之内。

COPD 不仅累及肺,对全身也有影响,COPD 晚期常有体重下降、营养不良、骨骼肌无力、精神抑郁,由于呼吸衰竭,可并发肺源性心脏病、肺性脑病,还可伴发心肌梗死、骨质疏松等。因此,COPD 不仅是一种呼吸系统疾病,还是一种全身性疾病,在评定 COPD 的严重程度时,不仅要看肺功能,还要看全身的状况。

二、流行病学

COPD 是呼吸系统常见的疾病之一,据世界卫生组织(WHO)调查,1990 年全球 COPD 病死率占各种疾病病死率的第六位,2020 年上升至第三位。据 2003 年文献报道,亚太地区 12 国根据其流行病学调查推算,30 岁以上人群中中重度 COPD 的平均患病率为 6.3%,近期对我国 7 个地区 20 245 个成年人进行调查,COPD 患病率占 40 岁以上人群的 8.2%,患病率之高,十分惊人。另外,流行病学调查还表明 COPD 患病率在吸烟者、戒烟者中比不吸烟者明显为高,男性比女性高,40 岁以上者比 40 岁以下者明显为高。

三、病因

COPD 的病因至今仍不十分清楚,但已知与某些危险因素有关,吸烟是最主要的危险因素,但吸烟者中也只有 15%~20% 发生 COPD,因此个体的易感性也是重要原因,环境因素与个体的易感因素相结合导致发病。

(一)环境因素

1.吸烟

已知吸烟为COPD最主要的危险因素,大多数患者均有吸烟史,吸烟数量愈大、年限愈长,则发病率愈高。被动吸烟能够增加吸入有害气体和颗粒的总量,也可以导致COPD的发生。

2.职业性粉尘化学物质和烟雾

有机或无机粉尘、化学物质和烟雾,如二氧化硅、煤尘、棉尘、蔗尘、盐酸、硫酸、氯气。

3.室内空气污染

用生物燃料,如用木材、畜粪做饭、取暖,通风不良。在不发达国家,这是不吸烟而发生COPD的重要原因。

4.室外空气污染

城市里汽车、工厂排放的废气,如一氧化氮、二氧化氮、二氧化硫、二氧化碳,其他如臭氧等。在COPD的发生上,空气污染作为独立的因素,可能起的作用较小,但可以引起COPD的急性加重。

(二)易感性

易感性包括易感基因和后天获得的易感性。

1.易感基因

比较明确的是缺乏先天性α_1-抗胰蛋白酶缺乏的基因,是COPD的一个致病原因,但这种病在我国还未见报道。有报道COPD在一个家庭中多发,但迄今尚未发现明确的基因。COPD的表型较多,很可能是一种多基因疾病,流行病学调查发现吸烟者与早期慢支患者,其FEV_1逐年下降率与气道反应性有关,气道反应性高者,其FEV_1下降率加速,因此认为气道高反应性也是COPD发病的危险因素。某些研究资料表明气道高反应性与基因有关,总之基因与COPD的关系尚待深入研究。

2.出生低体重

据学龄儿童调查发现出生低体重者肺功能较差,这些儿童以后若吸烟,可能是COPD的一个易感因素。

3.儿童时期下呼吸道感染

许多调查报告表明儿童时期下呼吸道感染与成年后COPD的发病有关,如果这些患病的儿童以后吸烟,则COPD的发病率显著增加;如果不吸烟,则对COPD的发生无明显影响。上述结果提示儿童时期下呼吸道感染可能是吸烟者发生COPD的易感因素,因儿童时期肺组织尚在发育,下呼吸道感染对肺组织的结构与功能均会发生不利影响,如果再吸烟,气道就更容易受到损害而发生COPD,这种因果关系有待今后更多的研究资料去研究并证实。

4.气道高反应性

气道高反应性是COPD的一个危险因素。气道高反应性除与基因有关外,也可以是后天获得,继发于环境因素,如氧化应激反应可使气道反应性增高。

四、发病机制

近年来对COPD的研究已有了很大进展,但对其发病机制至今尚不完全明了。

(一)气道炎症

香烟的烟雾与大气中的有害物质能激活气道内的肺泡巨噬细胞,巨噬细胞处在COPD慢性炎症的关键位置,它被激活后释放各种细胞因子,包括白介素-8(IL-8)、肿瘤坏死因子-α(TNF-α)、干扰素诱导性蛋白-10(IP-10)、单核细胞趋化蛋白-1(MCP-1)与白三烯B4(LTB4)。IL-8与LTB4是中性粒细胞的趋化因子,MCP-1是巨噬细胞的趋化因子,IP-10是$CD8^+$ T淋巴细胞的趋化因子,这些炎症细胞被募集至气道后,在其与组织细胞相互作用下,发生了慢性炎症。TNF-α能上调血管内皮细胞间黏附分子-1(ICAM-1)的表达,使中性粒细胞黏附于血管壁并移行至血管外且向气道内聚集,巨噬细胞与中性粒细胞释放的弹性蛋白酶与TNF-α均能损伤气道上皮细胞,使其释放更多的IL-8,进一步加剧了气道炎症。蛋白酶还可刺激黏液腺增生肥大,使黏液分泌增多,上皮细胞损伤后脱纤毛,以及免疫球蛋白受到蛋白酶的破坏,都能削弱气道的防御功能,容易继发感染。气道潜在的腺病毒感染,可以激活上皮细胞内的核因子-κB的转录,产生IL-8与ICAM-1,吸引更多的中性粒细胞,使炎症持久不愈,这也可以解释为何COPD患者在戒烟以后,病情仍持续进展。$CD8^+$ T淋巴细胞也是重要的炎症细胞,其释放的TNF-α、穿孔素等能使肺泡细胞溶解和凋亡,导致肺气肿。

气道炎症引起的分泌物增多,使气道狭窄;炎症细胞释放的介质可引起气道平滑肌的收缩,使其增生肥厚;上皮细胞与黏膜下组织损伤后的修复过程可导致气道壁的纤维化与气道重塑。以上的病理改变共同导致阻塞性通气障碍。巨噬细胞在COPD炎症反应中的枢纽作用见图3-1,小气道阻塞发生的机制见图3-2。

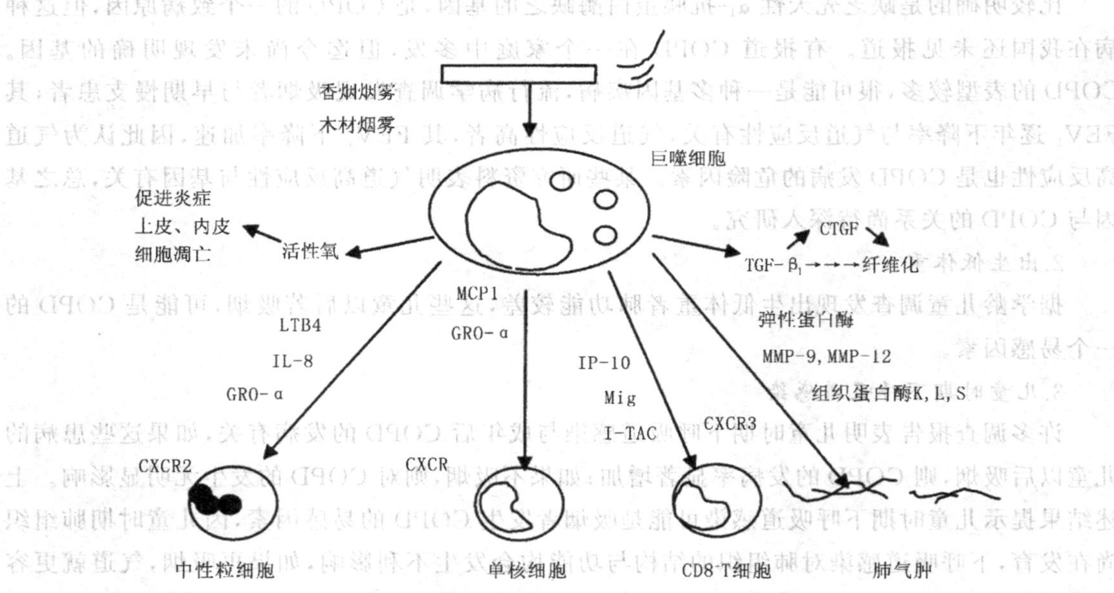

巨噬细胞被香烟烟雾等激活后,可分泌许多炎症因子,促进了COPD炎症的发生。IL-8、生长相关性肿瘤基因α(GRO-α)和白三烯B4(LTB4)趋化中性粒细胞,单核细胞趋化蛋白-1(MCP-1)趋化单核细胞,γ-干扰素诱导性蛋白(IP-10)、γ-干扰素诱导性单核细胞因子(Mig)与干扰素诱导性T细胞α-趋化因子(I-TAC)趋化$CD8^+$ T细胞。巨噬细胞释放基质金属蛋白酶(MMP)和组织蛋白酶溶解弹性蛋白并释放转化生长因子(TGF-β)和结缔组织生长因子(CTGF)导致纤维化。巨噬细胞还产生活性氧,放大炎症反应,损伤上皮和内皮细胞。CXCR:CXC受体。

图3-1 巨噬细胞在COPD炎症反应中的枢纽作用

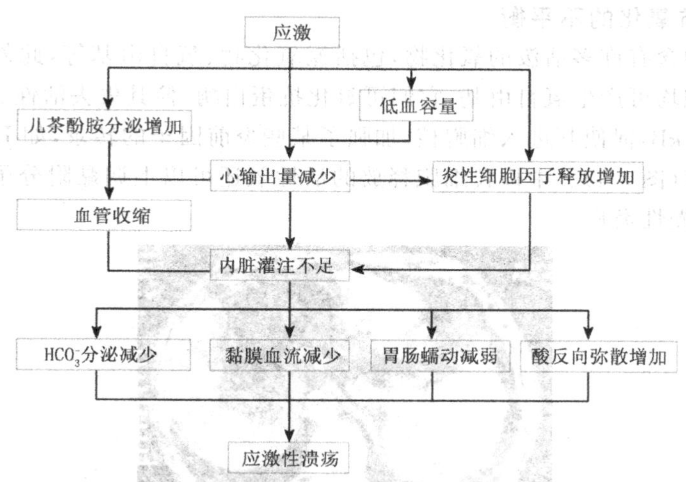

杯状细胞增生，气道炎症，黏液分泌增多；上皮细胞脱纤毛，清除能力降低，胶原沉积，气道重塑。

图 3-2　COPD 小气道阻塞发生机制

(二)蛋白酶与抗蛋白酶的失平衡

香烟等有害气体与颗粒除了引起支气管、细支气管的炎症外，还可引起肺泡的慢性炎症。肺泡腔内有大量的巨噬细胞与中性粒细胞聚集，前者可产生半胱氨酸蛋白酶与基质金属蛋白酶(MMP)，后者可产生丝氨酸蛋白酶与基质金属蛋白酶，它们可水解肺泡壁中的弹性蛋白与胶原蛋白，使肺泡壁溶解破裂，许多小的肺泡腔融合成大的肺泡腔，产生肺气肿。在呼吸性细支气管，则可引起呼吸性细支气管的破坏、融合，产生小叶中心型肺气肿。

在正常情况下，由于抗蛋白酶的存在，可与蛋白酶保持平衡，使其不对组织产生过度的破坏，血浆中的 α_2-巨球蛋白、α_1-抗胰蛋白酶能与中性粒细胞释放的丝氨酸蛋白酶结合而使其失去活性，此外气道的黏液细胞、上皮细胞尚可分泌低分子的分泌性白细胞蛋白酶抑制物(SLPI)，能够抑制中性粒细胞释放的弹性蛋白酶的活性。许多组织能产生半胱氨酸蛋白酶抑制物与组织金属蛋白酶抑制物(TIMP)使这两种蛋白酶失活，但在 COPD 患者中，可能由于基因的多态性，影响了某些抗蛋白酶的产量或功能，使其不足以对抗蛋白酶的破坏作用而发生肺气肿(图 3-3)。

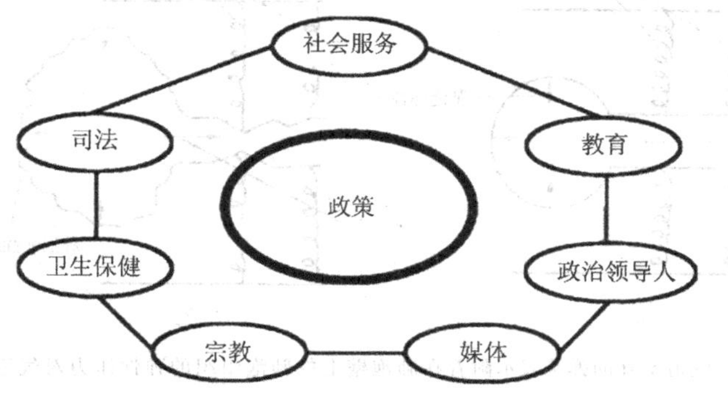

香烟等烟雾导致炎症细胞向气道和肺泡聚集，巨噬细胞和中性粒细胞释放多种蛋白酶，而抗蛋白酶的作用减弱，二者失去平衡。细胞外基质包括弹性蛋白、胶原蛋白受到破坏，发生肺气肿。MMP：基质金属蛋白酶。

图 3-3　肺气肿的发生机制

(三)氧化与抗氧化的不平衡

香烟的烟雾中含有许多活泼的氧化物,包括氮氧化物、氧自由基等,此外炎症细胞如巨噬细胞与中性粒细胞均可产生氧自由基,它们可氧化抗蛋白酶,使其失去活性。氧化物还可激活上皮细胞中的NF-κB,促使其进入细胞核,加强了某些炎前因子的转录,如IL-8与TNF-α等,加重了气道的炎症(图3-4)。中性粒细胞释放的活性氧还可以上调黏附分子的表达和增加气道的反应性,放大慢性炎症。

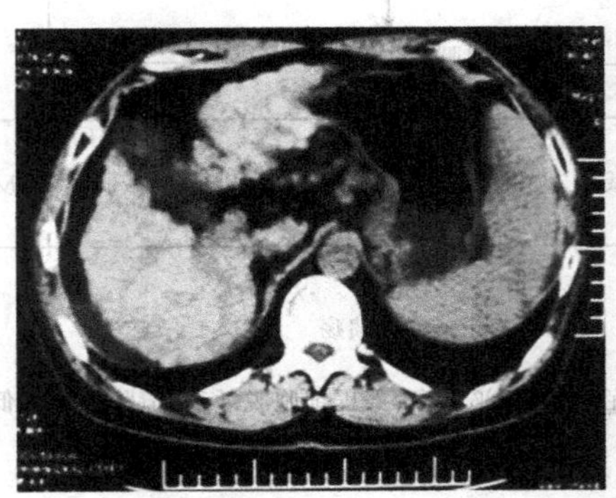

香烟烟雾与炎性细胞产生超氧化物能使上皮细胞中的NF-κB激活,进入细胞核,转录IL-8、TNF-α,中性粒细胞弹性蛋白酶(NE)可刺激黏液腺分泌,超氧化物可使α_1-抗蛋白酶失活,有利于肺气肿的形成。

图3-4 COPD氧化-抗氧化失平衡

五、病理生理

COPD的主要病理生理变化是气流受限,肺泡过度充气和通气灌注比例(V/Q)不平衡。

(一)气流受限

支气管炎症导致黏膜水肿增厚,分泌物增多,支气管痉挛,平滑肌肥厚和气管壁的纤维化使支气管狭窄,阻力增加,流速变慢。

肺气肿时,因肺泡壁的弹性蛋白减少,弹性压降低,呼气时驱动压降低,故流速变慢。此外,因细支气管壁上,均有许多肺泡附着,肺泡壁的弹力纤维对其有牵拉扩张作用,当弹性蛋白减少时,扩张作用减弱,故细支气管壁萎陷,气流受限(图3-5)。

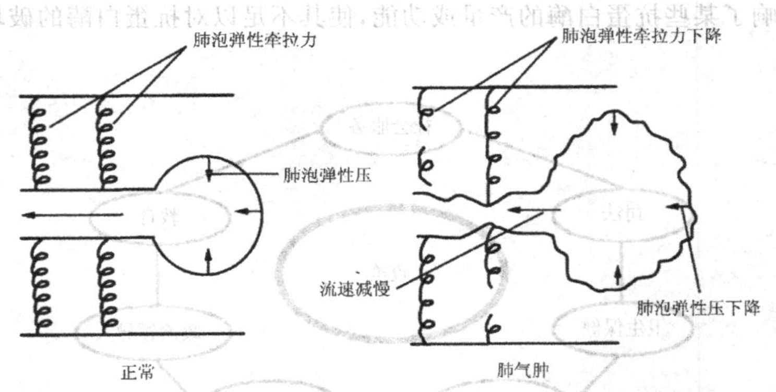

左:正常肺泡与气道,气道壁外的弹簧表示附着在肺泡壁上的肺泡组织的弹性压力对气道壁的牵拉。右:肺气肿时,虽然肺泡容积增加,但弹性压降低,附着在气道壁外侧的肺泡由于弹性压降低,使其对气道的牵拉作用减弱,气道变窄。以上两个原因使气体流速受限。

图3-5 肺气肿时气流受限

在 COPD 患者，由于肺泡弹性压的降低，支气管阻力的增加，最大呼气流速（V_{max}）也明显受限（图 3-6）。

图 3-6 为最大呼气流量-容积曲线（MEFV），从肺总量（TLC）位用力呼气至残气容积（RV）位，纵坐标为流速，横坐标为肺容积。左边线为升支，代表用力呼气的前 1/3；右边线为降支，代表用力呼气的后 2/3。顶点代表用力呼气峰流速，它是用力依赖性的，呼气愈用力，则该点愈高，而在该点以后各点的 V_{max}，则是非用力依赖性的，是在该点的肺容积情况下所得到的最大流速，即使再用力呼气，流速也不再增加。其发生的机制可以用在用力呼气时，胸腔内的气道受到的动态压迫解释（图 3-7）。

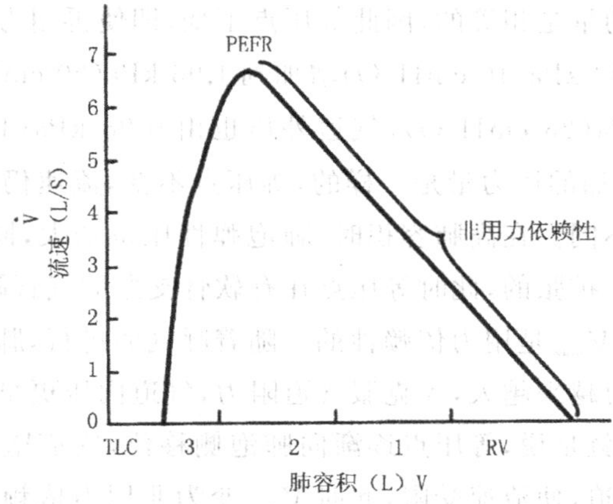

纵坐标为流速（v），横坐标为肺容积（V），曲线的顶点为呼气峰流速（*PEFR*），是用力依赖性的，曲线下降支各点的流速为非用力依赖性的。

图 3-6　正常人最大呼气流量-容积曲线（MEFV）

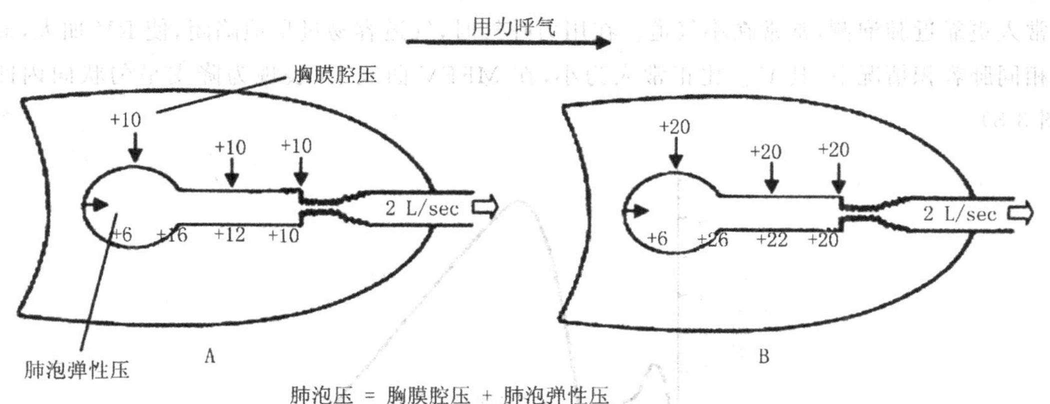

A.肺泡弹性压为 6 cmH_2O，开始用力呼气时，胸膜腔压为 10 cmH_2O，肺泡压为 16 cmH_2O。随着呼气的进行，气道内压逐渐降低，等压点为 10 cmH_2O，等压点下游的气道内压小于气道外压，动态压迫变窄。B.呼气用力加大，胸膜腔压由 10 cmH_2O 增加到 20 cmH_2O，肺泡压由 16 cmH_2O 增加到26 cmH_2O，气道内外的压力增加量是一样的，等压点不变，气道受压部位不变，流速没有增加。

图 3-7　非用力依赖部分的流速受限

图 3-7A 所示在某肺容积情况下，用力呼气时的流速受限，设肺泡弹性压（Pel）＝0.59 kPa

(6 cmH_2O),胸膜腔压(Ppl)=0.98 kPa(10 cmH_2O),肺泡压(Palv)=Pel+Ppl=1.57 kPa(16 cmH_2O),肺泡压为驱动压,驱动肺泡气向口腔侧运动,形成气道内压,在肺泡压驱动流速前进的过程中,必须不断地克服气道的阻力,消耗能量。因此气道内压从肺泡侧到口腔侧,逐渐地减弱,最后气道内压等于大气压,流速停止。由于气道内压不断地减弱,胸腔内的气道必有一点,气道内外的压力达到平衡,这一点称为等压点(EPP),在图 3-7A 中,等压点的压力为 0.98 kPa(10 cmH_2O),在等压点的上游(肺泡侧),气道内压大于胸膜腔压,气道不致萎陷,但在等压点的下游(口腔侧),气道内压小于胸膜腔压,因此气道萎陷,阻力增加,流速降低(动态压迫)。在用力呼气时,胸膜腔压增加,增加肺泡压,同时也增加了对胸腔内气道外侧壁的压力,而且这两个压力增加的量是相等的,因此等压点不变,即使再用力,流速也不会增加。如图 3-7B 所示,胸膜腔压由 0.98 kPa(10 cmH_2O)增加到 1.96 kPa(20 cmH_2O),肺泡压由1.57 kPa(16 cmH_2O)变为 2.55 kPa(26 cmH_2O),气道外压也由 0.98 kPa(10 cmH_2O)变为1.96 kPa(20 cmH_2O),气道内外增加的压力量是一样的,等压点不变,流速仍然受限。应当注意,肺容积不同,等压点的位置也不同。在高肺容积时,肺泡弹性压也加大,同时对气道壁的牵拉作用也加大,因此胸腔内气道是扩张的,此时等压点在有软骨支撑的气管附近,用力呼气,气管不致萎陷,而只会增加流速,故 V_{max} 是用力依赖性的。随着呼气的进行,肺容积越来越小,肺泡弹性压也越来越低,气道的阻力越来越大,为克服气道阻力,气道内压更早地消耗变小,气道内外的压力更早地达到平衡。也就是说,等压点逐渐向肺泡侧移位,气道壁越来越缺少软骨的支撑,容易受到胸膜腔压力的压迫,使流速受限,此时 V_{max} 变为非用力依赖性的。等压点的上游,最大流速取决于肺泡弹性压与气道阻力的大小,而与用力的大小无关。

正常人在用力呼气时的流速容积曲线,同样也显示,开始 1/3 是用力依赖性的,后 2/3 是非用力依赖性的,但 COPD 患者由于肺泡弹性压降低,气道阻力增加,等压点向上游移位,比正常人更靠近肺泡侧,常常在小气道。在用力呼气时,气道容易过早地陷闭,使 RV 加大,而且在相同肺容积情况下,其 V_{max} 比正常人为小,在 MEFV 曲线上,表现为降支呈勺状向内凹陷(图 3-8)。

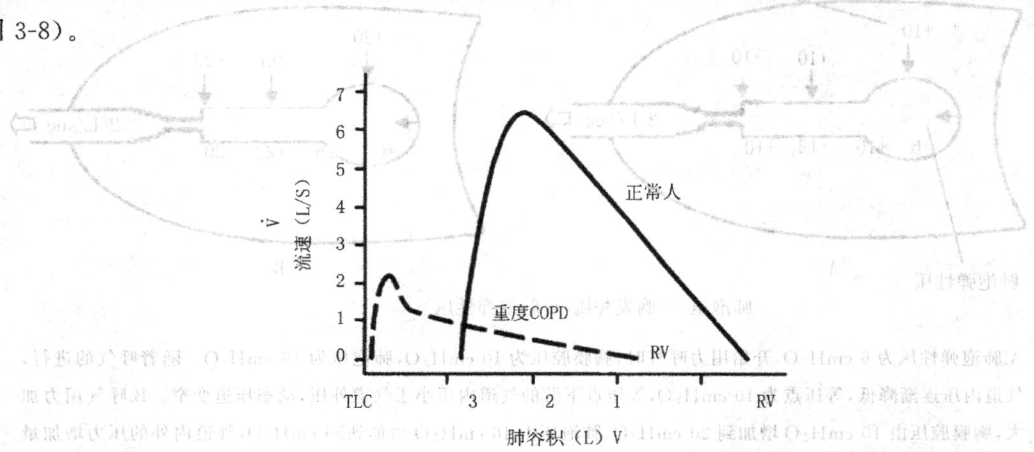

COPD 患者 TLC 与 RV 明显增加,呼气峰流速降低,肺容积小于 70%FVC 时,流速明显受限,曲线的降支呈勺状凹陷。

图 3-8　正常人与重度 COPD 患者的 MEFV 曲线

图 3-8 为一重度 COPD 患者和一正常人 MEFV 曲线的比较，纵坐标为流速，横坐标为肺容积，COPD 患者的肺容积大，PEFR 明显降低，且降支明显地呈勺状向内凹陷。

(二)肺泡过度充气

COPD 患者常有 RV 和功能残气量(FRC)的增加，由于肺泡弹性压的降低和气道阻力的增加，呼气时间延长，在用力呼气末，肺泡气往往残留较多，因而 RV 增加。前述用力呼气时，小气道过早地陷闭，也是 RV 增加的原因。FRC 是潮气呼气末的肺容积，此时向外的胸壁弹性压和向内的肺泡弹性压保持平衡。肺气肿时，肺泡弹性压降低，向外扩张的力强，因而 FRC 增加。COPD 患者在潮气呼吸(平静呼吸)时，由于气道阻力的增加和呼吸频率的增快，呼气时间不够长，往往不足以排出过多的肺泡气，就要开始下一次吸气，因此 FRC 越来越高，这种情况称为动态性过度充气。随着 FRC 的增加，肺泡弹性压也增加，在呼气末，肺泡压可大于大气压，所增加的压力称为内源性呼气末正压(PEEPi)。在下一次吸气时，胸膜腔的负压必须先抵消 PEEPi 后，才能有空气吸入，因而增加了呼吸功。

由于肺容积增加，横膈低平，在吸气开始时，横膈肌的肌纤维缩短，不在原始位置，因而收缩力减弱，容易发生呼吸肌疲劳。

由以上的病理生理可见，中重度 COPD 患者由于动态性肺泡过度充气，肺泡内源性 PEEP，吸气时对膈肌不利的几何学位置，在吸气时均会加重呼吸功，因此感到呼吸困难。特别是体力活动时，需要增加通气量，更感呼吸困难，最后导致呼吸肌疲劳和呼吸衰竭。

COPD 患者，呼气的时间常数延长，时间常数＝肺顺应性×气道阻力，COPD 患者常有肺顺应性与气道阻力的增加，因此时间常数延长。呼气时间常常不足以排出过多的肺泡气，使肺容积增加，肺容积过高时，肺顺应性反而降低(图 3-9)，以致呼吸功增加，肺泡通气量(VA)减少。但若肺泡的血流灌注量更少，肺气肿区仍然是通气大于灌注，存在无效腔通气，无效腔通气是无效通气，徒然增加呼吸功。

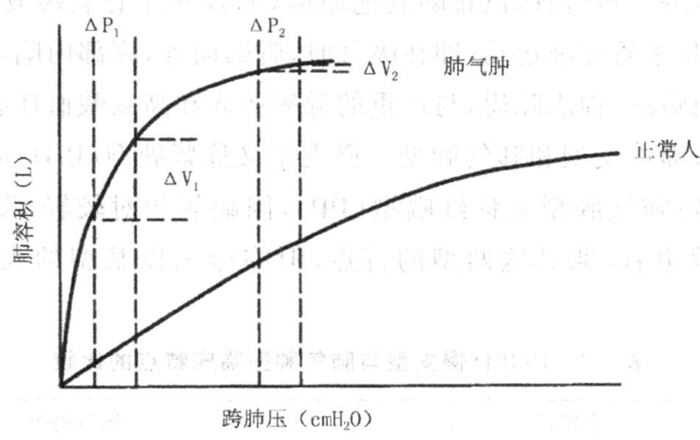

当肺容积较小时，肺气肿肺比正常人肺的顺应性(顺应性＝$\Delta V/\Delta P$)大；而当肺容积过高时，其顺应性比正常人减小。ΔP：压力的改变。ΔV：容积的变化。

图 3-9 正常人和肺气肿时肺的 MEFV 曲线

(三)通气灌注比例不平衡

COPD 患者的各个肺区肺泡顺应性和气道阻力常有差异，因而时间常数也不一致，造成肺泡通气不均。有的肺泡区通气高于血流灌注(高 V/Q 区)，有的肺泡区通气低于血流灌注(低

V/Q 区)。高 V/Q 区有部分气体是无效通气(无效腔通气),低 V/Q 区则流经肺泡的血液得不到充分的氧合,即进入左心,产生低氧血症,这种低氧血症发生的机制是 V/Q 比例不平衡所致。慢性低氧血症会引起肺血管收缩,血管内皮、平滑肌增生和管壁重塑与继发性红细胞增多,产生肺动脉高压和肺心病。

六、临床表现

早期患者,即使肺功能持续下降,可毫无症状,及至中晚期,出现咳嗽、咳痰、气短等症状,痰量因人而异,为白色黏液痰,合并细菌感染后则变为黏液脓性。在长期患病过程中,反复急性加重和缓解是本病的特点,病毒或细菌感染常常是急性加重的重要诱因,常发生于冬季。咯血不常见,但痰中可带血丝,如咯血量较多,则应进一步检查,以排除肺癌和支气管扩张。晚期患者气短症状常非常明显,即使是轻微的活动,都不能耐受。进行性的气短,提示肺气肿的存在。

晚期患者可见缩唇呼吸,呼气时嘴唇呈吹口哨状,以增加气道内压,使肺泡气缓慢地呼出,避免小气道过早地萎陷,以减少 RV。患者常采取上身前倾,两手支撑在椅上的特殊体位,此种姿势,可固定肩胛带,使胸大肌和背阔肌活动度增加,以协助肋骨的运动。患者胸廓前后径增加,肺底下移,呈桶状胸,呼吸运动减弱,叩诊为过清音,呼吸音减弱,肺底可有少量湿啰音。如湿性啰音较多,则应考虑合并支气管扩张,肺炎,左心衰竭等。COPD 在急性加重期,肺部可听到哮鸣音,表示支气管痉挛或黏膜水肿,黏液堵塞,但其程度常不如支气管哮喘那样严重而广泛。患者缺氧时,可出现发绀,如果有杵状指,则应考虑其他原因,如合并肺癌或支气管扩张等。因 COPD 或缺氧本身并不会发生杵状指。合并肺心病时,可见颈静脉怒张,伴三尖瓣收缩期反流杂音,肝大、下肢水肿等。但水肿并不一定表示都有肺心病,因 COPD 呼吸衰竭伴低氧血症和高碳酸血症时,肾小球滤过率减少也可发生水肿。单纯肺心病心衰时,很少有胸腔积液,如有胸腔积液则应进一步检查,以排除其他原因,如合并左心衰竭或肿瘤等。呼吸衰竭伴膈肌疲劳时可出现胸腹矛盾呼吸运动,即在吸气时,胸廓向外,腹部内陷,呼气时相反。并发肺性脑病时,患者可出现嗜睡,神志障碍,与严重的低氧血症和高碳酸血症有关。

COPD 可分两型,即慢支型和肺气肿型。慢支型又称紫肿型(BB),因缺氧发绀较重,常常合并肺心病,水肿明显;肺气肿型又称红喘型(PP),因缺氧相对较轻,发绀不明显,而呼吸困难、气喘较重。大多数患者,兼具这两型的特点,但临床上以某型的表现为主,两型的特点见表 3-1。

表 3-1　COPD 慢支型与肺气肿型临床特点的比较

鉴别项目	慢支型	肺气肿型
气短	轻	重
咳痰	多	少
支气管感染	频繁	少
呼吸衰竭	反复出现	终末期表现
X 线胸片	纹理增重,心脏大	肺透光度增加、肺大疱、心界小
PaO_2/mmHg	<60	$\geqslant 60$

续表

鉴别项目	慢支型	肺气肿型
$PaCO_2$/mmHg	>50	<45
血细胞比容	高	正常
肺心病	常见	少见或终末期表现
气道阻力	高	正常至轻度
弥散能力	正常	降低

七、实验室检查

(一)胸部 X 线与 CT

慢支可见肺纹理增多。如果病变以肺气肿为主,可见肺透光度增加,肺纹理稀少,肋间隙增宽,横膈低平,有时可见肺大疱。普通 X 线片对肺气肿的诊断阳性率不高,即使在中重度肺气肿,其阳性率也只有 40%。薄层(1~1.5 mm)高分辨 CT 阳性率比较高,与病理表现高度相关,CT 上可见到低密度的肺泡腔、肺大疱与肺血管减少,并可区别小叶中心型肺气肿,全小叶型肺气肿或隔旁肺气肿。胸部 X 线检查的另一重要功能在于发现其他肺疾病或心脏疾病,有助于 COPD 的鉴别诊断和并发症的诊断。

(二)肺功能

COPD 的特点是慢性气流受限,要证实有无气流受限,只能依靠肺功能检查,最常用的指标是第一秒钟用力呼气量(FEV_1)占其预计值的百分比(FEV_1%预计值)和 FEV_1 与其用力肺活量(FVC)之比(FEV_1/FVC)。后者是检出早期 COPD 一项敏感的指标,而 FEV_1%预计值对中晚期 COPD 的检查比较可靠。因中晚期 COPD,FVC 的降低比 FEV_1 的降低可相对更多,如果以 FEV_1/FVC 作为检测指标,则其比值可以不低或高。在诊断 COPD 时,必须以使用支气管舒张药以后测定的 FEV_1 为准,FEV_1<80%预计值,和(或)FEV_1/FVC<70%可认为存在气流受限。FEV_1 值要求是使用支气管舒张药以后测定的,是为了去除可逆因素的影响,反映的是基础 FEV_1 值,如果基础值低于正常,则证明该气流受限不完全可逆。FEV_1 可反映大小气道功能,且其重复性好,最为常用,呼气流量峰值(PEF)的重复性比 FEV_1 差,一般不常用。

中晚期 COPD 患者常有 TLC、FRC、RV 与 RV/TLC 比例的增加,但这些改变均非特异性的,不能区别慢支和肺气肿。

肺气肿时由于肺泡壁破坏,肺血管床面积减少,因此肺一氧化碳弥散量(DLCO)降低,降低的程度与肺气肿的严重程度大致平行,如果有DLCO的降低,则提示有肺气肿存在,但无 DLCO 的降低,不能排除有肺气肿,因 DLCO 不是一项敏感的指标。

肺顺应性(CL)可以用肺泡弹性压(Pel)与肺容积(V)相对应的变化表示,即 $CL=\Delta V/\Delta Pel(L/cmH_2O)$。肺气肿时,Pel 降低,CL 增加,可作为肺气肿的一个标志,但测定 Pel,需先测定胸膜腔内压,需放置食管气囊,实际工作中不易实行。

中重度 COPD 患者,常常伴有明显的气短和活动耐力的降低,但气短症状与 FEV_1、FVC 的降低常常不平行,因此许多学者认为现在 COPD 轻重程度的分级,仅根据肺功能是不全面的，还应参考呼吸困难程度（分级）、营养状况[体重指数＝体重（kg）/身高^2（m^2）]、运动耐力（6分钟步行试验）等指标。但也应指出，现在的肺功能分级，仅根据 FEV_1、FVC 的改变也是不全面的，COPD 的气短常常与肺泡的动态性过度充气，内源性 PEEP 等有关。而 FEV_1、FVC 并不是反映肺泡动态性过度充气的指标，深吸气量（IC）＝TLC—FRC，由于 TLC 在短期内变化不大，IC 与 FRC 成反比，IC 能间接反映 FRC 的大小，而 FRC 代表肺泡的充气程度。当肺泡过度充气时，FRC 增加，IC 减少；过度充气改善时，FRC 减少，IC 增加，它是反映气短和活动耐力程度较好的指标。当 IC 降至 40％正常预计值以下时，常有明显的气短和活动耐力的下降，IC 的改变也可作为评价 COPD 治疗效果和预后的重要指标。

（三）动脉血气

测定的指标包括动脉血氧分压（PaO_2）、二氧化碳分压（$PaCO_2$）、酸碱值（pH）。平静时在海平面吸空气情况下，PaO_2＜8.0 kPa（60 mmHg），$PaCO_2$≤6.0 kPa（45 mmHg），表示 COPD 伴有Ⅰ型呼吸衰竭；PaO_2 ＜8.0 kPa（60 mmHg），$PaCO_2$＞6.7 kPa（50 mmHg），表示伴有Ⅱ型呼吸衰竭，pH 的正常范围为7.35～7.45，其测定可帮助判断有无酸碱失平衡。

当 PaO_2 低于正常值时，FEV_1 常在 50％预计值以下。肺心病时，FEV_1 常在 30％预计值以下，PaO_2 常在 7.3 kPa（55 mmHg）以下，慢性呼吸衰竭可导致肺源性心脏病的发生。当有肺心病的临床表现时，即使 FEV_1＞30％预计值，也提示属于第Ⅳ级极重度 COPD。

（四）血红蛋白

当 PaO_2＜7.3 kPa（55 mmHg）时，常伴有红细胞的增多与血红蛋白浓度的增加，因此血红蛋白浓度高时，提示有慢性缺氧的存在。

八、诊断

COPD 是一种渐进性疾病，经过多年的发展才发生症状，因此发病年龄多在 40 岁以后，大多数患者有吸烟史或有害气体粉尘接触史。晚期患者根据其年龄、病史、症状、体征、胸部 X 线、肺功能、血气检查结果不难作出诊断，但在诊断上应注意以下几点。

（1）COPD 患者早期可无任何症状，要做到早期诊断，必须做肺功能检查。正常人自 25 岁以后，肺功能呈自然下降趋势，FEV_1 每年下降 20～30 mL，但 COPD 患者每年下降 40～80 mL，甚至更多。如果一个吸烟者经随访数年（3～4 年），FEV_1 逐年下降明显，即应认为是在向 COPD 发展，应劝患者戒烟。FEV_1/FVC对早期 COPD 的诊断是一个较敏感的指标。在 20 世纪 70 年代与 80 年代早期，小气道功能检查曾风靡一时，如闭合容积/肺活量％（CV/VC％），50％肺活量时最大呼气流速（V_{50}），25％肺活量时最大呼气流速（V_{25}），Ⅲ相斜率（ΔN_2/L）等，当时认为这些指标的异常是早期 COPD 的表现。但经多年的观察，这些指标的异常并不能预测 COPD 的发生，而应以使用支气管舒张药后 FEV_1/FVC，FEV_1％预计值异常作为 COPD 早期诊断的指标。如果FEV_1/FVC＜70％，而 FEV_1≥80％预计值，则是早期气流受限的指征。

（2）慢支的诊断标准是每年咳嗽、咳痰时间超过 3 个月，连续 2 年以上，并能排除其他心肺疾病。但这个时间标准是为做流行病学调查而人为制定的，对个体患者，要了解有无慢性气流受限及其程度，则必须做肺功能检查。如果已有肺功能异常，虽然咳嗽，咳痰时间未达到上述标准，亦应诊断为 COPD；反之，咳嗽、咳痰时间虽然达到了上述标准，但肺功能正常，亦不能诊断为 COPD,而应随访观察。

(3)COPD 患者中的绝大多数慢支与肺气肿并存,但二者的严重程度各异。肺气肿的诊断实际上是一个解剖学诊断,根据其定义,必须有广泛的气腔壁的破坏,但在实际工作中,要求解剖诊断是不可能的,而慢支与肺气肿都可引起慢性气流受限,二者在肺功能上较难区别。如果 DLCO 减少,肺顺应性增加,则有助于肺气肿的诊断,胸部薄层高分辨率 CT 对肺气肿的诊断也有帮助。但应注意吸烟者中有相当一部分人胸部高分辨率 CT 可见肺气肿的影像,只有在肺功能检查时出现气流受限,才能诊断为 COPD。

(4)COPD 轻重程度肺功能的分级(表 3-2)。

表 3-2 COPD 轻重程度肺功能的分级(FEV_1:吸入支气管舒张药后值)

级别	肺功能
Ⅰ级(轻度)	$FEV_1/FVC<70\%$,$FEV_1\geqslant 80\%$预计值
Ⅱ级(中度)	$FEV_1/FVC<70\%$,$50\%\leqslant FEV_1<80\%$预计值
Ⅲ级(重度)	$FEV_1/FVC<70\%$,$30\%\leqslant FEV_1<50\%$预计值
Ⅳ级(极重度)	$FEV_1/FVC<70\%$,$FEV_1<30\%$预计值或 $30\%\leqslant FEV_1<50\%$预计值,伴有慢性呼吸衰竭

(5)COPD 发展过程中,根据病情可分为急性加重期和稳定期。急性加重期是指患者在其自然病程中咳嗽、咳痰、气短急性加重,超越了平常日与日间的变化,需要改变经常性治疗者。急性加重的诱因,主要是支气管病毒或细菌的感染和空气污染,但也有 1/3 原因不明。急性加重时,痰量增加,变为脓性或黏液脓性,肺部可出现哮鸣音或伴发热等。合并肺炎时,虽然也可诱发急性加重,但肺炎本身并不属于急性加重的范畴;稳定期患者咳嗽、咳痰、气短等症状稳定或症状轻微。

(6)晚期支气管哮喘和支气管扩张患者,肺功能可类似 COPD,不应诊断为 COPD,但可合并有 COPD。在诊断 COPD 时必须排除其他可能引起气流受限的疾病。

九、鉴别诊断

COPD 应注意与支气管扩张、肺结核、支气管哮喘、特发性间质性肺炎等鉴别。前二者根据其临床表现和胸部 X 线不难鉴别,而 COPD 与支气管哮喘的鉴别有时比较困难,二者均有 FEV_1 的降低,通常是以慢性气流受限的可逆程度协助诊断,具体方法如下。

(1)支气管舒张试验。①试验时患者应处于临床稳定期,无呼吸道感染。试验前 6 h、12 h 分别停用短效与长效 β_2 受体激动剂,试验前 24 h 停用茶碱制剂。②试验前休息 15 min,然后测定 FEV_1 共 3 次,取其最高值,吸入沙丁胺醇,或特布他林 2~4 喷,10~15 min 后再测定 FEV_1 3 次,取其最高值。③计算 FEV_1 改善值,如果 $FEV_1>12\ \%$且 FEV_1 绝对值在吸药后增加 200 mL 以上,为支气管舒张试验阳性,表示气流受限可逆性较大,支持支气管哮喘的诊断;如吸药后 FEV_1 改善率低于 15%则支持 COPD 的诊断。本试验在吸药后 FEV_1 改善率愈大,则对阳性的判断可靠性愈大,如果吸药后 FEV_1 绝对值的改善大于 400 mL,则更有意义。

因有 10%~20%的 COPD 患者支气管舒张试验也可出现阳性,故单纯根据这一项检查来鉴别是哮喘或 COPD 是不可取的,还应结合临床表现,综合判断才比较可靠。

(2)在临床工作中经常遇到的是关于慢性喘息型支气管炎(慢喘支)的鉴别诊断问题,慢喘支与支气管哮喘很难区别。所谓慢喘支可能包括两种情况，一种是COPD合并了支气管哮喘，另一种是COPD急性加重期时，肺部出现了哮鸣音。如果一个COPD患者，出现了典型的支气管哮喘症状，如接触某些过敏原或刺激性气体后，肺部出现广泛的哮鸣音，过敏性体质，皮肤过敏原试验阳性，支气管舒张试验阳性，对皮质激素治疗反应良好，则应诊断为COPD合并支气管哮喘。哮鸣音并非支气管哮喘所独有，某些COPD患者在急性加重时亦可出现哮鸣音，如果不具备以上哮喘发作的特点，则不应诊断为COPD合并哮喘，而应诊断为单纯的COPD。慢性喘息型支气管炎这一名词以不用为宜，因应用这一名词，容易与COPD合并支气管哮喘发生混淆。

(3)COPD还应与特发性间质性肺炎相鉴别，因二者均有慢性咳嗽，气短等症状。后者X线胸片上的网状纹理容易误认为是慢支，但如果注意到其他特点则不难鉴别，COPD的肺容积增加而特发性间质性肺炎肺容积减小；前者肺功能为阻塞性通气障碍而后者为限制性通气障碍，胸部高分辨率CT更容易将二者区别开来。应当注意的是COPD合并特发性间质性肺炎或其他限制性肺疾病时，其肺功能则兼具阻塞性通气障碍和限制性通气障碍的特点，由于二者FEV_1、FVC都可以降低，此时诊断阻塞性通气障碍主要是根据FEV_1/FVC的降低，而限制性通气障碍主要是TLC的减少。

十、治疗

治疗的目的：①缓解症状；②预防疾病进展；③改善活动的耐受性；④改善全身状况；⑤预防治疗并发症；⑥预防治疗急性加重；⑦降低病死率。

(一)稳定期的治疗

1.戒烟

COPD与吸烟的关系十分密切，应尽一切努力劝患者戒烟，戒烟以后，咳嗽、咳痰可有很大程度的好转。对已有肺功能损害的患者，即使肺功能不能逆转，但戒烟后也可以明显延缓病情的发展，提高生存率。对每一个COPD患者，劝其戒烟是医生应尽的职责，也是一项重要的治疗，据调查经医生3分钟的谈话，可使5%～10%的患者终身戒烟，其效果是可观的。

2.预防治疗感染

病毒与细菌感染常是病情加重的诱因，因寄生于COPD患者下呼吸道的细菌经常为肺炎链球菌与流感嗜血杆菌，如痰色变黄，提示细菌感染。可选用羟氨苄青霉素、羟氨苄青霉素/棒酸、头孢克洛、头孢呋肟等，重症患者可根据痰培养结果，给予抗生素治疗。为预防流感与肺炎，可行流感疫苗与肺炎链球菌疫苗的预防注射，流感疫苗能减少COPD的重症和病死率50%左右，效果显著；肺炎链球菌疫苗可减少肺炎的发生，对65岁以上的老年人或肺功能较差者推荐应用。

3.排痰

COPD患者的咳嗽是因痰多引起，因此应助其排痰而不是单纯镇咳。有些患者痰液黏稠，不易咳出，不仅影响通气功能，还会增加感染机会，可口服沐舒坦、氯化铵或中药祛痰药等，也可超声雾化吸入，注意补充液体，入量过少则会使痰液干燥黏稠，不易咳出。

4.抗胆碱能药物

COPD患者的迷走神经张力较高，而支气管基础口径是由迷走神经张力决定的，迷走神经张力愈高，则支气管基础口径愈窄。此外，各种刺激均能刺激迷走神经末梢，反射性地引起支气管痉挛，抗胆碱能药物可与迷走神经末梢释放的乙酰胆碱竞争性地与平滑肌细胞表面的胆碱能受体相结合，因而可阻断乙酰胆碱所致的支气管平滑肌收缩，对COPD患者有舒张支气管的作用，并可与β_2受体激动剂合用，比单一制剂作用更强。

抗胆碱能药物吸入剂有溴化异丙托品，它是阿托品的四胺衍生物，难溶于脂质，因此与阿托品不同，经呼吸道或胃肠道黏膜吸收的量很少，从而可避免吸入后类似阿托品的一些不良反应。用定量吸入器(MDI)每日喷3～4次，每次2喷，每喷20 μg，必要时每次可喷40～80 μg，水溶液用雾化器雾化吸入，每次剂量可用0.025%水溶液2 mL(0.5 mg)，用生理盐水1 mL稀释，吸入后起效时间为5 min，30～60 min达高峰，维持4～6 h。由于此药不良反应较少，可长期吸入，但溴化异丙托品的作用时间短，疗效也不是很理想。

新近研制的长效抗胆碱能药噻托溴铵，一次吸入后，其作用超过24 h。胆碱能的受体为毒蕈碱受体，在人体主要有M_1、M_2、M_3 3种亚型。M_1存在于副交感神经节，能介导乙酰胆碱的传递；M_3分布在气道平滑肌细胞上，可能还分布在黏膜下腺体细胞上，能介导乙酰胆碱的作用。故M_1、M_3能促进气道平滑肌收缩和黏液腺分泌。M_2分布在胆碱能神经末梢上，能反馈性地抑制乙酰胆碱的释放，故能部分地抵消M_1、M_3的作用。噻托溴铵能够竞争性地阻断乙酰胆碱与以上受体的结合，其对M_1、M_3的亲和力，比溴化异丙托品强10倍，而其解离速度则慢100倍；对M_2的亲和力，虽然噻托溴铵也比溴化异丙托品强10倍，但二者与M_2的解离速度都比与M_1、M_3的解离速度快得多，因此噻托溴铵对M受体具有选择性，对乙酰胆碱的阻断作用比溴化异丙托品强而且持久。每日吸入18 μg，作用持续超过24 h，能够有效地舒张支气管，减少肺泡动态性过度充气，缓解呼吸困难，其治疗作用6周达到高峰，能够减少COPD的急性加重和住院率。噻托溴铵的缺点是起效时间稍慢，约为30 min，吸入后3 h作用达高峰，因此在急性加重期，不宜于单独用药，其口干的不良反应较溴化异丙托品常见，但并不严重，多数患者可以耐受。

5.β_2受体激动剂

能舒张支气管，并有刺激支气管上皮细胞纤毛运动以利排痰的作用，可以预防各种刺激引起的支气管痉挛。常用的气雾剂有沙丁胺醇、特布他林等。前者每次吸入100～200 μg(喷吸1～2次)，每日3～4次；后者每次吸入250～500 μg，每日3～4次，吸入后起效时间为5 min，1 h作用达高峰，维持4～6 h。

6.氨茶碱

有舒张支气管，加强支气管上皮细胞纤毛运动，改善膈肌收缩力的作用，根据病情缓急，可口服或静脉点滴，但后者可使心率增快，宜慎用。目前有长效茶碱控释片，每日2次，一次1片，可维持疗效24 h。茶碱血浓度监测对估计疗效和不良反应有一定意义，超过5 mg/L即有治疗作用；超过15 mg/L时，不良反应明显增加。

7.糖皮质激素

长期吸入皮质激素并不能改变COPD患者FEV_1下降的趋势，但对FEV_1＜50%预计值并有症状和反复发生急性加重的COPD患者，规则地每日吸入布地奈德/福莫特罗，或沙美特罗/氟地卡松联合制剂可减少急性加重的发作。前者干粉每吸的剂量为160 μg/4.5 μg，后者干粉每吸的剂量为50 μg/250 μg，每次1～2吸，每日2次。

8.氧疗

氧疗的指征为：①PaO_2≤7.3 kPa(55 mmHg)或动脉血氧饱和度(SaO_2)≤88%，有或无高碳酸血症；②PaO_2 7.3～8.0 kPa(55～60 mmHg)，或SaO_2<89%，并有肺动脉高压、心力衰竭水肿或红细胞增多症(血细胞比容>55%)。COPD呼吸衰竭患者除低氧血症外，常伴有二氧化碳潴留，吸入氧浓度(FiO_2)过高，会加重二氧化碳潴留，对呼吸衰竭患者应控制性给氧，氧流量1～2 L/min。呼吸衰竭患者最大的威胁为低氧血症，会造成脑缺氧的不可逆性损害。因此，对COPD合并明显的低氧血症患者，应首先给氧。但氧疗的目标是在静息状态下，将PaO_2提高到8.0～10.0 kPa(60～75 mmHg)，或使SaO_2升至90%～92%。如果要求更高，则需加大FiO_2，容易发生二氧化碳麻醉。

COPD所致的慢性低氧血症患者，使用长期的家庭氧疗，每天吸氧15小时以上，生存率有所改善。长期吸氧可以缓解患者的呼吸困难，改善生活质量，树立生活信心。对肺心病患者可以降低肺动脉压，改善心功能，应作为一个重要的治疗手段。

9.强心药与血管扩张药

对肺心病患者除伴有左心衰竭或室上性快速心律失常需用洋地黄。因缺氧时容易发生洋地黄中毒，所以对肺心病的治疗主要依靠纠正低氧血症和高碳酸血症，改善通气，控制感染，适当利尿等。近年来使用血管扩张药以降低肺动脉压的报道很多，其目的是减少右心室的后负荷，增加心排血量，改善氧合和组织的供氧，但使用血管扩张药后，有些患者的PaO_2反而下降。COPD患者缺氧的主要原因是肺内的V/Q比例不平衡，低V/Q区因为流经肺泡的血液不能充分氧合，势必降低PaO_2，出于机体的自我保护机制，低V/Q区的供血小动脉发生反射性痉挛，以维持V/Q比例的平衡，使用血管扩张药后，低V/Q区的供血增加，又恢复了V/Q比例的不平衡，故PaO_2下降。而这部分增加的供血，则是由正常V/Q区或高V/Q区转来，使这两个区域的V>Q，增加了无效腔通气，使$PaCO_2$增加。一氧化氮吸入，是选择性肺血管扩张药，但对COPD的缺氧治疗同样无效，还会增加V/Q比例的不平衡；而对急性呼吸窘迫综合征(ARDS)治疗有效。因后者的缺氧机制是肺内分流，而前者的缺氧机制是V/Q比例不平衡，故吸入一氧化氮对COPD不宜。

10.肺减容手术(LVRS)

对非均匀性肺气肿，上叶肺气肿较重而活动耐力下降的患者，切除过度扩张的部分，保留较轻的部分，可以减少TLC、FRC，改善肺的弹性压与呼吸肌功能，改善生活质量。但由于费用昂贵，又是一种姑息手术，只能有选择地应用于某些患者。

11.肺移植

对晚期COPD患者，经过适当的选择，肺移植可改善肺功能和生活质量。但肺移植的并发症多，成功率低，费用高，目前很难推广。

12.呼吸锻炼

对COPD患者应鼓励其做缓慢的深吸气深呼气运动，胸腹动作要协调，深呼气时要缩唇，以增加呼气时的阻力，防止气道萎陷。每天要有适合于自身体力的运动，以增加活动的耐力。

13.营养支持

重度COPD患者常有营养不良表现，可影响呼吸肌功能和呼吸道的防御功能，因此饮食中应含足够的热量和营养成分。接受呼吸机治疗的COPD患者，如果输入碳水化合物过多，会加重高碳酸血症，但对非呼吸机治疗患者则不必过多地限制碳水化合物。减少碳水化合物，必然要增加脂肪含量，会引起患者厌食，营养支持是否能减少重症的发作和病死率，尚有待进一步的研究。

总之，稳定期COPD的治疗应根据病情而异，其分级治疗，表3-3可供参考。

表3-3 稳定期COPD患者的推荐治疗

分期	特征	治疗方案
Ⅰ级(轻度)	$FEV_1/FVC<70\%$，$FEV_1\geqslant80\%$预计值	避免危险因素；接种流感疫苗；按需使用支气管扩张药
Ⅱ级(中度)	$FEV_1/FVC<70\%$，$50\%\leqslant FEV_1<80\%$预计值	在上一级治疗的基础上，规律应用一种或多种长效支气管扩张药，康复治疗
Ⅲ级(重度)	$FEV_1/FVC<70\%$，$30\%\leqslant FEV_1<50\%$预计值	在上一级治疗的基础上，反复急性发作，可吸入糖皮质激素
Ⅳ级(极重度)	$FEV_1/FVC<70\%$，$FEV_1<30\%$预计值或$30\%\leqslant FEV_1<50\%$预计值，伴有慢性呼吸衰竭	在上一级治疗的基础上，如有呼吸衰竭、长期氧疗，可考虑外科治疗

(二)急性加重期的治疗

(1)重症患者应测动脉血气，如果pH失代偿，说明患者的病情是近期内加重，肾脏还未来得及代偿。应当详细了解过去急性加重的诱因、频率和治疗情况，稳定期和加重期的血气情况，以作为此次治疗的参考。

(2)去除诱因。COPD急性加重的诱因常见的有呼吸道感染(病毒或细菌)、空气污染，其他如使用镇静药、吸氧浓度过高或其他并发症，也可使病情加重。其中吸氧浓度过高，可抑制呼吸，$PaCO_2$上升，以致发生神志障碍，甚为常见，必须仔细询问病史。当$PaCO_2$在12.0 kPa(90 mmHg)以上，又有吸氧史，常常提示吸氧浓度过高，应采用控制性给氧。肺心病患者因使用利尿药或皮质激素，均容易造成低钾、低氯性代谢性碱中毒，代谢性碱中毒可抑制呼吸，脑血管收缩和氧解离曲线左移，加重缺氧，去除诱因后，病情自然会有所好转。其他肺炎、肺血栓栓塞、左心衰竭、自发性气胸等所产生的症状也很类似COPD急性加重，必须仔细鉴别，予以相应的治疗。

(3)低流量氧吸入，每分钟氧流量不大于2 L，氧疗的目标是保持PaO_2在8.0～10.0 kPa(60～75 mmHg)，或SaO_2 90%～92%，吸氧后30～60 min应再测血气。如果PaO_2上升且pH下降不明显，或病情好转，说明给氧适当；如果$PaO_2>10.0$ kPa(75 mmHg)，就有可能加重二氧化碳潴留和酸中毒。

(4)重症患者可经雾化器吸入支气管舒张药，0.025%溴化异丙托品水溶液2 mL(0.5 mg)加生理盐水1 mL和(或)0.5%沙丁胺醇0.5 mL加生理盐水2 mL吸入，4～6 h一次。雾化器的气源应使用压缩空气，而避免用氧气，因使用雾化器时，气源的流量近5～7 L/min，可使

$PaCO_2$ 急剧升高，但在用雾化器时，应同时给予低流量氧吸入。在急性加重期也可联合糖皮质激素和 β_2 受体激动剂治疗，或短效支气管舒张药，加用噻托溴铵。

(5)酌情静脉点滴氨茶碱 500～750 mg/d，速度宜慢，在可能条件下应动态监测氨茶碱血清浓度，使其保持在 10～15 μg/mL。

(6)应用广谱抗生素和祛痰药。

(7)如无糖尿病、溃疡、高血压等禁忌证，可口服泼尼松 30～40 mg/d，或静脉点滴其他相当剂量的糖皮质激素，共 7～10 d。延长疗程并不会增加疗效，反而增加不良反应。

(8)如有肺心病心衰体征，可适当应用利尿药。

(9)机械通气治疗。目的是通过机械通气，支持生命，降低病死率，缓解症状，同时争取时间，通过药物等其他治疗使病情得到逆转。机械通气包括有创或无创，近年来通过随机对照研究，证明无创通气治疗急性呼吸衰竭的成功率，能达 80%～85%，能够降低 $PaCO_2$，改善呼吸性酸中毒，减少呼吸频率和呼吸困难，缩短住院时间。由于减少了有创插管通气，避免了并发症，也就降低了病死率，但无创通气并非适合所有患者，其适应证和禁忌证见表 3-4。有创性机械通气的适应证见表 3-5。

表 3-4　无创性正压通气在 COPD 加重期的应用指征

适应证(至少符合其中两项)
中至重度呼吸困难，伴辅助呼吸肌参与呼吸并出现胸腹矛盾呼吸运动
中至重度酸中毒(pH 7.30～7.35)和高碳酸血症($PaCO_2$ 6.0～8.0 kPa/45～60 mmHg)
呼吸频率>25/min
禁忌证(符合下列条件之一)
呼吸抑制或停止
心血管系统功能不稳定(低血压，心律失常，心肌梗死)
嗜睡、意识障碍或不合作者
易误吸者(吞咽反射异常，严重上消化道出血)
痰液黏稠或有大量气道分泌物
近期曾行面部或胃食管手术
头面部外伤，固有的鼻咽部异常
极度肥胖
严重的胃肠胀气

表 3-5　有创性机械通气在 COPD 加重期的应用指征

严重呼吸困难，辅助呼吸肌参与呼吸，并出现胸腹矛盾呼吸运动
呼吸频率>35/min
危及生命的低氧血症(PaO_2<5.3 kPa(40 mmHg)或 PaO_2/FiO_2<26.7 kPa(200 mmHg)
严重的呼吸性酸中毒(pH<7.25)及高碳酸血症
呼吸抑制或停止
嗜睡、意识障碍

续表

严重心血管系统并发症(低血压、休克、心力衰竭)
其他并发症(代谢紊乱、脓毒血症、肺炎、肺血栓栓塞、气压伤、大量胸腔积液)
无创性正压通气治疗失败或存在无创性正压通气的使用禁忌证

机械通气的目标是使 PaO_2 维持在 8.0～10.0 kPa(60～75 mmHg),或 SaO_2 90%～92%。$PaCO_2$ 也不必降至正常范围,而是使其恢复至稳定期水平,pH 保持正常即可。如果要使 $PaCO_2$ 降至正常,则会增加脱机的困难,同时 $PaCO_2$ 下降过快,肾脏没有足够的时间代偿,排出体内过多的 HCO_3^- 由呼吸性酸中毒转为代谢性碱中毒,对机体极为不利。

(10)呼吸兴奋药。COPD 呼吸衰竭急性加重期患者,是否应使用呼吸兴奋药,尚有不同意见。呼吸衰竭患者大多有呼吸中枢兴奋性增高,对这类患者使用呼吸兴奋药,徒然增加全身的氧耗,弊多利少。

十一、预后

影响预后的因素很多,但据观察,与预后关系最为密切的是患者的年龄与初始 FEV_1 值,年龄愈大、初始 FEV_1 值愈低,则预后愈差,长期家庭氧疗已被证明可改善预后。COPD 的预后,在个体间的差异较大,因此对一个患者而言,预言其生存时间的长短是不明智的。

第四节 急性上呼吸道感染

上呼吸道感染(URTIs)是最常见的呼吸道感染性疾病,某些病种或病原体感染如流行性感冒具有较强的传染性。急性呼吸道感染常常由病毒引起,是先前健康的成人和儿童易患的最常见疾病。上呼吸道的解剖范围包括鼻腔-鼻窦、咽(鼻咽、口咽、喉咽)、喉和中耳以及隆突以上的气管部分,凡是这些部位的感染都属于 URTIs,因此 URTIs 不是一个疾病诊断,而是一组疾病。由于强调的侧面不一,不同专业关于 URTIs 的含义并不完全一致。

病原体以病毒最常见,而细菌、支原体、衣原体、真菌、螺旋体亦有所见。RNA 病毒和 DNA 病毒均可引起此类感染,所产生的临床症状严重程度可表现为轻至感冒,重至肺炎或致死。每种病毒也可因宿主的年龄和免疫状态的不同,而表现为不同的临床症状。每一种与病毒感染相关的呼吸道症状,也可能由不同的病毒感染所致。

一、普通感冒

“普通感冒”实际上并不是指单一的某种病毒感染,而是很多病毒性呼吸道疾病临床表现的一部分。感冒是一种急性上呼吸道病毒感染中最常见病种,多呈自限性,但发生率高。在感冒高峰季节,成人平均发生 6～8 例/(千人·天),每人每年发生感冒 2～4 次。在儿童,感冒发生率更高,每年 6～8 次。

【病原体】

感冒有关的病原体包括鼻病毒、腺病毒、呼吸道合胞病毒、流感病毒、副流感病毒、呼肠病毒、肠道病毒的柯萨奇 A21,A24,A1～10,ECH019,20 等。

【流行病学】

普通感冒大多为散发性，在全世界范围内分布极普遍，热带地区少见。一般一年四季都可发生，冬春季节发病有增加倾向。气温、降雨量、湿度等气象条件的变化和感冒的发生未证实有显著的关系。但有观点认为气温的急剧变化可以增加呼吸道黏膜的敏感性，是引起感冒的诱因。

理论上，呼吸道病毒主要通过咳嗽和喷嚏为媒介，以呼吸道飞沫气溶胶传播，在人群密集的环境中更易发生感染。也可通过直接接触或间接接触而发生感染。自然条件下人是唯一的宿主，病原体是由人传染人的。在发病前 24 小时到发病后 2 天传染性最强，同一个患者鼻黏液的病毒滴度往往比咽部要高 10～100 倍。鼻黏膜对鼻病毒十分敏感，比下呼吸道敏感性大很多，但在一些无并发症的感冒人群也能在下呼吸道检出病毒。感染症状受宿主生理状况的影响，过劳、抑郁、鼻咽过敏性疾病和月经期等均可加重症状。

【发病机制和病理】

大多数的普通感冒与鼻病毒感染有关，因此发病机制研究多以鼻病毒为主。病毒通过直接接触或飞沫传播，鼻病毒首先黏附于鼻咽部的受体，通常认为是腺样体淋巴上皮区域的 M 细胞含有的细胞间黏附分子-1(ICAM-1)，并借鼻腔的黏液纤毛运动达到后鼻咽部，病毒迅速复制，并向前扩散到鼻道。鼻病毒感染时可能会出现 ICAM-I 表达上调的情况。用 1 个 TCID50(半数组织培养感染浓度)病毒感染人，经 24 小时，鼻分泌物中可发现少量病毒，48～72 小时病毒滴度上升到最高峰，并可持续释放病毒一周以上，之后快速下降，大约感染 3 周后就无法检出。鼻分泌物的病毒滴度可达 300$TCID_{50}$/ml，口咽分泌物和唾液的含量分别为 30$TCID_{50}$/ml 和 10$TCID_{50}$/ml。鼻腔上皮细胞活检及鼻腔分泌物的研究提示，感染大多局限于相对少数的鼻黏膜纤毛上皮细胞。在自然感染感冒的患者，可见鼻黏膜上皮细胞的脱落，但上皮的内层仍然保持完整，细胞边界的结构正常。由于病毒在 33℃左右复制最好，因此大部分鼻病毒复制发生在鼻咽部和鼻道。但有研究用原位杂交的方法也能从支气管切片中检测到鼻病毒 RNA，这可能与上呼吸道、气管和大支气管的温度与鼻腔相近有关，在机体深部 37℃的条件下病毒复制可能受限。鼻病毒感染并不伴有鼻黏膜淋巴细胞数量的显著增加，但在鼻黏膜和分泌物中多形核白细胞数量有明显的增多，可能与被感染细胞分泌的白介素 8(IL-8)的作用有关。因此，引起鼻病毒感冒症状的直接原因可能并不是病毒引起的细胞损伤，而是炎症介质在起重要作用。在感染早期，由于血管渗透性的增加，鼻分泌物中可出现高水平的血浆蛋白。在感染后期，腺体分泌物(乳铁蛋白、溶菌酶和分泌性免疫球蛋白 A)为主。在感冒期间鼻分泌物中激肽、白介素 1(IL-1)、白介素 6(IL-6)和 IL-8 水平增高，其中激肽和 IL-8 浓度与症状相关联。中耳内的促炎因子和细胞黏附分子的合成增加也可能参与感冒相关的中耳炎的发病过程。

病理变化与病毒毒力和感染范围有关。一般在呼吸道上皮细胞检测不到明显的病理改变。但仍可出现一些炎症反应，呼吸道黏膜水肿、充血，出现渗液(漏出或渗出)，多形核白细胞在感染早期即浸润鼻黏膜上皮细胞，但这种炎症仅在有症状的情况被观察到。修复较为迅速，一般不造成组织损伤。不同病毒可引起不同程度的细胞增生和变性。鼻黏膜纤毛的破坏持续时间可达 2～10 周。当感染严重时，鼻窦、咽鼓管和中耳道可能被阻塞，造成继发感染。

【临床表现】

潜伏期1～3天不等，随病毒而异，肠病毒较短，腺病毒、呼吸道合胞病毒等较长。感冒大多呈自限性，成年患者病程的中位期大约是7天，大约有四分之一的人持续2周。多数认为普通感冒主要包括鼻咽和不同程度的咽炎症状。大多先有鼻和喉部灼热感，鼻黏膜变红、水肿，出现鼻塞、打喷嚏、流涕、全身不适和肌肉酸痛。症状在48小时达高峰，患者在发病前1天至发病后5天具有传染性。普通感冒通常不发热或仅有低热，尤其是鼻病毒或冠状病毒感染时。可有眼结膜充血、流泪、畏光、眼睑肿胀、咽喉黏膜水肿，频繁地咳嗽并常为阵发性或持续性。鼻腔分泌物初始为大量水样清涕，以后变为黏液性或脓性。黏脓性分泌物不一定表示继发细菌感染。咳嗽通常不剧烈，持续时间可达2周。脓性痰或严重的下呼吸道症状提示鼻病毒以外的病毒合并或继发细菌性感染。小儿感冒时，比成人的临床表现严重，发热可达39℃以上，可出现某些下呼吸道和消化道症状。

普通感冒并发症包括鼻旁窦和中耳的继发细菌感染，以及哮喘、慢性支气管炎、肺气肿的急性加重。感冒也常累及中耳，在成人病例中，感冒者大约有2%出现有症状的中耳炎，患儿比率更高。在伴渗出的中耳炎儿童病例中，有20%～40%在中耳液中检测到鼻病毒和其他普通感冒病毒。呼吸道合胞病毒、流感病毒和腺病毒的感染经常伴有中耳炎。

感冒伴有鼻旁窦异常，在77%的感冒病例可观察到鼻窦黏膜增厚或鼻窦渗出物。在自然发生的成人感冒病例中，仅在很少比例(0.5%～5%)的患者观察到急性鼻窦炎的临床表现。

鼻病毒还是成人或儿童的哮喘急性发作的主要原因。目前导致敏感性增加的机制仍不清楚，可能与机体对感染的免疫反应发生改变有关。鼻病毒感冒可能通过增强气道的过敏反应，如在受到抗原攻击后组胺的释放和嗜酸性粒细胞的募集，从而增加哮喘的发生。鼻病毒业已被证实为慢性阻塞性肺疾病急性加重的重要原因之一。

【诊断和鉴别诊断】

大多数的普通感冒与鼻病毒或其他微小RNA病毒感染有关，其他经常引起感冒的病原体还包括冠状病毒、副流感病毒、呼吸道合胞病毒等，也偶有涉及其他多种病源。但引起感冒的病毒种类繁多，一般临床实验室不易开展病源诊断，因此常根据临床症状特点作出诊断，主要依据为：出现鼻炎、流鼻涕、打喷嚏、鼻塞、轻度咽炎和咳嗽等上呼吸道症状明显而全身症状相对较轻，并排除过敏性鼻炎等非感染性上呼吸道炎，即可作出诊断。

鉴别诊断：

1.流行性感冒

流行性感冒感染时，鼻炎症状不明显，全身不适、肌肉痛等症状多见(详细见流感部分)。

2.鼻腔疾病

①变应性鼻炎产生的症状和普通感冒最相似，而变应性鼻炎是一种非传染性的疾病，有典型的喷嚏、鼻漏和鼻塞症状，而且有明确的过敏史。学龄前儿童变应性鼻炎常与感染性鼻炎相混淆。然而症状持续2周以上提示应寻找感染以外的其他病因，除了喷嚏、鼻痒、流涕以及鼻塞，中、重度变应性鼻炎的儿童还可能会发展为呼吸音粗、反复清嗓、打鼾以及嗅觉、味觉丧失，在病史上充分了解儿童特应症家族史与特应症发展进程亦有助疾病的鉴别。②血管运动性鼻炎(特发性鼻炎)：无过敏史，表现为上呼吸道对非特异性环境诱因如温度和湿度变化、暴露于

吸烟和强烈气味时出现高反应性。根据病史以及无脓涕和痂皮等可与感染性鼻炎相鉴别。③萎缩性鼻炎：鼻腔异常通畅，黏膜固有层变薄且血管减少，嗅觉减退并有痂皮形成及臭味，容易鉴别。④鼻中隔偏曲、鼻息肉：鼻镜检查即可明确诊断。⑤急性鼻-鼻窦炎或鼻咽炎能较快地出现喉痛，脓性分泌物及白细胞增多。小儿多由链球菌感染引起咽充血，排出稀薄脓性分泌物，而中耳炎常在上呼吸道病毒感染过程中出现。在感冒的恢复期也常常合并有溶血性链球菌、肺炎球菌、流感杆菌等二次感染。

3.其他上呼吸道感染

通过流行病学调查，与其他呼吸道病毒相鉴别。

4.急性传染病

某些急性传染病（如麻疹、脑炎、流行性脑脊髓膜炎、脊髓灰质炎、伤寒、斑疹伤寒）和I-nv感染前驱期的上呼吸道炎症。根据症状病史、动态观察和相关实验室检查，鉴别不难。

5.其他

对于那些局限于上呼吸道反复发作的情况，需要考虑过敏因素。

【治疗和预防】

治疗普通感冒的主要目的是缓解症状。

(一)常用对症治疗药物

1.伪麻黄碱

作用于呼吸道黏膜α-肾上腺素能受体，缓解鼻黏膜充血，对心脏和其他外周血管α-受体作用甚微。减轻鼻塞，改善鼻腔通气，改善睡眠。但不宜长期应用，3～5天为宜。

2.抗组胺药

非选择性抗组胺药如溴苯那敏、氯苯那敏和氯马斯汀，能缓解喷嚏和流鼻涕的症状，这些药可能有一些镇静作用。作用可能是由于这些药物的抗胆碱效能，选择性的H1受体拮抗剂治疗是无效的。

3.解热镇痛药

在发热和肌肉酸痛、头痛患者可选择。以对乙酰氨基酚（扑热息痛）最常用。应避免与抗HIV药物齐多夫定同时使用，阿司匹林反复应用会增加病毒排出量，而改善症状作用轻微，不予推荐。

4.镇咳剂

大多数没有在儿童感冒人群中进行过研究，因此可能存在不良反应，为保护咳嗽反射一般也不主张应用。但剧咳影响休息时可酌情应用，以右美沙芬应用较多。

(二)可能有用的药物或疗法

1.维生素C

作用不肯定。有报道感染第1天起服用高剂量维生素C(8.0 g/d)可缩短症状持续的时间，并减轻病情。但多数学者对此持否定态度。

2.葡萄糖酸锌锭剂

尽管体外实验显示其可抑制鼻病毒复制所需的33℃蛋白酶，也有临床对照试验表明症状持续时间缩短，但结果很不一致，且含片可能会造成口疮、反胃，鼻内使用可能会造成鼻刺痛和嗅觉丧失等不良反应。

3.呼吸加热湿化气

因为鼻病毒复制的最适宜温度是33℃,故提倡呼吸加热湿化气治疗感冒。

(三)抗病毒药物治疗

利巴韦林对流感和副流感病毒、呼吸道合胞病毒有一定的抑制作用。美国FDA批准使用气雾化利巴韦林治疗RSV感染,仅限于儿童下呼吸道感染时,只有在发病初期使用才有好的效果。但利巴韦林对RSV感染儿童的治疗效果尚存争议。目前有一种抗鼻病毒新药普来可那立,主要通过与病毒颗粒的峡谷区域里的口袋结构结合,改变峡谷结构来避免与受体结合,使得病毒衣壳变得稳定而不能脱壳。在一项三期临床试验中,此药口服能使感冒时间缩短1天,但是由于其能诱导细胞色素P450 3A同工酶,因此尚未在临床正式使用。其他呼吸道病毒目前尚无有效的抗病毒药物。也有广泛报道预防或治疗使用干扰素对鼻病毒感冒效果较好,可一定程度上预防感冒的发生并减轻症状。但是长程大剂量干扰素治疗令人不适。

(四)抗生素的应用

一般不需要应用抗生素,尤其在儿童。在有细菌定植、呼吸道分泌物中中性粒细胞增加、出现鼻窦炎、中耳炎等并发症、COPD基础疾病和感冒病程超过1周的患者可适当应用抗生素。

【预防】

避免与感冒患者接触,经常彻底洗手,避免脏手接触口、眼、鼻。良好的个人卫生习惯可能可减少鼻病毒感冒的传播。维生素C常被提倡用作预防感冒,但严格设计的对照试验并未获得支持证据。

除了流感病毒外,可引起感冒的其他病毒都未有疫苗。虽然已有多种具有较强体外抗鼻病毒活性的药物进行了临床试验,但仅有鼻内给予干扰素预防和口服普来可那立治疗鼻病毒感冒有一些临床上有益的证据。

二、流行性感冒

流行性感冒简称流感,是流感病毒引起的急性呼吸道传染病。流感病毒的主要特点为:抗原多变性、季节流行性强,以及对人群和社会都影响巨大。流感病毒在各个年龄组均可引起呼吸系统的感染性疾病,常可造成高死亡率,其中,老人和慢性病患者是主要高发人群。

【病源学】

甲、乙、丙型流感病毒均属于正黏病毒科,具有分节段的负链RNA基因组。甲、乙型流感病毒都带有8个不同的RNA节段,丙型流感只有7个RNA节段。3个类型的流感病毒感染均可引起典型的流行性感冒症状。

流感病毒中,只有甲型流感病毒具有亚型。血凝素(HA)和神经氨酸酶(NA)是流感病毒表面的两个主要糖蛋白。迄今动物流感病毒中共有16个HA亚型和9个NA亚型,但其中只有3个HA亚型(H1、H2、H3)和2个NA亚型(N1、N2)能感染人类并引起暴发。流感病毒的命名规则主要依据是:类型、分离地点、分离序列号和分离年份,还有一些流感病毒的名称中包括HA和NA的亚型。

(一)形态与结构

流感病毒的直径大约120nm,被球状脂质包裹。在电镜下也能观察到丝状体的病毒。这种丝状体的流感病毒具有感染性,被认为在肺部的感染扩散过程中占主导。病毒表面包裹着HA和NA两种穗状的糖蛋白,病毒颗粒的包膜还有少量的M2蛋白,类脂膜下面尚有一层M1蛋白包围着核糖核蛋白(RNP)核心。这个核心里含有8个RNA节段,这些节段含有1个或几个的病毒多聚酶复合物(PB1,PB2,PA)蛋白的基因拷贝,这些基因拷贝被病毒核蛋白分子所覆盖,其中甲型不同病毒蛋白和功能见表3-6。甲、乙、丙3种流感病毒的基因组序列目前已全部测定。其中,甲型流感病毒有大约13600个核苷酸,乙型流感病毒有14600个核苷酸。丙型流感病毒有大约12900个核苷酸。

表3-6 甲型流感病毒RNA节段和蛋白的功能活性

RNA节段	蛋白	蛋白大小(氨基酸)	功能活性
1	PB2	759	帽盖结构的结合,核酸内切酶
2	PB2	757	RNA多聚酶
	PB1-F2	87	前细胞凋亡活性
3	PA	716	RNA多聚酶,蛋白水解
4	HA	560	附着受体,膜融合
5	NP	498	RNP的结构成分,RNA的核输入
6	NA	450	NA/唾液酸酶活性,病毒释放
7	M1	252	结构蛋白,RNA的核输出,病毒出芽
	M2	96	离子通道
8	NS1	230	干扰素对抗物,可能对病毒的基因表达有作用
	NEP(NS2)	121	核输出因子

(二)抗原性

流感病毒不断改变其抗原性,使其可以在人类中持续传播并且难以预测。相对小的改变称为抗原漂移,是编码HA或NA的基因节段逐步发生点突变。以甲型流感病毒为例,因为人群免疫程度的增加的选择压力,抗原重要区域内的氨基酸的改变在几年内逐步累积起来,导致了每隔2～3年就会有流行病学上重要的抗原漂移变异株出现。在20年时间里,HA和NA的氨基酸替换以每年0.5%～1%的速率发生。抗原改变主要发生在HA1多肽,以及分布在病毒表面的分子,并分成5个高变区。在有些流感病毒谱系中,有限的正快速进化的HA1密码子发生数量巨大的突变,所以这些谱系可能成为未来流行株的祖先。流行病学上重要的抗原漂移株通常在HA的1个或多个抗原位点发生突变,当这些突变引起抗原性的实质改变,这种漂移株就会流行。因为大量的敏感个体存在,引起显性感染的可能性很高,可导致这些变异株对人群中已存在的免疫力敏感性降低,并在人群中传播。H3亚型出现抗原性变异株的速度要比H1亚型快,这种抗原性改变在乙型流感和丙型流感中并不显著。乙型流感病毒分为两个谱系，近年来这两个谱系以各种比例流行，分别是B/Victoria/2/87和B/Yamagata/16/88。季节性流感病毒经历着频繁的重配，这些重配促进了病毒进化和基因多样性。

对于甲型流感病毒，HA明显的改变，无论是否伴随有NA的变化，都称为抗原性转变，这是由于获得了新的基因节段。抗原性转变可以在2个同种或异种的流感病毒感染同一个细胞发生的重配过程中出现。当这种病毒在没有免疫力的人群中被感染，就可能引起流感大流行。

（三）理化特性和生物学特性

流感病毒的蛋白和RNAs很容易就被电离辐射、高pH（>9）或低pH（<5）、大约50℃的温度等手段灭活。病毒的稳定性依赖于周围的培养基，包括培养基的蛋白浓度和离子强度。流感病毒是包膜病毒，因此对于所有能影响膜的试剂都敏感，这些试剂包括离子和非离子清洁剂、氯化剂和有机溶剂。在4℃含有生理蛋白（白蛋白）的PBS溶液中，流感病毒能稳定存在数个月。另一方面，在多孔表面的病毒悬液干了以后，病毒会在12小时失活，而在无孔表面则是24～48小时失活。在低于25%或高于80%的相对湿度中，如果病毒液被雾化，感染性可以保持24小时或以上，在50%的相对湿度的环境下，病毒则不那么稳定。

【流行病学】

流感病毒有全球性的分布，每年都会发生强度不一的暴发。突然暴发和感染性传播是流行性感冒的特点。这些特点与流感的潜伏期短以及发病初期呼吸道分泌物中病毒滴度高有关。潜伏期的平均天数为2天，一般为1～5天。

流感病毒主要在咳嗽、喷嚏、说话的过程中，通过空气散播飞沫在人际间传播。其他液滴、短距离的小颗粒气溶胶、手部受污染后自我感染等形式对于流感的传播的作用仍不确定。对于人类流感病毒，小颗粒（1～5 μm）气溶胶暴露试验表明，人流感病毒感染人类所需的病毒量估计为1～5TCIDso。雪貂和豚鼠模型研究显示有通过气溶胶传播的证据。流感病毒的RNA很容易从污染物中被检测出来，而病毒本身在坚硬固体、无孔表面、较低的相对湿度和更冷的温度下可保持更长时间的感染性，但以污染物为媒介的传播方式对于流感病毒传播的重要性仍不清楚。

流感病毒的出现间隔并没有很明确的规律性，而且在各敏感年龄组中都有高致病率的特点，尤其是年轻人，通常死亡率会明显升高。大流行一般在全球范围内传播6～9个月。过去大流行的传播速度跟人类交通模式和速度有关，而且不考虑季节因素，但是现在交通模式的改变，将来大流行的传播速度必定会更迅速。有时可能会出现和第二波感染，甚至是和第三波感染紧紧相差几个月的情况。

在流感大流行期间，一般人群的累计发病率经常超过50%。老年人的发病频率一般比较低，可能因为他们之前接触过相关的病毒，但是老年人和幼儿的病死率通常是最高的。

【发病机制和病理】

呼吸道黏膜是最初的感染部位，甲型流感病毒、乙型流感病毒吸附于含有唾液酸受体的细胞表面，通过血凝素HA结合上皮细胞的唾液酸糖链启动感染。嗜人类流感病毒的a2，6-连接受体存在于上、下呼吸道，主要是在支气管上皮组织和肺泡1型细胞，而嗜禽流感病毒的a2，3-连接受体存在于远端细支气管，肺泡2型细胞，肺泡巨噬细胞。流感病毒通过细胞内吞作用进入胞内体，被裂解的HA经由酸性pH触发，引起构象变化，变成融合的形式。这个过程有利于病毒和胞内体的膜融合。在病毒包膜上含有 M2 多肽的离子通道也在胞内体中被酸性 pH 激活。这个过程导致质子内流入病毒体内部,可能使得 M1 蛋白从 RNP 核心解离,最后使 RNP 释放到胞质(脱壳)。在整个脱壳的过程中,新进入的病毒颗粒的 RNA(vRNA)始终和病毒蛋白相连,并作为 RNP,穿过核膜孔复合体进入细胞核。

病毒脱壳并将 RNP 转运到细胞核后,其基因组开始在细胞核内进行转录和复制。进入细胞核的病毒 RNP 是病毒的 RNA 依赖 RNA 多聚酶的模板,经催化后产生两种不同类型的病毒 RNA:mRNA 和与模板 RNA 互补的全长 RNA 拷贝(cRNA)。这个 cRNA 成为病毒 RNA(vRNA)的复制模板,导致病毒 RNA 拷贝的产生。将 RNAs 装配和折叠入感染性的病毒需要几个细胞分区的参与。病毒的 P 蛋白和 NP 蛋白有特定的核定位信号,所以它们能进入胞核,在胞核内它们和病毒 RNAs 组成 RNPs。胞核释放这些 RNPs 同样需要依赖 M1、核输出蛋白(NEP)。胞核内 M1 与病毒 RNPs 结合后,通过与 NEP 的相互作用,促使它们输出胞核。

RNPs 输出到细胞质,它们在胞质膜的病毒糖蛋白 HA 和 NA 下进行装配。M1 在感染性病毒的装配和出芽过程起决定性的作用。病毒颗粒从胞质膜出芽,而 NA 清除病毒与细胞膜之间的唾液酸,避免病毒间的聚集,以及病毒在细胞表面的停留。一旦病毒颗粒到了细胞外,NA 就会进一步清除呼吸道黏液中的唾液酸,便于病毒颗粒能到达其他的上皮细胞。

病理变化主要是支气管病理检查发现呼吸道上皮细胞和纤毛簇脱落的变性现象、上皮细胞的假化生、固有层的水肿、充血,以及单核细胞浸润等病理变化。致命的流感病毒性肺炎中,全部的病理变化包括出血,肺炎和严重气管支气管炎。病理的特点是伴随有纤毛上皮脱落、纤维蛋白渗出、炎性细胞浸润、肺透明膜形成、肺泡内和支气管内出血、间质性水肿、单核细胞浸润的支气管和细支气管坏死。后期改变还包括弥漫性肺泡损害,淋巴球肺泡炎,化生上皮再生,甚至是大范围的纤维化。肺炎的程度与细胞介导的免疫反应有关,在小鼠模型中,通过加强某些 T 淋巴细胞的传导可以使肺炎程度加重,但是免疫病理反应对疾病起多大程度作用仍未清楚。流感死亡病例经常出现其他器官病变,尸体解剖发现,1/3 以上出现弥漫性充血、脑水肿以及心肌发炎肿胀、间质出血、心肌细胞坏死、淋巴细胞浸润。

【临床表现】

典型的流感病毒感染可引起明显的全身症状,包括发热、身体不适、头痛、肌痛,以及咳嗽的呼吸道症状和经常咽痛。常可出现高热,持续性发热或间歇性发热。常见的症状有咽部充血和结膜充血,颈淋巴结肿大,以及鼻分泌物的清除,但研究显示这些症状一般是非特异的。成人发热和全身症状的消除,一般需 3～5 天,但呼吸道症状会增加,包括干咳,胸骨灼热和鼻塞。早期中性粒细胞轻微增多及淋巴细胞轻微减少,然后中性粒细胞减少。流感病毒感染与急性相蛋白,血清淀粉样蛋白 A 和 C 反应蛋白升高有关,老年住院患者尤为显著。急性流感感染能使患者精神萎靡、反应变慢。

康复往往比较缓慢,咳嗽和身体不适通常持续 2～4 周。流感可能会导致一过性肺功能障碍(小气道功能障碍等),可能与恢复期患者的乏力及耐力下降有关。临床上吸烟者患流感的频率和严重程度明显较高。有报道,过敏患者感染流感会出现急性症状的严重程度增加、支气管恶化、恢复期推迟的情况。患者发病前的心理状态与病情恢复的时间相关,疾病的严重程度也和病毒的亚型有关;感染H3N2亚型的患者与H1N1亚型的患者相比较,出现呼吸道症状,肺功能改变及求诊的频率似乎更高。

成人中有3.5%的感冒与丙型流感病毒有关,并可导致支气管炎和流感样疾病,以及一系列症状包括发热性鼻炎、细支气管炎和小儿性肺炎。流涕和咳嗽被认为是最常见的症状,可持续数周。

暴发中的临床和流行病学方面的信息常成为流感病毒临床诊断的依据。在社区暴发中出现发热和咳嗽的成人一般被认为是疑似病例,最后通过病源学方法确认的病例可达到80%。没有发热、咳嗽、鼻塞的情况下,流感的可能性很小。当流感发病率低,或患者为5岁以下儿童的时候,临床诊断常容易导致漏诊,因为流感导致的急性呼吸道症状与呼吸道合胞病毒、副流感病毒及腺病毒等病毒感染引起的症状相似。

【并发症】

流感并发症较为常见,可以表现为上呼吸道(中耳炎和鼻窦炎)及下呼吸道(支气管炎、哮喘和肺炎)症状,先前的慢性疾病恶化(哮喘、慢性阻塞性肺部疾病、囊性纤维化、充血性心力衰竭)也可出现。成人最常见的并发症是支气管炎,也发生在20%的保健患者及中耳炎儿童患者身上。成人流感与大约10%的社区获得性肺炎有关。有气道反应或慢性阻塞性肺疾病的患者,流感是加重疾病的一个重要原因,大部分与肺功能恶化有关,通常持续不超过3个月。伴随FEV_1(第1秒内用力呼气容积)持续减少2～9天,大部分临床有明显流感症状的患者会出现哮喘加重的情况。流感病毒感染与囊性纤维化患者的住院增多及疾病进程相关,包括肺活量降低。

(一)肺部并发症

1.病毒性肺炎

甲型流感病毒在那些有基础疾病的患者和原来健康成人中可引起严重的原发性病毒性肺炎。期间,15%～20%患有流感的年轻人罹患肺炎,死亡率在30%或以上。大多数致命病例的肺部或血液中都检测出致病细菌。大约30%的致死病例患有流感病毒性肺炎或支气管炎,但没有细菌共感染。具有X线浸润斑块的轻度病毒性肺炎较严重的原发性流感病毒性肺炎更常见,儿童尤甚。在流行期间,后者发生在2%～18%的肺炎住院成人中。超过90%的病例与甲型流感病毒感染有关,并且大部分确诊病例患者超过40岁。潜在的心肺疾病、风湿性心脏病(特别是二尖瓣狭窄)、恶性肿瘤、器官移植、接受糖皮质激素或细胞毒治疗、怀孕以及艾滋病感染都已被确定为罹患病毒性肺炎的风险因素。尽管如此,仍有接近40%的病例发生于没有任何基础疾病的人群。

患者一般先出现流感前综合征,随后出现咳嗽加重、呼吸急促、呼吸困难及典型的急性呼吸窘迫综合征。从发病到出现呼吸困难时间间隔不等(<1～20天),大多数患者在1～4天恶化。有大约一半的患者有痰,三分之一表现咯血。革兰染色的痰涂片可能显示有丰富的粒细胞,少量细菌。病程一般超过1～4天,最后可导致严重呼吸衰竭。胸部X线非特异性,常表现为双侧、弥漫中低度肺浸润。虽然辅助通气技术改善了严重病例的情况,但死亡率平均约为50%。存活患者在2～3周的临床症状会改善。幸存者可能发展为组织肺炎闭塞性细支气管炎,肺间质纤维化和慢性功能障碍。

2. 继发性细菌性肺炎

在流行的两次暴发之间，继发性细菌性肺炎约占流感相关死亡的25%，流行期间发现患有致命性肺炎的患者中，70%存在继发性细菌性肺炎。发热、呼吸道症状加重或咳脓痰产生显示患者可能合并细菌性感染，但有时也会出现细菌或病毒-细菌混合性肺炎的情况。少有报道真菌感染尤其是曲霉菌感染，最常见的细菌病原体流感并发症是肺炎链球菌，金黄色葡萄球菌占继发性细菌感染的12%～25%或以上，常见菌还有流感嗜血杆菌、B-溶血性链球菌A群、革兰阴性杆菌和脑膜炎双球菌感染。重症肺炎球菌肺炎包括脓胸、肺脓疡，与原来健康儿童感染的流感有关。在大流行期间，金黄色葡萄球菌双重感染是流感相关的呼吸道疾病致死最常见原因，不论年龄或先前是否得过流感，死亡率都在28%～48%。金黄色葡萄球菌的某些菌株和其他细菌分泌蛋白酶切割HA受体，增强了流感病毒的感染性，并在动物中可诱导严重的病毒细菌合并性肺炎。在儿童和成人中，出现越来越多的社区获得性耐甲氧西林金黄色葡萄球菌肺炎，这种肺炎多与流感有关，而且是严重甚至是致命的。先前的流感与肺炎支原体的发生或军团菌的感染没有相关性。

(二)肺外并发症

其他罕见的(<1%的病例)并发症包括一系列中枢神经系统症状(脑炎或脑病、脑膜炎、脊髓炎和多发性神经炎)，急性腮腺炎、心肌炎和心包炎、急性肌炎、横纹肌溶解与肌红蛋白尿急性肾衰竭和弥散性血管内凝血、关节炎和史蒂文斯-约翰逊综合征。与流感相关的横纹肌溶解症，肌酸磷酸激酶升高可达10000 IU/ml，并极少导致隔室综合征。亚临床心电图改变，包括T波倒置和相关的超声心动图异常，这些症状通常在15%患有明显但无流感并发症的患者持续2周或更短的时间。严重的心脏损害表现为急性心衰、心脏压塞或积液、致命性心律失常，并极少与病毒从心肌、血液中的恢复有关。患有肝脏疾病的患者有可能发生肝功能失代偿。

急性中枢神经系统表现包括(疾病)突然发作、昏迷、精神错乱、伸肌痉挛和颅内压增高。病毒很少从脑脊液或脑中分离。流感脑炎始于发病后1～3周，它是一个脱髓鞘和血管病变的自身免疫过程。患者可出现发热，意识减少或昏迷，连同淋巴细胞异常增多，及脑电图弥漫放缓。脑病症状的消除需2～25天，偶发局灶性脑炎。流感与迟发型埃科诺莫病、脑炎后帕金森综合征有关。

中毒性休克综合征，可能在感染流感后1周内出现，并且与呼吸道传染，包括鼻窦炎、肺炎或小结肠炎，及产毒金黄色葡萄球菌或链球菌A群有关。流感暴发的同时，脑膜炎球菌病侵袭风险也增加，这可能与病毒诱导黏膜损伤、抑制免疫反应有关，脑膜炎球菌病患者通常在流感病毒感染后2周内发生。甲型流感病毒和乙型流感病毒感染与茶碱毒素清除的减缓有关。

【诊断和鉴别诊断】

因为流感的临床表现并无特异性，与许多急性发热伴有呼吸道炎症的疾病相似，给临床诊断带来一定困难。因此确诊往往依赖于实验室诊断。

(一)临床诊断

本病的典型症状是发病突然，有发热，头疼，恶寒，肌肉疼痛，倦怠，咳嗽，鼻塞，咽炎，颊面潮红，结膜充血症状。这些症状与普通感冒以及急性扁桃体炎有类似之处。

(二)实验室诊断

病毒学检查能比较准确地确定病源。检查内容包括:①利用细胞培养方法(常用 MDCK 细胞)从患者呼吸道标本(包括鼻咽喉拭子、鼻抽吸物或盥洗液、痰和气管抽吸液)中分离到流感病毒。②从呼吸道标本中检测到流感病毒颗粒特异的病毒蛋白成分,可以在 1～4 小时完成,主要使用免疫荧光、酶免疫测定、放射性免疫测定、时间分辨荧光免疫分析等方法。③利用 RT-PCR 方法,从呼吸道标本中检测流感病毒 RNA。④患者恢复期血清中抗流感病毒抗体滴度比急性期高升高 4 倍或以上。

(三)鉴别诊断

需要鉴别诊断的疾病最主要的是普通感冒,一般来说,流感的全身症状比普通感冒重;流行病学史有助于鉴别;普通感冒的流感病源学检测阴性,常常可找到相应的感染病源证据。表 3-7 列出两者的鉴别要点。其他类型上呼吸道感染,包括急性咽炎、扁桃体炎、鼻炎和鼻窦炎。感染与症状主要限于相应部位。局部分泌物流感病源学检查阴性。

下呼吸道感染,流感有咳嗽症状或合并气管-支气管炎时需与急性气管-支气管炎相鉴别;合并肺炎时需要与其他肺炎,包括细菌性肺炎、衣原体肺炎、支原体肺炎、病毒性肺炎、真菌性肺炎、肺结核等相鉴别。根据临床特征可作出初步判断,病源学检查可资确诊。

其他非感染性疾病,流感还应与伴有发热,特别是伴有肺部阴影的非感染性疾病相鉴别,如结缔组织病、肺栓塞、肺部肿瘤等。

表 3-7　流感和普通感冒的主要区别与特点

比较项目	流感	普通感冒
致病源	流感病毒	鼻病毒、冠状病毒等
流感病源学检测	阳性	阴性
传染性	强	弱
发病的季节性	有明显季节性	季节性不明显
发热程度	多高热(39～40℃),可伴寒战	不发热或轻、中度热,无寒战
发热持续时间	3～5 天	1～2 天
全身症状	可有头痛、全身肌肉酸痛、乏力	轻或无
病程	5～10 天	5～7 天
并发症	可合并中耳炎、肺炎、心肌炎、脑膜炎或脑炎	少见

【治疗】

(一)基本原则

流感症状的治疗通常包括解热镇痛药,尤其是对乙酰氨基酚或非甾体消炎药,用于解热、解痛或其他全身症状。阿司匹林应避免在儿童身上使用,因为它与流感的肝脏和神经系统并发症即雷依综合征存在相关。镇咳药通常用于减缓咳嗽。抗生素没有证据表明有利于缩短病程或减少并发症的可能性,应仅限于细菌性并发症。

对于那些下呼吸道疾病,治疗低氧血症和支气管痉挛是重要的,通气支持与气道正压压力可以拯救病毒性肺炎患者的生命;在某些病例中体外膜氧合已被使用。皮质类固醇治疗闭塞性细支气管炎机化性肺炎或者病毒性肺炎相关的急性呼吸窘迫综合征的纤维增生活跃期的价值是不确定的。

(二)抗病毒药物治疗

目前抗流感病毒的药物主要有两类,即M2离子通道抑制剂和神经氨酸酶(NA)抑制剂。M2离子通道抑制剂金刚烷胺和金刚乙胺用于预防和治疗甲型流感病毒敏感株有效,对于乙型流感病毒和大部分最近流行株亚型(H3N2)无效,并对一些甲型流感亚型(H1N1)也显示出耐药性。这两种药物具有相同的抗病毒谱、作用机制以及交叉敏感性或对甲型流感病毒的耐药性。

吸入扎那米韦和口服奥司他韦等NA抑制剂,对甲型和乙型流感病毒感染都有预防作用。扎那米韦和奥司他韦对大部分毒株能选择性抑制NA活性,包括甲型流感病毒金刚烷胺和金刚乙胺耐药株以及自然界所有的9个甲型流感病毒的NA亚型。口服奥司他韦和吸入扎那米韦在美国和许多其他国家被批准用于流感预防。WHO存储奥司他韦用于大规模的化学药物预防,以遏制潜在的流感大流行出现。

【预防】

(一)一般预防措施

各种各样预防流感的非药物方法,如社交距离、手部卫生、咳嗽礼仪和口罩等逐步受到关注。手部卫生在预防流感传播的重要性仍有待证明。及时执行多种公共卫生对策包括关闭学校,取消大规模集会,隔离和自愿检疫,似乎可有效降低对社会的影响。节假日与降低季节性流感发病率有关,延长学校关闭时间预计会减少最高侵袭率以及在儿童和成人中累计病例数。国外常考虑将这种干预作为在面对大流行期间高死亡率、社区减灾战略的一部分。

(二)药物预防

预防性口服金刚烷胺和金刚乙胺,可防治由甲型流感病毒敏感毒株引起的疾病。在健康的成人和儿童以及医院感染、家庭传播和流感大流行中已证明其疗效。低剂量的金刚烷胺和金刚乙胺(100 mg/d)对青壮年显示出预防作用,金刚乙胺对学龄儿童的预防作用,能显著降低了患甲型流感疾病的风险,也降低了家庭接触感染流感的风险。

奥司他韦剂量为75 mg/d,每日1次,服用6周,预防季节性流感的效果对于未接受免疫接种的工作成年人大约为84%,对免疫过的老人院长者效果为89%。当用于家庭接触暴露后预防,每天服用一次奥司他韦,服用7～10天,可起到73%～89%的保护作用。吸入扎那米韦剂量为10 mg/d,每日1次,对预防流感也有很高的保护作用。有报道,扎那米韦比口服金刚乙胺具有更好的预防流感效果。

(三)疫苗预防

目前疫苗是福尔马林灭活的全病毒,去垢剂或化学破坏的裂解病毒(亚病毒粒子)或表面抗原纯化制剂。通过使用表达流行株HA和NA的高产重组病毒,使灭活疫苗的抗原在鸡胚中大量生产。残留鸡蛋白很少引起那些鸡蛋过敏者的即时过敏反应,但可能产生其他不利影响。疫苗中HA的含量已实现标准化(成人每抗原最低15μg)。根据WHO全球流感监测网络的流行的流感病毒抗原性数据,流感病毒疫苗组分每半年会更换一次。

灭活疫苗在青壮年中具有高度免疫原性，但是在老年人，婴幼儿和慢性疾病或者免疫力抑制人群（包括艾滋病患者、固体器官和骨髓移植者，以及那些接受肿瘤化疗患者）则相对不高。免疫原性在原来流感抗体水平较高的人群中也较低。血清中 HA1 抗体的水平与对流感的预防程度有关。除此之外，肠道免疫能刺激有限的黏膜抗体产生和 CTL 反应。对健康的成人，免疫反应诱导的血清 HA1 抗体对同源株的保护水平大概超过 85%。由于 60%或以下的儿童从未接触过抗原，因此需要在 1 个月内最少接种两剂疫苗。保护性的 HA1 抗体反应经常发生在 10 天内免疫应答的成人，包括心肺疾病者。免疫后的保护期是不确定的，但是对同型病毒一般可以持续 2～3 年。

对疫苗的血清学和 CTL 记忆反应随着年龄增加而下降，在老年人身上经常出现疫苗刺激失败。疫苗的反应能力下降的决定因素是体质虚弱的程度，而不是年龄增长。在老年人中，T 细胞的应答与疫苗保护的关系，比与抗体水平的关系更密切。当晚期刺激不能增加体弱长者的保护水平，第二剂疫苗或许能改善一些高危人群的免疫原性（比如：移植或者化疗患者）。

针对性免疫的人群包括患有与流感相关并发症的高风险人群、与高风险患者密切接触的人群以及向他们传播感染的人群，尤其是医护人员。医护人员免疫可降低院内感染及相关的风险。老人、孕妇和 HIV 感染者也是重要的高风险群体。除此之外，免疫接种对于任何希望减少其患流感风险的人群都是有益的。

超过 1/3 的疫苗接种者，可能会出现 1～2 天的局部红肿和硬结。发热和全身症状出现在注射后 6～12 小时并持续数天，一般发生在 1%～5%的成年接种者，更多出现在幼童接种者身上。老年接种者往往是局部和全身反应症状较少。由于可能造成发热反应，只有裂解病毒或表面抗原疫苗适用于儿童季节性免疫接种。严重的过敏反应，包括罕见的过敏性反应，通常是次要鸡蛋蛋白造成的，所以疫苗对蛋或蛋制品有过敏记录的患者应慎用。对这类患者的脱敏疗法已有描述。猪流感疫苗接种计划时，发现免疫与 6 周内发展为急性感染性多神经炎（GBS）具有关联性，在 4100 万接种者中大概有 430 例 CBS 患者，比例较预期的高 7 倍。在老年接种者中，流感疫苗在特定的季节与低风险（1/106）的 GBS 是否关联，还有待证明。有关流感疫苗接种与加重哮喘、系统性血管炎、周期性的 GBS 以及眼部不良影响关系的报道也有待证明。哮喘加重与灭活疫苗没有关系。

第五节　急性气管-支气管炎

急性气管-支气管炎是由生物、物理、化学刺激等致病因素引起的急性气管-支气管黏膜炎症，临床症状主要为咳嗽和咳痰，秋冬季易发。

【病因和发病机制】

病毒感染是急性气管-支气管炎的常见病因，包括流感病毒 A 和 B、副流感病毒、呼吸道合胞病毒、冠状病毒、腺病毒和鼻病毒，百日咳杆菌、肺炎支原体及肺炎衣原体也是本病的重要病因。细菌可从少部分患者分离，但其致病作用尚不明确。多种因素包括是否处于疾病流行期、季节以及是否接受流感疫苗接种均会影响急性气管-支气管炎的病原体分布。

非生物因素如冷空气、粉尘、刺激性气体或烟雾的吸入，均可刺激气管、支气管黏膜导致急性损伤和炎症反应。

【病理】

病理改变主要为气管-支气管黏膜充血水肿，纤毛上皮细胞损伤、脱落，上皮基底膜裸露，淋巴细胞和中性粒细胞在炎症部位浸润。病变一般仅限于气管及近端支气管，严重者可蔓延至细支气管和肺泡，引起微血管坏死和出血。炎症消退后，气管、支气管黏膜的结构和功能可恢复正常。

一次急性支气管炎发作对患者远期的肺部健康是否有影响尚不明确。有研究显示，34%的急性支气管炎患者在随后3年的随访中被诊断为慢性支气管炎或哮喘。另一项研究也显示，有65%的复发性急性支气管炎患者被诊断为轻度支气管哮喘，但由于这些研究缺乏对照组，所以目前仍不明确急性支气管炎是否可直接导致疾病的慢性化，发展为慢性支气管炎或哮喘。

【临床表现】

咳嗽是急性气管-支气管炎的主要表现，开始为干咳，后出现咳痰，病程后期可出现黏液脓性痰。许多急性支气管炎患者也伴有气管炎，表现为呼吸及咳嗽时胸骨后剧烈疼痛感。咳嗽通常持续10～20天，偶尔会延至4周甚至更长。不同病因的急性支气管炎临床表现不同。流感病毒感染表现为起病较急，有发热、寒战、头痛及咳嗽，肌痛常见，还可能伴有肌炎、肌红蛋白尿和血清肌酶水平升高；副流感病毒感染常在秋季流行；呼吸道合胞病毒感染常有毛细支气管炎患儿接触病史，常在冬春季节暴发，20%患者有耳痛；冠状病毒感染常导致老年患者严重的呼吸道症状；腺病毒感染与流感病毒症状类似，表现为突起的发热；鼻病毒感染发热少见，症状常常轻微；百日咳杆菌感染潜伏期1～3周，常见于青少年，偶见喘鸣，发热少见，以淋巴细胞为主的血白细胞升高常见；肺炎支原体感染的潜伏期为2～3周，与流感病毒感染起病急骤不同，2～3天起病；肺炎衣原体感染的潜伏期为3周，首发症状表现为逐步出现的咳嗽前声嘶。

肺部体检可发现两肺呼吸音粗，黏液分泌物在较大支气管时可闻及粗的干、湿啰音，部位不固定，咳嗽后啰音消失。支气管痉挛时可闻及哮鸣音。无并发症者不累及肺实质。胸部X线检查无异常或仅有肺纹理加深。

【诊断及鉴别诊断】

根据症状、体征、X线表现、血常规检查即可作出临床诊断，详细的病史采集常可提示特定的感染源，如起病急骤常见于病毒感染，相反则非典型病原体感染多见。有毛细支气管炎患儿接触史提示呼吸道合胞病毒感染可能。可将鼻咽拭子或下呼吸道分泌物送检流感病毒、肺炎支原体和百日咳杆菌等，由于这些病原体检查耗费较高，对轻、中度患者不宜常规应用。对重症、继发细菌感染则应及时作细菌学检查和药物敏感试验，指导临床正确选用抗菌药物。有研究显示降钙素原检测对抗菌药物应用有重要意义，血降钙素原＜0.11 μg/L可不予以抗菌治疗。

急性气管-支气管炎应与小气道的急性炎症——哮喘及毛细支气管炎相鉴别，后两者常表现为进行性咳嗽并伴有喘息、气急、呼吸窘迫及低氧血症；支气管扩张则表现为慢性咳嗽及支气管的永久扩张；急性支气管炎的病程初期难以同上呼吸道感染鉴别，但前者常表现为咳嗽时间更长(大于5天),且肺功能检测显示异常,即 FEV_1 小于预计值的80%,气道反应性增高,激发试验阳性,但在随后的5～6周会恢复正常。大多情况下,如患者的生命体征正常,体检肺部无干、湿啰音,则患肺炎的可能性较小,不需要进一步的检查,但在老年患者除外,因为老年性肺炎患者常缺乏特异的症状及体征。其他肺部疾病如肺结核、肺癌、肺脓肿、麻疹、百日咳可表现为类似的咳嗽、咳痰表现,应详细检查,以资鉴别。

【治疗】

剧烈干咳或少痰者,可适当应用镇咳剂,如右右美沙芬、喷托维林。咳嗽有痰或痰不易咳出者可用盐酸氨溴索、桃金娘油提取物化痰。若咳嗽持续不缓解,可考虑应用可待因或吸入糖皮质激素缓解症状。伴有支气管痉挛、气流受限时可用 β_2-受体激动剂沙丁胺醇、氨茶碱。有循证医学证据表明天竺葵属提取物 EPs7630 对急性支气管炎有一定的治疗作用。

大多数急性支气管炎患者不需要抗菌治疗,尤其对于未明确病源的患者,抗生素更不宜常规使用。盲目应用抗生素会导致耐药菌的产生、二重感染等一些严重后果。肺炎支原体、衣原体和百日咳杆菌感染推荐阿奇霉素治疗5天(第1天500 mg每日1次,第2～5天250 mg,每日1次),流感病毒A型感染可予以奥司他韦(75 mg,每日2次)治疗5天。全身不适及发热为主要症状者应卧床休息,多饮水,服用阿司匹林、对乙酰氨基酚等退热剂。

【预防】

积极锻炼,增强体质,避免过度劳累。冬季注意保暖,避免受凉感冒。改善生活卫生环境。对有慢性心、肺疾病等易感者可试用免疫增强剂。

第六节 支气管哮喘

支气管哮喘是由嗜酸性粒细胞、肥大细胞和T淋巴细胞等多种炎症细胞参与的气道慢性炎症。这种炎症使易感者产生气道高反应性和气道缩窄。临床上表现为发作性的带有哮鸣音的呼气性呼吸困难、胸闷或咳嗽。本病可发生于任何年龄,但半数以上在12岁前发病。约40%的患者有家族史。

一、病因和发病机制

(一)病因

哮喘的病因目前还不十分清楚,大多认为与多基因遗传及环境因素有关。

1.遗传因素

许多调查资料表明,哮喘患者亲属发病率高于群体发病率,亲缘关系越近发病率越高。一些学者认为气道高反应性、IgE调节和特异性反应相关的基因在哮喘发病中起着重要作用。

2.激发因素

尘螨、花粉、真菌、动物毛屑、二氧化硫、氨气等特异和非特异吸入物,细菌、病毒、支原体等的感染,食用鱼虾、鸡蛋、奶制品等异种蛋白,阿司匹林、青霉素等药物,气候变化、运动、妇女的月经期、妊娠等都可能是哮喘的激发因素。

(二)发病机制

哮喘的发病机制目前仍不完全清楚,多数人认为哮喘与变态反应、气道炎症、气道反应性增高及神经等因素相互作用有关。

1.变态反应

当有过敏体质的人接触到某种变应原后,可刺激机体通过T淋巴细胞的传递,由B淋巴细胞合成特异性IgE,后者结合于肥大细胞和嗜碱性粒细胞上。当变应原再次进入体内,抗原抗体结合使该细胞合成并释放多种活性物质,如组胺、缓激肽、嗜酸性粒细胞趋化因子、慢反应物质等,导致支气管平滑肌收缩、黏液分泌增加、血管通透性增高和炎细胞浸润等。

接触变应原后立即发生哮喘称之为速发型哮喘。而更常见的是接触变应原后数小时乃至数十小时后发作的哮喘,称为迟发型哮喘。现在认为迟发型哮喘是由于多种炎症细胞相互作用,许多介质和细胞因子参与的一种慢性炎症反应。

2.气道炎症

目前认为哮喘与气道的慢性炎症有密切的关系,气道内多种炎症细胞如肥大细胞、嗜酸性粒细胞、巨噬细胞、中性粒细胞等浸润、聚集和相互作用,分泌出大量炎症介质和细胞因子,如白三烯(LT)、前列腺素(PG)、血小板活化因子(PAF)、血栓素(TX)等,引起气道反应性增高,气道收缩,腺体分泌增加,微血管通透性增加。

3.气道高反应性(AHR)

其表现为气道对物理、化学、生物等各种刺激因子出现过强、过早的收缩反应,是哮喘发生发展的一个重要因素。目前普遍认为气道炎症是气道高反应性的重要原因,当气道受到变应原或其他刺激后,由于多种炎症细胞、炎症介质和细胞因子的参与,气道上皮和上皮内神经的损害均可导致气道高反应性。

4.神经因素

支气管受自主神经支配,除了胆碱能神经、肾上腺素能神经,目前研究还有非肾上腺素能非胆碱能(NANC)神经。β-肾上腺素受体功能低下和迷走神经功能亢进可导致支气管哮喘。NANC能释放舒张支气管平滑肌的神经介质如血管活性肠肽(VIP)、一氧化氮(NO)及收缩支气管平滑肌的介质,如P物质、神经激肽,两者平衡失调,则可引起支气管平滑肌收缩。

二、病理

肺膨胀,支气管及细支气管内有大量黏稠痰液及黏液栓。组织学检查见支气管平滑肌肥厚、黏膜及黏膜下血管增生、血管扩张和微血管渗漏、黏膜水肿、上皮脱落、基底膜显著增厚,支气管壁有嗜酸性粒细胞、中性粒细胞和淋巴细胞浸润。

三、临床表现

(一)症状

发作性的伴有哮鸣音的呼气性呼吸困难或发作性胸闷和咳嗽,有时咳嗽可为唯一的症状(咳嗽变异性哮喘)。严重者被迫采取端坐位,口唇发绀,大汗淋漓。发作持续数小时至数天,可自行缓解或用支气管舒张药缓解。在夜间及凌晨发作和加重是哮喘的特征之一。缓解期无任何症状或异常体征。

(二)体征

哮喘发作时,患者胸廓饱满呈吸气状态,呼吸动度减弱,两肺有广泛哮鸣音。但在严重哮喘时,也可听不到哮鸣音。在严重哮喘时还可出现奇脉、胸腹反常运动、发绀等。

四、并发症

哮喘发作时可并发气胸、纵隔气肿等。长期反复发作和感染易并发慢性支气管炎、肺气肿、肺心病。

五、实验室及其他辅助检查

血液检查嗜酸性粒细胞增高,合并感染时,白细胞总数及中性粒细胞增多。

(一)痰液检查

痰液中可见较多嗜酸性粒细胞,还可见到夏科-莱登结晶及库什曼螺旋体。合并呼吸道感染者做痰涂片镜检,细菌培养及药敏试验有助于指导治疗。

(二)胸部X线

检查哮喘发作时,两肺透光度增强,肋间隙增宽,膈平坦。缓解期可无异常。合并感染可有肺纹理增强或炎性浸润阴影。同时要注意肺不张、气胸或纵隔气肿等并发症的存在。

(三)肺功能检查

哮喘发作时呼气流速各项指标均显著下降:1秒钟用力呼气量(FEV_1)、1秒钟用力呼气量占用力肺活量比值($FEV_1/FVC\%$)、最大呼气中期流量(MMEF)、25%与50%肺活量时的最大呼气流量($MEF_{25\%}$与$MEF_{50\%}$),以及呼气流量峰值(PEF)均减少。在缓解期或使用支气管扩张剂后上述指标可好转。

(四)血气分析

哮喘发作时,如有缺氧可有PaO_2降低,由于过度通气可使$PaCO_2$下降,pH上升,表现呼吸性碱中毒。重症哮喘时,气道阻塞严重,可使CO_2潴留,$PaCO_2$上升,表现呼吸性酸中毒。如缺氧明显,可合并代谢性酸中毒。

(五)特异性变应原检测

可用放射性变应原吸附试验(RAST)测定特异性IgE,过敏性哮喘患者血清IgE可较正常人高2~6倍。在缓解期用来判断变应原,但应防止发生变态反应。也可做皮肤变应原测试,需根据病史和当地生活环境选择可疑的变应原通过皮肤点刺等方法进行,皮试阳性提示患者对该过敏原过敏。

六、诊断

(一)诊断标准

(1)反复发作性喘息、呼吸困难、胸闷或咳嗽,多与接触变应原、冷空气、物理、化学性刺激、病毒性上呼吸道感染、运动有关。

(2)发作时在双肺可闻及散在或弥漫性以呼气相为主的哮鸣音,呼气相延长。

(3)上述症状可经治疗缓解或自行缓解。

(4)除了其他疾病引起的喘息、胸闷、咳嗽,如慢性支气管炎、阻塞性肺气肿、支气管扩张、肺间质纤维化、急性左心衰等。

(5)症状不典型者(如无明显喘息或体征)至少以下一项试验阳性:支气管舒张试验阳性(FEV_1增加15%以上);支气管激发试验或运动试验阳性;PEF日内变异率或昼夜波动

率高于20%。

符合1～4条或第4、5条者，即可诊断为支气管哮喘。

(二)哮喘控制水平评估

为了指导临床治疗，世界各国哮喘防治专家共同起草，并不断更新了全球哮喘防治创议(GINA)。GINA建议根据哮喘的临床控制情况对其严重程度进行分级(表3-8，表3-9)。

表3-8　哮喘控制水平分级

临床特征	控制 (满足以下所有表现)	部分控制 (任意1周出现以下1种表现)	未控制
白天症状	无(或≤2次/周)	>2次/周	任意1周出现部分控制表现≥3项
活动受限	无	任何1次	
夜间症状和/或憋醒	无	任何1次	
需接受缓解药物治疗和/或急救治疗	无(或≤2次/周)	>2次/周	
肺功能(PEE和FEV_1)	正常	<80%预计值或个人最佳值(若已知)	
急性加重	没有	≥1次/年	任意1周出现1次

表3-9　哮喘发作严重程度的评价

临床特点	轻度	中度	重度	危重
气短	步行、上楼时	稍事活动	休息时	
体位	可平卧	多为坐位	端坐呼吸	
讲话方式	连续成句	常有中断	单字	不能讲话
精神状态	尚安静	时有焦虑或烦躁	常焦虑、烦躁	意识障碍
出汗	无	有	大汗淋漓	
呼吸频率	轻度增加	增加	常>30次/分	
三凹征	无	可有	常有	胸腹矛盾运动
哮鸣音	散在	弥漫	弥漫	可无
脉率	<100次/分	100～120次/分	>120次/分	缓慢
奇脉	无	可有	常有	
使用β_2-肾上腺素受体激动剂后PEF占正常预计或本人平素最高值%	>80%	60%～80%	<60%	
PaO_2	正常	8.0～10.7 kPa	≤8.0 kPa	
$PaCO_2$	<6.0 kPa	≤6.0 kPa	>6.0 kPa	
SaO_2	≥95%	91%～95%	≤90%	
pH			降低	

推荐用于哮喘临床控制水平评估的工具包括哮喘控制测试(ACT)、哮喘控制问卷

(ACQ)、哮喘疗效评估问卷(ATAQ)和哮喘控制记分系统。这些工具有助于改善哮喘的控制,逐周或逐月提供可重复的客观指标,改善医护人员和患者之间的交流与沟通。

七、鉴别诊断

(一)心源性哮喘

心源性哮喘常见于左心衰竭,发作时的症状与哮喘相似,但心源性哮喘常有高血压、冠心病、风心病等病史,常有阵发性咳嗽、咳大量粉红色泡沫痰,两肺布满湿啰音及哮鸣音,心界扩大,心尖部可闻及奔马律,胸部X线检查可见心脏增大,肺淤血征。

(二)慢性喘息型支气管炎

现认为为慢性支气管炎合并哮喘,多见于老年人,有慢性咳嗽、咳痰病史,多于冬季加重,两肺可闻及湿啰音。

(三)支气管肺癌

中央型肺癌导致支气管狭窄或伴有感染或有类癌综合征时,可出现喘鸣或类似哮喘样呼吸困难,肺部可闻及哮鸣音。但肺癌常有咯血,呼吸困难及哮鸣症状常进行性加重,用支气管扩张剂效果差。胸部X线、CT或纤维支气管镜检查有助于诊断。

(四)变态反应性肺浸润

致病原因为寄生虫、原虫、花粉、化学药品、职业粉尘等。多有接触史,症状轻。多有发热,胸部X线表现为多发的此起彼伏的淡片状浸润阴影,可自行消失或再发。

八、治疗

哮喘的防治原则是消除病因、控制发作、防止复发。根据病情,因人而异采取相应的综合措施。

(一)去除病因

尽量避免或消除引起哮喘发作的各种诱发因素。

(二)药物治疗

治疗哮喘的药物主要分两类:支气管舒张药和抗炎药。

1.支气管舒张药

(1)β_2-肾上腺素受体激动剂(简称β_2-受体激动剂):目前常用的支气管扩张剂,主要是通过激动呼吸道的β_2-受体,激活腺苷酸环化酶,使细胞内环磷酸腺苷(cAMP)含量增高,从而松弛支气管平滑肌。常用药物:沙丁胺醇、特布他林、非诺特罗等,属短效β_2-受体激动剂,作用时间为4～6 h。新一代长效β_2-受体激动剂,如福莫特罗、丙卡特罗、沙美特罗、班布特罗等,作用时间为12～24 h。

β_2-受体激动剂的用药方法可采用吸入、口服或静脉注射。首选吸入法,因药物吸入气道直接作用于呼吸道,局部浓度高且作用迅速,全身不良反应少。使用方法为沙丁胺醇或特布他林气雾剂,每天3～4次,每次1～2喷;长效β_2-受体激动剂如福莫特罗4.5 μg,每天2次,每次1喷。沙丁胺醇或特布他林一般口服用法为2.4～2.5 mg,每日3次。注射用药多用于重症哮喘。

(2)茶碱类。临床常用的平喘药物之一。除了抑制磷酸二酯酶,提高平滑肌细胞内的cAMP浓度,还具有拮抗腺苷受体、刺激肾上腺分泌肾上腺素、增强呼吸肌收缩、增强气道纤毛消除功能和抗炎作用。

轻度哮喘可口服给药，氨茶碱每次 0.1～0.2 g，每日 3 次，茶碱控释片 200～600 mg/d。中度以上哮喘静脉给药，静脉注射首次剂量 4～6 mg/kg，缓慢注射。静脉滴注维持量为 0.8～1.0 mg/kg，每日总量不超过 1.0 g。也可选用喘定 0.25 g 肌内注射，或 0.5～1.0 g 加入 5% 葡萄糖注射液静脉滴注。

氨茶碱的不良反应有胃肠道症状（恶心、呕吐），心血管反应（心动过速、心律失常、血压下降），严重者可引起抽搐甚至死亡。故老年人、妊娠、有心肝肾功能障碍、甲亢患者应慎用，合用西咪替丁、大环内酯类、喹诺酮类等药物可影响茶碱代谢而使其排泄减慢，最好进行血药浓度监测。

(3)抗胆碱药：可减少 cGMP 浓度，从而减少活性物质的释放，使支气管平滑肌松弛。由于全身用药不良反应大，现多用吸入抗胆碱药如异丙托溴铵，一次 20～80 μg，每日 3～4 次。

2.抗炎药

主要治疗哮喘的气道炎症。

(1)糖皮质激素：由于气道慢性非特异性炎症是哮喘的病理基础，糖皮质激素是治疗哮喘最有效的药物。其作用机制是：抑制炎症细胞的迁移和活化；抑制细胞因子的生成；抑制炎症介质的释放；增强平滑肌细胞 β_2-受体的反应性。可吸入、口服和静脉使用。

吸入剂是目前推荐长期抗感染治疗哮喘的最常用药，具有用量小、局部高效、不良反应少等优点。目前常用的有倍氯米松、布地奈德、氟替卡松等，根据病情，吸入剂量 200～1 000 μg/d。不良反应为口咽部念珠菌感染、声音嘶哑或呼吸道不适，喷药后用清水漱口可减轻局部反应和胃肠吸收。与长效 β_2-受体激动剂合用增加其抗炎作用，减少吸入激素用量。

常用的口服剂有泼尼松和泼尼松龙，用于吸入糖皮质激素无效或需要短期加强的患者。30～40 mg/d，症状缓解后逐渐减量，然后停用或改用吸入剂。

重度及危重哮喘发作应静脉给药，如氢化可的松 100～400 mg/d，或地塞米松 10～30 mg/d，或甲基泼尼松龙 80～160 mg/d，症状缓解后逐渐减量，然后改为口服或吸入维持。

(2)色苷酸钠：能抑制肥大细胞释放介质，还能直接抑制神经反射性支气管痉挛。主要用于预防哮喘发作，雾化吸入 3.5～7 mg，或干粉吸入 20 mg，每日 3～4 次。

(3)酮替酚：H_1 受体拮抗剂，具有抑制肥大细胞和嗜碱性粒细胞释放生物活性物质的作用。对过敏性、运动性哮喘均有效。每次 1 mg，日服 2 次。也可选用新一代 H_1 受体拮抗剂，如阿司咪唑、曲尼斯特、氯雷他定等。不良反应可有倦怠、胃肠道反应、嗜睡、眩晕等。

(4)白三烯拮抗剂：白三烯在气道炎症中起重要作用，它不仅能使气道平滑肌收缩，还能促进嗜酸性粒细胞积聚，使黏液分泌增加，气道血浆渗出。白三烯拮抗剂可减少哮喘的发作，减少支气管扩张剂的应用，与糖皮质激素合用具有协同抗炎效应。临床常用的有扎鲁司特 20 mg，每日 2 次，或孟鲁司特 10 mg，每天 1 次。

(三)重度及危重哮喘的处理

哮喘不能控制，进行性加重往往有下列因素存在如过敏原持续存在、呼吸道感染未能控制、痰栓阻塞气道、酸碱平衡失调和电解质紊乱、并发肺不张或自发性气胸等，应详细分析分别对症处理，同时采取综合治疗措施。

(1)氧疗注意气道湿化。

(2)迅速解除支气管痉挛，静脉滴注氨茶碱、糖皮质激素，雾化吸入 β_2-受体激动剂，也可配合雾化吸入抗胆碱药，口服白三烯拮抗剂。

(3)积极控制感染选用有效抗菌药物。

(4)补液、纠正酸碱失衡及电解质紊乱。

(5)如有并发症如气胸、纵隔气肿、肺不张等,参照有关章节处理。

(6)上述措施仍不能纠正缺氧加重时,进行机械通气。

(四)缓解期治疗

制止哮喘发作最好的办法就是预防,因此在缓解期应根据病情程度制订长期控制计划。

(1)间歇性哮喘患者在运动前或暴露于变应原前吸入 β_2-受体激动剂或色苷酸钠,或者用吸入型抗胆碱能药物或短效茶碱作为吸入型短效 β_2-激动剂的替代药物。

(2)轻度哮喘患者需长期每日用药。基本的治疗是抗感染治疗。每日定量吸入小剂量糖皮质激素(≤500 μg/d),也可加用缓释茶碱或 β_2-受体激动剂。

(3)中度哮喘患者吸入型糖皮质激素量应该每日 500～1 000 μg,同时加用缓释茶碱、长效 β_2-受体激动剂。效果不佳时可改为口服糖皮质激素,哮喘控制后改为吸入。

(4)重度哮喘发作患者治疗需要每日使用多种长期预防药物。糖皮质激素每日大于 1 000 μg,联合吸入长效口服 β_2-受体激动剂、茶碱缓释片、白三烯拮抗剂或吸入型抗胆碱药。症状不能控制者加用糖皮质激素片剂。

以上方案为基本原则,还应根据每个地区和个人不同情况制定治疗方案。每 3～6 个月对病情进行一次评估,然后再根据病情调整治疗方案,或升级或降级治疗。

九、哮喘的教育与管理

实践表明哮喘患者的教育和管理是哮喘防治工作中十分重要的组成部分。通过哮喘教育可以显著地提高哮喘患者对疾病的认识,更好地配合治疗和预防,提高患者的防治依从性,达到减少哮喘发作,维持长期稳定,提高生活质量,并减少医疗经费开支的目的。通过教育使患者了解或掌握以下内容:①相信通过长期、规范的治疗,可以有效地控制哮喘;②了解诱发哮喘的各种因素,结合每位患者的具体情况,找出具体的促(诱)发因素及避免诱因的方法,如减少过敏原吸入,避免剧烈运动,忌用可以诱发哮喘的药物等;③初步了解哮喘的本质和发病机制;④熟悉哮喘发作先兆表现及相应处理办法;⑤了解峰流速仪的测定和记录方法,并鼓励记录哮喘日记;⑥学会在哮喘发作时进行简单的紧急自我处理办法;⑦初步了解常用的治疗哮喘药物的作用特点、正确用法,并了解各种药物的不良反应及如何减少、避免这些不良反应;⑧正确掌握使用各种定量雾化吸入器的技术;⑨根据病情程度医患双方联合制定出初步治疗方案;⑩认识哮喘加重恶化的征象,以及知道此时应采取的相应行动;⑪知道什么情况下应去医院就诊或看急诊;⑫了解心理因素在哮喘发病和治疗中的作用,掌握必要的心理调适技术。

在此基础上采取一切必要措施对患者进行长期系统管理,定期强化有关哮喘规范治疗的内容,提高哮喘患者对哮喘的认识水平和防治哮喘的技能,重点是定量气雾剂吸入技术,以及落实环境控制措施,定期评估病情和治疗效果。提高哮喘患者对医护人员的信任度,改善哮喘患者防治疾病的依从性。

根据 GINA 指南,成功的哮喘管理目标是:①达到并维持哮喘症状的控制;②保持正常活动,包括运动;③保持肺功能尽可能接近正常水平;④预防哮喘急性发作;⑤避免药物不良反应;⑥预防哮喘导致的死亡。

第四章　消化内科疾病

第一节　胃食管反流病

一、概说

胃食管反流病(GERD)是指胃内容物反流入食管,引起不适症状和(或)并发症的一种疾病。如酸(碱)反流导致的食管黏膜破损称为反流性食管炎(RE)。常见症状有胸骨后疼痛或烧灼感、反酸、胃灼热、恶心、呕吐、咽下困难,甚至吐血等。

本病经常和慢性胃炎,消化性溃疡或食管裂孔疝等病并存,但也可单独存在。广义上讲,凡能引起胃食管反流的情况,如进行性系统性硬化症、妊娠呕吐,以及任何原因引起的呕吐,或长期放置胃管、三腔管等,均可导致胃食管反流,引起继发性反流性食管炎。长期反复不愈的食管炎可致食管瘢痕形成、食管狭窄、或裂孔疝、慢性局限性穿透性溃疡,甚至发生癌变。

中国胃食管反流病共识意见中提出 GERD 可分为非糜烂性反流病(NERD)、糜烂性食管炎(EE)和 Barrett 食管(BE)三种类型,也可称为 GERD 相关疾病。有人认为 GERD 的三种类型相对独立,相互之间不转化或很少转化,但有些学者则认为这三者之间可能有一定相关性。NERD 系指存在反流相关的不适症状,但内镜下未见 BE 和食管黏膜破损。EE 系指内镜下可见食管远段黏膜破损。BE 系指食管远段的鳞状上皮被柱状上皮所取代。

在 GERD 的三种疾病形式中,NERD 最为常见,EE 可合并食管狭窄、溃疡和消化道出血,BE 有可能发展为食管腺癌。这三种疾病形式之间相互关联和进展的关系需作进一步研究。

蒙特利尔共识意见对 GERD 进行了分类,将 GERD 的表现分为食管综合征和食管外综合征,食管外综合征再分为明确相关和可能相关。

(1)食管综合征包括以下两种。①症状综合征:典型反流综合征,反流性胸痛综合征。②伴食管破损的综合征:反流性食管炎,反流性食管狭窄,Barrett 食管,食管腺癌。

(2)食管外综合征包括以下两种。①明确相关的:反流性咳嗽综合征,反流性喉炎综合征,反流性哮喘综合征,反流性牙侵蚀综合征。②可能相关的:咽炎,鼻窦炎,特发性肺纤维化,复发性中耳炎。广泛使用 GERD 蒙特利尔定义中公认的名词将会使 GERD 的研究更加全球化。

在正常情况下,食管下端与胃交界线上 3～5 cm 范围内,有一高压带(LES)构成一个压力屏障,能防止胃内容物反流入食管。当食管下端括约肌关闭不全时,或食管黏膜防御功能破坏时,不能防止胃十二指肠内容物反流到食管,以致胃酸、胃蛋白酶、胆盐和胰酶等损伤食管黏膜,均可促使发生胃食管反流病。其中尤以 LES 功能失调引起的反流性食管炎为主要机制。

二、诊断

(一)临床表现

本病初可能没有任何症状,但有胃食管明显反流者,常出现下列自觉症状。

1.胸骨后烧灼感或疼痛

此为最早最常见的症状，表现为在胸骨后感到烧灼样不适，并向胸骨上切迹、肩胛部或颈部放射，在餐后一小时躺卧或增高腹内压时出现，严重者可使患者于夜间醒来，口服抗酸剂后迅速缓解，但一部分长期有反流症状的患者，亦可伴有挤压性疼痛，与体位或进食无关，抗酸剂不能使之缓解，进酸性或热性液体时，则反使疼痛加重。

但胃灼热亦可在食管运动障碍或心、胆囊及胃十二指肠疾病中出现，确诊仍有赖于其他客观检查。

2.胃、食管反流

其表现为酸性或苦味液体反流到口腔，偶尔有食物从胃反流到口内，若严重者夜间出现反酸，可将液体或食物吸入肺内，引起阵发性咳嗽、呼吸困难及非季节性哮喘等。

3.咽下困难

初期多因炎症而有咽下轻度疼痛和阻塞不顺之感觉，进而食管痉挛，多有间歇性咽下梗阻，后期食管狭窄则咽下困难，甚至有进食后不能咽下的间断反吐现象，严重病例可呈间歇性咽下困难，伴有咽下疼痛，此时，不一定有食管狭窄，可能为食管远端的运动功能障碍，继发食管痉挛所致。

慢性患者由于持续的咽下困难，饮食减少，摄取营养不足，体重明显下降。

4.出血

严重的活动性炎症，由于黏膜糜烂出血，可出现大便潜血阳性，或吐出物带血，或引起轻度缺铁性贫血，饮酒后，出血更重。

5.消化道外症状

Delahuntg综合征即发生慢性咽炎，慢性声带炎和气管炎等综合征。这是由于胃食管的经常性反流，对咽部和声带产生损伤性炎症，引起咽部灼酸苦辣感觉；还可以并发 Zenker 憩室和“唇烧灼”综合征，即发生口腔黏膜糜烂和舌、唇、口腔的烧灼感；反流性食管炎还可导致反复发作的咳嗽、哮喘、夜间呼吸暂停、心绞痛样胸痛。

反流性食管炎出现症状的轻重，与反流量，伴发裂孔疝的大小及内镜所见的组织病变程度均无明显的正相关，而与反流物质和食管黏膜接触时间有密切关系。症状严重者，反流时食管 pH 在 4.0 以下，而且酸清除时间明显延长。

（二）辅助检查

1.上消化道内镜检查

上消化道内镜检查有助于确定有无反流性食管炎以及有无并发症，如食管裂孔疝、食管炎性狭窄、食管癌等，结合病理活检有利于明确病变性质。但内镜下的食管炎不一定均由于反流所致，还有其他病因如吞服药物、真菌感染、腐蚀剂等需除外。一般来说，远端食管炎常常由反流引起。

2.钡餐检查

反流性食管炎患者的食管钡餐检查可显示下段食管黏膜皱襞增粗、不光滑，可见浅龛影或伴有狭窄等，食管蠕动可减弱。有时可显示食管裂孔疝，表现为贲门增宽，胃黏膜疝入食管内，尤其在头低位时，钡剂可向食管反流。卧位时如吞咽小剂量的硫酸钡，则显示多数 GERD 患者的食管体部和 LES 排钡延缓。一般来说,此项检查阳性率不高,有时难以判断病变性质。

3.食管 pH 监测

24 小时食管 pH 监测能详细显示酸反流、昼夜酸反流规律、酸反流与症状的关系以及患者对治疗的反应,使治疗个体化。其对 EE 的阳性率>80%,对 NERD 的阳性率为 50%~75%。此项检查虽能显示过多的酸反流,也是迄今为止公认的"金标准",但也有假阴性。

4.食管测压

食管测压能显示 LESP 低下,一过性 LES 松弛情况。尤其是松弛后蠕动压低以及食管蠕动收缩波幅低下或消失,这些正是胃食管反流的运动病理基础。在 GERD 的诊断中,食管测压除帮助食管 pH 电极定位、术前评估食管功能和预测手术外,还能预测抗反流治疗的疗效和是否需长期维持治疗。

5.食管胆汁反流监测

其方法是将光纤导管的探头放置 LES 上缘之上 5 cm 处,以分光光度法监测食管反流物内的胆红素含量,并将结果输回光电子系统。胆汁是十二指肠内容物的重要成分。其中含有的胆红素是胆汁中的主要的色素成分,在 453 nm 处有特殊的吸收高峰,可间接表明食管暴露于十二指肠内容物的情况。此项检查虽能间接反映十二指肠胃食管的反流情况,但有其局限性,一是胆红素不是唯一的有害物质,二是反流物中的黏液、食物颗粒、血红蛋白等的影响可出现假阳性的结果。

6.其他

对食管黏膜超微结构的研究可了解反流存在的病理生理学基础;无线食管 pH 测定可提供更长时间的酸反流检测;腔内阻抗技术的应用可监测所有反流事件,明确反流物的性质(气体、液体或气体液体混合物),与食管 pH 监测联合应用可明确反流物为酸性或非酸性以及反流物与反流症状的关系。

三、临床诊断

(一)GERD 诊断

1.临床诊断

(1)有典型的胃灼热和反流症状,且无幽门梗阻或消化道梗阻的证据,临床上可考虑为 GERD。

(2)有食管外症状,又有反流症状,可考虑是反流相关或可能相关的食管外症状,如反流相关的咳嗽、哮喘。

(3)如仅有食管外症状,但无典型的胃灼热和反流症状,尚不能诊断为 GERD。宜进一步了解食管外症状发生的时间、与进餐和体位的关系以及其他诱因。需注意有无重叠症状(如同时有 GERD 和肠易激综合征或功能性消化不良)、焦虑、抑郁状态、睡眠障碍等。

2.上消化道内镜检查

由于我国是胃癌、食管癌的高发国家,内镜检查已广泛开展,因此,对于拟诊患者一般先进行内镜检查,特别是症状发生频繁、程度严重,伴有报警征象、或有肿瘤家族史,或患者很希望内镜检查。上消化道内镜检查有助于确定有无反流性食管炎及有无并发症,如食管裂孔疝、食管炎性狭窄以及食管癌等;有助于 NERD 的诊断;先行内镜检查比先行诊断性治疗,能够有效地缩短诊断时间。对食管黏膜破损者，可按洛杉矶会议提出的分级标准，将内镜下食管病变严重程度分为A～D级。A级：食管黏膜有一个或几个<5 mm的黏膜损伤。B级：同A级外，连续病变黏膜损伤>5 mm。C级：非环形的超过两个皱襞以上的黏膜融合性损伤（范围<75%食管周径）。D级：广泛黏膜损伤，病灶融合，损伤范围>75%食管周径或全周性损伤。

3.诊断性治疗

对拟诊患者或疑有反流相关食管外症状的患者，尤其是上消化道内镜检查阴性时，可采用诊断性治疗。

质子泵抑制剂（PPI）诊断性治疗（PPI试验）已被证实是行之有效的方法。建议服用标准剂量PPI一日2次，疗程1～2周。服药后如症状明显改善，则支持酸相关GERD的诊断；如症状改善不明显，则可能有酸以外的因素参与或不支持诊断。

PPI试验不仅有助于诊断GERD，同时还启动了治疗。其本质在于PPI阳性与否充分强调了症状与酸之间的关系，是反流相关的检查。PPI阴性有以下几种可能：①抑酸不充分；②存在酸以外因素诱发的症状；③症状不是反流引起的。

PPI试验具有方便、可行、无创和敏感性高的优点，缺点是特异性较低。

（二）NERD诊断

1.临床诊断

NERD主要依赖症状学特点进行诊断，典型的症状为胃灼热和反流。患者以胃灼热症状为主诉时，如能排除可能引起胃灼热症状的其他疾病，且内镜检查未见食管黏膜破损，可作出NERD的诊断。

2.相关检查

内镜检查对NERD的诊断价值在于可排除EE或BE以及其他上消化道疾病，如溃疡或胃癌。

3.诊断性治疗

PPI试验是目前临床诊断NERD最为实用的方法。PPI治疗后，胃灼热等典型反流症状消失或明显缓解提示症状与酸反流相关，如内镜检查无食管黏膜破损的证据，临床可诊断为NERD。

（三）BE诊断

1.临床诊断

BE本身通常不引起症状，临床主要表现为GERD的症状，如胃灼热、反流、胸骨后疼痛、吞咽困难等。但约25%的患者无GERD症状，因此在筛选BE时不应仅局限于有反流相关症状的人群，行常规胃镜检查时，对无反流症状的患者也应注意有无BE存在。

2.内镜诊断

BE的诊断主要根据内镜检查和食管黏膜活检结果。如内镜检查发现食管远端有明显的柱状上皮化生并得到病理学检查证实时，即可诊断为BE。其分型有按内镜下表现：①全周型：红色黏膜向食管延伸，累及全周，与胃黏膜无明显界限，游离缘距LES在3 cm以上。②岛型：齿状线1 cm以上出现斑片状红色黏膜。舌型：与齿状线相连，伸向食管呈火舌状。

按柱状上皮化生长度分为：①长段BE：上皮化生累及食管全周，且长度≥3 cm。②短段

BE:柱状上皮化生未累及食管全周,或虽累及全周,但长度<3 cm。

内镜表现:①SCJ 内镜标志:食管鳞状上皮表现为淡粉色光滑上皮,胃柱状上皮表现为橘红色,鳞、柱状上皮交界处构成的齿状 Z 线,即为 SCJ。②EGJ内镜标志:为管状食管与囊状胃的交界处,其内镜下定位的标志为最小充气状态下胃黏膜皱襞的近侧缘和(或)食管下端纵行栅栏样血管末梢。③明确区分 SCJ 及 EGJ:这对于识别 BE 十分重要,因为在解剖学上 EGJ 与内镜观察到的 SCJ 并不一致,且反流性食管炎黏膜在外观上可与 BE 混淆,所以确诊 BE 需病理活检证实。④BE 内镜下典型表现:EGJ 近端出现橘红色柱状上皮,即 SCJ 与 EGJ 分离。BE 的长度测量应从 EGJ 开始向上至 SCJ。内镜下亚甲蓝染色有助于对灶状肠化生的定位,并能指导活检。

3.病理学诊断

(1)活检取材:推荐使用四象限活检法,即常规从 EGJ 开始向上以 2 cm 的间隔分别在 4 个象限取活检;对疑有 BE 癌变者应向上每隔 1 cm 在 4 个象限取活检对有溃疡、糜烂、斑块、小结节狭窄和其他腔内异常者,均应取活检行病理学检查。

(2)组织分型:①贲门腺型:与贲门上皮相似,有胃小凹和黏液腺,但无主细胞和壁细胞。②胃底腺型:与胃底上皮相似,可见主细胞和壁细胞,但 BE 上皮萎缩较明显,腺体较少且短小,此型多分布于 BE 远端近贲门处。③特殊肠化生型:又称Ⅲ型肠化生或不完全小肠化生型,分布于鳞状细胞和柱状细胞交界处,化生的柱状上皮中可见杯状细胞为其特征性改变。

(3)BE 的异型增生:①低度异型增生(LGD):由较多小而圆的腺管组成,腺上皮细胞拉长,细胞核染色质浓染,核呈假复层排列,黏液分泌很少或不分泌,增生的细胞可扩展至黏膜表面。②高度异型增生(HGD):腺管形态不规则,呈分支或折叠状,有些区域失去极性。与 LGD 相比,HGD 细胞核更大、形态不规则且呈簇状排列,核膜增厚,核仁呈明显双嗜性,间质无浸润。

四、鉴别诊断

(一)反流性食管炎

两病可合并存在,在临床上,两者均可出现反流性症状,如胃灼热感、反酸、咽下困难及出血等。也可因腹内压或胃内压增高而加重症状。但反流性食管炎症状仅限于胃食管反流现象。而食管裂孔疝不但影响食管,也侵及附近神经,甚至影响心肺功能,故其反流症状较重,胸骨后可出现明显疼痛,也可出现咽部异物感和阵发性心律不齐。而在诊断上,食管裂孔疝主要依靠 X 线钡餐,而反流性食管炎主要依靠内镜。

(二)食管贲门黏膜撕裂综合征

前者最典型的病史是先有干呕或呕吐正常胃内容物一次或多次,随后呕吐新鲜血液,诊断主要靠内镜。由于浅表的撕裂病损,在出血后 48～72 小时内多数已愈合,因此应及时作内镜检查。

(三)食管贲门失弛缓症

这是一种食管的神经肌肉功能障碍性疾病,也可出现如反流性食管炎样的食物反流、吞咽困难及胸骨后疼痛等症状。但本症多见于 20～40 岁的年轻患者,发病常与情绪波动及冷饮有关。X 线钡餐检查,可见鸟嘴状及钡液平面等特征性改变。食管压力测定可观察到食管下端

2/3 无蠕动,吞咽时 LES 压力比静止压升高 1.33 kPa,并松弛不完全,必要时可做内镜检查,以排除其他疾病。

(四)弥漫性食管痉挛

也可伴有吞咽困难和胸骨后疼痛,是一种食管下端 2/3 无蠕动而又强烈收缩的疾病,一般不常见,可发生任何年龄。食管钡餐检查可见"螺旋状食管",即食管收缩时食管外观呈锯齿状。食管测压试验可观察到反复非蠕动性高幅度持久的食管收缩。

(五)食管癌

以进行性咽下困难为典型症状,出现胃灼热和反酸的症状较少,但若由于癌瘤的糜烂及溃疡形成或伴有食管炎症,亦可见到胸骨后烧灼痛,一般进行食管 X 线钡餐检查,或食管镜检查,不难与反流性食管炎作出鉴别。

五、并发症

(一)食管并发症

1.反流性食管炎

反流性食管炎是内镜下可见远段食管黏膜的破损,甚至出现溃疡,是胃食管反流病食管损伤的最常见后果和表现。

2.Barrett 食管

多发生于鳞状上皮与柱状上皮交界处。蒙特利尔定义认为,当内镜疑似食管化生活检发现柱状上皮时,应诊断为 Barrett 食管,并具体说明是否存在肠型化生。

3.食管狭窄和出血

反流性食管狭窄是严重反流性疾病的结果。长期食管炎症由于瘢痕形成而致食管狭窄,表现为吞咽困难,反胃和胸骨后疼痛,狭窄多发生于食管下段。GERD 引起的出血罕见,主要见于食管溃疡者。

4.食管腺癌

蒙特利尔共识意见明确指出食管腺癌是 GERD 的并发症,食管腺癌的危险性与胃灼热的频率和时间成正比,慢性 GERD 症状增加食管腺癌的危险性。长节段 Barrett 食管伴化生是食管腺癌最重要的、明确的危险因素。

(二)食管外并发症

反流性食管炎由于反流的胃液侵袭咽部、声带和气管,引起慢性咽炎、声带炎和气管炎,甚至吸入性肺炎。

六、治疗

参照"中国胃食管反流病治疗共识意见"进行治疗。

(一)改变生活方式

抬高床头、睡前 3 小时不再进食、避免高脂肪食物、戒烟酒、减少摄入可以降低食管下段括约肌(LES)压力的食物(如巧克力、薄荷、咖啡、洋葱、大蒜等)。减轻体质量可减少 GERD 患者反流症状。

(二)抑制胃酸分泌

抑制胃酸的药物包括 H_2 受体阻滞剂(H_2-RA)和质子泵抑制剂(PPI)等。

1.初始治疗的目的是尽快缓解症状，治愈食管炎

(1)H_2-RA 仅适用于轻至中度 GERD 治疗。H_2-RA(西咪替丁、雷尼替丁、法莫替丁等)治疗反流性 GERD 的食管炎愈合率为 50%～60%，胃灼热症状缓解率为 50%。

(2)PPI 是 GERD 治疗中最常用的药物，伴有食管炎的 GERD 治疗首选。临床奥美拉唑、兰索拉唑、泮托拉唑、雷贝拉唑和埃索美拉唑可供选用。在标准剂量下，新一代 PPI 具有更强的抑酸作用。

PPI 治疗糜烂性食管炎的内镜下 4 周、8 周愈合率分别为 80%和 90%左右，PPI 推荐采用标准剂量，疗程 8 周。部分患者症状控制不满意时可加大剂量或换一种 PPI。

(3)非糜烂性反流病(NERD)治疗的主要药物是 PPI。由于 NERD 发病机制复杂，PPI 对其症状疗效不如糜烂性食管炎，但 PPI 是治疗 NERD 的主要药物，治疗的疗程应不少于 8 周。

2.维持治疗是巩固疗效、预防复发的重要措施

GERD 是一种慢性疾病，停药后半年的食管炎与症状复发率分别为 80%和 90%，故经初始治疗后，为控制症状、预防并发症，通常需采取维持治疗。

目前维持治疗的方法有三种：维持原剂量或减量、间歇用药、按需治疗。采取哪一种维持治疗方法，主要根据患者症状及食管炎分级来选择药物与剂量，通常严重的糜烂性食管炎(LAC-D 级)需足量维持治疗，NERD 可采用按需治疗。H_2-RA 长期使用会产生耐受性，一般不适合作为长期维持治疗的药物。

(1)原剂量或减量维持。维持原剂量或减量使用 PPI，每日 1 次，长期使用以维持症状持久缓解，预防食管炎复发。

(2)间歇治疗。PPI 剂量不变，但延长用药周期，最常用的是隔日疗法。3 日 1 次或周末疗法因间隔太长，不符合 PPI 的药代动力学，抑酸效果较差，不提倡使用。在维持治疗过程中，若症状出现反复，应增至足量 PPI 维持。

(3)按需治疗。按需治疗仅在出现症状时用药，症状缓解后即停药。按需治疗建议在医师指导下，由患者自己控制用药，没有固定的治疗时间，治疗费用低于维持治疗。

3.Barrett 食管(BE)治疗

虽有文献报道 PPI 能延缓 BE 的进程，尚无足够的循证依据证实其能逆转 BE。BE 伴有糜烂性食管炎及反流症状者，采用大剂量 PPI 治疗，并长期维持治疗。

4.控制夜间酸突破(NAB)

NAB 指在每天早、晚餐前服用 PPI 治疗的情况下，夜间胃内 pH＜4 持续时间＞1 小时。控制 NAB 是治疗 GERD 的措施之一。治疗方法包括调整 PPI 用量、睡前加用 H_2-RA、应用血浆半衰期更长的 PPI 等。

(三)对 GERD 可选择性使用促动力药物

在 GERD 的治疗中，抑酸药物治疗效果不佳时，考虑联合应用促动力药物，特别是对于伴有胃排空延迟的患者。

(四)手术与内镜治疗应综合考虑，慎重决定

GERD 手术与内镜治疗的目的是增强 LES 抗反流作用，缓解症状，减少抑酸剂的使用，提高患者的生活质量。

BE伴高度不典型增生、食管严重狭窄等并发症，可考虑内镜或手术治疗。

第二节 Barrett食管

Barrett食管(BE)是指食管远端正常的复层鳞状上皮被单层柱状上皮所替代的病理现象。Barrett溃疡是Barrett食管发生类似胃的消化性溃疡称食管消化性溃疡。

Norman Barrett首先观察到此种现象，因此得名，又称Barrett病。其确切发病率至今尚不清楚，BE多见于45岁以上成人，男女之比约为4∶1。根据食管远端柱状上皮覆盖的长度可将BE分为不短于3 cm的长段型和短于3 cm的短段型。

近年来，BE之所以备受人们关注，是因为其与食管腺癌的发生密切相关，Barrett食管是食管腺癌的主要癌前病变。新近研究报道BE的癌变率为每年1/104，较一般人群高30～125倍，80%的食管腺癌发生于BE，而40%的食管-胃交界处腺癌与BE有关。

一、病因及发病机制

Barrett食管的柱状上皮形成可分为先天性和后天获得性两种。前者是由于来源于前肠的胚胎食管柱状上皮未被鳞状上皮全部取代而形成，鳞状化不全可发生于食管的任何部位，以食管中下段常见；后者则主要与胃食管反流(GER)有关，多见于食管下段。

目前认为，凡能引起胃食管反流病的原因都可以成为BE的病因，包括胃酸、胃蛋白酶、十二指肠液、胆汁反流和食管下端括约肌(LES)压力降低等。研究表明，上述反流液的各种成分均可造成食管下段黏膜发生炎症或形成溃疡，在损伤修复过程中，多能干细胞发生分化，以适应局部的环境变化，由耐酸的柱状上皮取代了鳞状上皮，从而形成BE。然而并非所有胃食管反流患者均发生BE，一般认为，反流发生得越早，持续时间越长或合并其他并发症(包括食管炎、狭窄、溃疡)者越易发生BE。

此外，其他一些引起反流的因素如硬皮病、失弛缓症、胃切除术后、吸烟、饮酒等亦与BE的发生有关。近年来有学者认为食管幽门螺杆菌(Hp)感染与BE的发生也有关系，BE患者Hp感染率可达51%，而单纯反流组仅8.3%。但也有研究发现在BE部位未能检出Hp，而且还认为Hp感染可保护机体不发生BE。因此BE与Hp感染的关系尚待进一步研究。

二、病理

BE的主要病理特点是柱状上皮从胃向上延伸到食管下段1/3～1/2，多限于食管下段6 cm以内，而黏膜下层及肌层结构正常，其柱状上皮有三种组织学类型。

(一)胃底腺型(完全胃化生)

类似胃底胃体上皮，含有小凹和黏液腺，具有主细胞及壁细胞，能够分泌胃酸和胃蛋白酶原，但与正常黏膜相比，这些腺体稀少且短小。

(二)胃贲门交界型(不完全胃化生)

以贲门黏液腺为特征，表面有小凹和绒毛，小凹及腺体表面由分泌黏液的细胞所覆盖，其中缺乏主细胞和壁细胞。

(三)特殊型柱状上皮(不完全肠化生)

类似于小肠上皮,表面有绒毛及陷窝,由柱状细胞和杯状细胞组成。柱状细胞与正常小肠吸收细胞不同,无明确的刷状缘,胞质顶端含有糖蛋白分泌颗粒,不具备脂肪吸收功能,此型最常见。

Barrett 食管可形成溃疡,称为 Barrett 溃疡,被认为是食管腺癌的癌前病变。BE 溃疡较深陷,故容易穿孔。如溃疡穿透食管壁,可并发胸膜和纵隔化脓感染或纵隔组织纤维化和周围淋巴结炎。

三、临床表现

Barrett 食管本身无症状,当呈现 Barrett 食管炎、溃疡、狭窄、癌变等时,才出现相应的临床症状。主要症状为非心源性胸骨后疼痛、吞咽困难、反酸、胃灼热、嗳气、呕吐,反流物误入呼吸道发生夜间阵发性呛咳、窒息及肺部感染等,当出现食管狭窄时,突出的症状为咽下困难,可并发上消化道出血、穿孔,特殊型 Barrett 上皮易发生癌变。癌变率为 2.5%~41%,平均10%。癌变与化生上皮本身处于不稳定状态,如细胞动力学表现上皮细胞增殖周期加快;Barrett 上皮与肿瘤组织的酶学特征相同,如鸟氨酸脱羧酶活性处于高水平;上皮细胞黏液组织学的改变;超微结构中其上皮核结构的异型性变化等有关。

四、诊断

本病的诊断主要根据内镜和食管黏膜活检。

(一)内镜检查

内镜检查是诊断本病的可靠手段。内镜下较易确认 Barrett 黏膜,正常食管黏膜为粉红带灰白,而柱状上皮似胃黏膜为橘红色,两者有显著差异。内镜下 BE 可分为三种类型。

1.全周型

红色黏膜向食管延伸累及全周,与胃黏膜无明显界限,其游离缘距食管下括约肌 3 cm 以上。

2.岛型

齿状线 1 cm 处以上出现斑片状红色黏膜。

3.舌型

与齿状线相连,伸向食管呈半岛状。在 Barrett 上皮可以出现充血、水肿、糜烂或溃疡,反复不愈的溃疡可引起食管狭窄。

(二)组织学检查

BE 的确诊要依赖于组织学活检,因此内镜检查时取材的部位和深度非常重要,在食管下端括约肌上方根据 BE 黏膜的特殊色泽取材。对于长段 BE,每隔 2 cm 取材 1 次,短段 BE 则沿周径局部取材几次。近年随着多种辅助手段的应用,使组织取材更为准确和方便,BE 诊断的准确率明显提高。使用普鲁士蓝、复方卢戈液、靛卡红、紫罗蓝晶体喷洒局部黏膜,可确定特异性柱状上皮及异型增生,敏感性为70%~95%,而且价廉、方便。

(三)其他检查

采用高分辨率的腔内超声扫描(HRES)检测食管黏膜变化,超声下 BE 表现为黏膜第二低回声层比第一高回声层厚,且与病理诊断相关性好。此外,放大内镜、荧光分光镜及弹性散射分光镜等也都利于BE诊断。

五、癌变监测

Barrett食管BE发展成腺癌的机制仍不明确，因此对BE患者动态监测十分重要。费用效果研究推荐，每2年复查1次内镜。对活检显示轻度异型增生者可继续内科治疗，并每3～6个月做1次胃镜检查，如活检显示重度异型增生，应在2周内复查胃镜，如仍显示为重度异型增生或有黏膜内癌，应及时进行手术治疗。

除了内镜外，还可应用一些酶学或分子生物学指标帮助监测病情变化，以便早期治疗。使用流式细胞技术测定细胞核DNA含量变化，若发现细胞染色质显示非整倍体或四倍体时，提示BE合并异型增生或腺癌；在轻度异型增生患者中，如p53阳性，则可能进一步发生重度异型增生或腺癌；CD95是细胞膜蛋白神经生长因子家族的一员，免疫组化染色时，BE黏膜显示在上皮细胞膜上有着色，而腺癌则在细胞质中显色；端粒酶、COX-2、bcl-2和fas表达增加，上皮钙黏蛋白表达降低都与BE的发生、发展有关。

六、治疗

BE治疗的目的是缓解和消除症状，逆转食管柱状上皮为鳞状上皮，预防和治疗并发症，降低食管腺癌的发病率。

(一)一般治疗

宜进食易于消化的食物，避免诱发症状的体位和食用有刺激性食物，超重者应减肥。

(二)药物治疗

1.质子泵抑制剂(PPI)

PPI为内科治疗首选药物，剂量宜较大，如奥美拉唑(洛赛克)20～40 mg，每天2次口服，症状控制后以小剂量维持治疗，疗程半年以上。有证据表明，PPI长期治疗后可缩短Barrett黏膜长度，部分病例BE黏膜上有鳞状上皮覆盖，提示PPI能使BE部分逆转，但很难达到完全逆转。PPI治疗还可使BE中肠化生及异型增生消退，表明PPI可阻止BE病情发展，增加鳞状上皮逆转的机会，减少恶性变的危险。

2.促动力药(多潘立酮，西沙必利等)

此类药物能减少胃食管反流，控制症状，但疗程较长。如多潘立酮10～20 mg，每天3～4次，常与PPI同时应用，以增加疗效。

3.其他

如硫糖铝、蒙脱石散(思密达)等黏膜保护剂亦有一定疗效，可改善症状，与PPI合用效果更佳。

(三)内镜治疗

随着内镜治疗技术的发展，近年来内镜下消融治疗(EATs)已应用于临床。

EATs可分为热消融、化学消融和机械消融三大类。热消融又包括多极电凝术(MPEC)、氩光凝固法(APC)和激光(KTP、YAG等)。化学消融主要指光动力学治疗(PDT)，其基本原理为先将光敏剂如血紫质等静脉注射使其定位于食管的化生或异型增生或腺癌上皮，通过非热力的光化学反应而致局部组织坏死。本方法的缺点是可引起皮肤光变态反应。最近有报道应用特异性强的无皮肤光敏的5-氨基乙酰丙酸(ALA)治疗伴有异型增生或黏膜内癌的病例，可使不典型增生 100%消失，黏膜内癌治愈率为 72%，平均随访 9 个月。机械消融则在内镜下运用萃吸、切除等方法。

EATs 加 PPI 抑酸治疗是目前治疗 BE 及 BE 伴异型增生的有效方法，使 BE 上皮消失或逆转为鳞状上皮，疗效为 70%～100%，并发症发生率较低。但 EATs 使用时间不长，病例数不多，随访时间较短，其疗效还需时间检验，而且对化生上皮逆转后能否降低腺癌发生率尚待进一步评价。

有明显食管狭窄者可进行食管探条或球囊扩张术，但其疗效较短暂，可能需多次扩张。

(四)外科治疗

手术适应证为：①BE 伴严重的症状性反流，内科治疗无效；②食管狭窄经扩张治疗无效；③难治性溃疡；④重度异型增生或癌变。

手术方式有多种，一般选择 Nissen 胃底折叠术，对重度异型增生或癌变者宜作食管切除术。对于抗反流手术的治疗效果目前尚存在争议。一些学者认为，虽然抗反流手术能够缓解反流症状，使溃疡愈合和改善狭窄，但不能逆转 BE 上皮，更不能逆转异型增生进展为腺癌。但另有学者报道，经腹或腹腔镜下抗反流手术不仅可缓解症状，而且可稳定柱状上皮覆盖范围，控制异型增生的发展，甚至可使异型柱状上皮逆转为鳞状上皮，降低 BE 癌变的危险。看来抗反流手术的疗效还有待大量临床研究进一步证实。

第三节　急性胃炎

急性胃炎是由多种不同的病因引起的急性胃黏膜炎症，包括急性单纯性胃炎、急性糜烂出血性胃炎和吞服腐蚀物引起的急性腐蚀性胃炎与胃壁细菌感染所致的急性化脓性胃炎。其中，临床意义最大和发病率最高的是以胃黏膜糜烂、出血为主要表现的急性糜烂出血性胃炎。

一、流行病学

迄今为止，目前国内外尚缺乏有关急性胃炎的流行病学调查。

二、病因

急性胃炎的病因众多，大致有外源性和内源性两大类，包括急性应激、化学性损伤（如药物、酒精、胆汁、胰液）和急性细菌感染等。

(一)外源性因素

1.药物

各种非甾体抗炎药（NSAIDs），包括阿司匹林、吲哚美辛、吡罗昔康和多种含有该类成分复方药物。另外，糖皮质激素和某些抗生素及氯化钾等均可导致胃黏膜损伤。

2.酒精

主要是大量酗酒可致急性胃黏膜胃糜烂甚至出血。

3.生物性因素

沙门菌、嗜盐菌和葡萄球菌等细菌或其毒素可使胃黏膜充血水肿和糜烂。Hp 感染可引起急、慢性胃炎，发病机制类似，将在慢性胃炎节中叙述。

4.其他

某些机械性损伤(包括胃内异物或胃柿石等)可损伤胃黏膜。放射疗法可致胃黏膜受损。偶可见因吞服腐蚀性化学物质(强酸或强碱或甲酚及氯化汞、砷、磷等)引起的腐蚀性胃炎。

(二)内源性因素

1.应激因素

多种严重疾病如严重创伤、烧伤或大手术及颅脑病变和重要脏器功能衰竭等可导致胃黏膜缺血、缺氧而损伤。通常称为应激性胃炎,如果系脑血管病变、头颅部外伤和脑手术后引起的胃十二指肠急性溃疡称为Cushing溃疡,而大面积烧灼伤所致溃疡称为Curling溃疡。

2.局部血供缺乏

局部血供缺乏主要是腹腔动脉栓塞治疗后或少数因动脉硬化致胃动脉的血栓形成或栓塞,引起供血不足。另外,还可见于肝硬化门静脉高压并发上消化道出血者。

3.急性蜂窝织炎或化脓性胃炎

此两者甚少见。

三、病理生理学和病理组织学

(一)病理生理学

胃黏膜防御机制包括黏膜屏障、黏液屏障、黏膜上皮修复、黏膜和黏膜下层丰富的血流、前列腺素和肽类物质(表皮生长因子等)和自由基清除系统。上述结果破坏或保护因素减少,使胃腔中的H^+逆弥散至胃壁,肥大细胞释放组胺,则血管充血甚或出血、黏膜水肿及间质液渗出,同时可刺激壁细胞分泌盐酸、主细胞分泌胃蛋白酶原。若致病因子损及腺颈部细胞,则胃黏膜修复延迟、更新受阻而出现糜烂。

严重创伤、大手术、大面积烧伤、脑血管意外和严重脏器功能衰竭及休克或者败血症等所致的急性应激的发生机制为:急性应激→皮质-垂体前叶-肾上腺皮质轴活动亢进、交感-副交感神经系统失衡→机体的代偿功能不足→不能维持胃黏膜微循环的正常运行→黏膜缺血、缺氧→黏液和碳酸氢盐分泌减少及内源性前列腺素合成不足→黏膜屏障破坏和氢离子反弥散→降低黏膜内pH→进一步损伤血管与黏膜→糜烂和出血。

NSAID所引起者则为抑制环加氧酶(COX)致使前列腺素产生减少,黏膜缺血缺氧。氯化钾和某些抗生素或抗肿瘤药等则可直接刺激胃黏膜引起浅表损伤。

乙醇可致上皮细胞损伤和破坏,黏膜水肿、糜烂和出血。另外,幽门关闭不全、胃切除(主要是BillrothⅡ式)术后可引起十二指肠-胃反流,则此时由胆汁和胰液等组成的碱性肠液中的胆盐、溶血磷脂酰胆碱、磷脂酶A和其他胰酶可破坏胃黏膜屏障,引起急性炎症。

门静脉高压可致胃黏膜毛细血管和小静脉扩张及黏膜水肿,组织学表现为只有轻度或无炎症细胞浸润,可有显性或非显性出血。

(二)病理学改变

急性胃炎主要病理和组织学表现以胃黏膜充血、水肿,表面有片状渗出物或黏液覆盖为主。黏膜皱襞上可见局限性或弥漫性陈旧性或新鲜出血与糜烂,糜烂加深可累及胃腺体。

显微镜下则可见黏膜固有层多少不等的中性粒细胞、淋巴细胞、浆细胞和少量嗜酸性粒细胞浸润,可有水肿。表面的单层柱状上皮细胞和固有腺体细胞出现变性与坏死。重者黏膜下层亦有水肿和充血。

对于腐蚀性胃炎若接触了高浓度的腐蚀物质且长时间，则胃黏膜出现凝固性坏死、糜烂和溃疡，重者穿孔或出血甚至腹膜炎。

另外，少见的化脓性胃炎可表现为整个胃壁（主要是黏膜下层）炎性增厚，大量中性粒细胞浸润，黏膜坏死。可有胃壁脓性蜂窝织炎或胃壁脓肿。

四、临床表现

（一）症状

部分患者可有上腹痛、腹胀、恶心、呕吐和嗳气及食欲缺乏等。如伴胃黏膜糜烂出血，则有呕血和（或）黑便，大量出血可引起出血性休克。有时上腹胀气明显。细菌感染导致者可出现腹泻等。并有疼痛、吞咽困难和呼吸困难（由于喉头水肿）。腐蚀性胃炎可吐出血性黏液，严重者可发生食管或胃穿孔，引起胸膜炎或弥漫性腹膜炎。化脓性胃炎起病常较急，有上腹剧痛、恶心和呕吐、寒战和高热，血压可下降，出现中毒性休克。

（二）体征

上腹部压痛是常见体征，尤其多见于严重疾病引起的急性胃炎出血者。腐蚀性胃炎因口腔黏膜、食管黏膜和胃黏膜都有损害，口腔、咽喉黏膜充血、水肿和糜烂。化脓性胃炎有时体征酷似急腹症。

五、辅助检查

急性糜烂出血性胃炎的确诊有赖于急诊胃镜检查，一般应在出血后 24～48 小时内进行，可见到以多发性糜烂、浅表溃疡和出血灶为特征的急性胃黏膜病损。黏液糊或者可有新鲜或陈旧血液。一般急性应激所致的胃黏膜病损以胃体、胃底部为主，而 NSAID 或酒精所致的则以胃窦部为主。注意 X 线钡剂检查并无诊断价值。出血者做呕吐物或大便隐血试验，红细胞计数和血红蛋白测定。感染因素引起者，做白细胞计数和分类检查、大便常规检查和培养。

六、诊断和鉴别诊断

主要由病史和症状做出拟诊，经胃镜检查可得以确诊。但吞服腐蚀物质者禁忌胃镜检查。有长期服用 NSAID、酗酒及临床重危患者，均应想到急性胃炎的可能。对于鉴别诊断，腹痛为主者，应通过反复询问病史与急性胰腺炎、胆囊炎和急性阑尾炎等急腹症以及急性心肌梗死相鉴别。

七、治疗

（一）基础治疗

基础治疗包括给予镇静、禁食、补液、解痉、止吐等对症支持治疗。此后给予流质或半流质饮食。

（二）针对病因治疗

针对病因治疗包括根除 Hp、去除 NSAID 或乙醇等诱因。

（三）对症处理

表现为反酸、上腹隐痛、烧灼感和嘈杂者，给予 H_2 受体阻滞剂或质子泵抑制剂。以恶心、呕吐或上腹胀闷为主者可选用甲氧氯普胺、多潘立酮或莫沙必利等促动力药。以痉挛性疼痛为主者，可给予莨菪碱等药物进行对症处理。

有胃黏膜糜烂、出血者，可用抑制胃酸分泌的 H_2 受体阻滞剂或质子泵抑制剂外，还可同时应用胃黏膜保护药如硫糖铝或铝碳酸镁等。

对于较大量的出血则应采取综合措施进行抢救。当并发大量出血时，可以冰水洗胃或在冰水中加去甲肾上腺素（每 200 mL 冰水中加 8 mL），或同管内滴注碳酸氢钠，浓度为 1000 mmol/L，24 小时滴 1 L，使胃内 pH 保持在 5 以上。凝血酶是有效的局部止血药，并有促进创面愈合作用，大剂量时止血作用显著。常规的止血药，如卡巴克络、抗血栓溶芳酸和酚磺乙胺等可静脉应用，但效果一般。内镜下止血往往可收到较好效果。

其他具体的药物请参照“慢性胃炎”和“消化性溃疡”的部分章节。

八、并发症的诊断、预防和治疗

急性胃炎的并发症包括穿孔、腹膜炎、水、电解质紊乱和酸碱失衡等。为预防细菌感染者选用抗生素治疗，因过度呕吐致脱水者及时补充水和电解质，并适时检测血气分析，必要时纠正酸碱平衡紊乱。对于穿孔或腹膜炎者，则必要时行外科治疗。

九、预后

病因去除后，急性胃炎多在短期内恢复正常。相反病因长期持续存在，则可转为慢性胃炎。由于绝大多数慢性胃炎的发生与 Hp 感染有关，而 Hp 自发清除少见，故慢性胃炎可持续存在，但多数患者无症状。流行病学研究显示，部分 Hp 相关性胃窦炎（<20%）可发生十二指肠溃疡。

第四节　慢性胃炎

慢性胃炎是由各种病因引起的胃黏膜慢性炎症。根据新悉尼胃炎系统和我国颁布的《中国慢性胃炎共识意见》标准，由内镜及病理组织学变化，将慢性胃炎分为非萎缩性（浅表性）胃炎及萎缩性胃炎两大基本类型和一些特殊类型的胃炎。

一、流行病学

幽门螺杆菌（Hp）感染为慢性非萎缩性胃炎的主要病因，慢性非萎缩性胃炎发病率与 Hp 感染情况相平行，慢性非萎缩性胃炎流行情况因不同国家、不同地区 Hp 感染情况而异。一般 Hp 感染率发展中国家高于发达国家，感染率随年龄增加而升高。我国属 Hp 高感染率国家，估计人群中 Hp 感染率为 40%～70%。慢性萎缩性胃炎是原因不明的慢性胃炎，在我国是一种常见病、多发病，在慢性胃炎中占 10%～20%。

二、病因

（一）慢性非萎缩性胃炎的常见病因

1.Hp 感染

Hp 感染是慢性非萎缩性胃炎最主要的病因，两者的关系符合 Koch 提出的确定病原体为感染性疾病病因的4项基本要求，即该病原体存在于该病的患者中，病原体的分布与体内病变分布一致，清除病原体后疾病可好转，在动物模型中该病原体可诱发与人相似的疾病。

研究表明，80％～95％的慢性活动性胃炎患者胃黏膜中有Hp感染，5％～20％的Hp阴性率反映了慢性胃炎病因的多样性；Hp相关胃炎者，Hp胃内分布与炎症分布一致；根除Hp可使胃黏膜炎症消退，一般中性粒细胞消退较快，但淋巴细胞、浆细胞消退需要较长时间；志愿者和动物模型中已证实Hp感染可引起胃炎。

Hp感染引起的慢性非萎缩性胃炎中胃窦为主全胃炎患者胃酸分泌可增加，十二指肠溃疡发生的危险度较高；而胃体为主全胃炎患者胃溃疡和胃癌发生的危险性增加。

2.胆汁和其他碱性肠液反流

幽门括约肌功能不全时含胆汁和胰液的十二指肠液反流入胃，可削弱胃黏膜屏障功能，使胃黏膜遭到消化液的刺激作用，产生炎症、糜烂、出血和上皮化生等病变。

3.其他外源性因素

酗酒、服用NSAID等药物、某些刺激性食物等均可反复损伤胃黏膜。这类因素均可各自或与Hp感染协同作用而引起或加重胃黏膜慢性炎症。

(二)慢性萎缩性胃炎的主要病因

Strickland将慢性萎缩性胃炎分为A、B两型，A型是胃体弥漫性萎缩，导致胃酸分泌下降，影响维生素B_{12}及内因子的吸收，因此常合并恶性贫血，与自身免疫有关；B型在胃窦部，少数人可发展成胃癌，与幽门螺杆菌、化学损伤(胆汁反流、非皮质激素消炎药、吸烟、酗酒等)有关，在我国，80％以上的胃炎患者属于第二类。

胃内攻击因子与防御修复因子失衡是慢性萎缩性胃炎发生的根本原因。具体病因与慢性非萎缩性胃炎相似。包括：Hp感染；长期饮浓茶、烈酒、咖啡，食用过热、过冷、过于粗糙的食物，可导致胃黏膜的反复损伤；长期大量服用非甾体抗炎药如阿司匹林、吲哚美辛等可抑制胃黏膜前列腺素的合成，破坏黏膜屏障；烟草中的尼古丁不仅影响胃黏膜的血液循环，还可导致幽门括约肌功能紊乱，造成胆汁反流；各种原因的胆汁反流均可破坏黏膜屏障造成胃黏膜慢性炎症改变。比较特殊的是壁细胞抗原和抗体结合形成免疫复合体在补体参与下，破坏壁细胞；胃黏膜营养因子(如胃泌素、表皮生长因子等)缺乏；心力衰竭、动脉粥样硬化、肝硬化合并门脉高压、糖尿病、甲状腺病、慢性肾上腺皮质功能减退、尿毒症、干燥综合征、胃血流量不足及精神因素等均可导致胃黏膜萎缩。

三、病理生理学和病理学

(一)病理生理学

1.Hp感染

Hp感染途径为粪-口或口-口途径，其外壁靠黏附素而紧贴胃上皮细胞。

Hp感染的持续存在，致使腺体破坏，最终发展成为萎缩性胃炎。而感染Hp后胃炎的严重程度则除了与细菌本身有关外，还决定与患者机体情况和外界环境。如带有空泡毒素(VacA)和细胞毒相关基因(CagA)者，胃黏膜损伤明显较重。患者的免疫应答反应强弱、其胃酸的分泌情况、血型、民族和年龄差异等也影响胃黏膜炎症程度。此外，患者饮食情况也有一定作用。

2.自身免疫机制

研究早已证明，以胃体萎缩为主的A型萎缩性胃炎患者血清中，存在壁细胞抗体(PCA)和内因子抗体(IFA)。前者的抗原是壁细胞分泌小管微绒毛膜上的质子泵 H^{+},K^{+}-ATP酶，它破坏壁细胞而使胃酸分泌减少。而IFA则对抗内因子(壁细胞分泌的一种糖蛋白)，使食物中的维生素 B_{12} 无法与后者结合被末端回肠吸收，最后引起维生素 B_{12} 吸收不良，甚至导致恶性贫血。IFA具有特异性，几乎仅见于胃萎缩伴恶性贫血者。

造成胃酸和内因子分泌减少或丧失，恶性贫血是A型萎缩性胃炎的终末阶段，是自身免疫性胃炎最严重的标志。当泌酸腺完全萎缩时称为胃萎缩。

另外，近年发现Hp感染者中也存在着自身免疫反应，其血清抗体能与宿主胃黏膜上皮及黏液起交叉反应，如菌体LewisX和LewisY抗原。

3.外源性损伤因素破坏胃黏膜屏障

碱性十二指肠液反流等，可减弱胃黏膜屏障功能。致使胃腔内 H^{+} 通过损害的屏障，反弥散入胃黏膜内，使炎症不易消散。长期慢性炎症，又加重屏障功能的减退，如此恶性循环使慢性胃炎久治不愈。

4.生理因素和胃黏膜营养因子缺乏

萎缩性变化和肠化生等皆与衰老相关，而炎症细胞浸润程度与年龄关系不大。这主要是老龄者的退行性变-胃黏膜小血管扭曲，小动脉壁玻璃样变性，管腔狭窄导致黏膜营养不良、分泌功能下降引起的。

新近研究证明，某些胃黏膜营养因子(胃泌素、表皮生长因子等)缺乏或胃黏膜感觉神经终器对这些因子不敏感可引起胃黏膜萎缩。如手术后残胃炎原因之一是G细胞数量减少，而引起胃泌素营养作用减弱。

5.遗传因素

萎缩性胃炎、维生素 B_{12} 吸收不良的患病率和PCA、IFA的阳性率很高，提示可能有遗传因素的影响。

(二)病理学

慢性胃炎病理变化是由胃黏膜损伤和修复过程所引起。病理组织学的描述包括活动性慢性炎症、萎缩和化生及异型增生等。此外，在慢性炎症过程中，胃黏膜也有反应性增生变化，如胃小凹上皮过形成、黏膜肌增厚、淋巴滤泡形成、纤维组织和腺管增生等。

近几年对于慢性胃炎尤其是慢性萎缩性胃炎的病理组织学，有不少新的进展。以下结合中华医学会消化病学分会的“全国第二届慢性胃炎共识会议”中制订的慢性胃炎诊治的共识意见，论述关键进展问题。

1.萎缩的定义

新悉尼系统把萎缩定义为“腺体的丧失”，这是模糊而易产生歧义的定义，反映了当时肠化是否属于萎缩，病理学家有不同认识。其后国际上一个病理学家的自由组织——萎缩联谊会进行了3次研讨会，并发表了对萎缩的新分类，12位学者中有8位也曾是悉尼系统的执笔者，故此意见可认为是悉尼系统的补充和发展，有很高的权威性。

萎缩联谊会把萎缩新定义为“萎缩是胃固有腺体的丧失”，将萎缩分为3种情况：无萎缩、未确定萎缩和萎缩，进而将萎缩分两个类型：非化生性萎缩和化生性萎缩。前者特点是腺体丧失伴有黏膜固有层中的纤维化或纤维肌增生；后者是胃黏膜腺体被化生的腺体所替换。这两类萎缩的程度分级仍用最初悉尼系统标准和新悉尼系统的模拟评分图，分为4级，即无、轻度、中度和重度萎缩。国际的萎缩新定义对我国来说不是新的，我国学者早年就认为"肠化或假幽门腺化生不是胃固有腺体，因此尽管胃腺体数量未减少，但也属萎缩"，并在"全国第一届慢性胃炎共识会议"中作了说明。

对于上述第2个问题，答案显然是肯定的。这是因为多灶性萎缩性胃炎的胃黏膜萎缩呈灶状分布，即使活检块数少，只要病理活检发现有萎缩，就可诊断为萎缩性胃炎。在此次全国慢性胃炎共识意见中强调，需注意取材于糜烂或溃疡边缘的组织易存在萎缩，但不能简单地视为萎缩性胃炎。此外，活检组织太浅、组织包埋方向不当等因素均可影响萎缩的判断。

"未确定萎缩"是国际新提出的观点，认为黏膜层炎症很明显时，单核细胞密集浸润造成腺体被取代、移置或隐匿，以致难以判断这些"看来似乎丧失"的腺体是否真正丧失，此时暂先诊断为"未确定萎缩"，最后诊断延期到炎症明显消退（大部分在Hp根除治疗3～6个月后），再取活检时做出。对萎缩的诊断采取了比较谨慎的态度。

目前，我国共识意见并未采用此概念。主要原因为：①炎症明显时腺体被破坏、数量减少，在这个时点上，病理按照萎缩的定义可以诊断为萎缩，非病理不能。②一般临床希望活检后有病理结论，病理如不做诊断，会出现临床难作出诊断、对治疗效果无法评价的情况。尤其是在临床研究上，设立此诊断项会使治疗前或后失去相当一部分统计资料。慢性胃炎是个动态过程，炎症可以有两个结局：完全修复和不完全修复（纤维化和肠化），炎症明显期病理无责任预言今后趋向哪个结局。可以预料对萎缩采用的诊断标准不一，治疗有效率也不一，采用"未确定萎缩"的研究课题，因为事先去除了一部分可逆的萎缩，萎缩的可逆性就低。

2.肠化分型的临床意义与价值

用AB-PAS和HID-AB黏液染色能区分肠化亚型，然而，肠化分型的意义并未明了。传统观念认为，肠化亚型中的小肠型和完全型肠化无明显癌前病变意义，而大肠型肠化的胃癌发生危险性增高，从而引起临床的重视。支持肠化分型有意义的学者认为化生是细胞表型的一种非肿瘤性改变，通常在长期不利环境作用下出现。这种表型改变可以是干细胞内出现体细胞突变的结果，或是表现遗传修饰的变化导致后代细胞向不同方向分化的结果。胃内肠化生部位发现很多遗传改变，这些改变甚至可出现在异型增生前。他们认为肠化生中不完全型结肠型者，具有大多数遗传学改变，有发生胃癌的危险性。但近年，越来越多的临床资料显示其预测胃癌价值有限而更强调重视肠化范围，肠化分布范围越广，其发生胃癌的危险性越高。10多年来罕有从大肠型肠化随访发展成癌的报道。另一方面，从病理检测的实际情况看，肠化以混合型多见，大肠型肠化的检出率与活检块数有密切关系，即活检块数越多，大肠型肠化检出率越高。客观地讲，该型肠化生的遗传学改变和胃不典型增生（上皮内瘤）的改变相似。因此，对肠化分型的临床意义和价值的争论仍未有定论。

3.关于异型增生

异型增生（上皮内瘤变）是重要的胃癌癌前病变。分为轻度和重度（或低级别和高级别）两级。异型增生和上皮内瘤变是同义词，后者是WHO国际癌症研究协会推荐使用的术语。

4.萎缩和肠化发生过程是否存在不可逆转点

胃黏膜萎缩的产生主要有两种途径:一是干细胞区室和(或)腺体被破坏;二是选择性破坏特定的上皮细胞而保留干细胞。这两种途径在慢性 Hp 感染中均可发生。

萎缩与肠化的逆转报道已经不在少数,但是否所有病患均有逆转可能,是否在萎缩的发生与发展过程中存在某一不可逆转点。这一转折点是否可能为肠化生,已明确 Hp 感染可诱发慢性胃炎,经历慢性炎症→萎缩→肠化→异型增生等多个步骤最终发展至胃癌(Correa 模式)。可否通过根除 Hp 来降低胃癌发生危险性始终是近年来关注的热点。多数研究表明,根除 Hp 可防止胃黏膜萎缩和肠化的进一步发展,但萎缩、肠化是否能得到逆转尚待更多研究证实。

Mera 和 Correa 等最新报道了一项长达 12 年的大型前瞻性随机对照研究,纳入 795 例具有胃癌前病变的成人患者,随机给予他们抗 Hp 治疗和(或)抗氧化治疗。他们观察到萎缩黏膜在 Hp 根除后持续保持阴性 12 年后可以完全消退,而肠化黏膜也有逐渐消退的趋向,但可能需要随访更长时间。他们认为通过抗 Hp 治疗来进行胃癌的化学预防是可行的策略。

但是,部分学者认为在考虑萎缩的可逆性时,需区分缺失腺体的恢复和腺体内特定细胞的再生。在后一种情况下,干细胞区室被保留,去除有害因素可使壁细胞和主细胞再生,并完全恢复腺体功能。当腺体及干细胞被完全破坏后,腺体的恢复只能由周围未被破坏的腺窝单元来完成。

当萎缩伴有肠化生时,逆转机会进一步减小。如果肠化生是对不利因素的适应性反应,而且不利因素可以被确定和去除,此时肠化生有可能逆转。但是,肠化生还有很多其他原因,如胆汁反流、高盐饮食、乙醇。这意味着即使在 Hp 感染个体,感染以外的其他因素亦可以引发或加速化生的发生。如果肠化生是稳定的干细胞内体细胞突变的结果,则改变黏膜的环境也许不能使肠化生逆转。

根治 Hp 后萎缩可逆和无好转的基本各占一半,主要由于萎缩诊断标准、随访时间和间隔长短、活检取材部位和数量不统一所造成。建议今后制订统一随访方案,联合各医疗单位合作研究,使能得到大宗病例的统计资料。根治 Hp 可以产生某些有益效应,如消除炎症,消除活性氧所致的 DNA 损伤,缩短细胞更新周期,提高低胃酸者的泌酸量,并逐步恢复胃液维生素 C 的分泌。在预防胃癌方面,这些已被证实的结果可能比希望萎缩和肠化生逆转重要得多。

实际上,国际著名学者对有否此不可逆转点也有争论。如美国的 Correa 教授并不认同它的存在,而英国 Aberdeen 大学的 Emad Munir El-Omar 教授则强烈认为在异型增生发展至胃癌的过程中有某个节点,越过此则基本处于不可逆转阶段,但至今为止尚未明确此点的确切位置。

四、临床表现

流行病学研究表明,多数慢性非萎缩性胃炎患者无任何症状。少数患者可有上腹痛或不适、上腹胀、早饱、嗳气、恶心等非特异性消化不良症状。某些慢性萎缩性胃炎患者可有上腹部灼痛、胀痛、钝痛或胀闷且以餐后为著,食欲缺乏、恶心、嗳气、便秘或腹泻等症状。内镜检查和胃黏膜组织学检查结果与慢性胃炎患者症状的相关分析表明,患者的症状缺乏特异性,且症状之有无及严重程度与内镜所见及组织学分级并无肯定的相关性。

伴有胃黏膜糜烂者，可有少量或大量上消化道出血，长期少量出血可引起缺铁性贫血。胃体萎缩性胃炎可出现恶性贫血，常有全身衰弱、疲软、神情淡漠、隐性黄疸，消化道症状一般较少。

体征多不明显，有时上腹轻压痛，胃体胃炎严重时可有舌炎和贫血。

慢性萎缩性胃炎的临床表现不仅缺乏特异性，而且与病变程度并不完全一致。

五、辅助检查

(一)胃镜及活组织检查

1.胃镜检查

随着内镜器械的长足发展，内镜观察更加清晰。内镜下慢性非萎缩性胃炎可见红斑(点状、片状、条状)，黏膜粗糙不平，出血点(斑)，黏膜水肿及渗出等基本表现，尚可见糜烂及胆汁反流。萎缩性胃炎则主要表现为黏膜色泽白，不同程度的皱襞变平或消失。在不过度充气状态下，可透见血管纹，轻度萎缩时见到模糊的血管，重度时看到明显血管分支。内镜下肠化黏膜呈灰白色颗粒状小隆起，重者贴近观察有绒毛状变化。肠化也可以呈平坦或凹陷外观的。如果喷撒亚甲蓝色素，肠化区可能出现被染上蓝色，非肠化黏膜不着色。

胃黏膜血管脆性增加可致黏膜下出血，谓之壁内出血，表现为水肿或充血胃黏膜上见点状、斑状或线状出血，可多发、新鲜和陈旧性出血相混杂。如观察到黑色附着物常提示糜烂等致出血。

值得注意的是，少数 Hp 感染性胃炎可有胃体部皱襞肥厚，甚至宽度达到 5 mm 以上，且在适当充气后皱襞不能展平，用活检钳将黏膜提起时，可见帐篷征，这是和恶性浸润性病变鉴别点之一。

2.病理组织学检查

萎缩的确诊依赖于病理组织学检查。萎缩的肉眼与病理之符合率仅为 38%～78%，这与萎缩或肠化甚至 Hp 的分布都是非均匀的，或者说多灶性萎缩性胃炎的胃黏膜萎缩呈灶状分布有关。当然，只要病理活检发现有萎缩，就可诊断为萎缩性胃炎。但如果未能发现萎缩，却不能轻易排除之。如果不取足够多的标本或者内镜医师并未在病变最重部位(这也需要内镜医师的经验)活检，则势必可能遗漏病灶。反之，当在糜烂或溃疡边缘的组织活检时，即使病理发现了萎缩，却不能简单地视为萎缩性胃炎，这是因为活检组织太浅、组织包埋方向不当等因素均可影响萎缩的判断。还有，根除 Hp 可使胃黏膜活动性炎症消退，慢性炎症程度减轻。一些因素可影响结果的判断，如：①活检部位的差异。②Hp 感染时胃黏膜大量炎症细胞浸润，形如萎缩；但根除 Hp 后胃黏膜炎症细胞消退，黏膜萎缩、肠化可望恢复。然而在胃镜活检取材多少问题上，病理学家的要求与内镜医师出现了矛盾。从病理组织学观点来看，5 块或更多则有利于组织学的准确判断，然而，就内镜医师而言，考虑到患者的医疗费用，主张 2～3 块即可。

(二)Hp 检测

活组织病理学检查时可同时检测 Hp，并可在内镜检查时多取 1 块组织做快呋塞米素酶检查以增加诊断的可靠性。其他检查 Hp 的方法包括：①胃黏膜直接涂片或组织切片，然后以 Gram 或 Giemsa 或Warthin-Starry 染色(经典方法)，甚至 HE 染色，免疫组化染色则有助于检测球形 Hp。②细菌培养:为“金标准”;需特殊培养基和微需氧环境,培养时间3~7天,阳性率可能不高但特异性高,且可做药物敏感试验。③血清 Hp 抗体测定:多在流行病学调查时用。④尿素呼吸试验:是一种非侵入性诊断法,口服^{13}C或^{14}C标记的尿素后,检测患者呼气中的$^{13}CO_2$或$^{14}CO_2$量,结果准确。⑤聚合酶联反应法(PCR法):能特异地检出不同来源标本中的 Hp。

根除 Hp 治疗后,可在胃镜复查时重复上述检查,亦可采用非侵入性检查手段,如^{13}C或^{14}C尿素呼气试验、粪便 Hp 抗原检测及血清学检查。应注意,近期使用抗生素、质子泵抑制剂、铋剂等药物,因有暂时抑制 Hp 作用,会使上述检查(血清学检查除外)呈假阴性。

(三)X 线钡剂检查

主要是很好地显示胃黏膜相的气钡双重造影。对于萎缩性胃炎,常常可见胃皱襞相对平坦和减少。但依靠 X 线诊断慢性胃炎价值不如胃镜和病理组织学。

(四)实验室检查

1.胃酸分泌功能测定

非萎缩性胃炎胃酸分泌常正常,有时可以增高。萎缩性胃炎病变局限于胃窦时,胃酸可正常或低酸,低酸是由于泌酸细胞数量减少和H^+向胃壁反弥散所致。测定基础胃液分泌量(BAO)及注射组胺或五肽胃泌素后测定最大泌酸量(MAO)和高峰泌酸量(PAO)以判断胃泌酸功能,有助于萎缩性胃炎的诊断及指导临床治疗。A 型慢性萎缩性胃炎患者多无酸或低酸,B 型慢性萎缩性胃炎患者可正常或低酸,往往在给予酸分泌刺激药后,亦不见胃液和胃酸分泌。

2.胃蛋白酶原(PG)测定

胃体黏膜萎缩时血清 PGⅠ水平及 PGⅠ/Ⅱ比例下降,严重者可伴餐后血清 G-17 水平升高;胃窦黏膜萎缩时餐后血清 G-17 水平下降,严重者可伴 PGⅠ水平及 PGⅠ/Ⅱ比例下降。然而,这主要是一种统计学上的差异。

日本学者发现无症状胃癌患者,本法85%阳性,PGⅠ或比值降低者,推荐进一步胃镜检查,以检出伴有萎缩性胃炎的胃癌。该试剂盒用于诊断萎缩性胃炎和判断胃癌倾向,在欧洲国家应用要多于我国。

3.血清胃泌素测定

如果以放射免疫法检测血清胃泌素,则正常值应低于100 pg/mL。慢性萎缩性胃炎胃体为主者,因壁细胞分泌胃酸缺乏、反馈性地 G 细胞分泌胃泌素增多,致胃泌素中度升高。特别是当伴有恶性贫血时,该值可达1000 pg/mL 或更高。注意此时要与胃泌素瘤相鉴别,后者是高胃酸分泌。慢性萎缩性胃炎以胃窦为主时,空腹血清胃泌素正常或降低。

4.自身抗体

血清 PCA 和 IFA 阳性对诊断慢性胃体萎缩性胃炎有帮助,尽管血清 IFA 阳性率较低,但胃液中 IFA 的阳性,则十分有助于恶性贫血的诊断。

5.血清维生素B_{12}浓度和维生素B_{12}吸收试验

慢性胃体萎缩性胃炎时,维生素B_{12}缺乏,常低于200 ng/L。维生素B_{12}吸收试验(Schilling 试验)能检测维生素B_{12}在末端回肠吸收情况且可与回盲部疾病和严重肾功能障碍相鉴别。同时服用^{58}Co和^{57}Co(加有内因子)标记的氰钴素胶囊。此后收集24小时尿液。如两者排出率均>10%则正常,若尿中^{58}Co排出率低于10%,而^{57}Co的排出率正常则常提示恶性贫血;而两者均降低的常常是回盲部疾病或者肾衰竭者。

六、诊断和鉴别诊断

(一)诊断

鉴于多数慢性胃炎患者无任何症状,或即使有症状也缺乏特异性体征,因此根据症状和体征难以作出慢性胃炎的正确诊断。慢性胃炎的确诊主要依赖于内镜检查和胃黏膜活检组织学检查,尤其是后者的诊断价值更大。

按照悉尼胃炎标准要求,完整的诊断应包括病因、部位和形态学三个方面。例如,诊断为“胃窦为主慢性活动性Hp胃炎”和“NSAIDs相关性胃炎”。当胃窦和胃体炎症程度相差2级或以上时,加上“为主”修饰词,如“慢性(活动性)胃炎,胃窦显著”。当然这些诊断结论最好是在病理报告后给出,实际的临床工作中,胃镜医师可根据胃镜下表现给予初步诊断。病理诊断则主要依据新悉尼胃炎系统,如(图4-1)所示。

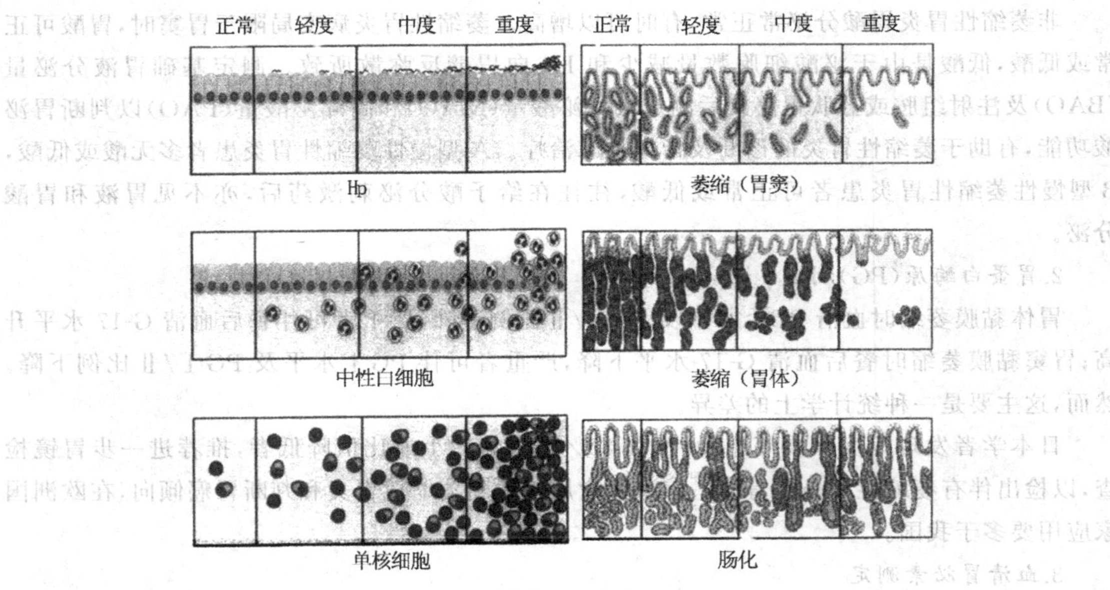

图4-1 新悉尼胃炎系统

对于自身免疫性胃炎诊断,要予以足够的重视。因为胃体活检者甚少,或者很少开展PCA和IFA的检测,诊断该病者很少。为此,如果遇到以全身衰弱和贫血为主要表现,而上消化道症状往往不明显者,应做血清胃泌素测定和(或)胃液分析,异常者进一步做维生素B_{12}吸收试验,血清维生素B_{12}浓度测定可获确诊。注意不能仅仅凭活检组织学诊断本病,特别标本数少时,这是因为Hp感染性胃炎后期,胃窦肠化,Hp上移,胃体炎症变得显著,可与自身免疫性胃炎表现相重叠,但后者胃窦黏膜的变化很轻微。另外,淋巴细胞性胃炎也可出现类似情况,而其并无泌酸腺萎缩。

A型、B型萎缩性胃炎特点如下表(表4-1)。

表 4-1 A 型和 B 型慢性萎缩性胃炎的鉴别

项 目		A 型慢性萎缩性胃炎	B 型慢性萎缩性胃炎
部位	胃窦	正常	萎缩
	胃体	弥漫性萎缩	多然性
血清胃泌素		明显升高	不定,可以降低或不变
胃酸分泌		降低	降低或正常
自身免疫抗体(内因子抗体和壁细胞抗体)阳性率		90%	10%
恶性贫血发生率		90%	10%
可能的病因		自身免疫,遗传因素	幽门螺杆菌、化学损伤

(二)鉴别诊断

1.功能性消化不良

《中国慢性胃炎共识意见》将消化不良症状与慢性胃炎做了对比:一方面慢性胃炎患者可有消化不良的各种症状;另一方面,一部分有消化不良症状者如果胃镜和病理检查无明显阳性发现,可能仅仅为功能性消化不良。当然,少数功能性消化不良患者可同时伴有慢性胃炎。这样在慢性胃炎与消化不良症状功能性消化不良之间形成较为错综复杂的关系。但一般说来,消化不良症状的有无和严重程度与慢性胃炎的内镜所见或组织学分级并无明显相关性。

2.早期胃癌和胃溃疡

几种疾病的症状有重叠或类似,但胃镜及病理检查可鉴别。重要的是,如遇到黏膜糜烂,尤其是隆起性糜烂,要多取活检和及时复查,以排除早期胃癌。这是因为即使是病理组织学诊断,也有一定局限性。原因如下:①胃黏膜组织学变化易受胃镜检查前夜的食物(如某些刺激性食物加重黏膜充血)性质、被检查者近日是否吸烟、胃镜操作者手法的熟练程度、患者恶心反应等诸种因素影响。②活检是点的调查,而慢性胃炎病变程度在整个黏膜面上并非一致,要多点活检才能做出全面估计,判断治疗效果时,尽量在黏膜病变较重的区域或部位活检,如系治疗前后比较,则应在相同或相近部位活检。③病理诊断易受病理医师主观经验的影响。

3.慢性胆囊炎与胆石症

其与慢性胃炎症状十分相似,同时并存者亦较多。对于中年女性诊断慢性胃炎时,要仔细询问病史,必要时行胆囊 B 超检查,以了解胆囊情况。

4.其他

慢性肝炎和慢性胰腺疾病等,也可出现与慢性胃炎类似症状,在详询病史后,行必要的影像学检查和特异的实验室检查。

七、预后

慢性萎缩性胃炎常合并肠上皮化生。慢性萎缩性胃炎绝大多数预后良好,少数可癌变,其癌变率为 1%~3%。目前认为慢性萎缩性胃炎若早期发现,及时积极治疗,病变部位萎缩的腺体是可以恢复的,其可转化为非萎缩性胃炎或被治愈,改变了以往人们对慢性萎缩性胃炎不可逆转的认识。根据萎缩性胃炎每年的癌变率为 0.5%~1%,那么,胃镜和病理检查的随访间期定位多长才既提高早期胃癌的诊断率,又方便患者和符合医药经济学要求。这也一直是不同地区和不同学者分歧较大的问题。在我国，城市和乡村由不同胃癌发生率和医疗条件差异。如果纯粹从疾病进展和预防角度考虑，一般认为，不伴有肠化和异型增生的萎缩性胃炎可1～2年做内镜和病理随访1次；活检有中重度萎缩伴有肠化的萎缩性胃炎1年左右随访1次。伴有轻度异型增生并剔除取于癌旁者，根据内镜和临床情况缩短至6～12个月随访1次；而重度异型增生者需立即复查胃镜和病理，必要时手术治疗或内镜下局部治疗。

八、治疗

慢性非萎缩性胃炎的治疗目的是缓解消化不良症状和改善胃黏膜炎症。治疗应尽可能针对病因，遵循个体化原则。消化不良症状的处理与功能性消化不良相同。无症状、Hp阴性的非萎缩性胃炎无须特殊治疗。

(一)一般治疗

慢性萎缩性胃炎患者，不论其病因如何，均应戒烟、忌酒，避免使用损害胃黏膜的药物如NSAID等，及避免对胃黏膜有刺激性的食物和饮品，如过于酸、甜、咸、辛辣和过热、过冷食物，浓茶、咖啡等，饮食宜规律，少吃油炸、烟熏、腌制食物，不食腐烂变质的食物，多吃新鲜蔬菜和水果，所食食品要新鲜并富于营养，保证有足够的蛋白质、维生素(如维生素C和叶酸等)及铁质摄入，精神上乐观，生活要规律。

(二)针对病因或发病机制的治疗

1.根除Hp

慢性非萎缩性胃炎的主要症状为消化不良，其症状应归属于功能性消化不良范畴。目前，国内外均推荐对Hp阳性的功能性消化不良行根除治疗。因此，有消化不良症状的Hp阳性慢性非萎缩性胃炎患者均应根除Hp。另外，如果伴有胃黏膜糜烂，也该根除Hp。大量研究结果表明，根除Hp可使胃黏膜组织学得到改善；对预防消化性溃疡和胃癌等有重要意义；对改善或消除消化不良症状具有费用-疗效比优势。

2.保护胃黏膜

关于胃黏膜屏障功能的研究由来已久。美国密歇根大学Horace Willard Davenport博士首次提出“胃黏膜具有阻止H^+自胃腔向黏膜内扩散的屏障作用”。美国密歇根州Upjohn公司的A.Robert博士发现前列腺素可明显防止或减轻NSAID和应激等对胃黏膜的损伤，其效果呈剂量依赖性。从而提出细胞保护的概念。加拿大的Wallace教授较全面阐述胃黏膜屏障，根据解剖和功能将胃黏膜的防御修复分为5个层次——黏液-HCO_3^-屏障、单层柱状上皮屏障、胃黏膜血流量、免疫细胞-炎症反应和修复重建因子作用等。至关重要的上皮屏障主要包括胃上皮细胞顶膜能抵御高浓度酸、胃上皮细胞之间紧密连接、胃上皮抗原呈递，免疫探及并限制潜在有害物质，并且它们大约每72小时完全更新一次。这说明它起着关键作用。

近年来，有关前列腺素和胃黏膜血流量等成为胃黏膜保护领域的研究热点。这与NSAID药物的广泛应用带来的不良反应日益引起学者的重视有关。美国加州大学戴维斯分校的Tarnawski教授的研究显示，前列腺素保护胃黏膜抵抗致溃疡及致坏死因素损害的机制不仅是抑制胃酸分泌。当然表皮生长因子(EGF)、成纤维生长因子(bFGF)和血管内皮生长因子(VEGF)及热休克蛋白等都是重要的黏膜保护因子，在抵御黏膜损害中起重要作用。

然而，当机体遇到有害因素强烈攻击时，仅依靠自身的防御修复能力是不够的，强化黏膜防卫能力,促进黏膜的修复是治疗胃黏膜损伤的重要环节之一。具有保护和增强胃黏膜防御功能或者防止胃黏膜屏障受到损害的一类药物统称为胃黏膜保护药。包括铝碳酸镁、硫糖铝、胶体铋剂、地诺前列酮(喜克溃)、替普瑞酮(又名施维舒)、吉法酯(又名惠加强-G)、谷氨酰胺类(麦滋林-S)、瑞巴派特(膜固思达)等药物。另外,吉法酯能增加胃黏膜更新,提高细胞再生能力,增强胃黏膜对胃酸的抵抗能力,达到保护胃黏膜作用。

3.抑制胆汁反流

促动力药如多潘立酮可防止或减少胆汁反流;胃黏膜保护药,特别是有结合胆酸作用的铝碳酸镁制剂,可增强胃黏膜屏障、结合胆酸,从而减轻或消除胆汁反流所致的胃黏膜损害。考来烯胺可络合反流至胃内的胆盐,防止胆汁酸破坏胃黏膜屏障,方法为每次 3～4 g,每天 3～4次。

(三)对症处理

消化不良症状的治疗由于临床症状与慢性非萎缩性胃炎之间并不存在明确关系,因此症状治疗事实上属于功能性消化不良的经验性治疗。慢性胃炎伴胆汁反流者可应用促动力药(如多潘立酮)和(或)有结合胆酸作用的胃黏膜保护药(如铝碳酸镁制剂)。

(1)有胃黏膜糜烂和(或)以反酸、上腹痛等症状为主者,可根据病情或症状严重程度选用抗酸药、H_2 受体阻滞剂或质子泵抑制剂(PPI)。

(2)促动力药如多潘立酮、马来酸曲美布汀、莫沙必利、盐酸伊托必利主要用于上腹饱胀、恶心或呕吐等为主要症状者。

(3)胃黏膜保护药如硫糖铝、瑞巴派特、替普瑞酮、吉法酯、依卡倍特适用于有胆汁反流、胃黏膜损害和(或)症状明显者。

(4)抗抑郁药或抗焦虑治疗:可用于有明显精神因素的慢性胃炎伴消化不良症状患者,同时应予耐心解释或心理治疗。

(5)助消化治疗:对于伴有腹胀、食欲缺乏等消化不良症状而无明显上述胃灼热、反酸、上腹饥饿痛症状者,可选用含有胃酶、胰酶和肠酶等复合酶制剂治疗。

(6)其他对症治疗:包括解痉止痛、止吐、改善贫血等。

(7)对于贫血,若为缺铁,应补充铁剂。大细胞贫血者根据维生素 B_{12} 或叶酸缺乏分别给予补充。

第五节　溃疡性结肠炎

一、病因和发病机制

(一)病因

溃疡性结肠炎的病因尚不十分明确,可能与基因因素、心理因素、自身免疫因素、感染因素等有关。

(二)发病机制

肠道菌群失调后,一些肠道有害菌或致病菌分泌的毒素、脂多糖等激活了肠黏膜免疫和肠道产酪酸菌减少，引起易感患者肠免疫功能紊乱造成的肠黏膜损伤。

二、临床表现

(一)临床症状

本病多发病缓慢，偶有急性发作者，病程多呈迁延发作与缓解期交替发作。

1.消化系统表现

腹泻、腹痛和便血为最常见症状。初期症状较轻，粪便表面有黏液，以后大便次数增多，粪中常混有脓血和黏液，可呈糊状软便。重者腹胀、食欲缺乏、恶心、呕吐，体检可发现左下腹压痛，可有腹肌紧张、反跳痛等。

2.全身表现

全身表现可有发热、贫血、消瘦和低蛋白血症、精神焦虑等。急性暴发型重症患者，出现发热，水、电解质失衡，维生素和蛋白质从肠道丢失，贫血，体重下降等。

3.肠外表现

肠外表现可有关节炎、结节性红斑、口腔黏膜复发性溃疡、巩膜外层炎、前葡萄膜炎等。这些肠外表现在结肠炎控制或结肠切除后可以缓解和恢复；强直性脊柱炎、原发性硬化性胆管炎及少见的淀粉样变性等可与溃疡性结肠炎共存，但与溃疡性结肠炎本身的病情变化无关。

(二)体征

轻型患者除左下腹有轻压痛外，无其他阳性体征。重症和暴发型患者，可有明显鼓肠、腹肌紧张、腹部压痛和反跳痛。有些患者可触及痉挛或肠壁增厚的乙状结肠和降结肠，肠鸣音亢进，肝脏可因脂肪浸润或并发慢性肝炎而肿大。直肠指检常有触痛，肛门括约肌常痉挛，但在急性中毒症状较重的患者可松弛，指套染血。

(三)并发症

并发症主要包括中毒性巨结肠、大出血、穿孔、癌变等。

三、诊断要点

(一)症状

有持续或反复发作的腹痛、腹泻，排黏液血便，伴里急后重，重者伴有恶心、呕吐等症状，病程多在4周以上。可有关节、皮肤、眼、口及肝胆等肠外表现。需再根据全身表现来综合判断。

(二)体征

轻型患者常有左下腹或全腹压痛伴肠鸣音亢进。重型和暴发型患者可有腹肌紧张、反跳痛，或可触及痉挛或肠壁增厚的乙状结肠和降结肠。直肠指检常有压痛。

(三)实验室检查

血常规示小细胞性贫血，中性粒细胞增高。血沉增快。血清清蛋白降低，球蛋白升高。严重者可出现电解质紊乱，低血钾。大便外观有黏液脓血，镜下见红细胞、白细胞及脓细胞。

(四)放射学钡剂检查

急性期一般不宜做钡剂检查。特别需要注意的是重度溃疡性结肠炎在做钡灌肠时，有诱发肠扩张与穿孔的可能性。钡灌肠对本病的诊断和鉴别诊断有重要价值。尤其是对克罗恩病、结肠恶变有意义。临床静止期可做钡灌肠检查，以判断近端结肠病变，排除克罗恩病者宜再做全消化道钡餐检查。钡剂灌肠检查可见黏膜粗糙水肿、多发性细小充盈缺损、肠管短缩、袋囊变浅或消失呈铅管状等。

(五)内镜检查

临床上多数病变在直肠和乙状结肠，采用乙状结肠镜检查很有价值，对于慢性或疑为全结肠患者，宜行纤维结肠镜检查。内镜检查有确诊价值，通过直视下反复观察结肠的肉眼变化及组织学改变，既能了解炎症的性质和动态变化，又可早期发现恶变前病变，能在镜下准确地采集病变组织和分泌物以利排除特异性肠道感染性疾病。检查可见病变，病变多从直肠开始呈连续性、弥漫性分布，黏膜血管纹理模糊、紊乱或消失、充血、水肿、质脆、出血、脓性分泌物附着，亦常见黏膜粗糙，呈细颗粒状等炎症表现。病变明显处可见弥漫性、多发性糜烂或溃疡。重者有多发性糜烂或溃疡，缓解期患者结肠袋囊变浅或消失，可有假息肉或桥形黏膜等。肠镜图片见图 4-2、4-3。

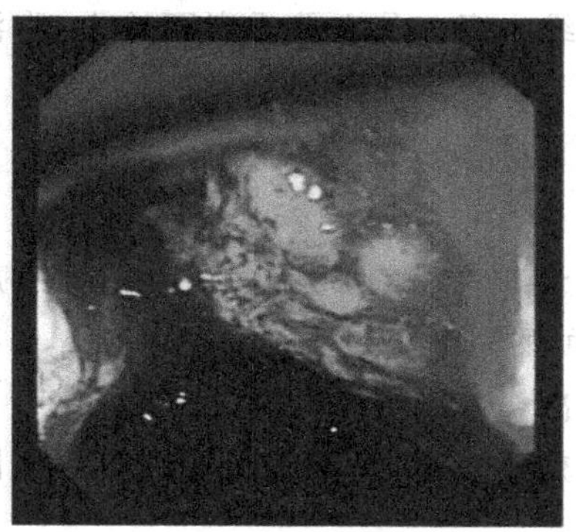

图 4-2 溃疡性结肠炎肠镜所见

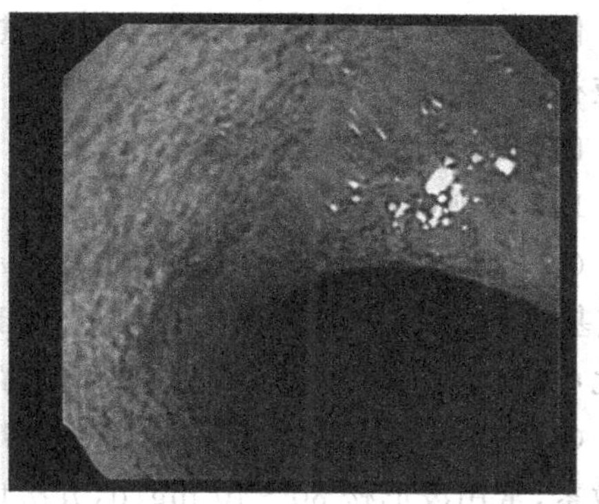

图 4-3 溃疡性结肠炎肠镜所见

(六)黏膜活检和手术取标本

1.黏膜组织学检查

本病活动期和缓解期有不同表现。

(1)活动期表现：①固有膜内有弥漫性慢性炎性细胞、中性粒细胞、嗜酸性粒细胞浸润；②隐窝有急性炎性细胞浸润，尤其是上皮细胞间有中性粒细胞浸润及隐窝炎，甚至形成隐窝脓肿，脓肿可溃入固有膜；③隐窝上皮增生，杯状细胞减少；④可见黏膜表层糜烂、溃疡形成和肉芽组织增生。

(2)缓解期表现：①中性粒细胞消失，慢性炎性细胞减少；②隐窝大小、形态不规则，排列紊乱；③腺上皮与黏膜肌层间隙增宽；④潘氏细胞化生。

2.手术切除标本病理检查

手术切除标本病理检查可根据黏膜组织学特点进行。

(七)诊断方法

在排除细菌性痢疾、阿米巴痢疾、慢性血吸虫病、肠结核等感染性结肠炎及结肠 CD、缺血性结肠炎、放射性结肠炎等疾病基础上，具体诊断方法如下。

(1)具有临床表现、肠镜检查及放射学钡剂检查三者之一者可拟诊。

(2)如果加上黏膜活检或手术取标本做病理者可确诊。

(3)初发病例、临床表现和结肠镜改变均不典型者，暂不诊断为 UC，但须随访 3～6 个月，观察发作情况。

(4)结肠镜检查发现的轻度慢性直、乙状结肠炎不能与UC等同，应观察病情变化，认真寻找病因。

四、治疗原则

UC的治疗应掌握好分级、分期、分段治疗的原则。分级指按疾病的严重度，采用不同药物和不同治疗方法；分期指疾病分为活动期和缓解期，活动期以控制炎症及缓解症状为主要目标，缓解期应继续维持缓解，预防复发；分段治疗指确定病变范围以选择不同给药方法，远段结肠炎可采用局部治疗，广泛性结肠炎或有肠外症状者则以系统性治疗为主。溃疡性直肠炎治疗原则和方法与远段结肠炎相同，局部治疗更为重要，优于口服用药。

(一)一般治疗

休息，进柔软、易消化、富含营养的食物，补充多种维生素。贫血严重者可输血，腹泻严重者应补液，纠正电解质紊乱。

(二)药物治疗

1.活动期的治疗

(1)轻度UC：可选用柳氮磺吡啶(SASP)制剂，每天3～4 g，分次口服；或用相当剂量的5-氨基水杨酸(5-ASA)制剂。病变分布于远端结肠者可酌用SASP栓剂0.5～1.0 g，2次/天。氢化可的松琥珀酸钠盐100～200 mg保留灌肠，每晚1次。亦可用中药保留灌肠治疗。

(2)中度UC：可用上述剂量水杨酸类制剂治疗，疗效不佳者，适当加量或改口服类固醇皮质激素，常用泼尼松30～40 mg/d，分次口服。

(3)重度UC：①如患者尚未用过口服类固醇激素，可用口服泼尼松龙40～60 mg/d，观察7～10天。亦可直接静脉给药。已使用者应静脉滴注氢化可的松300 mg/d或甲泼尼龙48 mg/d。②肠外应用广谱抗生素控制肠道继发感染，如氨苄西林、硝基咪唑及喹诺酮类制剂。③应嘱患者卧床休息，适当补液、补充电解质，防止电解质紊乱。便血量大者应考虑输血。营养不良病情较重者进要素饮食，必要时可给予肠外营养。④静脉类固醇激素使用7～10天后无效者可考虑应用环孢素静脉滴注，每天2～4 mg/kg。应注意监测血药浓度。⑤慎用解痉剂及止泻剂，避免诱发中毒性巨结肠。如上述药物治疗效果不佳时，应及时予内外科会诊，确定结肠切除手术的时机与方式。

综上，对于各类型UC的药物治疗方案见表4-2。

表4-2　各类型溃疡性结肠炎药物治疗方案

类型	药物治疗方案
轻度UC	柳氮磺吡啶片1.0 g，口服，1次/天或相当5-美沙拉泰(5-ASA)
中度UC	柳氮磺吡啶片1.0 g，口服，1次/天或相当5-ASA醋酸泼尼松片10 mg，口服，2次/天
重度UC	甲泼尼龙48 mg/d(或者氢化可的松300 mg/d)静脉滴注广谱抗生素(喹诺酮或头孢类＋硝基咪唑类)

2.缓解期的治疗

症状缓解后，维持治疗的时间至少1年，一般认为类固醇类无维持治疗效果，在症状缓解后逐渐减量，应尽可能过渡到用SASP维持治疗。维持治疗剂量一般为口服每天1.0～3.0 g，亦可用相当剂量的5-氨基水杨酸类药物。6-巯基嘌呤(6-MP)或巯唑嘌呤等用于对上述药物不能维持或对类固醇激素依赖者。

3.手术治疗

大出血、穿孔、明确的或高度怀疑癌变者；重度UC伴中毒性巨结肠，静脉用药无效者；内科治疗症状顽固、体能下降、对类固醇类药物耐药或依赖者应考虑手术治疗。

第六节　消化性溃疡

消化性溃疡主要指发生在胃和十二指肠的慢性溃疡，即胃溃疡（GU）和十二指肠溃疡（DU），因溃疡形成与胃酸/胃蛋白酶的消化作用有关而得名。溃疡的黏膜缺损超过黏膜肌层，不同于糜烂。

一、流行病学

消化性溃疡是全球性常见病。西方国家资料显示，自20世纪50年代以后，消化性溃疡发病率呈下降趋势。我国临床统计资料提示，消化性溃疡患病率在近十多年来亦开始呈下降趋势。本病可发生于任何年龄，但中年最为常见，DU多见于青壮年，而GU多见于中老年，后者发病高峰比前者约迟10年。男性患病比女性较多。临床上，DU比GU为多见，两者之比为(2～3)∶1，但有地区差异，在胃癌高发区GU所占的比例有增加。

二、病因和发病机制

在正常生理情况下，胃十二指肠黏膜经常接触有强侵蚀力的胃酸和在酸性环境下被激活、能水解蛋白质的胃蛋白酶。此外，还经常受摄入的各种有害物质的侵袭，但却能抵御这些侵袭因素的损害，维持黏膜的完整性，这是因为胃十二指肠黏膜具有一系列防御和修复机制。目前认为，胃十二指肠黏膜的这一完善而有效的防御和修复机制，足以抵抗胃酸/胃蛋白酶的侵蚀。一般而言，只有当某些因素损害了这一机制才可能发生胃酸/胃蛋白酶侵蚀黏膜而导致溃疡形成。近年的研究已经明确，幽门螺杆菌和非甾体抗炎药是损害胃十二指肠黏膜屏障从而导致消化性溃疡发病的最常见病因。少见的特殊情况，当过度胃酸分泌远远超过黏膜的防御和修复作用也可能导致消化性溃疡发生。现将这些病因及其导致溃疡发生的机制分述如下。

（一）幽门螺杆菌

确认幽门螺杆菌为消化性溃疡的重要病因主要基于以下两方面的证据：①消化性溃疡患者的幽门螺杆菌检出率显著高于对照组的普通人群，在DU的检出率约为90%、GU为70%～80%（幽门螺杆菌阴性的消化性溃疡患者往往能找到NSAID服用史等其他原因）；②大量临床研究肯定，成功根除幽门螺杆菌后溃疡复发率明显下降，用常规抑酸治疗后愈合的溃疡年复发率为50%～70%，而根除幽门螺杆菌可使溃疡复发率降至5%以下，这就表明去除病因后消化性溃疡可获治愈。至于何以在感染幽门螺杆菌的人群中仅有少部分人（约15%）发生消化性溃疡，一般认为，这是幽门螺杆菌、宿主和环境因素三者相互作用的不同结果。

幽门螺杆菌感染导致消化性溃疡发病的确切机制尚未阐明。目前比较普遍接受的一种假说试图将幽门螺杆菌、宿主和环境三个因素在DU发病中的作用统一起来。该假说认为，胆酸对幽门螺杆菌生长具有强烈的抑制作用，因此正常情况下幽门螺杆菌无法在十二指肠生存，十二指肠球部酸负荷增加是 DU 发病的重要环节，因为酸可使结合胆酸沉淀，从而有利于幽门螺杆菌在十二指肠球部生长。幽门螺杆菌只能在胃上皮组织定植，因此在十二指肠球部存活的幽门螺杆菌只有当十二指肠球部发生胃上皮化生才能定植下来，而据认为十二指肠球部的胃上皮化生是十二指肠对酸负荷的一种代偿反应。十二指肠球部酸负荷增加的原因，一方面与幽门螺杆菌感染引起慢性胃窦炎有关，幽门螺杆菌感染直接或间接作用于胃窦 D、G 细胞，削弱了胃酸分泌的负反馈调节，从而导致餐后胃酸分泌增加；另一方面，吸烟、应激和遗传等因素均与胃酸分泌增加有关。定植在十二指肠球部的幽门螺杆菌引起十二指肠炎症，炎症削弱了十二指肠黏膜的防御和修复功能，在胃酸/胃蛋白酶的侵蚀下最终导致 DU 发生。十二指肠炎症同时导致十二指肠黏膜分泌碳酸氢盐减少，间接增加十二指肠的酸负荷，进一步促进 DU 的发生和发展过程。

对幽门螺杆菌引起 GU 的发病机制研究较少，一般认为是幽门螺杆菌感染引起的胃黏膜炎症削弱了胃黏膜的屏障功能，胃溃疡好发于非泌酸区与泌酸区交界处的非泌酸区侧，反映了胃酸对屏障受损的胃黏膜的侵蚀作用。

(二)非甾体抗炎药(简称 NSAID)

NSAID 是引起消化性溃疡的另一个常见病因。大量研究资料显示，服用 NSAID 患者发生消化性溃疡及其并发症的危险性显著高于普通人群。临床研究报道，在长期服用 NSAID 患者中 10%～25%可发现胃或十二指肠溃疡，有 1%～4%的患者发生出血、穿孔等溃疡并发症。NSAID 引起的溃疡以 GU 较 DU 多见。溃疡形成及其并发症发生的危险性除与服用 NSAID 种类、剂量、疗程有关外，尚与高龄、同时服用抗凝血药、糖皮质激素等因素有关。

NSAID 通过削弱黏膜的防御和修复功能而导致消化性溃疡发病，损害作用包括局部作用和系统作用两方面，系统作用是主要致溃疡机制，主要是通过抑制环加氧酶(COX)而起作用。COX 是花生四烯酸合成前列腺素的关键限速酶，COX 有两种异构体，即结构型 COX-1 和诱生型 COX-2。COX-1 在组织细胞中恒量表达，催化生理性前列腺素合成而参与机体生理功能调节；COX-2 主要在病理情况下由炎症刺激诱导产生，促进炎症部位前列腺素的合成。传统的 NSAID 如阿司匹林、吲哚美辛等旨在抑制COX-2而减轻炎症反应，但特异性差，同时抑制了 COX-1，导致胃肠黏膜生理性前列腺素 E 合成不足。后者通过增加黏液和碳酸氢盐分泌、促进黏膜血流增加、细胞保护等作用在维持黏膜防御和修复功能中起重要作用。

NSAID 和幽门螺杆菌是引起消化性溃疡发病的两个独立因素，至于两者是否有协同作用则尚无定论。

(三)胃酸和胃蛋白酶

消化性溃疡的最终形成是由于胃酸/胃蛋白酶对黏膜自身消化所致。因胃蛋白酶活性是 pH 依赖性的，在 pH＞4 时便失去活性，因此，在探讨消化性溃疡发病机制和治疗措施时主要考虑胃酸。无酸情况下罕有溃疡发生及抑制胃酸分泌药物能促进溃疡愈合的事实均确证胃酸在溃疡形成过程中的决定性作用，是溃疡形成的直接原因。胃酸的这一损害作用一般只有在正常黏膜防御和修复功能遭受破坏时才能发生。

DU 患者中约有 1/3 存在五肽胃泌素刺激的最大酸排量(MAO)增高，其余患者 MAO 多在正常高值，DU 患者胃酸分泌增高的可能因素及其在 DU 发病中的间接及直接作用已如前述。GU 患者基础酸排量(BAO)及 MAO 多属正常或偏低。对此,可能解释为 GU 患者多伴多灶萎缩性胃炎,因而胃体壁细胞泌酸功能已受影响,而 DU 患者多为慢性胃窦炎,胃体黏膜未受损或受损轻微因而仍能保持旺盛的泌酸能力。少见的特殊情况如胃泌素瘤患者,极度增加的胃酸分泌的攻击作用远远超过黏膜的防御作用,而成为溃疡形成的起始因素。近年来,非幽门螺杆菌、非 NSAID(也非胃泌素瘤)相关的消化性溃疡报道有所增加,这类患者病因未明,是否与高酸分泌有关尚有待研究。

(四)其他因素

下列因素与消化性溃疡发病有不同程度的关系。

1.吸烟

吸烟者消化性溃疡发生率比不吸烟者高,吸烟影响溃疡愈合和促进溃疡复发。吸烟影响溃疡形成和愈合的确切机制未明,可能与吸烟增加胃酸分泌、减少十二指肠及胰腺碳酸氢盐分泌、影响胃十二指肠协调运动、黏膜损害性氧自由基增加等因素有关。

2.遗传

遗传因素曾一度被认为是消化性溃疡发病的重要因素,但随着幽门螺杆菌在消化性溃疡发病中的重要作用得到认识,遗传因素的重要性受到挑战。例如,消化性溃疡的家族史可能是幽门螺杆菌感染的“家庭聚集”现象;O 型血胃上皮细胞表面表达更多黏附受体而有利于幽门螺杆菌定植。因此,遗传因素的作用尚有待进一步研究。

3.急性应激

急性应激可引起应激性溃疡已是共识。但在慢性溃疡患者,情绪应激和心理障碍的致病作用却无定论。临床观察发现长期精神紧张、过劳,确实易使溃疡发作或加重,但这多在慢性溃疡已经存在时发生,因此情绪应激可能主要起诱因作用,可能通过神经内分泌途径影响胃十二指肠分泌、运动和黏膜血流的调节。

4.胃十二指肠运动异常

研究发现,部分 DU 患者胃排空增快,这可使十二指肠球部酸负荷增大;部分 GU 患者有胃排空延迟,这可增加十二指肠液反流入胃,加重胃黏膜屏障损害。但目前认为,胃肠运动障碍不大可能是原发病因,但可加重幽门螺杆菌或 NSAID 对黏膜的损害。

概言之,消化性溃疡是一种多因素疾病,其中幽门螺杆菌感染和服用 NSAID 是已知的主要病因,溃疡发生是黏膜侵袭因素和防御因素失平衡的结果,胃酸在溃疡形成中起关键作用。

三、病理

DU 发生在球部,前壁比较常见;GU 多在胃角和胃窦小弯。组织学上,GU 大多发生在幽门腺区(胃窦)与泌酸腺区(胃体)交界处的幽门腺区一侧。幽门腺区黏膜可随年龄增长而扩大[假幽门腺化生和(或)肠化生],使其与泌酸腺区之交界线上移,故老年患者 GU 的部位多较高。溃疡一般为单个,也可多个,呈圆形或椭圆形。DU 直径多<10 mm,GU 要比 DU 稍大。亦可见到直径>2 cm的巨大溃疡。溃疡边缘光整、底部洁净,由肉芽组织构成,上面覆盖有灰白色或灰黄色纤维渗出物。活动性溃疡周围黏膜常有炎症水肿。溃疡浅者累及黏膜肌层,深者达肌层甚至浆膜层,溃破血管时引起出血,穿破浆膜层时引起穿孔。溃疡愈合时周围黏膜炎症、水肿消退,边缘上皮细胞增生覆盖溃疡面,其下的肉芽组织纤维转化,变为瘢痕,瘢痕收缩使周围黏膜皱襞向其集中。

四、临床表现

上腹痛是消化性溃疡的主要症状，但部分患者可无症状或症状较轻以致不为患者所注意，而以出血、穿孔等并发症为首发症状。典型的消化性溃疡有如下临床特点：①慢性过程，病史可达数年至数十年；②周期性发作，发作与自发缓解相交替，发作期可为数周或数月，缓解期亦长短不一，短者数周、长者数年；发作常有季节性，多在秋冬或冬春之交发病，可因精神情绪不良或过劳而诱发；③发作时上腹痛呈节律性，表现为空腹痛即餐后2～4小时或(及)午夜痛，腹痛多为进食或服用抗酸药所缓解，典型节律性表现在DU多见。

(一)症状

上腹痛为主要症状，性质多为灼痛，亦可为钝痛、胀痛、剧痛或饥饿样不适感。多位于中上腹，可偏右或偏左。一般为轻至中度持续性痛。疼痛常有典型的节律性如上述。腹痛多在进食或服用抗酸药后缓解。

部分患者无上述典型表现的疼痛，而仅表现为无规律性的上腹隐痛或不适。具或不具典型疼痛者均可伴有反酸、嗳气、上腹胀等症状。

(二)体征

溃疡活动时上腹部可有局限性轻压痛，缓解期无明显体征。

五、特殊类型的消化性溃疡

(一)复合溃疡

复合溃疡指胃和十二指肠同时发生的溃疡。DU往往先于GU出现。幽门梗阻发生率较高。

(二)幽门管溃疡

幽门管位于胃远端，与十二指肠交界，长约2 cm。幽门管溃疡与DU相似，胃酸分泌一般较高。幽门管溃疡上腹痛的节律性不明显，对药物治疗反应较差，呕吐较多见，较易发生幽门梗阻、出血和穿孔等并发症。

(三)球后溃疡

DU大多发生在十二指肠球部，发生在球部远段十二指肠的溃疡称球后溃疡。多发生在十二指肠乳头的近端。具DU的临床特点，但午夜痛及背部放射痛多见，对药物治疗反应较差，较易并发出血。

(四)巨大溃疡

巨大溃疡指直径＞2 cm的溃疡。对药物治疗反应较差、愈合时间较慢，易发生慢性穿透或穿孔。胃的巨大溃疡注意与恶性溃疡相鉴别。

(五)老年人消化性溃疡

近年来，老年人发生消化性溃疡的报道增多。临床表现多不典型，GU多位于胃体上部甚至胃底部，溃疡常较大，易误诊为胃癌。

(六)无症状性溃疡

约15％消化性溃疡患者可无症状，而以出血、穿孔等并发症为首发症状。可见于任何年龄，以老年人较多见；NSAID引起的溃疡近半数无症状。

六、实验室和其他检查

(一)胃镜检查

胃镜检查是确诊消化性溃疡首选的检查方法。胃镜检查不仅可对胃十二指肠黏膜直接观察、摄像,还可在直视下取活组织作病理学检查及幽门螺杆菌检测,因此胃镜检查对消化性溃疡的诊断及胃良、恶性溃疡鉴别诊断的准确性高于X线钡餐检查。例如,在溃疡较小或较浅时钡餐检查有可能漏诊;钡餐检查发现十二指肠球部畸形可有多种解释;活动性上消化道出血是钡餐检查的禁忌证;胃的良、恶性溃疡鉴别必须由活组织检查来确定。

内镜下消化性溃疡多呈圆形或椭圆形,也有呈线形,边缘光整,底部覆有灰黄色或灰白色渗出物,周围黏膜可有充血、水肿,可见皱襞向溃疡集中。内镜下溃疡可分为活动期(A)、愈合期(H)和瘢痕期(S)3个病期,其中每个病期又可分为1和2两个阶段。

(二)X线钡餐检查

X线钡餐检查适用于对胃镜检查有禁忌或不愿接受胃镜检查者。溃疡的X线征象有直接和间接两种:龛影是直接征象,对溃疡有确诊价值;局部压痛、十二指肠球部激惹和球部畸形、胃大弯侧痉挛性切迹均为间接征象,仅提示可能有溃疡。

(三)幽门螺杆菌检测

幽门螺杆菌检测应列为消化性溃疡诊断的常规检查项目,因为有无幽门螺杆菌感染决定治疗方案的选择。检测方法分为侵入性和非侵入性两大类。前者需通过胃镜检查取胃黏膜活组织进行检测,主要包括快呋塞米素酶试验、组织学检查和幽门螺杆菌培养;后者主要有^{13}C或^{14}C尿素呼气试验、粪便幽门螺杆菌抗原检测及血清学检查(定性检测血清抗幽门螺杆菌IgG抗体)。

快呋塞米素酶试验是侵入性检查的首选方法,操作简便、费用低。组织学检查可直接观察幽门螺杆菌,与快呋塞米素酶试验结合,可提高诊断准确率。幽门螺杆菌培养技术要求高,主要用于科研。^{13}C或^{14}C尿素呼气试验检测幽门螺杆菌敏感性及特异性高而无须胃镜检查,可作为根除治疗后复查的首选方法。

应注意,近期应用抗生素、质子泵抑制剂、铋剂等药物,因有暂时抑制幽门螺杆菌作用,会使上述检查(血清学检查除外)呈假阴性。

(四)胃液分析和血清胃泌素测定

一般仅在疑有胃泌素瘤时作鉴别诊断之用。

七、诊断和鉴别诊断

慢性病程、周期性发作的节律性上腹疼痛,且上腹痛可为进食或抗酸药所缓解的临床表现是诊断消化性溃疡的重要临床线索。但应注意,一方面有典型溃疡样上腹痛症状者不一定是消化性溃疡,另一方面部分消化性溃疡患者症状可不典型甚至无症状。因此,单纯依靠病史难以做出可靠诊断。确诊有赖胃镜检查。X线钡餐检查发现龛影亦有确诊价值。

鉴别诊断本病主要临床表现为慢性上腹痛,当仅有病史和体检资料时,需与其他有上腹痛症状的疾病如肝、胆、胰、肠疾病和胃的其他疾病相鉴别。功能性消化不良临床常见且临床表现与消化性溃疡相似,应注意鉴别。如做胃镜检查,可确定有无胃十二指肠溃疡存在。

胃镜检查如见胃十二指肠溃疡,应注意与引起胃十二指肠溃疡的少见特殊病因或以溃疡为主要表现的胃十二指肠肿瘤鉴别。其中，与胃癌、胃泌素瘤的鉴别要点如下。

(一)胃癌

内镜或X线检查见到胃的溃疡，必须进行良性溃疡(胃溃疡)与恶性溃疡(胃癌)的鉴别。Ⅲ型(溃疡型)早期胃癌单凭内镜所见与良性溃疡鉴别有困难，放大内镜和染色内镜对鉴别有帮助，但最终必须依靠直视下取活组织检查鉴别。恶性溃疡的内镜特点为：①溃疡形状不规则，一般较大；②底凹凸不平、苔污秽；③边缘呈结节状隆起；④周围皱襞中断；⑤胃壁僵硬、蠕动减弱(X线钡餐检查亦可见上述相应的X线征)。活组织检查可以确诊，但必须强调，对于怀疑胃癌而一次活检阴性者，必须在短期内复查胃镜进行再次活检；即使内镜下诊断为良性溃疡且活检阴性，仍有漏诊胃癌的可能，因此对初诊为胃溃疡者，必须在完成正规治疗的疗程后进行胃镜复查，胃镜复查溃疡缩小或愈合不是鉴别良、恶性溃疡的最终依据，必须重复活检加以证实。

(二)胃泌素瘤

胃泌素瘤亦称 Zollinger-Ellison 综合征，是胰腺非β细胞瘤分泌大量胃泌素所致。肿瘤往往很小(直径＜1 cm)，生长缓慢，半数为恶性。大量胃泌素可刺激壁细胞增生，分泌大量胃酸，使上消化道经常处于高酸环境，导致胃十二指肠球部和不典型部位(十二指肠降段、横段、甚或空肠近端)发生多发性溃疡。胃泌素瘤与普通消化性溃疡的鉴别要点是该病溃疡发生于不典型部位，具难治性特点，有过高胃酸分泌(BAO 和 MAO 均明显升高，且 BAO/MAO＞60%)及高空腹血清胃泌素(＞200 pg/mL，常＞500 pg/mL)。

八、并发症

(一)出血

溃疡侵蚀周围血管可引起出血。出血是消化性溃疡最常见的并发症，也是上消化道大出血最常见的病因(约占所有病因的50%)。

(二)穿孔

溃疡病灶向深部发展穿透浆膜层则并发穿孔。溃疡穿孔临床上可分为急性、亚急性和慢性三种类型，以第一种常见。急性穿孔的溃疡常位于十二指肠前壁或胃前壁，发生穿孔后胃肠的内容物漏入腹腔而引起急性腹膜炎。十二指肠或胃后壁的溃疡深至浆膜层时已与邻近的组织或器官发生粘连，穿孔时胃肠内容物不流入腹腔，称为慢性穿孔，又称为穿透性溃疡。这种穿透性溃疡改变了腹痛规律，变得顽固而持续，疼痛常放射至背部。邻近后壁的穿孔或游离穿孔较小，只引起局限性腹膜炎时称亚急性穿孔，症状较急性穿孔轻而体征较局限，且易漏诊。

(三)幽门梗阻

幽门梗阻主要是由 DU 或幽门管溃疡引起。溃疡急性发作时可因炎症水肿和幽门部痉挛而引起暂时性梗阻，可随炎症的好转而缓解；慢性梗阻主要由于瘢痕收缩而呈持久性。幽门梗阻临床表现为：餐后上腹饱胀、上腹疼痛加重，伴有恶心、呕吐，大量呕吐后症状可以改善，呕吐物含发酵酸性宿食。严重呕吐可致失水和低氯低钾性碱中毒。可发生营养不良和体重减轻。体检可见胃型和胃蠕动波，清晨空腹时检查胃内有振水声。进一步做胃镜或X线钡剂检查可确诊。

(四)癌变

少数GU可发生癌变,DU则否。GU癌变发生于溃疡边缘,据报道癌变率在1%左右。长期慢性GU病史、年龄在45岁以上、溃疡顽固不愈者应提高警惕。对可疑癌变者,在胃镜下取多点活检做病理检查;在积极治疗后复查胃镜,直到溃疡完全愈合;必要时定期随访复查。

九、治疗

治疗的目的是消除病因、缓解症状、愈合溃疡、防止复发和防治并发症。针对病因的治疗如根除幽门螺杆菌,有可能彻底治愈溃疡病,是近年消化性溃疡治疗的一大进展。

(一)一般治疗

生活要有规律,避免过度劳累和精神紧张。注意饮食规律,戒烟、酒。服用NSAID者尽可能停用,即使未用亦要告诫患者今后慎用。

(二)治疗消化性溃疡的药物及其应用

治疗消化性溃疡的药物可分为抑制胃酸分泌的药物和保护胃黏膜的药物两大类,主要起缓解症状和促进溃疡愈合的作用,常与根除幽门螺杆菌治疗配合使用。现就这些药物的作用机制及临床应用分别简述如下。

1.抑制胃酸药物

溃疡的愈合与抑酸治疗的强度和时间成正比。抗酸药具中和胃酸作用,可迅速缓解疼痛症状,但一般剂量难以促进溃疡愈合,故目前多作为加强止痛的辅助治疗。H_2受体阻滞剂(H_2RA)可抑制基础及刺激的胃酸分泌,以前一作用为主,而后一作用不如PPI充分。使用推荐剂量各种H_2RA溃疡愈合率相近,不良反应发生率均低。西咪替丁可通过血-脑屏障,偶有精神异常不良反应;与雄激素受体结合而影响性功能;经肝细胞色素P450代谢而延长华法林、苯妥英钠、茶碱等药物的肝内代谢。雷尼替丁、法莫替丁和尼扎替丁上述不良反应较少。已证明H_2RA全日剂量于睡前顿服的疗效与1日2次分服相仿。由于该类药物价格较PPI便宜,临床上特别适用于根除幽门螺杆菌疗程完成后的后续治疗,及某些情况下预防溃疡复发的长程维持治疗。质子泵抑制剂(PPI)作用于壁细胞胃酸分泌终末步骤中的关键酶H^+,K^+-ATP酶,使其不可逆失活,因此抑酸作用比H_2RA更强且作用持久。与H_2RA相比,PPI促进溃疡愈合的速度较快、溃疡愈合率较高,因此特别适用于难治性溃疡或NSAID溃疡患者不能停用NSAID时的治疗。对根除幽门螺杆菌治疗,PPI与抗生素的协同作用较H_2RA好,因此是根除幽门螺杆菌治疗方案中最常用的基础药物。使用推荐剂量的各种PPI,对消化性溃疡的疗效相仿,不良反应均少。

2.保护胃黏膜药物

硫糖铝和胶体铋目前已少用作治疗消化性溃疡的一线药物。枸橼酸铋钾(胶体次枸橼酸铋)因兼有较强抑制幽门螺杆菌作用,可作为根除幽门螺杆菌联合治疗方案的组分,但要注意此药不能长期服用,因会过量蓄积而引起神经毒性。米索前列醇具有抑制胃酸分泌、增加胃十二指肠黏膜的黏液及碳酸氢盐分泌和增加黏膜血流等作用,主要用于NSAID溃疡的预防,腹泻是常见不良反应,因会引起子宫收缩,故孕妇忌服。

(三)根除幽门螺杆菌治疗

对幽门螺杆菌感染引起的消化性溃疡,根除幽门螺杆菌不但可促进溃疡愈合,而且可预防溃疡复发,从而彻底治愈溃疡。因此,凡有幽门螺杆菌感染的消化性溃疡,无论初发或复发、活动或静止、有无并发症,均应予以根除幽门螺杆菌治疗。

1.根除幽门螺杆菌的治疗方案

已证明在体内具有杀灭幽门螺杆菌作用的抗生素有克拉霉素、阿莫西林、甲硝唑(或替硝唑)、四环素、呋喃唑酮、某些喹诺酮类如左氧氟沙星等。PPI及胶体铋体内能抑制幽门螺杆菌,与上述抗生素有协同杀菌作用。目前尚无单一药物可有效根除幽门螺杆菌,因此必须联合用药。应选择幽门螺杆菌根除率高的治疗方案力求一次根除成功。研究证明以PPI或胶体铋为基础加上两种抗生素的三联治疗方案有较高根除率。这些方案中,以PPI为基础的方案所含PPI能通过抑制胃酸分泌提高口服抗生素的抗菌活性从而提高根除率,再者PPI本身具有快速缓解症状和促进溃疡愈合作用,因此是临床中最常用的方案。而其中,又以PPI加克拉霉素再加阿莫西林或甲硝唑的方案根除率最高。幽门螺杆菌根除失败的主要原因是患者的服药依从性问题和幽门螺杆菌对治疗方案中抗生素的耐药性。因此,在选择治疗方案时要了解所在地区的耐药情况,近年世界不少国家和我国一些地区幽门螺杆菌对甲硝唑和克拉霉素的耐药率在增加,应引起注意。呋喃唑酮(200 mg/d,分2次)耐药性少见、价廉,国内报道用呋喃唑酮代替克拉霉素或甲硝唑的三联疗法亦可取得较高的根除率,但要注意呋喃唑酮引起的周围神经炎和溶血性贫血等不良反应。治疗失败后的再治疗比较困难,可换用另外两种抗生素(阿莫西林原发和继发耐药均极少见,可以不换)如PPI加左氧氟沙星(500 mg/d,每天1次)和阿莫西林,或采用PPI和胶体铋合用再加四环素(1500 mg/d,每天2次)和甲硝唑的四联疗法。

2.根除幽门螺杆菌治疗结束后的抗溃疡治疗

在根除幽门螺杆菌疗程结束后,继续给予一个常规疗程的抗溃疡治疗(如DU患者予PPI常规剂量、每天1次、总疗程2～4周,或H_2RA常规剂量、疗程4～6周;GU患者PPI常规剂量、每天1次、总疗程4～6周,或H_2RA常规剂量、疗程6～8周)是最理想的。这对于有并发症或溃疡面积大的患者尤为必要,但对无并发症且根除治疗结束时症状已得到完全缓解者,也可考虑停药以节省药物费用。

3.根除幽门螺杆菌治疗后复查

治疗后应常规复查幽门螺杆菌是否已被根除,复查应在根除幽门螺杆菌治疗结束至少4周后进行,且在检查前停用PPI或铋剂2周,否则会出现假阴性。可采用非侵入性的^{13}C或^{14}C尿素呼气试验,也可通过胃镜在检查溃疡是否愈合的同时取活检做尿素酶及(或)组织学检查。对未排除胃恶性溃疡或有并发症的消化性溃疡应常规进行胃镜复查。

(四)NSAID溃疡的治疗、复发预防及初始预防

对服用NSAID后出现的溃疡,如情况允许应立即停用NSAID,如病情不允许可换用对黏膜损伤少的NSAID如特异性COX-2抑制剂(如塞来昔布)。对停用NSAID者,可予常规剂量常规疗程的H_2RA或PPI治疗;对不能停用NSAID者,应选用PPI治疗(H_2RA疗效差)。因幽门螺杆菌和NSAID是引起溃疡的两个独立因素,因此应同时检测幽门螺杆菌,如有幽门螺杆菌感染应同时根除幽门螺杆菌。溃疡愈合后,如不能停用NSAID,无论幽门螺杆菌阳性还是阴性都必须继续PPI或米索前列醇长程维持治疗以预防溃疡复发。对初始使用NSAID

的患者是否应常规给药预防溃疡的发生仍有争论。已明确的是，对于发生 NSAID 溃疡并发症的高危患者，如既往有溃疡病史、高龄、同时应用抗凝血药（包括低剂量的阿司匹林）或糖皮质激素者，应常规予抗溃疡药物预防，目前认为 PPI 或米索前列醇预防效果较好。

（五）溃疡复发的预防

有效根除幽门螺杆菌及彻底停服 NSAID，可消除消化性溃疡的两大常见病因，因而能大大减少溃疡复发。对溃疡复发同时伴有幽门螺杆菌感染复发（再感染或复燃）者，可予根除幽门螺杆菌再治疗。下列情况则需用长程维持治疗来预防溃疡复发：①不能停用 NSAID 的溃疡患者，无论幽门螺杆菌阳性还是阴性（如前述）；②幽门螺杆菌相关溃疡，幽门螺杆菌感染未能被根除；③幽门螺杆菌阴性的溃疡（非幽门螺杆菌、非 NSAID 溃疡）；④幽门螺杆菌相关溃疡，幽门螺杆菌虽已被根除，但曾有严重并发症的高龄或有严重伴随病患者。长程维持治疗一般以 H_2RA 或 PPI 常规剂量的半量维持，而 NSAID 溃疡复发的预防多用 PPI 或米索前列醇，已如前述。

（六）外科手术指征

由于内科治疗的进展，目前外科手术主要限于少数有并发症者，包括：①大量出血经内科治疗无效；②急性穿孔；③瘢痕性幽门梗阻；④胃溃疡癌变；⑤严格内科治疗无效的顽固性溃疡。

十、预后

由于内科有效治疗的发展，预后远较过去为佳，病死率显著下降。死亡主要见于高龄患者，死亡的主要原因是并发症，特别是大出血和急性穿孔。

第五章　普外科疾病

第一节　单纯性甲状腺肿

单纯性甲状腺肿多见于高原、山区地带。本病属世界性疾病，据WHO估计全世界有10亿人口生活于碘缺乏地区，有地方性甲状腺肿患者2亿～3亿。我国目前有约4.25亿人口生活于缺乏地区，占全国人口的40%，70年代的粗略统计，有地方性甲状腺肿患者3500万人，是发病最多的地方病。

一、病因

（一）碘缺乏

可以肯定碘缺乏是引起本病的主要因素，外环境缺碘时，机体通过增加激素合成，改变激素成分，提高肿大甲状腺组织对正常浓度促甲状腺素（TSH）的敏感性来维持甲状腺正常功能，这是机体代偿性机制，实际上是甲状腺功能不足的表现。但是，这种代偿功能是有一定限度的，当机体长期处于严重缺碘而不能获得纠正时，就会因代偿失调发生甲状腺功能低下。青春期、妊娠期、哺乳期、绝经期妇女，全身代谢旺盛，对激素需要量相对增加，引起长期TSH过多分泌，促使甲状腺肿大，这种情况是暂时性的。

（二）化学物质致生物合成障碍

非流行地区发生单纯性甲状腺肿可能是由于甲状腺激素生物合成、分泌过程中某一环节的障碍，如过氯酸盐、硫氰酸盐等可妨碍甲状腺摄取无机碘化物，磺胺类药、硫脲类药、含有硫脲的萝卜、白菜等能阻止甲状腺激素的生物合成，引起甲状腺激素减少，也会增加TSH分泌增多促使甲状腺肿大。

（三）遗传性先天性缺陷

遗传性先天性缺陷，缺少过氧化酶、蛋白水解酶，也会造成甲状腺激素生物合成、分泌障碍，导致甲状腺肿大。

二、诊断

（1）结甲常继发甲减症状，临床表现皮肤苍白或蜡黄、粗糙、厚而干、多脱屑，四肢冷，黏液性水肿。毛发粗，少光泽，易脱落，睫毛、眉毛稀少，是由于黏多糖蛋白质含量增加所致。甲状腺肿大，且为多结节型较大甲状腺肿，先有甲状腺肿以后继发甲减。心肌收缩力减退，心动过缓，脉率缓慢，窦性心动过缓，低电压T波低平，肠蠕动变慢，故患者厌食、便秘、腹部胀气、胃酸缺乏等。肌肉松软无力，肌痉挛性疼痛，关节痛，骨密度增高。跟腱反射松弛时间延长。面容愚笨，缺乏表情，理解、记忆力减退。视力、听力、触觉、嗅觉迟钝，反应减慢，精神失常，痴呆，昏睡等。性欲减退，阳痿，月经失调，血崩，闭经，易流产，肾上腺功能减退，呼吸、泌尿、造血系统均有改变。在流行区任何昏迷患者，若无其他原因解释都应考虑甲减症所致昏迷。基础代谢率(BMR)－50%～－20%。除脑垂体性甲减症外，血清胆固醇值均有显著增高。甲状腺I^{131}摄取率显著降低。血清FT_3值低于3 pmol/L，FT_4值低于9 pmol/L。TSH可鉴别甲减的原因。轻度甲减TSH值升高。若FT_3值正常、TSH值升高，甲状腺处于代偿阶段。TSH值低或对促甲状腺激素释放激素(TRH)无反应，为脑垂体性甲减。甲状腺正常，TSH偏低或正常，对TRH反应良好，为下丘脑性甲减。血清甲状腺球蛋白抗体(ATG)、甲状腺微粒抗体(ATM)阳性反应为原发性甲减。有黏液性水肿可除外其他原因甲减。甲减症经X线检查心脏扩大、心搏缓慢、心包积液，为黏液性水肿型心脏病。心电图检查有低电压、Q-T间期延长、T波异常、心动过缓、心肌供血不足等。

(2)结甲合并高血压除有血压增高、甲状腺肿大、压迫症状外，还有心悸、气短、头晕等，无眼球突出、震颤。收缩压≥23.1 kPa(160 mmHg)，舒张压≥12.7 kPa(95 mmHg)，符合其中一项即可诊断为结甲合并高血压症，血压完全恢复正常水平为痊愈，收缩压、舒张压其中一项在可疑高血压范围为好转。

(3)临床上以X线摄片检查结甲钙化较为方便可靠，并能显示钙化形态。以往甲状腺钙化被认为是良性结节退化，由于乳头状癌也可发生钙化，故引起学者们的重视。甲状腺癌钙化率约62.5%。良性肿瘤多呈斑片状、团块状、颗粒大、密度高、边缘清楚，圆形或弧形钙化表示肿块有囊性变。乳头状癌中有砂粒瘤形成，可发生在腺泡内或间质中，常见于乳头尖端，可能是乳头尖端组织发生纤维性变、透明样变。由于体液内外环境改变，表现为细胞外液相对碱性，降低了细胞呼吸，二氧化碳产物减少，可能改变钙、磷的浓度，产生钙盐沉积。近年来，提出糖蛋白理论，认为黏蛋白是一种糖蛋白，它对钙有很大亲和力，故甲状腺癌的钙化率相当高。钙化颗粒大小与肿瘤分化程度有关，颗粒越粗大肿瘤分化越好。砂粒样钙化为恶性肿瘤所特有，多是乳头状癌。粗大钙化中有1/10～1/5是恶性肿瘤，其中滤泡癌占比例较大。髓样癌是粗大钙化、砂粒钙化混合存在。坚硬如石的钙化、骨化灶直接长期压迫磨损气管壁，致无菌坏死，引起气管软化。胸骨后的钙化影像可作为诊断胸内甲状腺的佐证之一。

(4)结甲囊变率57.9%。由于长期缺碘，甲状腺组织过度增生、过度复原，发生血管改变，出血、坏死导致功能丧失，形成囊肿。囊肿越大，对甲状腺破坏也越大，是不可逆的退行性变。囊肿生长较快，结节内出血可迅速扩大产生周围器官压迫症状，以呼吸系统症状最显著。结节内急性出血囊肿发生都很突然，增长迅速，伴有疼痛、颈部不适，触之张力大，有压痛。B超检查为实性或囊性，在鉴别诊断上有肯定的价值。针吸细胞学检查、X线摄片均为重要诊断方法。

(5)结甲合并血管瘤样退行性变的诊断，主要靠手术中观察、病理学检查。临床表现多种多样，常见有海绵状血管瘤样变、静脉瘤样变，手术前难以正确诊断。

三、治疗

(一)碘治疗

因长期严重缺碘的继发性病变，破坏甲状腺组织，导致机体代偿功能失调而发生甲减。由于机体碘摄入不足，产生甲状腺激素量不足，应当给予足量碘治疗，可获得治愈。必要时辅以甲状腺激素治疗，心脏病患者初治剂量宜小，甲状腺片20～40 mg/d或优甲乐50～100 μg/d，根据治疗效果增加至甲状腺片80～240 mg/d或优甲乐100～300 μg/d。治疗2～3周症状消失后，再适当减少剂量以维持。结节性甲状腺肿合并高血压，手术前给利血平、甲巯咪唑 3～5 天，手术后未用降压药者有效率 97.5%。手术后无效患者，高血压可能非结甲所致。结甲继发钙化用碘盐治疗，不能使甲状腺缩小而使钙化加重，不行手术切除很难治愈。结甲继发囊性变碘剂治疗无效，还有可能发生多种并发症，并有发生癌变可能性，感染发生率3.18%，恶变率 2%～3%。结甲继发血管瘤样变不能被碘剂、其他药物治愈，放疗也难以奏效。

(二)手术治疗

(1)由于结甲多数为大小不等结节、囊肿坏死、化脓成瘘等致甲状腺组织损害，使甲状腺功能不足，可以手术将压迫甲状腺组织的无功能结节切除，清除炎性病变，剩余甲状腺组织可以复原。手术后辅以甲状腺片或优甲乐治疗，以弥补甲状腺功能不足，对残留的小结节也有抑制作用以预防复发。将压迫甲状腺的结节，损害甲状腺组织的脓肿、瘘管尽量切除干净，但必须最大限度保留甲状腺结节、脓肿周围的甲状腺组织。有些患者手术后可出现永久性甲减。近年来，采用带血管同种异体甲状腺移植、胎儿甲状腺组织移植，有一定效果，但是技术复杂，难以达到长远疗效，还是应用药物替代治疗为宜。

(2)结甲继发钙化，不行手术切除难以治愈。若整个腺叶钙化或钙化位于气管壁处时，应行包括钙化全部甲状腺肿的大部分切除，不可将钙化灶挖出，钙化灶、腺肿部分切除，难免造成较大的、坚硬的、无法结扎缝合的渗血创面。结甲的血管变化以动脉变性、钙化最常见，常为甲状腺动脉颗粒状钙盐沉积、内弹力膜断裂、毛细血管广泛玻璃样变。由于血管钙化、变脆、易断裂，手术中处理血管，尤其动脉不可过分用力钳夹，以防动脉被夹断。结扎动脉用线、用力要合适，以防割断钙化血管。

(3)结甲继发囊性变，囊肿直径不超过 1 cm 可以观察，直径超过 3 cm 以上穿刺抽液治疗易复发可行手术切除，较大囊性结节 5%～23%为恶性，故应尽早手术切除。手术方式的选择视具体情况而定，手术中要注意保留甲状腺后包膜，以避免切除甲状旁腺，损伤喉返神经。

(4)结甲继发血管瘤样变手术切除是唯一的治疗方法，手术中应防止大出血，先谨慎结扎甲状腺主要动脉、静脉，然后做包膜内甲状腺次全切除，可避免切除肿瘤时出血较多的危险。

第二节　结节性甲状腺肿

一、概述

由于甲状腺非炎性和肿瘤性原因阻碍甲状腺激素合成，而导致垂体前叶分泌多量促甲状腺激素，使甲状腺代偿性肿大，称为单纯性甲状腺肿。甲状腺可呈对称性或多结节性肿大，女性多见。也可呈地方性分布，常因缺碘所致，又称地方性甲状腺肿。当病灶持续存在或反复恶化及缓解时，甲状腺不规则增生或再生，逐渐形成结节，则称为结节性甲状腺肿，为甲状腺外科的常见疾病。

二、临床表现

(1)甲状腺肿大，开始呈弥漫性、对称性，后出现单个或多个大小不等、质地不一的结节，呈不对称性。

(2)甲状腺结节可发生囊性变、坏死、出血、纤维化或钙化，囊内出血或囊性变可在短期内迅速增大，出现疼痛。

(3)结节生长缓慢，可随吞咽上下移动。随腺体增大和结节增多，可出现压迫症状。①气管压迫：出现堵塞感，呼吸不畅，甚至呼吸困难。气管可狭窄、弯曲移位或软化。②食管压迫：巨大甲状腺肿可伸入气管和食管之间，造成吞咽困难。③喉返神经压迫：出现声音嘶哑。④颈交感神经压迫：可出现 Horner 综合征(眼球下陷，瞳孔变小，眼睑下垂)。⑤上腔静脉压迫：上腔静脉综合征(单侧面部、颈部或上肢水肿)，往往由于胸骨后甲状腺肿压迫所致。

(4)部分患者可合并甲亢(毒性多结节性甲状腺肿)，可出现甲亢症状，但比 Graves 病症状轻。

(5)部分病例的结节可恶变，出现质硬结节，甚至颈部淋巴结肿大。

三、诊断要点

(1)多见于地方性甲状腺肿流行区，病程长，可数年或十数年。多见于成年女性。

(2)甲状腺内可扪及单个或多个大小不等、质地不一的结节，甲状腺肿结节巨大者可伴有压迫症状，如气管压迫、声嘶、Horner 综合征等。

(3)少数可发生癌变，表现为近期肿块迅速增长，并出现恶性变体征。

(4)合并甲亢病例可表现为甲亢症状。

(5)甲状腺功能基本正常，合并甲亢病例可出现 T_3、T_4 增高，吸^{131}I率增高。

(6)尿碘排泄减少，一般低于 100 ng/L，血浆蛋白结合碘(PBI)降低。

(7)甲状腺球蛋白(Tg)升高，为衡量碘缺乏的敏感指针。

(8)B 超检查可确定甲状腺的结节大小，证实甲状腺内囊性、实性或混合性多发结节的存在。B 超引导下细针穿刺细胞学检查，诊断准确性更高。

(9)放射性核素扫描可评估甲状腺功能状态，多数结节性甲状腺肿表现为温和凉结节。如出现热结节，表示该结节有自主功能。如发生冷结节，则应警惕恶性结节的存在。

(10)CT、MRI 有利于胸骨后甲状腺肿或纵隔甲状腺肿的诊断。

四、治疗方案及原则

(1)青春发育期或妊娠期的生理性甲状腺肿，可以不给药物治疗，也不需手术治疗。应多食含碘丰富食物。

(2)25 岁以前年轻人弥漫性单纯性甲状腺肿者，可给以少量甲状腺素，以抑制垂体前叶促甲状腺激素的分泌。常用剂量为左甲状腺素 50～100 μg/d 或甲状腺素片 60～120 mg/d，连服3～6个月。

(3)手术指征：①结节性甲状腺肿并有坏死、囊性变、出血，钙化者。②腺叶过于肿大，压迫气管、食管、喉返神经或交感神经节而引起临床症状者。③胸骨后甲状腺肿。④巨大甲状腺肿，影响工作生活者。⑤结节性甲状腺肿继发甲状腺功能亢进者，应按甲亢术前严格准备后再行手术。⑥结节性甲状腺肿疑有恶变者。⑦为美观要求，患者迫切要求手术。

手术方式应根据结节多少、大小、分布而决定。一般可行甲状腺叶次全切除术或全切除术，也可行近全甲状腺切除术。如术中对可疑结节行冰冻切片检查证实为恶性，应行全甲状腺切除。

第三节　甲状腺功能亢进症

甲状腺功能亢进症(简称甲亢)治疗方法有内科治疗与外科治疗及同位素碘治疗。每个患者都需要选择恰当的治疗方法。每种治疗方法各有其优缺点。若能获得良好的治疗效果，内科治疗最好。当今，欧美日本及我国治疗甲亢都施行甲状腺次全切除术，其最大理由是内科治疗难以获得永久缓解。甲状腺肿对患者带来诸多不便，此类甲亢病例最适合手术。美国几乎都采用同位素碘治疗甲亢，这是因为同位素碘治疗甲亢价廉易行，而选择外科治疗需高额费用，对手术并发症持严厉批判态度。实际上注意手术操作完全可以预防手术并发症。内科治疗需要时间长而无法缓解的病例，选择外科治疗可获得确实效果，提高患者生存质量。

一、甲状腺功能亢进症治疗历史

应用抗甲状腺药物治疗与同位素碘治疗研制开发之前，切除甲状腺肿是治疗甲亢确实有效的唯一方法。19 世纪后半期 Billroth，Kocher 等人对甲亢均施行手术治疗。瑞士人 Theodor Kocher 获得诺贝尔医学奖金时，获奖的演讲题目“轻度甲状腺疾病状态”之中，施行 4000 例甲状腺手术中甲亢手术为 155 例，其死亡率为 2.5%，取得优秀的治疗成绩。Kocher 获此成绩时供职于瑞士的伯尔尼大学外科。当时瑞士为缺碘地方甲状腺肿流行地区。其实论文中作为甲亢病例含有现在称为中毒性结节性甲状腺肿。当时，甲亢手术最大并发症是术后甲状腺危象，死亡率高。中毒性结节性甲状腺肿多为轻度功能亢进。不管怎样，呈甲状腺功能亢进状态手术发生甲状腺危象可能性很大。美国 MAYO 诊所的 Plummer 报告使用碘剂后可以安全地进行甲亢手术。Hamilton 发现^{131}I 于甲状腺内聚集，从而将其应用于甲亢治疗。Astwood 用硫氧嘧啶治疗甲亢，因硫氧嘧啶毒性大，以后广泛应用带丙基的硫氧嘧啶。同时期研制开发他巴唑，才开创甲亢内科治疗。美国广泛应用同位素碘治疗甲亢以来，似乎甲亢外科手术成为过时的治疗方法。但是用抗甲状腺药物治疗甲亢缓解率很低为 40%～50%，为了获得缓解多数患者需要长时间服药。也有用抗甲状腺药物治疗使甲状腺肿越来越大。美国用同位素碘治疗甲亢 50 余年，日本有 40 余年，中国也有 30 余年，从这些经验来看，已经否定其致畸性与对性腺影响，否定发生白血病与癌的可能性。因而广泛应用同位素碘治疗甲亢。但对妊娠者当属禁忌，近期希望妊娠女性也不合适。

关于放射线对甲状腺影响，众所周知婴幼儿时期颈部照射 X 线可能成为发生甲状腺癌的因素。Belarux 报告切尔诺贝利核电站的核泄漏事故后发生很多小儿甲状腺癌病例。可能系放射性碘为主要发病因素之一。关于同位素碘治疗后发生甲状腺癌与甲状旁腺癌的频率还没有结论。Holm 等人报告10 552 人同位素碘治疗后调查结果胃癌发生率上升。而美国所有年龄组甲亢患者均为同位素碘治疗对象。

二、甲亢手术适应证

(1)年轻者；结婚希望妊娠者；对于中年或高龄者用侵袭不大的同位素碘治疗为好，本人希望手术的病例也适合手术。某些眼球突出非常严重的病例适合手术。

(2)用抗甲状腺药物治疗不能获取永久缓解的病例。用抗甲状腺药物几年也无法定期到医院检查治疗者。控制甲亢需要大剂量的抗甲状腺药物的病例不如手术治疗效果好。每天服用甲巯咪唑 90 mg 以上，甲状腺功能难以达到正常化的病例需同时服用碘剂地塞米松暂时将甲状腺功能达到正常就施行手术。

(3)因抗甲状腺药物不良反应使其无法继续服用抗甲状腺药物的病例。服用抗甲状腺药物最严重并发症是颗粒细胞减少症，大约 500 例中可有 1 例发生此症。对于年轻患者发生颗粒细胞减少症时即使甲状腺肿小也需要劝其手术治疗。如发生其不良反应如皮疹、关节痛、肝功能障碍无法使用抗甲状腺药物的病例需要考虑手术治疗。

(4)甲状腺肿大超过 40 g 以上，或 TRAb(促甲状腺激素受体抗体)呈高值为 60%以上者。因甲状腺肿比较大，应用抗甲状腺药物多数难以缓解，或多次复发。甲状腺肿大即使应用同位素碘治疗也不容易缓解。

(5)只有手术才能治疗的病例，如甲亢合并甲状腺恶性肿瘤。甲亢合并有潜在性分化癌的频率高。为手术适应证的恶性肿瘤均为显性癌。合并甲状腺良性肿瘤体积比较大者也是手术对象。

(6)可以说社会性适应情况，希望早期缓解拒绝同位素碘治疗病例，如到医疗机构不发达的国家或地区工作，或无法定期到医院复查的病例也是手术对象。从美容角度看劝其手术治疗。患者自身熟知甲亢病态也多数希望手术治疗。

三、甲状腺次全切除术

(一)手术目的

甲状腺大部分切除，使甲状腺刺激发生反应的甲状腺滤泡细胞数目减少，使分泌甲状腺激素保持正常状态。

(二)术前准备

如前所述甲亢手术主要使甲状腺功能恢复正常。如果甲状腺功能正常的话，那么完全不用担心术后发生甲状腺危象。通常使用抗甲状腺药物可使甲状腺功能正常化。当其药物疗效差，不良反应强无法继续服药时可用如下方法使甲状腺功能正常化，即：只用抗甲状腺药物，抗甲状腺药物＋碘剂；抗甲状腺药物＋碘剂＋肾上腺皮质激素；抗甲状腺药物＋碘剂＋肾上腺皮质激素＋普萘洛尔；只用碘剂；碘剂＋肾上腺皮质激素；碘剂＋肾上腺皮质激素＋普萘洛尔；只用普萘洛尔。

大剂量碘剂有抑制甲状腺激素分泌与合成的作用。一般轻度或中度甲亢者待甲状腺功能恢复正常时需要服用复方碘溶液，每次 10 滴，每天 3 次，连服7～14 天手术，服用碘剂 3 周以上出现逃逸现象失去作用。

即使应用碘剂甲状腺功能仍呈高功能状态可并用肾上腺皮质激素。肾上腺皮质激素促进 T_4 向反 T_3 转换以减少血中 T_4，使代谢正常化。应用地塞米松，倍他米松 6～8 mg，4～6 天口服。如脉搏频数时可并用普萘洛尔。也有单用普萘洛尔作术前准备的方法。因术前术后普萘洛尔的剂量不好掌握，术后1 周继续口服普萘洛尔。有少数患者术后发生甲状腺危象。

(三)甲状腺次全切除手术操作要点

为了获得确实治疗效果，应该施行并发症少的手术方式。现在一般广泛施行甲状腺次全切除术。为了保护喉返神经及甲状旁腺,手术开始时不要触及甲状腺背侧。尽可能保留甲状腺后方被膜。也有确认喉返神经后再施行甲状腺次全切除。当甲状腺肿比较大或甲状腺与周围组织粘连密切病例,确认喉返神经很困难。一般甲状腺残留量两侧为 4～6 g。Feliciano 认为甲亢手术的新进展,即:①保留甲状腺下动脉可确保上甲状旁腺的血液循环。②保留喉上神经外支。③完整切除锥体叶。④甲状旁腺自家移植。⑤置放持续吸引的引流管。

(四)手术步骤

(1)切口与颈前肌群显露:切开皮肤及颈阔肌,显露胸锁乳突肌,胸骨甲状肌的前面。

(2)手术入路:一般常用正中与侧方手术入路,可用正中颈白线纵行切开,直达甲状腺峡部,用于甲状腺瘤非常小,可以很好地观察甲状腺左右叶。侧方手术入路充分显露甲状腺上、下动静脉,喉返神经与甲状旁腺。当锥体叶大时难以处理。于胸锁乳突肌前缘切开筋膜剥离胸骨舌骨肌与胸骨甲状肌间隙。直达甲状腺表面。

(3)显露甲状腺上动静脉:以甲状腺钳子挟持甲状腺上极附近,将甲状腺向前下方牵引,仔细剥离显露甲状腺上动静脉分支,通过止血钳子。

(4)结扎切断甲状腺上动静脉:于甲状腺上动静脉分支的头侧通过结扎线行双重结结扎。紧贴甲状腺上极结扎甲状腺上动静脉的前支,外侧支,保留,背支。

(5)结扎切断甲状腺中静脉:向正中方向夹持甲状腺,显露甲状腺侧方的甲状腺中静脉,双重结扎。

(6)显露甲状腺下动脉、喉返神经:靠近颈总动脉,牵引甲状腺侧方,使甲状腺下动脉紧张,剥离其周围组织,确认喉返神经,此图中系喉返神经位于甲状腺下动脉主干之下处。

(7)确认喉返神经与甲状旁腺:喉返神经位于甲状腺下动脉分支间或外侧,各占 20%,余下 10%系甲状腺下动脉不发达难以确认。

(8)结扎切断甲状腺下动脉:结扎甲状腺下动脉,术后甲状旁腺功能减退症发生率不增高。注意不要将甲状腺下动脉与喉返神经一起结扎。数针缝合甲状腺峡部的实质遮断对侧叶的血流。为了保护后方甲状腺与甲状旁腺按甲状腺后方缝合结扎一周。

(9)切除甲状腺侧叶:首先切断峡部锐性剥离气管与甲状腺之间隙,应用手术刀切除甲状腺,其断端缝合止血。一般先切除右叶,同样操作切除左叶,两叶残留量合计 6～8 g。距离创口数厘米处插入硅胶引流管,24～48 小时拔引流管。

四、甲状腺超次全切除术(栗原手术)

(一)甲状腺次全切除术后有 10%～20%患者甲亢复发

日本国栗原英夫教授首创甲状腺超次全切除术。指甲状腺组织残留量为 2 g 的甲状腺切除手术。施行此手术可使原发性甲状腺功能亢进症百分之百缓解而治愈。其理由系一般的甲状腺次全切除不能完全去除甲状腺刺激抗体,患者认为手术是最好治疗措施,术后不应复发;当甲状腺组织残留量 2 g 以下术后无复发病例;术后发生甲状腺功能减退可应用甲状腺激素补充疗法调整治疗;甲状腺组织残留量1.5 ～2.0 g时患者没有正确服用甲状腺激素呈潜在性甲状腺功能减退症,但不会呈现严重甲状腺功能减退状态。

(二)手术要点

1.需准备特殊的器械

为了确认游离甲状旁腺与喉返神经准备一个手术用放大镜与几把小蚊式钳子,甲状腺钳子或二齿式宫颈钳子;甲状腺组织残留量模型用黄铜制造,由 6 g 至 1 g 等 6 个模型。

2.为了完成此术需要研习

(1)甲状旁腺及甲状腺游离手术技术。

(2)确认喉返神经方法。

(3)关于 Berry 韧带周围的局部解剖等。

3.游离甲状旁腺的方法

将覆盖甲状腺表面的外科被膜剥离开,去显露甲状旁腺,需将支配甲状旁腺的血管分支与甲状腺交通支一支一支地仔细处理,将其向外侧游离。发现甲状旁腺有血液循环障碍时,应将其细切后移植于胸锁乳突肌内。

4.确认喉返神经的方法

多数术者喜欢应用喉返神经与甲状腺下动脉交叉部位判断确定。一般从外侧游离甲状腺在第 1 第 2 气管软骨高度的所谓 Zuckerkandl 结节背部,Berry 韧带外侧可见喉返神经。本法优点在于此部位肯定有喉返神经,因为喉返神经不贯穿甲状腺与 Berry 韧带,故在甲状腺表面仔细地游离不会损伤喉返神经。如果错误地将一侧喉返神经切断时,应对端缝合神经,对于正常生活没有妨碍。

5.甲状腺残留量问题

游离甲状旁腺,确认喉返神经,在左右 Berry 韧带周围只留下 1 g 甲状腺组织,甲状腺残留组织位于喉返神经前内侧。手术中于甲状腺背面游离甲状旁腺非常困难时,可将附有甲状旁腺的甲状腺组织残留量大小为 1～2 g 而对侧叶全切除。也可将甲状旁腺向背外侧游离确认喉返神经,使左右 Berry 韧带周围各留下 1 g 甲状腺组织。

(三)手术步骤

1.切口与显露甲状腺

皮肤切口位置在胸骨上缘 1～1.5 横指处,沿着皮肤皱纹作 Kocher 切口。如需延长皮肤切口尽量延向侧方,避免沿颈部纵向切开(图 5-1)。与皮肤切开的同一线上切开游离颈阔肌。用组织钳子将皮下组织与颈阔肌一同夹持上提,在颈阔肌下面向上方游离到可触及甲状腺上极,向下方游离到可触及锁骨上缘为止。将皮瓣在上方固定二处,下方在中央与皮肤缝合固定。显露出覆盖有颈浅筋膜的胸骨舌骨肌。显露甲状腺有三种方法(图 5-2,图 5-3,图 5-4)。当甲状腺肿小时可行正中切开,一般行颈前肌群于两方外侧切开加横行切断颈前肌群;甲状腺肿大时再加肩胛舌骨肌也横行切断,能触及左右甲状腺上极为止。颈前肌群横行切断时,先将胸骨舌骨肌的上、下两侧的肌肉全层缝合结扎切断,即在胸骨舌骨肌背面插入两把 Kocher 钳子在两钳子之间以电刀切断。再将胸骨甲状肌也双重结扎其间切断。因为胸锁乳突肌,胸骨舌骨肌与胸骨甲状肌以各自筋膜覆盖,且三者之间血管穿通支很少均为疏松地结合。将颈前肌横行切开时,很容易用手指剥离开颈前肌的间隙。

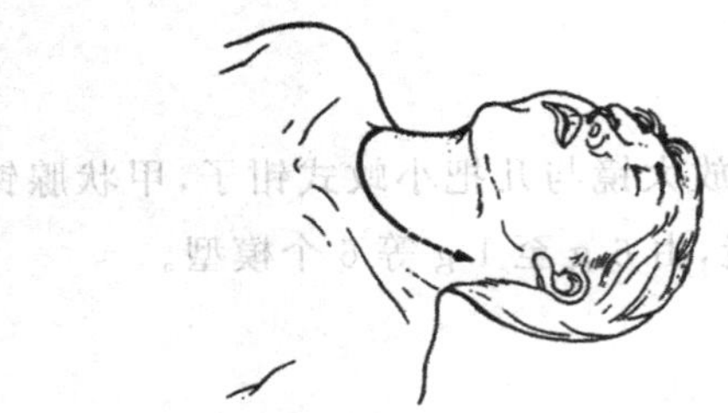

图 5-1　皮肤切口

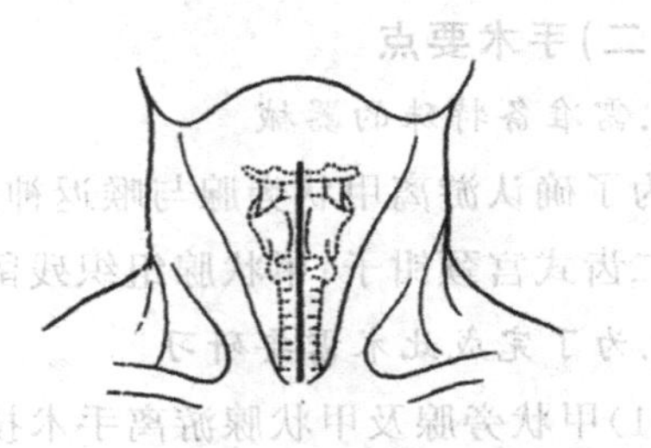

图 5-2　正中切开

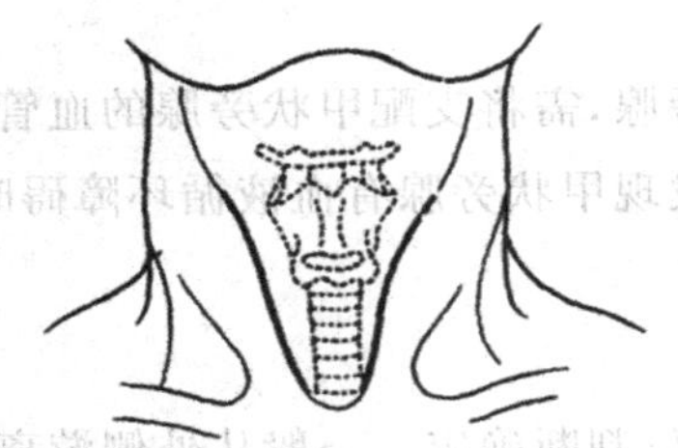

图 5-3　双外侧切开

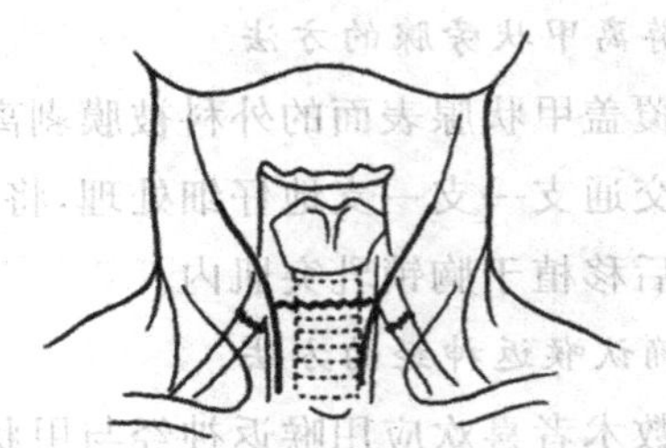

图 5-4　颈前肌群横行切断

2.游离甲状腺

(1)因甲状腺与胸骨甲状肌之间有小血管穿通支，应当一支一支地仔细钳夹止血进行剥离。甲状腺肿比较大时，游离胸骨甲状肌的外侧，尤其是上方充分剥离后处理甲状腺上极就容易多了。游离外侧时因血管多必须慎重剥离。这样制止出血可顺利地将甲状腺暴露出来。

(2)从峡部上方游离甲状腺及锥体叶需紧贴甲状腺，结扎切断甲状腺上动脉前支外侧支如图 5-5，为了保留甲状旁腺血液循环，不能切断甲状腺上动脉的背支，甲状腺上极背侧不要剥离很深、避免损伤甲状旁腺。从外侧向背部平行剥离不会损伤喉上神经外支。

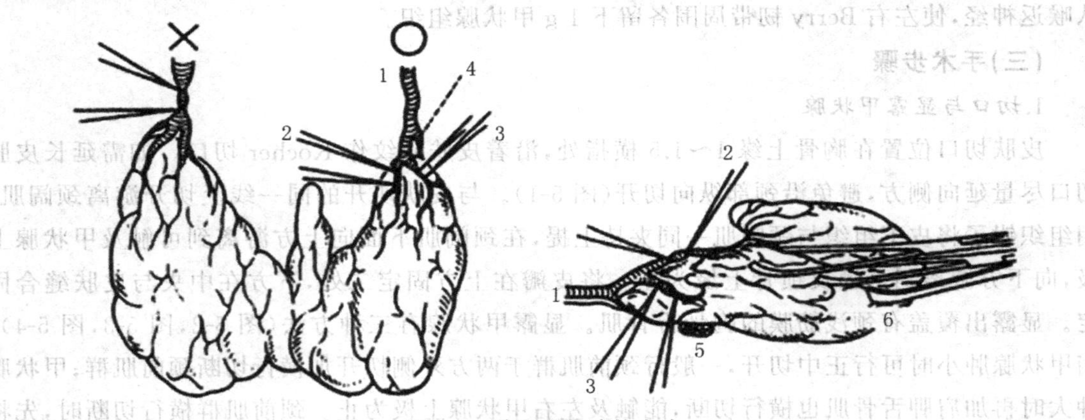

图 5-5　游离甲状腺的术式

游离上极时，保留甲状腺上动脉背支，保留上甲状旁腺血循，左图不要像 X 那样集束结扎。只结扎甲状腺上动脉的前支与外侧支。

1-甲状腺上动脉主干；2-前支；3-外侧支；4-背支；5-甲状旁腺；6-甲状腺右侧叶

(3)在游离甲状腺外侧与下极时，应用甲状腺钳子或组织钳子将甲状腺向内侧牵引，切断结扎甲状腺中静脉，继续游离一直到甲状腺后被膜处，此时应将覆盖于甲状腺表面的薄薄的纤维性被膜(外科被膜)用蚊式钳子剥离。将与甲状腺之间疏松结缔组织用剪刀锐性剥离将甲状腺向前方游离起来。当处理甲状腺动静脉时尽可能靠近甲状腺被膜处结扎切断。并不损伤甲状旁腺血液循环。当甲状腺残留量小时，甚至气管，食管以至甲状腺上动脉向甲状旁腺的侧支循环也减少，故不结扎甲状腺下动脉主干可保留甲状旁腺的血液循环。

3.游离甲状旁腺

一般行甲状腺次全切除时，即使甲状旁腺位于前方也不会损伤甲状旁腺。当甲状腺切除很多时两叶总残留量为 2 g 以下，为了保留甲状旁腺血循必须将甲状旁腺从甲状腺上游离下来移向背外侧，将黄色物体全部留下。

如图 5-6 所示按点线作切断面不会损伤甲状旁腺。

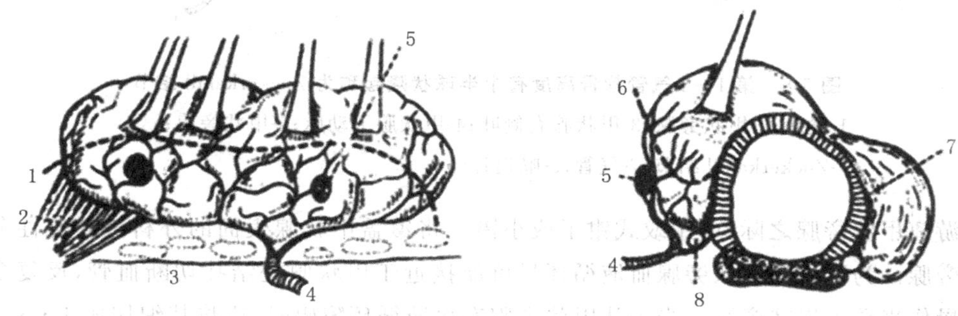

图 5-6　游离甲状旁腺的术式

1-切断线；2-喉头；3-食管；4-甲状腺下动脉；5-甲状旁腺；6-切断面；7-气管；8-喉返神经

施行甲状腺超次全切除时，残留甲状腺组织非常小，多数情况下必须将甲状旁腺游离移动到后被膜处。在游离甲状旁腺时，为了保留其血液循环尽可能远离甲状旁腺而靠近甲状腺处结扎切断血管，如图 5-7中的点线为甲状腺切断面，位于 Berry 韧带处的残留甲状腺组织重量约 1 g。

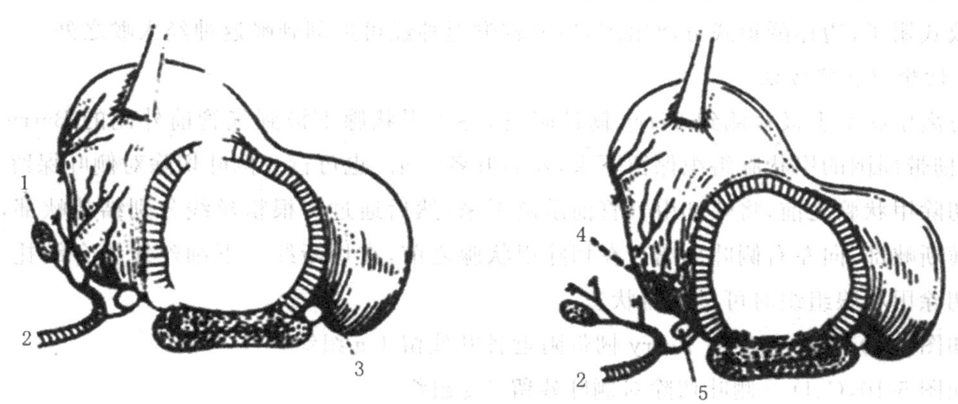

图 5-7　甲状腺超次全切除术

1-甲状旁腺；2-甲状腺下动脉；3-Berry韧带；4-切断面；5-喉返神经

游离移动甲状旁腺处理血管时，尽可能距甲状腺近，离甲状旁腺远些。点线为切断面，甲状腺残留量为1 g。

如图5-8所示，将甲状腺向前内方向边牵引，边将甲状腺由外侧向背部纵深进行剥离。在第1、第2气管软骨高度可见甲状腺呈半球状隆起部分称为Zuckerkandl结节。

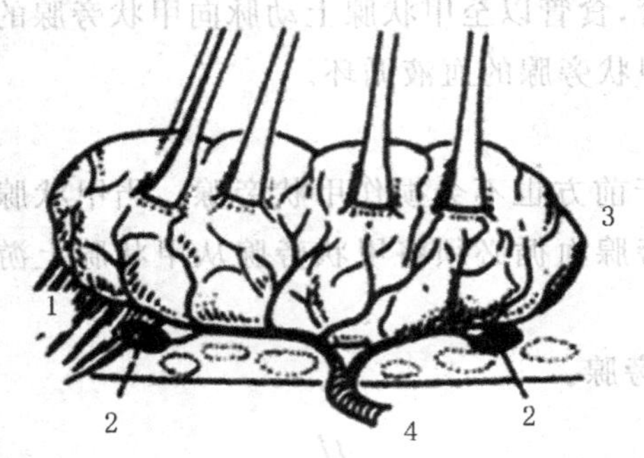

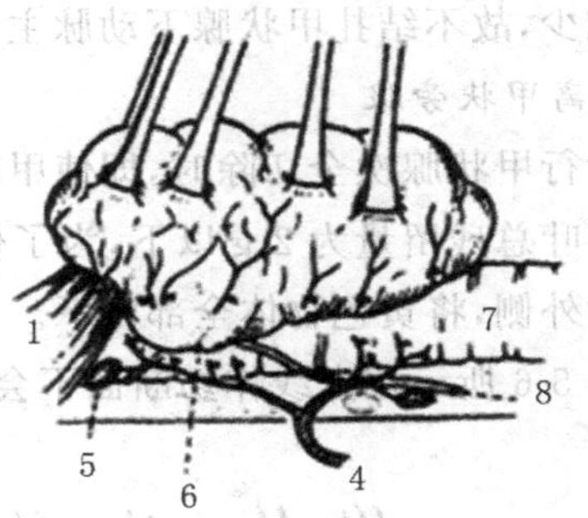

图5-8 第1～2气管软骨高度有个半球状隆起称为Zuckerkandl结节

1-喉头；2-甲状旁腺；3-甲状腺右侧叶；4-甲状腺下动脉；5-甲状旁腺；6-Zuckerkandl结节；7-气管；8-喉返神经

当游离甲状旁腺之际，应用蚊式钳子或小镊子将覆盖甲状腺表面的外科被膜钝性分离显露甲状旁腺。为了保留甲状旁腺血液循环尽可能接近于甲状腺处结扎切断血管，反复多次进行这个操作来游离甲状旁腺。当确认甲状旁腺有血液循环障碍时，应将其细切成1 mm^3 大小移植于胸锁乳突肌内。

4. 显露喉返神经

进一步将Zuckerkandl结节剥离到背侧可显露出喉返神经，如图5-9所示，其内侧可见Berry韧带。此Berry韧带系将甲状腺固定于喉头与气管的结缔组织。Berry韧带周围残留甲状腺组织重量约有1 g。图中的点线表示甲状腺切断线。

在Berry韧带的外侧肯定有喉返神经走行。如果需要游离喉返神经则必须沿着神经走行插入蚊式钳子，边作隧道式分离组织，边显露喉返神经可追溯到喉返神经入喉之处。

5.切除甲状腺方法

游离甲状腺上极背侧到Berry韧带附近，游离甲状腺下极到气管前外侧的Berry韧带附近，将韧带周围的甲状腺组织保留下来，左右叶各1 g。也可行一侧叶切除对侧叶保留2 g。

切除甲状腺之前，将峡部由气管前游离下来，然后通过两根粗丝线分别结扎峡部，结扎线之间横断峡部，向左右侧叶分离。在切除甲状腺之前，在切断线以下细丝线缝合结扎一周后，这样切除甲状腺组织时可呈无血状态。

如图5-10，A、B于左右Berry韧带附近各叶残留1 g组织。

如图5-10，C、D一侧叶切除对侧叶残留2 g组织。

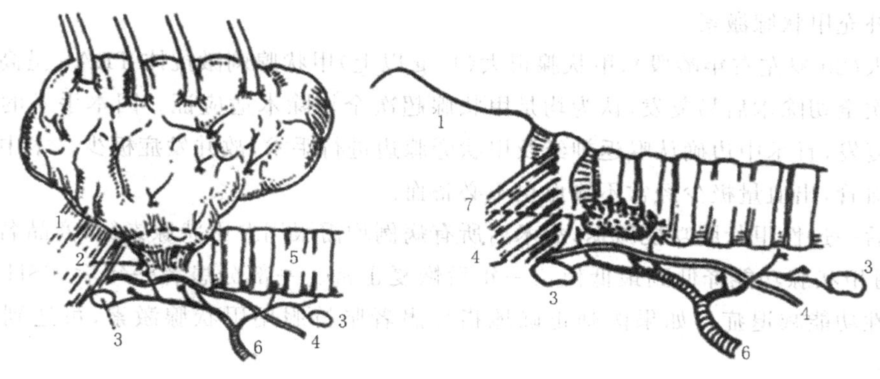

图 5-9 显露喉返神经其内侧可见 Berry 韧带，韧带周围可残留 1 g 甲状腺组织，图中点线为切断线

1-喉头；2-Berry 韧带；3-甲状旁腺；4-喉返神经；5-气管；6-甲状腺下动脉；7-残留甲状腺组织

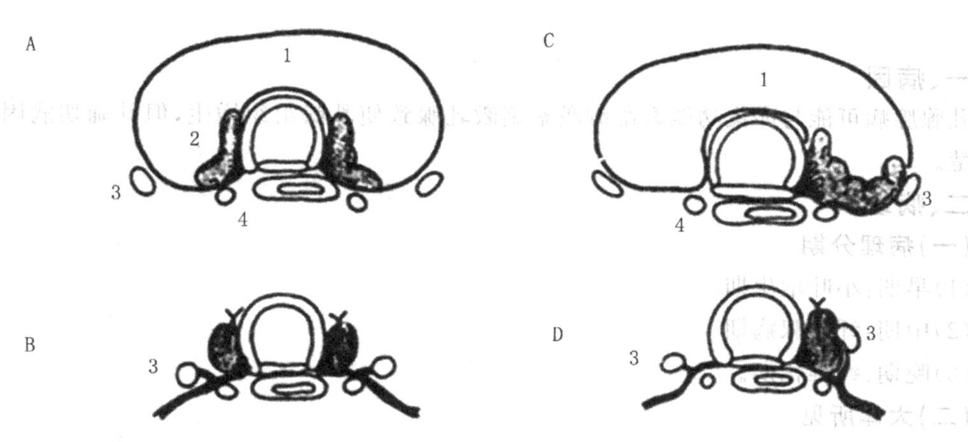

图 5-10 切除方法

1-切除甲状腺组织；2-甲状腺残留部；3-甲状旁腺；4-喉返神经

6.测量甲状腺残留量

经常应用佐佐木纯教授研制发明的甲状腺残留量模型，在手术中加以比较判定甲状腺组织残留量多少。

7.切口缝合

需要冲洗创腔确认无出血，胸骨柄下 3 cm 皮肤戳孔，置剪有侧孔的胶管持续负压引流创腔。缝合颈前肌群，再仔细缝合切断的颈阔肌与皮肤。

8.确认声带功能

手术结束时，患者麻醉清醒拔除气管内插管之际用喉镜检查确认声带功能。

(四)术后处置

术后第二天早晨开始离床洗漱饮食活动。饮食从喝茶水、喝粥开始。最初不要饮用果汁等有刺激性的饮料。如果没有误咽、恶心呕吐，可适应患者情况逐渐改成普食。甲状腺超次全切除术后可导致甲状腺功能减退症或潜在性甲状腺功能减退症。故术后继续进行甲状腺功能检查适当补充甲状腺激素。

年轻人(20 岁左右年龄段),甲状腺很大(40 g 以上)甲状腺刺激抗体 TRAb 呈高值者单纯行甲状腺次全切除术后易复发,认为均是甲状腺超次全切除术适应证。因本手术的术后患者均无甲亢复发,且术中边确认喉返神经及甲状旁腺边进行手术,故并发症极少。术中仔细手术操作处理血管,出血量极少经常不输血也不必备血。

因术后一过性甲状腺功能减退,故术后所有病例均需服用左甲状腺素钠(商品名优甲乐)。术后3 个月甲状腺功能降低到最低值。一年后恢复正常。一部分患者一年后 TSH 还很高可能是潜在性功能减退症。如果医师正确地指导患者坚持服用甲状腺激素,可达到预期治疗效果。

第四节　乳腺腺病

一、病因

乳腺腺病可能与卵巢功能紊乱雌激素刺激乳腺致使乳腺组织增生,但其确切病因仍不十分清楚。

二、病理

(一)病理分期

(1)早期:小叶增生期。

(2)中期:纤维腺病期。

(3)晚期:纤维化期。

(二)大体所见

标本为灰白色较坚硬的肿块,无包膜与周边乳腺组织分界不清,与乳腺癌病理标本很难鉴别。

(三)镜下所见

(1)早期:乳腺小叶内导管及腺泡均增生、数目增多,小叶体积增大,但乳腺小叶及小叶间纤维组织增生不明显,小叶间界限仍保持清楚,乳腺小叶结构仍存在。

(2)中期:除乳腺小叶内导管和滤泡的增生进一步加重外,乳腺小叶内及小叶间的纤维组织增生更加明显,肿块质地更加硬韧,小叶内导管腺泡继续增生,使小叶结构紊乱形态消失。

(3)后期:小叶导管及腺泡受压变形逐渐萎缩呈现所谓硬化性腺病改变。再进一步发展,镜下可见实质性增生被纤维组织包裹,此时酷似浸润性乳腺癌。此种改变称为乳腺腺病瘤。这种晚期(纤维化期)病理特点是乳腺腺病早、中期病理表现已经消失。小叶完全失去了原有的结构和形态,被大量增生的纤维组织代替,致使管泡萎缩消失。

三、临床表现

乳腺腺病多发于 20～50 岁育龄期妇女,早期可出现一侧或双侧乳腺局限性肿块,伴有疼痛,但疼痛与月经周期无明确的关系。肿块一般在 1～3 cm,质地较韧活动度不好,与周围腺体境界不清,多位于外上象限,可单发也可多发。部分患者伴有浆液性或血性乳头溢液。病变继续发展，肿块可以进一步增大，此时肿块很少伴有疼痛，质地也更加硬韧，活动度不佳。临床上极易和乳腺癌混淆。应认真鉴别。

四、治疗

乳腺腺病的治疗主要是外科手术，首先行肿块局部切除或乳腺区段切除，术中可做冰冻切片，如有恶变应按乳腺癌处理。如病变范围较广累及乳腺大部可考虑行乳腺单侧切除术。

第五节 急性乳腺炎

急性乳腺炎是俗称“乳痈”，多是由金黄色葡萄球菌感染所引起，乳腺的急性化脓性感染，几乎所有患者均是产后哺乳的产妇，初产妇尤为多见，发病多在产后3～4周。

其发病原因除产后全身免疫功能下降外，乳汁淤积和细菌入侵是两个重要因素。乳汁淤积有利于入侵细菌的生长繁殖。导致乳汁淤积的原因如下：

(1)乳头发育不良(过小或内陷)，妨碍哺乳。

(2)乳汁过多或婴儿吸乳少，以致乳汁排空不畅。

(3)乳管阻塞，影响排乳。

乳头破损，致使细菌沿淋巴管入侵是感染的主要途径。婴儿口含乳头而睡或婴儿患有口腔炎而吸乳，也有利于细菌直接侵入乳管。

一、临床表现

初期患者主要感觉乳房肿胀疼痛；患处出现有压痛的硬块，表面皮肤红热；同时可伴有全身性症状，如畏寒、发热、乏力等。病变如果继续发展，则上述症状加重，疼痛可呈搏动性，并出现寒战，高热，脉搏加快。患侧腋窝淋巴结常肿大，并有压痛。白细胞计数明显增高。

乳腺急性炎症肿块常在数天内局限软化而形成脓肿。脓肿可位于浅表容易发现，也可位于深部需穿刺明确诊断。脓肿可为单房或多房；同一乳腺也可以同时有几个炎症病灶而先后形成几个脓肿。脓肿进一步发展，可向外溃破，或穿破乳管而自乳头流出脓液。向深部侵犯者则可穿至乳房与胸肌间的疏松组织中，形成乳房后脓肿。感染如不及时处理，严重时可并发败血症。

二、诊断要点

(1)哺乳期产妇(尤其是初产妇)，出现乳房发胀，并有红、肿、热、痛感染征象。

(2)患乳检查有红肿、压痛、肿块，边界不清，如脓肿形成可有波动感，穿刺可抽出脓液。

(3)患者畏寒有发热、乏力等全身症状。白细胞计数升高，中性粒细胞增加。

三、治疗

(一)脓肿形成前的治疗

1.停止哺乳

用吸乳器吸出乳汁，保证乳汁通畅排出。

2.局部理疗

局部热敷，每次30分钟，每天3次。亦可用红外线、超短波等治疗。水肿明显者可用

25%硫酸镁湿热敷,也可用金黄散或犁头草、蒲公英、金银花等鲜中草药捣烂外敷。

3.青霉素局部注射

皮试阴性后,将含有100万U青霉素的等渗盐水20 mL注射在炎性肿块四周,有促使早期炎症消散,必要时每4～6小时可重复注射1次。

4.抗菌药物

根据病情不同给予红霉素、螺旋霉素口服或青霉素、头孢类抗生素肌内注射或静脉滴注。

(二)脓肿形成后的治疗

急性乳腺炎形成脓肿后应及时切开引流。脓肿切开应注意以下问题。

1.正确选择切口

为避免乳管损伤形成乳瘘,浅脓肿切口应按轮辐状方向切开;深部脓肿或乳房后间隙脓肿应取乳房下缘弧形切口,经乳房后间隙引流。乳晕下脓肿应做乳晕边缘的弧形切口。

2.及早发现深部脓肿

如果炎症明显而无波动感,应考虑深部脓肿的可能,及时进行穿刺,明确诊断。

3.正确处理多房脓肿

术中应仔细探查脓腔,分离隔膜。

4.引流通畅

引流位置要位于脓腔最低点。脓肿巨大时行对口引流。

四、注意事项

(1)避免乳汁淤积,防止乳头损伤,并保持其清洁是预防急性乳腺炎的关键。①妊娠期应经常用温水,肥皂水清洗双侧乳头,保持清洁。②乳头内陷,一般可经常挤捏、提拉矫正。③要养成定时哺乳习惯,不让婴儿含乳头而睡。每次哺乳应将乳汁吸空,如有淤积可用吸乳器或按摩将其排出,乳头如有破损,应及时治疗。

(2)急性乳腺炎后,应停止哺乳,但不一定要终止乳汁分泌,否则影响婴儿喂养,要根据炎症发展情况而定。如感染严重或脓肿引流后并发乳瘘,须终止乳汁分泌。

(3)终止乳汁分泌,可口服已烯雌酚1～2 mg,每天3次,2～3天;或肌内注射苯甲雌二醇,每次2 mg,每天1次,至收乳为止。也可用炒麦芽120 g煎服,连服3天。

第六节　胃十二指肠溃疡

胃十二指肠局限性圆形或椭圆形全层黏膜缺损,称为胃十二指肠溃疡,因溃疡形成与胃酸-蛋白酶的消化作用有关,也称为消化性溃疡。大部分消化性溃疡可用药物治愈,药物治疗无效的溃疡患者可导致急性穿孔、出血、幽门梗阻,是胃十二指肠溃疡的主要并发症,也是临床常见的急腹症,通常需要急诊手术处理。手术方式主要有单纯修补术和胃大部切除术。迷走神经切断曾作为治疗消化性溃疡的一种重要术式,近年来已逐渐弃用。对于幽门梗阻不能切除原发病灶的患者还可行胃-空肠短路手术。

自1880年Mikulicz实施首例溃疡病穿孔缝合以来,大网膜缝合修补至今仍是最普遍使用的方法。因单纯修补术后溃疡复发率很高，到20世纪中期较强调行确定性胃大部切除手术。其后由于幽门螺杆菌(Hp)感染与溃疡病关系的确定，又回到提倡行单纯缝合修补，术后用药物根治Hp，并使用抑酸药物治疗溃疡。

消化性溃疡穿孔后应行单纯缝合还是即时行确定性手术(胃大部切除)，目前仍存争论。支持行确定性手术者认为，确定性手术后的溃疡复发率、再手术率均明显低于单纯缝合组，主张穿孔至手术≤6小时、腹腔污染不重、无危险因素存在时应行确定性手术。反对者认为单纯缝合后用抑酸加抗Hp药物治疗，可获得溃疡痊愈，且不带来胃大部切除术后诸多近远期并发症，若药物治疗无效可再行确定性手术。随着损伤控制外科概念和快速康复外科概念的普及，后一观点渐成主流。

对溃疡病穿孔采用腹腔镜手术治疗是近20多年来的趋势，由Mouret首次报道，其后有较多报道均取得较好结果。腹腔镜治疗的优点包括可明确诊断；便于冲洗腹腔，减少感染；无开腹术的长切口，创伤小；术后止痛药用量少，恢复快等。目前我国已有较多医院开展腹腔镜手术，并在加速普及中，但开腹单纯修补在不具备条件的基层医院仍是首选方式，但可预期腹腔镜穿孔修补术将成为消化性溃疡穿孔的普遍首选术式。本章节将重点介绍腹腔镜胃十二指肠溃疡穿孔修补术、腹腔镜远端胃大部切除术和腹腔镜胃-空肠吻合术。

一、病因

胃十二指肠溃疡发病是多因素综合作用的结果，其中最为重要的是胃酸分泌异常、Hp感染和黏膜防御机制破坏。

(1)溃疡只发生在与胃酸相接触的黏膜，十二指肠溃疡患者的胃酸分泌高于健康人，除与迷走神经张力及兴奋性过度增高有关外，与壁细胞数量的增加也有关，此外壁细胞对胃泌素、组胺、迷走神经刺激的敏感性亦增高。

(2)Hp感染与消化性溃疡密切相关，95%以上的十二指肠溃疡与近80%的胃溃疡患者中检出Hp感染。清除Hp感染可以明显降低溃疡病复发率。

(3)非甾体类抗炎药、肾上腺皮质激素、胆汁酸盐、酒精等可破坏胃黏膜屏障，造成H^+逆流入黏膜上皮细胞，引起胃黏膜水肿、出血、糜烂，甚至溃疡。正常情况下，酸性胃液对胃黏膜的侵蚀作用和胃黏膜防御机制处于相对平衡状态，如平衡受到破坏，侵害因子作用增强，胃黏膜屏障等防御因子作用削弱，胃酸、胃蛋白酶分泌增加，最终将导致溃疡。

二、病理生理

(一)穿孔

90%的十二指肠溃疡穿孔发生在球部前壁，而胃溃疡穿孔60%发生在胃小弯，40%分布于胃窦及其他各部位。急性穿孔后，有强烈刺激性的胃酸、胆汁、胰液等消化液和食物溢入腹腔，引起化学性腹膜炎，导致剧烈腹痛和大量腹腔渗出液。约6～8小时后细菌开始繁殖，并逐渐转变为化脓性腹膜炎，病原菌以大肠埃希菌、链球菌为多见。由于强烈化学刺激、细胞外液丢失和细菌毒素吸收等因素，患者可出现休克。胃十二指肠后壁溃疡，可穿透全层并与周围组织包裹，形成慢性穿透性溃疡，也可引起广泛的腹膜后感染。

(二)出血

溃疡基底的血管壁被侵蚀而破裂出血，大多数为动脉出血，溃疡基底部血管破裂出血不易自行停止，可引发致命的动脉性出血。引起大出血的十二指肠溃疡通常位于球部后壁，可侵蚀胃十二指肠动脉或胰十二指肠上动脉及其分支。胃溃疡大出血多数发生在胃小弯，出血源自胃左、右动脉及其分支。大出血后血容量减少，血压降低，血流变缓，可在血管破裂处形成血凝块而暂时止血。由于胃肠蠕动和胃十二指肠内容物与溃疡病灶的接触，暂时停止的出血可能再次活动出血，应予高度重视。

（三）幽门梗阻

溃疡引起幽门梗阻有痉挛、炎症水肿和瘢痕三种，前两种情况是暂时、可逆性的，在炎症消退、痉挛缓解后幽门恢复通畅，而瘢痕造成的梗阻是永久性的，需要手术方能解除。瘢痕性幽门梗阻是由于溃疡愈合过程中瘢痕收缩所致，最初为部分性梗阻，由于同时存在痉挛或水肿，使部分性梗阻渐趋完全性。初期，为克服幽门狭窄，胃蠕动增强，胃壁肌层肥厚，胃轻度扩大。后期，胃代偿功能减退，失去张力，胃高度扩大，蠕动消失。胃内容物滞留使胃泌素分泌增加，胃酸分泌亢进，胃黏膜呈现糜烂、充血、水肿和溃疡。幽门梗阻病程较长者可出现营养不良和贫血。呕吐引起的水电解质丢失可导致脱水、低钾低氯性碱中毒等。

三、临床表现

（一）穿孔

多数患者有既往溃疡病史，穿孔前数日症状加重，情绪波动、过度疲劳、刺激性饮食或服用皮质激素药物等常为诱发因素。穿孔多在夜间空腹或饱食后突然发生，表现为骤起上腹部刀割样剧痛，迅速波及全腹，患者疼痛难忍，可有面色苍白、出冷汗、脉搏细速、血压下降等表现，常伴恶心、呕吐。疼痛可放射至肩部，当漏出的胃内容物沿右结肠旁沟向下流注时，可出现右下腹痛。当腹腔有大量渗出液稀释漏出的消化液时，腹痛可略有减轻。由于继发细菌感染，出现化脓性腹膜炎，腹痛可再次加重。多数患者在病程初期发热可不明显，但随病情进展体温可逐渐升高。偶尔可见溃疡穿孔和溃疡出血同时发生。溃疡穿孔后病情的严重程度与患者的年龄、全身情况、穿孔部位、穿孔大小和时间以及是否空腹穿孔密切有关。体检时患者表情痛苦，多采取仰卧微屈膝体位，不愿移动，腹式呼吸减弱或消失；全腹压痛、反跳痛，腹肌紧张呈“板样”强直，尤以右上腹最明显；叩诊肝浊音界缩小或消失，可有移动性浊音；听诊肠鸣音消失或明显减弱。

（二）出血

胃十二指肠溃疡大出血的临床表现取决于出血量和速度，主要症状是呕血和解柏油样黑便，多数患者只有黑便而无呕血，迅猛的出血则为大量呕血与紫黑血便。呕血前常有恶心，便血前后可有心悸、眼前发黑、乏力、全身疲软，甚至出现晕厥。患者过去多有典型溃疡病史，近期可有服用阿司匹林等情况。如出血速度缓慢则血压、脉搏改变不明显，短期内失血量超过800 mL可出现休克症状，表现为焦虑不安、四肢湿冷、脉搏细速、呼吸急促、血压下降。如血细胞比容在30%以下，出血量已超过1000 mL，患者可呈贫血貌，面色苍白，脉搏增快。腹部体征不明显，腹部可稍胀，上腹部可有轻度压痛，肠鸣音亢进。腹痛严重的患者应注意有无伴发溃疡穿孔。大量出血早期，由于血液浓缩，血常规变化不大，以后红细胞计数、血红蛋白值和血细胞比容均呈进行性下降。

（三）幽门梗阻

主要症状为腹痛与反复发作的呕吐。患者最初有上腹膨胀不适并出现阵发性胃收缩痛，伴嗳气、恶心与呕吐。呕吐多发生在下午或晚间，呕吐量大，一次可达 1000～2000 mL，呕吐物含大量宿食，有腐败酸臭味，但不含胆汁。呕吐后自觉胃部饱胀改善，故患者常自行诱发呕吐以期缓解症状。常有少尿、便秘、贫血等慢性消耗表现。体检常见营养不良，消瘦，皮肤干燥、弹性消失，上腹隆起，可见胃型，有时有自左向右的胃蠕动波，晃动上腹部可听到振水音。

四、辅助检查

（一）穿孔

实验室检查示白细胞计数增加，血清淀粉酶轻度升高。站立位 X 线检查在 80%的患者可见膈下新月状游离气体影。CT 检查可提供的直接征象包括胃肠壁连续性中断，局部管壁不规则，境界欠清；间接征象包括腹腔内游离气体，邻近脂肪间隙内有小气泡影，腹腔积液，以及肠系膜、网膜、腹膜密度增高，结构模糊等腹腔炎表现。

（二）出血

大出血时不宜行上消化道钡餐检查，急诊纤维胃镜检查可迅速明确出血部位和病因，出血 24 小时内胃镜检查阳性率可达 70%～80%，超过 48 小时则阳性率下降。选择性腹腔动脉或肠系膜上动脉造影也可用于血流动力学稳定的活动性出血患者，可明确病因与出血部位，并可同时进行栓塞、注药等介入治疗。

（三）幽门梗阻

清晨空腹置胃管，可抽出大量酸臭胃液和食物残渣。X 线钡餐检查可见胃腔扩大，胃壁张力减低，钡剂入胃后有下沉现象。正常人胃内钡剂 4 小时即排空，如 6 小时尚有 1/4 钡剂存留者，提示有胃潴留，24 小时后仍有钡剂存留者提示有瘢痕性幽门梗阻。纤维胃镜检查可确定梗阻，并明确梗阻原因。

五、诊断

（一）穿孔

既往有溃疡病史，突发上腹部剧烈疼痛并迅速扩展为全腹疼痛，伴腹膜刺激征等，为上消化道穿孔的特征性表现，结合 X 线检查发现膈下游离气体，诊断性腹腔穿刺抽出液含胆汁或食物残渣，不难作出正确诊断。在既往无典型溃疡病史，十二指肠及幽门后壁溃疡小穿孔，胃后壁溃疡向小网膜腔内穿孔，老年体弱患者反应差，空腹小穿孔等情况下，症状、体征不典型，较难诊断。需与急性胆囊炎、急性胰腺炎、急性阑尾炎等急腹症鉴别诊断。

（二）出血

有溃疡病史，出现呕血与黑便时诊断并不困难。无溃疡病史时，应与应激性溃疡出血、胃癌出血、食管胃底曲张静脉破裂出血、食管炎、贲门黏膜撕裂综合征和胆道出血相鉴别。

（三）幽门梗阻

根据长期溃疡病史，特征性呕吐和体征，即可诊断幽门梗阻，但应与下列情况鉴别：①痉挛水肿性幽门梗阻，由活动性溃疡所致，有溃疡疼痛症状，梗阻为间歇性，经胃肠减压和应用解痉制酸药，症状可缓解。②十二指肠球部以下的梗阻病变，如十二指肠肿瘤、胰头癌、十二指肠淤滞症等也可以引起上消化道梗阻，根据呕吐物含胆汁，以及 X 线、胃镜、钡餐检查可助鉴别。

③胃窦部与幽门的癌肿可引起梗阻，但病程较短，胃扩张程度轻，钡餐与胃镜活检可明确诊断。

六、保守治疗

(一)穿孔

保守治疗适用于一般情况好，症状体征较轻的空腹穿孔；穿孔超过 24 小时，腹膜炎已局限的情况；或用水溶性造影剂行胃十二指肠造影，证实穿孔业已封闭的患者。不适用于伴有出血、幽门梗阻、疑有癌变等情况。主要治疗措施包括：①持续胃肠减压，减少胃肠内容物继续外漏。②输液以维持水、电解质平衡，并给予肠外营养支持。③应用抗生素控制感染。④经静脉给予 H_2 受体阻断剂或质子泵拮抗剂等制酸药物。非手术治疗 6～8 小时后病情仍继续加重应尽快转手术治疗。非手术治疗后少数患者可出现膈下或腹腔脓肿。痊愈的患者应行胃镜检查排除胃癌，根治 Hp 感染并继续口服制酸剂治疗。

(二)出血

治疗原则是补充血容量，防治失血性休克，尽快明确出血部位，并采取有效止血措施。主要措施包括：①建立可靠畅通的静脉通道，快速滴注平衡盐溶液，同时紧急配血备血，严密观察血压、脉搏、CVP、尿量和周围循环状况，判断失血量以指导补液和输血量。输入液体中晶体与胶体之比以 3∶1 为宜。出血量较大时可输注浓缩红细胞，并维持血细胞比容不低于 30%。②留置鼻胃管，用生理盐水冲洗胃腔，清除血凝块，持续低负压吸引，动态观察出血情况。可经胃管注入 200 mL 含 8 mg 去甲肾上腺素的生理盐水溶液，促进血管收缩以利于止血，可每 4～6 小时重复一次。③急诊纤维胃镜检查可明确出血病灶，还可同时施行内镜下电凝、激光灼凝、注射或喷洒药物等局部止血措施。检查前必须纠正患者的低血容量状态。④应用抑酸(H_2 受体阻断剂或质子泵拮抗剂)、生长抑素等药物，经静脉或肌肉注射巴曲酶等止血药物。

(三)幽门梗阻

可先行盐水负荷试验，即空腹情况下置胃管，注入生理盐水 700 mL，30 分钟后经胃管回吸，回收液体超过 350 mL 提示幽门梗阻。经过 1 周包括胃肠减压、全肠外营养支持以及静脉给予制酸药物治疗后，重复盐水负荷试验，如幽门痉挛水肿明显改善，可以继续保守治疗，如无改善则应考虑手术治疗。术前需要充分准备，包括禁食，留置鼻胃管用温生理盐水洗胃，直至洗出液澄清；纠正贫血与低蛋白血症，改善营养状况；维持水、电解质平衡等。

七、手术治疗

胃十二指肠溃疡穿孔、出血、幽门梗阻的手术方式主要有单纯修补术、远端胃大部切除术、胃-空肠短路术、迷走神经切断术。迷走神经切断术曾作为消化性溃疡治疗的一种重要术式，近年来已逐渐弃用，尤其急诊手术时由于腹腔污染、组织水肿，更不适宜行此手术。手术途径有开腹手术和腹腔镜手术两种。

(一)单纯穿孔修补缝合术

该术优点是操作简便，手术时间短，安全性高。适应证为，穿孔时间超出 8 小时，腹腔内感染及炎症水肿严重，有大量脓性渗出液；以往无溃疡病史，或有溃疡病史但未经正规内科治疗，无出血、梗阻并发症，特别是十二指肠溃疡患者；有其他系统器质性疾病，不能耐受急诊彻底性溃疡手术；穿孔边缘出血。

1.开腹单纯穿孔修补术

采用全身麻醉,平卧位,上腹部正中切口。入腹后吸除腹腔内积液及食物残渣。穿孔多发生在十二指肠球部或胃前壁、小弯侧,将胃向左下方牵拉多可发现穿孔部位。若在前壁未发现穿孔,则应考虑后壁穿孔的可能,需切开胃结肠韧带,将胃向上翻转,检查胃后壁。发现穿孔后,如系胃溃疡疑有恶变时,应先做活组织病理检查。沿胃或十二指肠纵轴,在距穿孔边缘约0.5 cm 处用丝线作全层间断缝合。取附近网膜覆盖穿孔处,用修补缝线扎住,结扎缝线时不宜过紧,以免阻断大网膜血液循环而发生坏死。吸尽腹腔积液,若污染严重可用温水冲洗,吸尽后放置腹腔引流管,关腹术毕。

2.腹腔镜下穿孔修补术

患者全麻后取平卧位,双下肢外展。术者立于患者左侧,助手立于患者右侧,扶镜手立于患者两腿间。于脐下缘作 1 cm 切口,向腹腔刺入气腹针,充气并维持气腹压力在 12 mmHg,再经此切口置入10 mm套管,插入腹腔镜。在腹腔镜直视下分别于左中腹、左上腹和右中腹置入 3 个 5 mm 套管。

吸除腹腔内积液及食物残渣,探查腹腔,寻找穿孔部位。穿孔多发生在十二指肠球部或胃的前壁、小弯侧,将胃向左下方牵拉便可发现穿孔部位。若肝脏遮盖术野,可用粗缝线将肝左叶暂时悬吊(缝线在脂肪处缝扎一针固定并穿出腹壁)。

十二指肠穿孔可用 2-0 带针缝线沿十二指肠的纵轴,距穿孔边缘约 0.5 cm 作全层间断缝合。取附近网膜覆盖穿孔处,用修补缝线扎住。如系胃溃疡疑有恶性变时,应先做活组织病理检查,明确诊断。穿孔边缘的陈旧瘢痕组织可用超声刀适当修整后再间断缝合。吸净腹腔积液,大量生理盐水冲洗腹腔直至吸出液澄清。仔细检查无活动性出血后,在盆腔及右肝下各置引流管一根。放尽气腹,逐层缝合脐部套管口,术毕。

(二)远端胃大部切除术

该术式优点是一次手术可同时解决穿孔和溃疡两个问题,手术适应证包括:患者一般情况良好,穿孔在 8 小时内,虽超过 8 小时但腹腔污染尚不严重;慢性溃疡病特别是胃溃疡患者,曾行内科治疗,或治疗期间穿孔;十二指肠溃疡穿孔修补术后再穿孔;有幽门梗阻或出血史者。

1.开腹远端胃大部切除术

全麻成功后患者取平卧位,取上腹部正中切口入腹。探查见幽门梗阻。助手将横结肠向足侧牵拉,将胃牵向头侧,并向上提拉,充分展开胃结肠韧带,造成一定张力。沿距大弯侧胃壁 3 cm 的无血管区切开胃结肠韧带,进入网膜囊。向右侧分离胃结肠韧带直至十二指肠下方。寻找横结肠系膜前后叶间的分离平面,沿此平面向胰腺下缘分离,在胰头表面幽门下寻找胃网膜右静脉,予以结扎离断。向胃窦方向继续寻找胃网膜右动脉,根部双重结扎并离断。沿胃大弯向左侧继续分离胃结肠韧带,直至脾下极,寻找胃网膜左动静脉,根部双重结扎并离断。

评估切除范围与吻合张力等因素,可选择保留胃短血管或离断胃短血管1～2 支。游离出大弯侧胃壁以供离断胃和吻合之用。将胃向足侧牵拉,将肝脏牵向头侧,充分显露胃小弯。离断幽门上血管,从幽门上缘切开肝胃韧带,完成十二指肠的游离。用直线切割闭合器离断十二指肠,十二指肠残端作 3～4 针浆肌层间断缝合加固。将胃向头侧牵拉并向上提起,充分暴露胃胰襞,游离胃胰襞寻找胃左动静脉,分别结扎、离断。将胃向足侧牵拉,游离胃小弯以备离断胃和吻合之用。沿预定切离线用直线闭合器钉合后，切除远端胃，胃断端闭合线可酌情加强缝合。

提起空肠起始部，在距 Treitz 韧带 15 cm 处肠壁缝牵引线。利用牵引线将残胃大弯与近端空肠靠近并列，吻合方向通常“空肠近端对胃大弯，远端对胃小弯”。在距胃断端 2 cm 处近大弯侧开一小口，在近端空肠对系膜缘开一小口，将直线切割闭合器的两支分别插入小口中(闭合前注意有无进入胃肠壁层次间，有无夹入肠系膜)，确定方向后击发，完成胃肠吻合。最后缝闭残留开口前可经胃腔将胃管下拉，置入吻合口远侧空肠。双层缝合残留开口，完成 B-Ⅱ式吻合。冲洗腹腔，检查无活动性出血后在右肝下置引流管，从右侧腹引出、固定，缝合腹壁切口，术毕。检视切除标本，可见幽门管壁形成瘢痕，增厚明显。

2.腹腔镜远端胃大部切除术

(1)体位与套管位置：全麻成功后患者取平卧位，两腿分开。术者立于患者左侧，助手立于患者右侧，扶镜手立于患者两腿之间。监视器需用两台，分置于患者头端两侧。经脐孔穿刺并建立气腹，维持气腹压 12 mmHg。套管孔分布采用“弧形五孔法”，脐部放置 10 mm 套管为观察孔，左侧腋前线肋缘下放置12 mm套管为主操作孔，脐左侧 5 cm 偏上放置 5 mm 套管为辅助操作孔，右侧腋前线肋缘下放置 5 mm 套管、右锁骨中线脐水平偏上放置 10 mm 套管为助手操作孔。

(2)探查：探查腹腔污染情况，寻找穿孔部位，明确胃病灶大小、部位、胃壁炎症程度，评估吻合条件。探查腹腔有无其他异常，边探查边用吸引器吸净腹腔污染物。

(3)远端胃切除术：用粗缝线悬吊肝脏，以充分显露胃小弯侧。根据穿孔大小，可选择用钛夹夹闭或丝线缝合穿孔处，控制污染物继续溢出，并可控制溃疡出血。助手用肠钳将胃大弯向头侧牵拉，并向上提拉，术者以左手分离钳牵拉胃结肠韧带，造成一定张力，沿距大弯侧胃壁 3 cm的无血管区用电钩或超声刀打开胃结肠韧带，进入网膜囊。向右侧分离胃结肠韧带直至十二指肠下方，寻找横结肠系膜前后叶间的分离平面，沿此平面向胰腺下缘分离并寻找胃网膜右静脉，血管夹夹闭并离断。向胃窦方向继续寻找胃网膜右动脉，血管夹夹闭并离断。转而沿胃大弯向左侧继续分离胃结肠韧带，直至脾下极，寻找胃网膜左动静脉，结扎并离断。游离出大弯侧胃壁以供离断胃和吻合之用。术者左手钳将胃向足侧牵拉，助手提拉肝胃韧带，于肝十二指肠韧带左侧寻找胃右血管并离断。游离并离断幽门上血管，完成十二指肠的游离。充分暴露胃胰襞，超声刀游离胃胰襞寻找胃左静脉、动脉，分别夹闭并离断。游离胃小弯 4～5 cm 以备离断胃和吻合之用。有学者认为腹腔镜下 B-Ⅰ式吻合操作较复杂，可靠性逊于 B-Ⅱ式吻合，故推荐选择后者。用直线切割闭合器离断十二指肠。用 2 把抓钳固定钳夹胃窦断端和距 Treitz 韧带 15 cm 处空肠对系膜缘处定位，以备开腹后操作。上腹正中开 5 cm 纵行切口入腹，将胃提出腹腔外，沿预定切离线用直线切割闭合器离断切除远端胃。于残胃大弯远端缝牵引线。提出空肠，在钳夹肠管远端肠壁缝牵引线。利用牵引线将残胃大弯与近端空肠靠近并列，吻合方向通常按“空肠近端对胃大弯，远端对胃小弯”。在距胃断端2 cm大弯侧开一小口，于钳夹空肠处开一小口，将直线切割闭合器的两支分别插入小口中，调整方向后击发完成胃肠吻合。可经胃腔将胃管下拉置入吻合口远端空肠后，双层缝合残留开口，完成 B-Ⅱ式吻合。关闭上腹切口，重新建立气腹，冲洗腹腔，检查无活动性出血后，在右肝下置引流管。放尽气腹,关闭腹壁各套管口,术毕。

(三)胃-空肠短路吻合术

幽门狭窄梗阻,又无法切除,或者虽可勉强切除,但患者全身情况差,无法耐受者,按照损伤控制外科理念,可行胃-空肠短路吻合术。

1.开腹胃-空肠短路吻合术

患者全麻,取平卧位。作上腹正中切口约 10 cm 逐层入腹。探查病变部位,梗阻程度,腹腔有无其他异常。选择吻合部位后切开胃结肠韧带,进入网膜囊。向两侧分离胃结肠韧带,游离出大弯侧胃壁以供吻合之用。提起空肠,在距 Treitz 韧带 15 cm 处对系膜缘缝牵引线。在胃大弯侧开一小口,近端空肠对系膜缘开一小口,将直线切割闭合器的两支分别插入,闭合击发后完成胃-空肠吻合,双层缝合残留开口。可距胃-肠吻合口 10 cm 处加作布朗吻合,以缓解胆汁反流。

2.腹腔镜胃-空肠短路吻合术

手术人员站位和套管孔位置同前述腹腔镜远端胃大部切除术。

探查腹腔,寻找病变部位,明确病灶大小、部位、胃壁炎症程度,评估吻合条件。探查腹腔有无其他异常。沿距大弯侧胃壁 3 cm 的无血管区用电钩或超声刀切开胃结肠韧带,进入网膜囊。向两侧分离胃结肠韧带,游离出大弯侧胃壁以供吻合之用。助手将胃体向上翻起,术者将距 Treitz 韧带 20 cm 处空肠自结肠前拉向胃体后壁。在胃后壁近大弯侧及距 Treitz 韧带 20 cm处空肠对系膜缘缝牵引线。在牵引线处胃后壁近大弯侧及空肠对系膜缘各开一约 0.5 cm小孔,分别置入直线切割闭合器的两支(注意勿进入胃肠壁的层次间),牵拉牵引线使胃壁、空肠壁对齐,注意勿夹入肠系膜,闭合击发行胃空肠侧侧吻合(结肠前吻合,空肠输入袢对胃大弯)。在腹腔镜下用 3-0 可吸收缝线连续或间断缝合关闭侧侧吻合后残留的小开口。间断或连续缝合关闭空肠系膜与横结肠系膜之间间隙,以防发生内疝。放尽气腹,关闭腹壁各切口,术毕。

十二指肠后壁溃疡向腹膜后穿孔引起广泛腹膜后感染者,应按十二指肠损伤处理,此类情况临床少见,病情隐匿,且病情重,死亡率高。

八、术后处理

监测生命体征,持续胃肠减压,应用抗生素预防感染,应用抑酸药物,肠外营养支持。鼓励患者早期活动,以助胃肠道功能恢复,并预防深静脉血栓形成。肛门排气后可酌情拔除胃管,渐次恢复流质饮食。使用药物或物理方法协助排痰。保持引流管畅通,每天记录引流量,观察引流液性状,以及时发现吻合口漏、出血等情况,术后 48 小时引流量减少后可拔除。恢复饮食后可改为口服抑酸药治疗,手术 6 周后复查胃镜。

第六章　神经外科疾病

第一节　脑损伤

脑损伤是指暴力作用于头部造成的脑组织器质性损伤。根据致伤物、受力程度等因素不同，将伤后脑组织是否与外界相通而分为开放性和闭合性脑损伤；前者多由锐器或火器直接造成，均伴有头皮裂伤，颅骨骨折、硬脑膜破裂和脑脊液漏；后者为头部受到钝性物体或间接暴力所致，往往头皮颅骨完整，或即便头皮、颅骨损伤，但硬脑膜完整，无脑脊液漏，为闭合性脑损伤。

根据脑损伤发生的时间，可将颅脑损伤分为原发性和继发性脑损伤，前者主要是指暴力作用在脑组织的一瞬间所造成损伤，即神经组织和脑血管的损伤，表现为神经纤维的断裂和传出功能障碍，不同类型的神经细胞功能障碍甚至细胞的死亡，包括脑震荡、脑挫裂伤等；后者指受伤一定时间后出现的脑损伤，包括脑缺血、颅内血肿、脑肿胀、脑水肿和颅内压升高等。

一、脑震荡

脑震荡又称轻度创伤性脑损害，头部受力后在临床上观察到有短暂性脑功能障碍，系由轻度脑损伤所引起的临床综合征，其特点是头部外伤后短暂意识丧失，旋即清醒，除有近事遗忘外，无任何神经系统缺损表现。脑的大体标本上无肉眼可见到的神经病理改变，显微病理可有毛细血管充血、神经元胞体肿大、线粒体和轴索肿胀。

（一）临床表现

1.意识改变

受伤当时立即出现短暂的意识障碍，对刺激无反应，可完全昏迷，常为数秒或数分钟，大多不超过半个小时。个别出现为期较长的昏迷，甚至死亡。

2.短暂性脑干症状

伤情较重者在意识改变期间可有面色苍白、出汗、四肢肌张力降低、血压下降、心动徐缓、呼吸浅慢和各生理反射消失。

3.无意识凝视或语言表达不清

4.语言和运动反应迟钝

回答问题或遵嘱运动减慢。

5.注意力易分散

不能集中精力，无法进行正常的活动。

6.定向力障碍

不能判断方向、日期、时间和地点。

7.语言改变

急促不清或语无伦次,内容脱节或陈述无法理解。

8.动作失调

步态不稳,不能保持连贯地行走。

9.情感夸张

不适当地哭泣,表情烦躁。

10.记忆缺损

逆行性遗忘,反复问已经回答过的同一问题,不能在5分钟之后回忆起刚提到的3个物体的名称。

11.恢复期表现

头痛、头昏、恶心、呕吐、耳鸣、失眠等症状。通常在数周至数月内逐渐消失,有的患者症状持续数月甚至数年,即称为脑震荡后综合征或脑外伤后综合征。

12.神经系统检查

可无阳性体征。

(二)辅助检查和神经影像检查

1.实验室检查

腰椎穿刺颅内压正常;脑脊液无色透明,不含血,白细胞正常。

2.神经影像检查

头颅X检查,有无骨折发现。

(三)诊断

主要以受伤史、伤后短暂意识障碍、近事遗忘,无神经系统阳性体征作为依据。目前尚缺乏客观诊断标准,常需参考各种辅助方法,如腰穿测压、颅骨平片。

(四)治疗

1.观察病情变化

伤后短时间内可在急诊科观察,密切注意意识、瞳孔、肢体运动和生命体征的变化。对于离院患者,嘱其家属在当日密切注意头痛、恶心、呕吐和意识障碍,如症状加重即来院检查。

2.无需特殊治疗

卧床休息,急性期头痛、头晕较重时,嘱其卧床休息,症状减轻后可离床活动。多数患者在两周内恢复正常,预后良好。

3.对症治疗

头痛时可给予罗通定等镇痛剂。对有烦躁、忧虑、失眠者可给予地西泮,三溴合剂等药物。

二、弥漫性轴索损伤

弥漫性轴索损伤(DAI)是指头部遭受加速性旋转暴力时,在剪应力的作用下,脑白质发生的以神经轴索断裂为特征的一系列病理生理变化。

病理改变主要以位于脑的中轴部(胼胝体、脑白质、脑干上端背外侧及小脑上脚等处)的挫伤、出血或水肿为主。大体改变:组织间裂隙及血管撕裂性出血灶。镜下检查可见神经轴索断裂、轴浆溢出,并可见轴索断裂形成的圆形轴缩球及血细胞溶解后的含铁血黄素。

(一)临床表现

1.意识障碍

意识障碍是其典型的表现,通常 DAI 均有脑干损伤表现,且无颅内压增高。受伤当时立即出现昏迷,且昏迷时间较长。神志好转后,可因继发性脑水肿而再次昏迷。

2.瞳孔变化

如累及脑干,可有一侧或双侧瞳孔散大。对光反应消失,或同向性凝视。

(二)辅助检查

1.血常规检查

了解应激状况。

2.血生化检查

鉴别昏迷因素。

3.头颅 CT 扫描

可见大脑皮质与髓质交界处、胼胝体、脑干、内囊区或第三脑室周围有多个点或片状出血灶,常以脑挫伤改变作为诊断标准。

4.头颅 MRI 扫描

可精确反映出早期缺血灶、小出血灶和轴索损伤改变。

(三)诊断

(1)创伤后持续昏迷 6 小时以上。

(2)CT 显示脑白质、第三脑室、胼胝体、脑干以及脑室内出血。

(3)颅内压正常但临床状况差。

(4)无颅脑明确结构异常的创伤后持续植物状态。

(5)创伤后弥漫性脑萎缩。

(6)尸检 DAI 可见的病理征象。

(四)治疗及预后

(1)对 DAI 的治疗仍沿用传统的综合治疗方式,无突破性进展。此病预后差,占颅脑损伤早期死亡的 33%。

(2)脱水治疗。

(3)昏迷期间加强护理,防止继发感染。

三、脑挫裂伤

暴力作用于头部时,着力点处颅骨变形或发生骨折,同时脑组织在颅腔内大幅度运动,导致脑组织着力点或冲击点损伤,均可造成脑挫伤和脑裂伤,由于两种改变往往同时存在,故又统称脑挫裂伤。前者为脑皮质和软脑膜仍保持完整;而后者,有脑实质及血管破损、断裂,软脑膜撕裂。脑挫裂伤的显微病理表现为脑实质点片状出血,水肿和坏死。脑皮质分层结构不清或消失,灰质与白质分界不清。脑挫裂伤常伴有邻近的局限性血管源性脑水肿和弥漫性脑肿胀。

外伤性急性脑肿胀又称弥漫性脑肿胀(DBS),是指发生在严重的脑挫裂伤和广泛脑损伤之后的急性继发性脑损伤,以青少年多见。治疗以内科为主。

（一）临床表现

1.意识障碍

受伤当时立即出现，一般意识障碍时间均较长，短者半小时、数小时或数日，长者数周、数月，有的为持续昏迷或植物状态。

2.生命体征改变

常较明显，体温多在 38 ℃左右，脉搏和呼吸增快，血压正常或偏高。如出现休克，应立即进行全身检查。

3.局灶症状与体征

受伤当时立即出现与伤灶相应的神经功能障碍或体征，如运动区损伤的锥体束征、肢体抽搐或瘫痪，语言中枢损伤后的失语以及昏迷患者脑干反应消失等。颅压增高：为继发脑水肿或颅内血肿所致。尚可有脑膜刺激征。

4.头痛、呕吐

患者清醒后有头痛、头晕，恶心呕吐、记忆力减退和定向力障碍。

（二）检查

1.实验室检查

（1）血常规：了解应激状况。

（2）血气分析：可有血氧低、高二氧化碳血症存在。

（3）脑脊液检查：脑脊液中有红细胞或血性脑脊液。

2.神经影像学检查

（1）头颅 X 平片：多数患者可发现有颅骨骨折。

（2）头颅 CT：了解有无骨折、有无中线移位及除外颅内血肿。

（3）头颅 MRI：不仅可以了解具体脑损伤部位、范围及其周围脑水肿情况，而且尚可推测预后。

（三）常规治疗

（1）轻型脑挫裂伤患者，通过急性期观察后，治疗与弥漫性轴索损伤相同。

（2）抗休克治疗：如合并有休克的患者首先寻找原因，积极抗休克治疗。

（3）重型脑挫裂伤患者，应送重症监护病房。

（4）对昏迷患者，应注意维持呼吸道通畅。

（5）对来院患者呼吸困难者，立即行气管插管连接人工呼吸机进行辅助呼吸。对呼吸道内分泌物多，影响气体交换，且估计昏迷时间较长者（3～5 天以上），应尽早行气管切开术。

（6）对伴有脑水肿的患者，应适当限制液体入量，并结合脱水治疗。

（7）脱水治疗颅内压仍在 40～60 mmHg（5.32～7.98 kPa）会导致严重脑缺血或诱发脑疝，可考虑行开颅去骨瓣减压和/或脑损伤灶清除术。

（8）手术指征：对于脑挫裂伤严重，局部脑组织坏死伴有脑水肿和颅内压增高的患者，经各种药物治疗无效，症状进行性加重者。具体方法：清除挫伤坏死的脑组织及小的出血灶，再根据脑水肿、脑肿胀的情况进行颞肌下减压或局部去骨瓣减压。

（四）其他治疗

（1）亚低温治疗，维持体温 33～34 ℃，多针对重型或特重型脑外伤患者。

（2）药物治疗：糖皮质激素、改善脑细胞代谢、止血剂等。

（3）高压氧疗法（HBO）。

四、脑干损伤

脑干原发损伤在头、颈部受到暴力后可以立即出现，多不伴有颅内压增高表现。病理变化有脑干神经组织结构紊乱、轴索断裂、挫伤和软化。由于脑干内除脑神经核团、躯体感觉运动传导束外，还有网状结构和呼吸、循环等生命中枢，故其致残率和死亡率均较高。

原发性脑干损伤的病理变化常为脑挫伤伴灶性出血和水肿，多见于中脑被盖区，脑桥及延髓被盖区次之。继发性脑干损伤常因严重颅内高压致脑疝形成，脑干受压移位，变形使血管断裂可引起出血和软化等继发病变。

（一）临床表现

1.典型表现

多为伤后立即陷入持续昏迷状态，生命体征多有早期紊乱，表现为呼吸节律紊乱，心跳及血压波动，双瞳大小多变，眼球斜视，四肢肌张力增高，去皮质强直状态，伴有锥体束征。多有高热、消化道出血、顽固性呃逆、甚至脑性肺水肿。

2.中脑损伤表现

意识障碍突出，瞳孔可时大时小双侧交替变化，去皮质强直。

3.脑桥损伤表现

除持久意识障碍外，双瞳常极度缩小，角膜反射及嚼肌反射消失，呼吸节律不整，呈现潮式呼吸或抽泣样呼吸。

4.延髓损伤表现

主要为呼吸抑制和循环紊乱，呼吸缓慢、间断，脉搏快弱、血压下降，心眼反射消失。

（二）辅助检查

1.腰椎穿刺

脑脊液多呈血性，压力多为正常或轻度升高，当压力明显升高时，应除外颅内血肿。

2.头颅 X 线平片

往往多伴有颅骨骨折。

3.头颅 CT 扫描

在伤后数小时内检查，可显示脑干有点片状高密度区，脑干肿大，脚间池、桥池，四叠体池及第四脑室受压或闭塞。

4.头颅及上颈段 MRI 扫描

其有助于明确诊断，了解伤灶部位和范围。

5.脑干诱发电位

波峰潜伏期延长或分化不良。

（三）治疗

（1）一般治疗措施同脑挫裂伤。

(2)对一部分合并有颅内血肿者,应及时诊断和手术。对合并有脑水肿或弥漫性轴索损伤及脑肿胀者,应用脱水药物和激素等予以控制。

(3)伤后1周,病情较为稳定时,为保持患者营养,应由胃管进食。

(4)对昏迷时间较长的患者,应加强护理,防止各种并发症。

(5)有条件者,可行高压氧治疗,以助于康复。

五、下丘脑损伤

单纯下丘脑损伤少见,多伴有严重脑干损伤和/或脑挫裂伤,可引起神经-内分泌紊乱和机体代谢障碍。其损伤病理多为灶性出血、水肿、缺血、软化及神经细胞坏死,偶可见垂体柄断裂和垂体内出血。

(一)临床表现

(1)意识与睡眠障碍。

(2)循环及呼吸紊乱。

(3)体温调节障碍,中枢性高热,高达41 ℃甚至42 ℃。

(4)水电解质代谢紊乱,尿崩。

(5)糖代谢紊乱。

(6)消化系统障碍。

(7)间脑发作。

(二)诊断

通常只要有某些代表丘脑下部损伤的征象,即可考虑伴有此部位的损伤。

(三)治疗

与原发性脑干损伤基本相同。需加强监测。

第二节 脑 疝

脑疝是严重的颅内压增高的结果。当颅内有占位性病变或损伤时,颅内各分腔间出现压力梯度,脑组织则从压力高侧向压力低侧分腔移动,并压迫邻近重要结构如脑干、颅神经、血管,从而产生明显的临床症状。因此,脑疝不是一种疾病,而是颅内压增高所引起的一种综合征。它的出现取决于脑组织移位的程度与速度。如急性病变者,由于脑移位速度快,因而其移位程度不大时即可出现脑疝,而慢性病变时由于移位缓慢,脑干、颅神经可产生相应缓冲及避让,因而此时脑移位很明显却可无脑疝出现。据其定义可以看出,脑疝时脑组织移位有两种形式:一种是向对侧移位即偏性移位,另一种则是上下移位即轴性移位。临床上尚可据此判断、解释脑疝各种症状的发生机理,并用于指导治疗。

一、脑疝分类

根据病变的部位及移位结构的不同,分为小脑幕裂孔疝、枕骨大孔疝、大脑镰下疝、小脑幕裂孔上疝等。

(一)小脑幕裂孔疝

其病变部位多位于一侧颞叶或大脑半球外侧面,如血肿、肿瘤等。此病变使颞叶的沟回、海马回及邻近的舌回通过小脑幕裂孔游离缘向内、向下移位,压迫中脑,产生偏性及轴性移位。此时可因患侧动眼神经受牵拉产生刺激或麻痹,而出现患侧瞳孔先缩小后散大,瞳孔对光反应消失或瞳孔散大、对光反应消失,眼球外展等;中脑受压引起意识障碍,对侧肢体瘫,肌力减退肌张力增高,腱反应亢进,锥体束征阳性。随病情加重,可出现对侧动眼神经损伤致对侧瞳孔缩小后散大,光反射消失或中脑动眼神经核损伤致双侧瞳孔散大、光反射消失,昏迷加深并可出现同侧肢体瘫。这时中脑移位相应加重,可压迫或牵拉脑干及其血管,造成脑干局部缺血、液化、梗塞或出血等病变,形成继发脑干损伤。中脑与大脑联系中断后出现植物神经功能紊乱,如高热等。导水管及环池堵塞出现梗阻性脑积水,加重脑疝。疝入组织本身缺血、坏死、水肿等相应加重原颅脑损伤。当然,如果小脑幕裂孔较小,周围空间已被相应组织填满,此便可阻止其上组织继续下移,从而不致使脑干继续下移而产生枕骨大孔疝;反之则可因小脑幕裂孔较大,此处无法形成相应阻力障碍,而使脑干受压下移,形成枕骨大孔疝。

(二)枕骨大孔疝

枕骨大孔疝形成的原因除由上述小脑幕裂孔疝而来者,尚可因颅后窝占位性病变引起局部颅内压增高或直接压迫小脑扁桃体及延髓,使之产生轴性移位等而产生从而使小脑扁桃体、小脑组织经枕骨大孔移入椎管,牵拉压迫延髓。此时可出现多种临床表现,如后组颅神经核功能紊乱出现心动过缓、血压上升、呼吸变慢;第四脑室激惹出现反复呕吐、吞咽困难,甚至面部感觉异常;颈神经牵拉出现颈后疼痛及颈项强直;前庭神经损伤出现眼震及平衡障碍。这类患者多数意识保持清醒,很少有瞳孔变化。但由于延髓功能的重要性,这种患者如果出现促使颅内压增高的诱因,如反复呕吐、挣扎、腰椎穿刺、压颈试验等,都可使患者病情突然急剧恶化、死亡。

(三)其他脑疝

颅后窝病变时亦可使小脑组织逆向经小脑幕裂孔向上移位进入四叠体池。这种移位组织可压迫中脑四叠体及大脑大静脉,使中脑及两侧大脑半球因此而产生水肿、出血和软化等,造成严重后果。此类患者常出现四叠体受压表现,如双侧部分睑下垂、两眼上视障碍,瞳孔等大但无光反应。因中脑亦相应受压向上移位,患者也可有相应的意识障碍等。大脑半球内侧面的扣带回及其邻近的额回也可经大脑镰游离缘移向对侧,形成大脑镰下疝,此时大脑前动脉及其分支胼周动脉、胼缘动脉可受压阻塞,引起患侧大脑部分组织软化坏死,出现对侧下肢轻瘫及排尿障碍等。

二、病程发展规律

典型患者依据脑干症状及其他症状的出现、发展演变过程可分为三期。

(一)早期

早期患者的主要症状是:意识障碍突然发生或再度加重,患者突然出现剧烈头痛、烦躁、频繁呕吐、呼吸加速加深、脉搏增快、血压增高、体温上升等,这种改变为脑缺氧突然加重所致。

(二)中期

中期脑疝,脑的病变较前加剧,脑干直接受压,出现脑干、疝出组织缺血、缺氧进一步加重,局部坏死软化等。该期除疝出脑组织引起的局限性症状外，尚有脑干损伤的症状及原发损伤加重的表现，如昏迷加深、肌张力改变、呼吸加深或减慢、血压升高而脉搏减慢、体温升高等。此时机体尚能通过一系列的调节机能来维持生命。

(三)晚期

晚期由于脑干严重受损，则出现呼吸循环机能衰竭，如周期性呼吸、肺水肿、脉搏不稳定、脉速而不规则、血压波动并渐降低、体温下降、四肢肌张力消失、两侧瞳孔散大固定等。此种病例若不实行抢救治疗，则几乎均死于呼吸停止，而抢救治疗的成功率亦较低。当然，上述分析常对于较典型病例而言，对复杂或不典型病例则要依据具体条件进行具体分析。

三、脑疝主要症状及其诊断意义

综合上述可知，在脑疝过程中，一般有如下症状：意识障碍，生命机能改变、瞳孔及眼外肌症状、锥体束受损表现及急性肌张力改变等。这些症状在脑疝发生发展过程中各有其临床意义。

(一)意识障碍

急性颅脑损伤后，患者大多数都当即昏迷，轻者短时即清醒。重者可昏迷直至死亡。在脑疝形成过程中，由于脑干网状结构早期的缺氧而致机能性损害，后期由于直接压迫、变形、移位、扭曲、缺血又导致器质性损害，这都可以引起或加重意识障碍，因此，临床上我们应将突然发生或加重的意识障碍列为脑疝的一个危险信号。当然，发生意识改变者以小脑幕切迹疝为多见；而枕骨大孔疝由于其特殊结构，患者意识可始终保持正常而呼吸停止。但在急性颅脑损伤中，若患者已有意识障碍，则不能据此来区别两类脑疝。

(二)生命机能的改变

脑疝时由于脑干损伤，丘脑下部损伤等，产生极其明显的呼吸循环机能及体温异常改变。在脑疝早期，由于颅内压增高后导致脑血循环障碍，引起急性缺氧及二氧化碳、代谢物淤积，它一方面兴奋呼吸中枢使之加深增快，另一方面又兴奋心血管中枢及动脉窦等，结果使血压上升、脉搏加快，以此来代偿脑缺氧。在脑疝中期，由于颅内压增高、脑缺氧缺血加重、二氧化碳及代谢产物进一步淤积，原发脑损伤加重，产生继发脑损伤即疝出脑组织及受压脑部损伤，而此时呼吸及心血管中枢尚有一定的代偿能力，于是其通过再加强调节作用来克服上述现象。此时在临床上可以看出患者有异常血压增高，不少患者且有脉搏缓慢现象，这可能与血压骤升之后通过压力感受器将冲动传入延髓，使心抑制中枢兴奋所致。此时一方面抑制呼吸中枢，使呼吸减慢。另一方面又使血管收缩中枢抑制，致使后期血压下降。血压下降之后心抑制中枢冲动减弱或停止发放，因而心跳又加速。总之，在脑疝前期、中期、呼吸、循环中枢的调节机能尚健全，其调节尚在生理范畴内，而到后期则不同，此时脑干本身已发生了不可逆转的器质性损害，呼吸、心血管中枢等已丧失正常调节作用，因此呼吸、循环将失去节律性及稳定性，此时血压下降、脉搏细速不整，时有波动并可出现各式各样的周期性或间断性呼吸，最终患者死于呼吸停止。此时若给予适当处理，如人工呼吸、应用血管活性药物及静脉营养等，其心跳和血压尚有维持数小时或更久者。关于这一现象最可能的解释就是心脏自主节律的存在。

排除颅外因素的影响，体温可以为脑疝诊断的辅助依据，但无定位诊断价值。一般来说，过高、过低体温都是不良征兆。其一般发展规律常见早期体温升高，中期可达 40 ℃以上，后期则出现低温现象。产生上述现象的原因一般来说，在脑疝早、中期因脑缺氧，代谢增高及体温调节中枢受脑水肿、移位影响或去脑强直时产热过多、周围循环衰竭散热差，亦或因高热本身可引起高代谢，而高代谢又持续加重高热，从而使脑疝早、中期产生持续高热不退。如果在脑疝形成前即有低温，则因体温调节中枢及其调节机构毁损所致，若低温出现于脑疝后期则预后更差。

(三)瞳孔及眼外肌症状

依据瞳孔及眼外肌症状判断小脑幕裂孔疝有重要价值，可借此与枕骨大孔疝相区别，应予以足够重视。瞳孔及眼外肌症状产生的机理在前有所描述，一般说来，由于脑疝时动眼神经先受大脑后动脉压迫，产生由压迫而到麻痹的变化，并最后亦使支配眼球的其他神经均麻痹，因此临床上可以观察到脑疝侧眼球先偏向凝视而后中央固定，患侧瞳孔先缩小后散大。

光反射消失，而后对侧瞳孔亦出现上述变化。上述变化常以瞳孔改变为早，眼外肌麻痹为后。当然由于动眼神经受损部位不同，亦可能动眼神经与副交感神经排列不尽相同，有时其顺序亦非上述规律。

当然，诊断脑疝时相对于眼部症状应排除如下可能性，以免误诊。①药物因素，如应用散瞳剂。②眼球本身原因，如创伤性散瞳。③脑缺氧，如呼吸道梗阻、创伤性湿肺等。④单纯动眼神经受损伤。⑤眼球内出血。⑥眶尖骨折。⑦霍纳综合征。⑧其他脑部损伤，如边缘系统、丘脑下部损伤、原发脑干损伤等。

总之，引起瞳孔及眼外肌症状的疾病较多，具体病情应具体分析，切忌盲目搬用，以免错误诊断、延误治疗。在此需要提出的是，枕骨大孔疝时由于常出现动眼神经受压、缺血缺氧，因而临床多表现为两侧瞳孔对称缩小而后散大，而无前述规律，这也是脑干急性缺氧所致的结果。

(四)锥体束受损的表现

在急性颅脑损伤患者中，继其出现前期症状后若一侧出现偏瘫或病理征，对侧出现眼部症状，如瞳孔先缩小后渐散大、眼睑下垂，则基本可以推断在锥体束受损征的对侧有小脑幕切迹疝发生。当然少数患者也可在损伤征同侧出现脑疝。一般认为，出现于脑疝对侧的锥体束损伤征是脑疝侧的大脑脚受疝入部位损害所致，而出现于同侧的受损征则与下列情况有关：脑疝对侧大脑脚被对侧小脑幕切迹缘损伤，对侧大脑脚被推挤到对侧岩骨嵴上而损伤，或者有少数人锥体未交叉。

依据偏瘫诊断小脑幕切迹疝时尚须考虑如下问题：①枕骨大孔疝时由于小脑损伤，肌力、肌张力改变，深反射消失，锥体束征常消失，即使出现也无重要诊断价值。②晚期出现双侧轻瘫及锥体束征患者可能两侧中脑均已受损，此时一般无定位诊断意义，除非两侧轻重程度明显不同。③脑疝引起的偏瘫及锥体束征一般与其他症状相应出现，逐步发展，因此鉴别困难时应仔细查体，综合分析、注意眼部症状，避免把去脑强直与偏瘫混为一谈等。

(五)急性肌张力改变

在脑疝中所见的急性肌张力改变主要有两种形式，即：去脑强直和发作性肌张力减退，多见于脑疝中、后期，对脑疝定位诊断意义不大，可作为预后不良的指标。其中去脑强直又可大致分为持续强直及阵挛性伸直强直两种。在临床上，各种性质的脑干损伤、缺氧等均可引起去脑强直发作。去脑强直发作的主要危险在于肌痉挛时产热过多，而周围循环散热差，导致体温更加升高，高热又引发高代谢，加重脑氧耗，致使脑水肿加重，病情加重，从而形成恶性循环，因此用亚低温等治疗方法打断这一循环有重要临床意义。当然，去脑强直在临床上。只表明脑干上部已有严重损害，不作为定位及鉴别诊断的重要依据。

引发肌张力减退的病理尚不十分明了，有人认为与小脑急性缺氧或脊髓休克现象有关。如果在此前有颈项强直、角弓反张、迷走神经及副神经症状，则可说明延髓平面已受损害，有可能为枕骨大孔疝所致，否则不能与小脑幕切迹疝鉴别。

上述是以小脑幕切迹疝为基础进行讨论的。从中可以看出脑疝在颅内压增高的过程中，由于颅内压增高，疝入脑部组织损伤、高代谢、高热、缺血可形成恶性循环，导致病情恶化。其中眼部症状和锥体束方面在一定条件下可作为小脑幕切迹疝特有症状、但其症状都不是可靠的鉴别诊断依据。因此，在具体治疗过程中必须把症状、体征及有关检查综合分析，以找出各个疾病的不同发展规律，用以指导治疗。当然，在此还需要强调的是，由于每个患者具体受伤机理不同，病情不一，脑疝变化并非如前所述是单一的，按规律发展的，脑疝亦可以多发，总之具体病情具体分析。

第三节 蛛网膜下隙出血

蛛网膜下隙出血系指脑底部或脑表面的血管破裂，血液直接流入蛛网膜下隙，又称自发性蛛网膜下隙出血，以先天性脑动脉瘤为多见。由脑实质内或脑外伤出血破入脑室系统或蛛网膜下隙者，称继发性蛛网膜下隙出血。故本病为多种病因引起的临床综合征。

一、病因病理及发病机制

1.病因病理

蛛网膜下隙出血最常见的病因为先天性动脉瘤，其次为动静脉畸形和脑动脉硬化性动脉瘤，再次为各种感染所引起的脑动脉炎、脑肿瘤、血液病、胶原系统疾病、抗凝治疗并发症等。部分病例病因未明。颅内动脉瘤多为单发，多发者仅占15‰。好发于脑基底动脉环交叉处。脑血管畸形多见于天幕上脑凸面或中深部，脑动脉硬化性动脉瘤则多见于脑底部。动脉瘤破裂处脑实质破坏并继发脑血肿、脑水肿。镜下可见动脉变性、纤维增生和坏死。

2.发病机制

由于先天性及病理性血管的管壁薄弱，内弹力层和肌层纤维的中断，有的血管发育不全及变性，尤其在血管分叉处往往承受压力大，在血流冲击下血管易自行破裂，或当血压增高时被冲裂而出血。此外由于血液的直接刺激，或血细胞破坏释放大量促血管痉挛物质(去甲肾上腺素等)，使脑动脉痉挛，如果出血量大将会引起严重颅内压增高，甚至脑疝。

二、临床表现

在活动状态下急性起病，任何年龄组均可发病，以青壮年居多，其临床特点如下。

1.头痛

患者突感头部剧痛难忍如爆炸样疼痛，先由某一局部开始，继而转向全头剧痛，这往往指向血管破裂部位。

2.呕吐

呕吐常并发于头痛后，患者反复呕吐，多呈喷射性。

3.意识障碍

患者可出现烦躁不安，躁动不宁、谵妄及胡言乱语，意识模糊，甚至昏迷或抽搐，大小便失禁。

4.脑膜刺激征

脑膜刺激征为常见且具有诊断意义的体征。在起病早期或深昏迷状态下可能缺如，应注意密切观察患者病情变化。

5.其他

定位体征往往不明显，绝大部分病例无偏瘫，但有的可出现附加症状，低热、腰背痛、腹痛、下肢痛等。如为脑血管畸形引起常因病变部位不同，而表现为不同的局灶性体征。如为脑动脉瘤破裂引起，多位于脑底 Willis 环，其临床表现为：①后交通动脉常伴有第Ⅲ脑神经麻痹。②前交通动脉可伴有额叶功能障碍。③大脑中动脉可伴有偏瘫或失语。④颈内动脉可伴有一过性失明，轻偏瘫或无任何症状。

三、辅助检查

1.腰椎穿刺

出血后两小时，脑脊液压力增高，外观呈均匀，血性且不凝固，此检查具诊断价值。3～4天内出现胆红质，使脑脊液黄变，一般持续 3～4 周。

2.心电图

心电图可有心肌缺血缺氧性损伤，房室传导阻滞，房颤等改变。

3.脑血管造影或数字减影

脑血管造影或数字减影以显示有无脑动脉瘤或血管畸形，并进一步了解动脉瘤的部位，大小或血管畸形的供血情况，以利手术治疗。

4.CT 扫描

CT 平扫时可见出血部位、血肿大小及积血范围（脑基底池、外侧裂池、脑穹隆面、脑室等）。增强扫描可发现动脉瘤或血管畸形。

5.经颅多普勒超声波检查

此检查对脑血流状况可作出诊断，并对手术适应证能提供客观指标。

四、诊断与鉴别诊断

1.诊断

(1)病史：各年龄组均可发病，以青壮年居多，青少年以先天性动脉瘤为多，中老年以动脉硬化性动脉瘤出血为多。既往可有头痛史及有关原发病病史。

(2)诱因：可有用力排便、咳嗽、情绪激动、过劳、兴奋紧张等诱因。

(3)临床征象：急性起病，以剧烈头痛、呕吐，脑膜刺激征阳性，绝大部分患者无偏瘫，腰椎穿刺为血性脑脊液即可确诊。但脑动脉瘤和脑血管畸形主要靠脑血管造影或数字减影来判断病变部位、性质及范围大小。

2.鉴别诊断

本病应与脑出血、出血性脑炎及结核性脑膜炎相鉴别,后者具有明显的脑实质受损的定位体征,以及全身症状突出并有特征性脑脊液性状。CT扫描脑出血显示高密度影,血肿位于脑实质内。

五、治疗

总的治疗原则为控制脑水肿,预防再出血及脑血管痉挛、脑室积水的产生,同时积极进行病因治疗。急性期首先以内科治疗为主。具体措施如下:

(1)保持安静,头部冷敷,绝对卧床4～6周,烦躁时可选用镇静剂。保持大便通畅,避免用力排便、咳嗽、情绪激动等引起颅内压增高的因素。

(2)减轻脑水肿,降低颅内压,仍是治疗急性出血性脑血管病的关键。发病2～4小时内脑水肿可达高峰,严重者导致脑疝而死亡。

(3)止血剂对蛛网膜下隙出血有一定帮助。①6-氨基己酸(EACA)。18～24 g加入5%～10%葡萄糖液500～1000 mL内静脉滴注,1～2次/日,连续使用7～14日或口服6～8 g/d,3周为1疗程。但肾功能障碍应慎用。②抗血纤溶芳酸(PAMBA)。可控制纤维蛋白酶的形成。每次500～1000 mg溶于5%～10%葡萄糖液500 mL内静脉滴注,1～2次/日,维持2～3周,停药采取渐减。③其他止血剂。酌情适当相应选用如止血环酸(AMCHA)、仙鹤草素溶液、卡巴克络(安络血)、酚磺乙胺(止血敏)及云南白药等。

(4)防治继发性脑血管痉挛:在出血后96小时左右开始应用钙通道阻滞剂尼莫地平,首次剂量0.35 mg/kg,以后按0.3 mg/kg,每4小时1次,口服,维持21日,疗效颇佳。还可试用前列环素、纳洛酮、血栓素等。

(5)预防再出血:一般首次出血后2周内为再出血高峰,第3周后渐少。临床上在4周内视为再出血的危险期,故需绝对安静卧床,避免激动,用力咳嗽或打喷嚏,并低盐少渣饮食,保持大便通畅。

(6)手术治疗:一旦明确动脉瘤应争取早期手术根除治疗,可选用瘤壁加固术,瘤颈夹闭术,用微导管血管内瘤体填塞等手术,以防瘤体再次破裂出血。动静脉畸形部位浅表,而不影响神经功能障碍,亦可用电凝治疗或手术切除。如出现脑积水可采用侧脑室分流术。

第四节　颅骨骨折

颅骨骨折系指颅骨受暴力作用导致颅骨的连续性中断,一般来讲,凡有颅骨骨折存在,提示外力作用均较重,合并脑损伤的几率较高。

1.规律性

暴力作用的面积小而速度快时,多以颅骨局部变形为主,常致洞性骨折;打击面积大而速度快时,多引起局部粉碎凹陷骨折;作用点面积较小而速度较缓时,则常引起通过着力点的线状骨折。

2.分类

根据骨折部位可将颅骨骨折分为颅盖及颅底骨折;又可根据骨折端形态分为线形和凹陷骨折,如因暴力范围较大与头部接触面积广,形成多条骨折线,分隔成多个骨折碎片者则称粉碎性骨折;而颅盖骨骨折端的头皮破裂称开放性骨折,颅底骨折端附近的硬膜破裂则称内开放性颅骨骨折。开放性骨折和累及气窦的颅底骨折易合并骨髓炎、颅内感染、脑脊液漏、气颅等。

一、颅盖骨折

(一)线状骨折

1.诊断

颅骨线形骨折与正常颅骨平片的鉴别诊断内容见表 6-1。

(1)病史:有明确的头部受力史。

(2)头皮血肿:着力部位可见头皮挫伤及头皮血肿。

(3)头颅 X 线摄片,包括正位、侧位平片。

(4)必要时可考虑行头颅 CT,以除外颅内异常并经 CT 骨窗可精确骨折部位。

表 6-1 颅骨线形骨折与正常颅骨平片的鉴别诊断

特点	颅骨线性骨折	颅骨血管沟	颅缝
密度	深黑	灰	灰
走行	直	弯曲	与已知颅缝相同
分支	一般无	经常分支	与其他颅缝相连
分支	一般无	经常分支	与其他颅缝相连
宽度	骨折线很细	比骨折线宽	宽、锯齿状

2.治疗

单纯性颅盖骨线状骨折本身无需特殊处理,但应警惕是否合并脑损伤,如脑内血肿或骨膜下血肿,骨折线通过硬脑膜血管沟或静脉窦所在部位时,要警惕硬脑膜外血肿发生的可能。需严密观察及 CT 复查。内开放骨折可导致颅内积气,应预防感染和癫痫。如在清创时发现骨折缝中有明显的污染,应将污染的骨折边缘咬除,每边约 0.5 cm,避免引起颅骨骨髓炎。

3.儿童生长性骨折

好发于额顶部,是小儿颅盖骨线性骨折中的特殊类型,婴幼儿多见。小儿硬脑膜较薄且与颅骨内板贴附较紧,当颅骨骨折的裂缝较宽时,硬脑膜亦可同时撕裂、分离,以致局部脑组织、软脑膜及蛛网膜凸向骨折的裂隙。由于脑搏动的长期不断冲击,使骨折裂缝逐渐加宽,以致脑组织继续凸出,最终形成局部搏动性囊性脑膨出,患儿常伴发癫痫或局限性神经缺损。治疗应以早期手术修补硬脑膜缺损为宜。手术方法应视患儿有无癫痫而定;对伴发癫痫者需连同致痫灶一并切除,然后修补硬脑膜。

(二)凹陷骨折

1.诊断

(1)多见于额、顶部,着力点多有擦伤、挫伤或裂伤。

(2)大多为颅骨全层陷入颅内,偶尔仅内板破裂下凹。

(3)伴有慢性头痛,局灶压迫的症状和体征或脑脊液漏。

(4)儿童多为闭合性凹陷骨折。

(5)余同线状骨折。

2.治疗

(1)凹陷骨折的复位手术,属于开放性者,只要病情稳定,宜尽早进行;如为闭合性者,根据伤情酌定,但一般不超过1周。

(2)儿童多见闭合性凹陷骨折,由于颅骨弹性较好,可行钻孔将陷入骨片撬起复位。而成年人多采用摘除陷入骨片。

(3)手术适应证:凹陷深度>8～10 mm或深度超过颅骨厚度;骨折片刺破硬膜或开放性凹陷骨折,造成出血、脑脊液漏或脑组织损伤;凹陷骨折忙于功能区。引起压迫症状,如偏瘫、失语和局限性癫痫等脑功能障碍;位于额面部影响美观。

(4)手术禁忌证:非功能区的轻度凹陷骨折;无受压症状,深度不足0.5 cm的静脉窦区骨折;年龄较小的婴幼儿,有自行恢复的可能。如无明显局灶症状,可暂不手术。

(5)静脉窦部凹陷骨折处理:一般不考虑手术,但若造成急性颅内压增高、颅内血肿或开放伤出血不易控制时,则需急诊手术,术前充分备血。

二、颅底骨折

颅底部的线形骨折多为颅盖骨骨折线的延伸,也可为邻近颅底的间接暴力所致。根据发生的部位可分为前颅窝、中颅窝和后颅窝骨折。由于硬脑膜与前、中颅窝底粘连紧密,故该部位不易形成硬脑膜外血肿。又由于颅底接近气窦、脑底大血管和脑神经,因此,颅底骨折时容易产生脑脊液漏、脑神经损伤和颈内动脉-海绵窦瘘等并发症,后颅窝骨折可伴有原发性脑干损伤。

(一)临床表现

1.前颅窝骨折

累及眶顶和筛骨,可伴有鼻出血、眶周广泛淤血(称"眼镜"征或"熊猫眼"征)以及广泛球结膜下淤血。如硬脑膜及骨膜均破裂,则伴有脑脊液鼻漏(脑脊液经额窦或筛窦由鼻孔流出)若骨折线通过筛板或视神经管,可合并嗅神经或视神经损伤。

2.中颅窝骨折

累及蝶骨,可有鼻出血或合并脑脊液鼻漏(脑脊液经蝶窦由鼻孔流出)。如累及颞骨岩部,硬脑膜、骨膜及鼓膜均破裂时,则合并脑脊液耳漏(脑脊液经中耳由外耳道流出);如鼓膜完整,脑脊液则经咽鼓管流向鼻咽部而误认为鼻漏。骨折时常合并有Ⅶ,Ⅷ脑神经损伤。如骨折线通过蝶骨和颞骨的内侧面,尚能伤及垂体或第Ⅱ、Ⅲ、Ⅳ、Ⅴ、Ⅵ脑神经,如骨折端伤及颈动脉海绵窦段,可因颈内动脉-海绵窦瘘的形成而出现搏动性突眼及颅内杂音。破裂孔或颈内动脉管处的破裂,可发生致命性鼻出血或耳出血。

3.后颅窝骨折

骨折线通过颞骨岩部后外侧时,多在伤后数小时至2天内出现乳突部皮下淤血(称Battle征)。骨折线通过枕骨鳞部和基底部,可在伤后数小时出现枕下部头皮肿胀,骨折线尚可经过颞骨岩部向前达中颅窝底,骨折线累及斜坡时,可于咽后壁出现黏膜下淤血。枕骨大孔或岩骨后部骨折,可合并后组脑神经(Ⅸ～Ⅻ)损伤症状。

(二)颅底骨折的诊断与定位

主要根据上述临床表现来定位。淤血斑的特定部位、迟发性损伤以及除外暴力直接作用点等,可用来与单纯软组织损伤相鉴别。

(三)辅助诊断

1.实验室检查

对疑为脑脊液漏的病例,可收集耳、鼻流出液进行葡萄糖定量测定。

2.X线片

检查的确诊率仅占50%。摄颏顶位,有利于确诊;疑为枕部骨折时摄汤(Towne)氏位;如额部受力,伤后一侧视力障碍时,摄柯(Cald-well)氏位。

3.头颅CT

对颅底骨折的诊断价值更大,不但可了解视神经管、眶内有无骨折,尚可了解有无脑损伤、气颅等情况。

4.脑脊液漏明显

可行腰穿注入造影剂(如伊维显),然后行CT检查(一般冠扫,脑脊液鼻漏常用),寻找漏口。

(四)治疗

1.非手术治疗

单纯性颅底骨折无须特殊治疗,主要观察有无脑损伤及处理脑脊液漏、脑神经损伤等合并症。当合并有脑脊液漏时,应防止颅内感染,禁忌填塞或冲洗,禁忌腰椎穿刺。取头高体位休息或半坐卧位,尽量避免用力咳嗽、打喷嚏和擤鼻涕,静脉或肌内注射抗生素。多数漏口在伤后1～2周内自行愈合。超过1个月仍漏液者,可考虑手术。

2.手术治疗颅底骨折引起的合并症

(1)脑脊液漏不愈达1个月以上者,或反复引发脑膜炎及脑脊液大量漏出的患者,在抗感染前提下,开颅手术修补硬脑膜,以封闭漏口。

(2)对伤后出现视力减退,疑为碎骨片挫伤或血肿压迫视神经者,应在12小时内行视神经管减压术。

(3)需要特殊处理的情况:创伤性动脉瘤、外伤性颈内动脉海绵窦漏、面部畸形、外伤后面神经麻痹。

第五节　脊髓损伤

脊髓损伤(SCI)为脊柱骨折脱位的严重并发症,通常导致严重的神经功能障碍和残疾。据报道,其年发病率为(12.1～57.8)/100万。脊髓损伤最常见的受损水平是中低颈髓,这是脊椎活动最多的部位;其次是活动较多的胸腰段脊髓。

脊髓损伤造成的脊髓组织结构损害可分为原发性损害和继发性损害。细胞原发性死亡在损伤当时即已发生。由于机械暴力,如撕、扯、拉和挤压,直接作用于脊髓,使神经元细胞、神经胶质细胞和血管组织结构遭受即时不可逆的死亡。在原发性损伤发生后数分钟内，序贯激发级联反应，包括水肿、炎症、局部缺血、谷氨酸递质过度释放、细胞内游离钙离子超载和脂质过氧化作用等，导致可持续数天至数周的继发性细胞死亡。造成许多在原发性损伤后存活的神经元和神经胶质细胞死亡。

对于原发性损伤唯有预防，一旦发生便无有效的治疗方法。而由于继发性损伤是一种细胞分子水平的主动调节过程，其造成的脊髓损伤具有可逆性，应对其进行积极的治疗，它是有效地保存在原发性损伤后残存或不完全损伤的神经细胞的关键。

一、脊柱和脊髓损伤的急救程序

(一)病情评估

有严重车祸、高空坠落、重物压砸、撞击及火器伤等可致脊柱、脊髓损伤的受伤史。伤情判断如下。

(1)脊柱骨折或脱位：受伤脊柱部位疼痛、肿胀、畸形，出现不能站立、翻身困难等功能障碍。

(2)脊髓损伤：脊髓损伤平面以下的运动和感觉减退或消失，排尿、排便功能障碍，高位截瘫呼吸困难，甚至窒息，呼吸停止。

(二)急救处理

(1)如果存在气道损伤，应托起下颌而不是颈部过伸来使气道通畅(表 6-2)。否则，适用于线性牵引和气管插管。如患者存在自主呼吸，经鼻较经口气管内插管更容易。如果可能，避免行环甲膜切开，切开将来会影响脊柱前方的稳定性。中段颈髓损伤引起呼吸衰竭并不常见，但后期易引起呼吸肌疲劳。如合并头面部损伤则很可能引起急性呼吸衰竭。总之，通气必须确保血液氧合充分。

表 6-2 脊髓损伤患者的气道管理指南

脊髓损伤患者的气道管理指南
首要原则是确保快速控制气道，使神经功能损伤的风险降到最低
气道管理要考虑患者的受伤的特点和操作者的技能和经验
需要紧急进行气道插管的患者，不能配合操作的，在进行喉镜检查和气道插管前应给与镇静处理
当患者较配合，并不需要紧急插管的患者，可在清醒状态纤维镜引导下进行经鼻或口气道内插管
镇静处理时应避免使血压降得过低，必要时可给予血管升压药物和补液处理
如脊髓损伤超过 24 小时，禁用琥珀酰胆碱类药物

(2)治疗休克。低血容量或心源性低血压，主要由于外周交感神经抑制、心脏前负荷降低和迷走神经紧张所致。

(3)凡怀疑脊柱、脊髓损伤者，尤其怀疑颈椎损伤者，均必须常规用颈托固定颈部。急性脊髓损伤，必须采用铲式担架或其他硬板担架搬运，并对患者采用全身固定措施。

(4)呼吸困难者，应及时行环甲膜穿刺或切开，亦可气管切开，用便携式呼吸机或简易呼吸器维持呼吸功能。必要时吸痰，防止窒息。注意气管内插管可能加重颈髓损伤，可行经鼻气管插管以避免颈椎的移动，但患者须有自主呼吸。其气管插管的指征见表 6-3)。

(5)尽早(<8 小时)进行大剂量甲强龙冲击和亚低温等治疗。

表 6-3 脊髓损伤患者气管插管的指征

气道损伤因素	$PaO_2<60$ mmHg 或吸氧状态下
水肿	PaO_2 明显下降
昏迷	$PaCO_2>60$ mmHg
咽后壁血肿	合并脑外伤
增加误吸风险的因素	格拉斯哥评分<8 分
呼吸衰竭	颅内压增高
最大肺活量<15 mL/kg	脑疝
呼吸做功增加	

(三)转送注意事项

(1)必须采用正确的搬运方法:在头部两侧放置沙袋,保持颈部中立位。用颈托固定,并将患者全身固定在硬质担架上。

(2)确保呼吸道通畅,必要时吸痰,防止窒息。

(3)保持静脉通道通畅。

(4)心电、血氧监护。

(5)途中严密监控患者的意识、呼吸、心率、血压及体位等变化。

(6)迅速就近转运至有条件救治的大型综合医院。

二、脊髓损伤的诊断要点

(1)脊髓损伤多数由于外界的暴力直接或间接作用于脊柱引起椎体骨折、脱位、关节突骨折或脱位、附件骨折、椎间盘脱出、黄韧带皱褶或外力(如交通事故、高处坠落、建筑物倒塌、坑道塌方和体育运动)作用于身体其他部位再传导至脊柱,使之超过正常限度地屈伸、伸展、旋转、侧屈、垂直压缩或牵拉致脊髓受压和损伤。

(2)伤后立即出现损伤平面以下的运动、感觉和括约肌功能障碍,也可表现为伤后数分钟到数小时后神经症状加重,此为继发性脊髓损伤(如脊髓水肿、血管破裂、血管痉挛和血栓形成等引起脊髓缺血)。

(3)脊髓震荡为完全神经功能障碍,经数分钟和数小时后恢复正常。

(4)脊髓休克:损伤水平以下感觉完全消失,肢体弛缓性瘫痪、尿潴留、大便失禁、生理反射消失、病理反射阴性。度过休克期,症状逐渐好转需 2~4 周。

(5)脊髓完全损伤:脊髓损伤水平呈下运动神经元损伤表现,损伤水平以下为上运动神经元损伤表现。

(6)脊柱、脊髓损伤的 X 线平片检查应摄正侧位和双斜位片。注意观察脊柱的对线、顺列、椎体、附件和椎间隙的变化情况。

(7)CT 扫描于轴位观察椎管形态,有无骨折片突入,间盘以及脊髓的情况,MRI 对了解脊髓有无受压、肿胀或出血更为有利。

(8)体感诱发电位对了解脊髓功能有利,不同时间检查可以了解脊髓损伤的程度和恢复状况。

三、脊髓损伤的临床分类

(一)根据损伤程度分类

1.完全性脊髓损伤

损伤平面以下深、浅感觉完全丧失,肌肉完全瘫痪,浅反射消失,大、小便潴留。以上体征持续到脊髓休克期已过，出现由弛缓性瘫痪变为肌张力增高、腱反射亢进、病理反射阳性的痉挛性瘫痪。同时损伤平面脊髓节段所支配的区域仍表现弛缓性瘫痪。

2.不完全性脊髓损伤

损伤平面以下尚保留部分功能，又可分为以下几类。

(1)中央型脊髓损伤综合征：该综合征只发生在颈髓损伤，感觉及运动均为不完全性损害，骶部感觉未受损，运动瘫痪上肢重于下肢，手部最重，多伴有括约肌障碍。亦可见仅累及双上肢或单上肢的急性颈髓中央损伤，又称挥鞭样损伤。此型损伤的机制是因颈椎过伸性损伤导致脊髓中央灰质和内侧白质出血坏死，或根动脉及脊髓前动脉供血障碍，使之支配的灰质前柱、侧柱及皮质脊髓束、脊髓丘脑束等组织缺血、缺氧。中老年颈椎病变及椎管狭窄者更易发生。其恢复顺序是下肢运动功能-膀胱功能-上肢运动功能。本综合征一般预后较好。

(2)脊髓半切损伤综合征：系一侧脊髓损伤。表现为同侧运动丧失，出现痉挛性瘫痪，深反射亢进，有病理反射，同侧本体感觉、振动觉及触觉丧失，感觉过敏；损伤对侧痛、温觉消失，但触觉不受影响。若脊髓损伤平面在 T_1、T_2，同侧头面部可出现血管运动障碍，也可以出现Horner 综合征。腰骶髓一侧损伤不产生本综合征，因为在此处脊髓各节段紧密连接，感觉传导束纤维很少能在病变以下达到对侧，故病变在同侧。

(3)前脊髓综合征：脊髓前侧受损，包括全部灰质及中部以前的白质，损伤平面以下运动丧失为主，浅感觉如痛温觉减退或丧失。后索白质保存，即深感觉、本体感觉存在。多见于爆裂骨折，亦可见于后伸损伤，可由椎间盘突出压迫脊髓前动脉导致脊髓前部缺血受损引起。

(4)后脊髓综合征：表现损伤平面以下的深感觉、振动觉、位置觉丧失，而痛温觉和运动功能完全正常。多见于椎板骨折，少数患者出现锥体束征。

(5)脊髓圆锥综合征：系骶髓段相当于 S_1 椎体节段损伤，此处圆锥与骶神经根均受损时截瘫平面在 S_1 损伤平面以下运动功能丧失，呈弛缓性瘫痪，痛温觉功能丧失，触觉存在。当仅损伤圆锥时，则支配下肢感觉及运动的神经均可存在，跟腱反射可消失，仅会阴、骶区感觉障碍与运动包括尿道括约肌、肛管括约肌、膀胱逼尿肌等瘫痪。

(6)马尾综合征：脊髓在 S_1 以下缩小呈圆锥形，形成脊髓圆锥，以下主要为马尾神经。严重的骨折错位才能引起马尾神经挫伤或断裂。损伤后其瘫痪症状多不完全。轻度损伤时可以完全恢复。如完全断裂则于其分布区出现肌肉的弛缓性瘫痪，腱反射消失。马尾神经损伤后，膀胱括约肌障碍不易恢复。

3.暂时性神经功能抑制

如脊髓震荡伤，是由于脊髓神经细胞受强烈刺激而发生超限抑制，脊髓功能暂时处于生理停滞状态。大体标本上看不到明显的器质性改变或仅有轻度水肿。光镜下无明显解剖结构改变。伤后早期表现为损伤平面以下完全性弛缓性瘫痪，3～6 周完全恢复，不留任何神经系统后遗症。

(二)根据解剖学分类

1.颈髓损伤

(1)上颈髓损伤($C_{1\sim4}$)：上颈髓为延髓的延续。损伤后因波及呼吸中枢或膈肌麻痹而致呼吸麻痹、呼吸困难,可迅速致命;存活者损伤平面以下四肢呈痉挛性瘫痪;伴有延髓受损者表现血管运动和其他内脏功能严重紊乱。

(2)中颈髓损伤($C_{5\sim7}$):为颈膨大部。表现为四肢瘫痪,上肢弛缓性瘫痪,肩胛抬高上臂外展,前臂内收,下肢呈痉挛性瘫痪。

(3)下颈髓损伤($C_8\sim T_1$):为颈髓和胸髓的连续部分,属颈膨大的下端,主要表现为下肢瘫痪及手的小肌肉变化。

2.胸腰髓损伤($T_2\sim L_2$)

大部分由胸椎骨折、脱位造成,损伤平面以下的运动、感觉、膀胱和直肠功能障碍,早期下肢呈弛缓性瘫痪,反射消失或减弱、后期呈痉挛性瘫痪。

3.腰骶段(圆锥)及马尾损伤

本节段损伤包括腰3节以下腰椎骨折、骶骨骨折、脱位致圆锥和马尾损伤。马尾神经损伤大多为不完全性瘫痪。此节段损伤常出现圆锥综合征和马尾综合征。

四、Frankel 功能评估分级

其最初由Frankel提出,经美国损伤学会(ASIA)修订,目前是对SCI的伤情和预后的经典评定标准。具体分级如下:

(1)完全性:无任何运动和感觉功能,无肛门反射。

(2)不完全性:仅保留损伤水平以下的感觉功能,但无运动功能,可有肛门反射。

(3)不完全性:损伤水平以下保留部分运动功能,但其关键肌的肌力小于3级。

(4)不完全性:损伤水平以下保留部分运动功能,但其关键肌的肌力不小于3级。

(5)运动和感觉功能:正常,可有病理反射。

五、脊髓损伤的鉴别诊断

(一)完全性脊髓损伤和脊髓休克的鉴别

脊髓休克为脊髓功能上短时间的可逆性损害,临床表现与完全性脊髓损伤相似,但两者处理方法迥然不同,两者应从以下几点进行鉴别。

(1)一般脊髓休克在伤后24小时后逐渐出现,最长持续3~6周。

(2)脊髓休克时,肛门反射可保留。脊髓休克结束后,反射活动最早恢复的是足趾反射或球海绵体反射。一般规律为:反射活动恢复是从骶段向头部方向发展。因此,跟腱反射恢复多早于腱反射恢复。脊髓损伤平面以下脊髓反射活动的恢复是脊髓休克结束的标志。

(二)脊髓完全性横贯与不完全横贯损伤的鉴别(表6-4)

表6-4 脊髓完全性横贯与不完全横贯损伤的鉴别

损伤情况	下肢畸形	下肢位置	巴宾斯基征	全部反射	肌张力	感觉改变
完全横贯	屈曲、恢复胚胎原始状态	稍屈曲	常为各趾跖屈	下肢任何部位均可引出	大部增高,少部减少	完全消失
不完全横贯	伸直,如防御反射	伸直	各趾背伸、巴宾斯基征阳性	膝上不能引出	增高	部分消失

(三)上、下运动神经元瘫痪的鉴别(表 6-5)

表 6-5　上、下运动神经元瘫痪的鉴别

瘫痪类型	瘫痪范围	肌张力	肌萎缩	病理反射	皮肤营养障碍	腱反射	锥体束征	肌电图
上运动神经元	以整个肢体瘫痪为主	增高	轻微	有	多无	亢进	阳性	神经传导正常，无失神经电位
下运动神经元	以肌肉或肌群瘫痪为主	降低	明显，早期即出现	无	多有	减退或消失	阴性	神经传导异常，有失神经电位

六、脊髓损伤的外科治疗

尽管实验研究不断取得进展，干细胞治疗的研究是当前的热点课题，但目前临床上仍没有能确实有效的促进脊髓再生的可行方法。

临床上，脊髓损伤的治疗原则是：争分夺秒，尽早治疗；维持脊柱稳定、整复脊柱骨折脱位；综合治疗；防治并发症；功能重建与康复。

(一)脊髓损伤椎管减压的手术治疗

1.前路减压术

适用于脊髓损伤伴有椎间盘突出或碎骨块突入椎管压迫脊髓前方者。前路减压术越早越好，应尽可能在发现压迫的 8 小时内手术，伤后 5～8 天因脊髓水肿手术效果不佳，伤后 2 周若脊髓压迫持续存在，亦可行前路减压，其恢复率约为 20%。

2.侧方减压术

适用于胸椎或胸腰椎损伤从椎管前方压迫脊髓者。因胸椎管相对狭小，手术中操作应更轻柔、耐心，以免加重脊髓损伤。

3.后路减压术

适应证有：①椎板骨折下陷或脱位前移，压迫脊髓后方者。②原有颈椎病且呈多节段、椎管狭窄、脊髓受压症状迅速恶化。③下腰椎骨折脱位或有马尾损伤。④有硬膜外出血，需行血肿清除。⑤不完全性损伤在观察过程中进行性加重。⑥闭合牵引复位后症状无好转，经检查椎管内仍有来自后方的骨折片和软组织压迫。⑦在开放复位时发现椎板、棘突损伤严重，碎骨块进入椎管或有进入椎管的危险时，应同时做椎板切除减压。⑧钝器或火器伤，疑有椎管内致压物者。

椎板切除范围应以损伤节段为中心，减少不必要的结构丧失和暴露，以免加重脊柱不稳定甚至导致畸形，必要时可减压同时行椎管成形术。

(二)脊髓损伤的药物治疗

急性脊髓损伤主张使用大剂量甲泼尼龙治疗。伤后 8 小时内开始使用，首剂 30 mg/kg，继之5.4 mg/(kg ·h)，维持伤后给药 24～48 小时。另外，可应用甘露醇、呋塞米减轻脊髓水肿。

七、脊髓损伤急重并发症的处理

(一)排尿障碍

排尿中枢位于圆锥和骶 2～4 神经根,通常位于第一腰椎水平。排尿中枢以上的脊髓损害由于截断了大脑和排尿中枢的联系,相当于反射性膀胱,表现为可以排尿,但不受意识控制,排尿不完全,可以有残余尿,当下肢某一部位受到一定刺激,可以引起排尿。排尿中枢的损伤引起的排尿障碍为下运动神经元损伤,相当于自律性膀胱,表现为尿道外括约肌松弛,腹肌用力或挤压下腹部可排出尿液,排尿后往往膀胱内仍有较多残余尿,易引起尿路感染。

治疗主要是针对尿液的引流和感染的防治。脊髓损伤早期以留置导尿为好,既可防止膀胱过度膨胀,又便于观察尿量。康复期对于完全不能排尿、排空,残余尿大于 100 mL 尿失禁的患者可采用间歇导尿有利于训练排尿功能和预防泌尿系感染,每 4～6 小时导尿一次,不留置尿管。

(二)呼吸障碍

颈髓损伤后,位于脑干、延髓网状结构的呼吸中枢下行传导束丧失功能,呼吸的自主节律和深度因不能自主而出现呼吸障碍。$C_{3\sim5}$(主要 C_4)组成支配膈肌的膈神经丧失功能,使膈肌的运动受限。自主神经系统紊乱,副交感神经功能活跃可导致气管、支气管内壁分泌物增多,如患者体位不妥,分泌物难以排除,亦可加重呼吸障碍。

治疗以改善呼吸道通畅,排出分泌物和防止肺内误吸为主要目的。在 $C_{3\sim5}$ 水平以上的损伤,如早期无法判断完全或不完全瘫,患者肺活量低于 500 mL 者,应行气管切开术。如经对症处置后血气结果和临床症状仍不能改善者应及时使用机械通气,以防止急性呼吸衰竭和心搏骤停。

(三)脊髓损伤后疼痛综合征

脊髓损伤后疼痛指损伤平面的神经根和脊髓本身的病理改变,导致临床表现剧烈疼痛,其疼痛性质可为钝痛、针刺样痛、抽搐痛、灼性痛和幻觉痛。

对于轻度疼痛可服用止痛药对症治疗。如出现顽固性剧烈疼痛,频繁发作,应行手术治疗。如发现神经根受到破裂的椎间盘或骨折碎片压迫,行椎板切除减压或椎间盘摘除椎体融合术,多能解决问题。亦可行选择性切除引起疼痛的神经后根和神经根的粘连松解。

(四)脊髓损伤其他常见并发症

如褥疮、肠道功能障碍、体温调节障碍、异位骨化、自主神经过反射、深静脉血栓形成和性生活障碍等均应引起足够的重视,并做相应处置。

第六节　颅内血肿

一、概述

颅内血肿属颅脑损伤严重的继发性病变,在闭合性颅脑损伤中约占 10%;在重型颅脑损伤中占40%～50%。颅内血肿继续发展,容易导致脑疝。因此,颅内血肿的早期诊断和及时手术治疗非常重要。

一般而言，急性颅内血肿量幕上超过 20 mL，幕下 10 mL 即可引起颅内压增高症状。由于脑实质不能被压缩，所以调节颅内压作用主要在脑脊液和脑血容量之间进行。颅内压增高时只有 8%的颅腔代偿容积。若颅内高压的发生和发展较为缓和，颅腔容积的代偿力可以充分发挥，这在颅内压监测示容积压力曲线上可以看到。若颅内高压的发生与发展十分急骤，超出容积代偿力，越过容积压力曲线的临界点，则可很快进入失代偿期。此时，颅腔容积的顺应性极差，即使从脑室入出 1 mL 脑脊液，亦可使压力下降0.4 kPa(3 mmHg)以上。若颅内高压达到平均体动脉压水平时，脑灌注压已少于 2.6 kPa(20 mmHg)，则脑血管趋于闭塞，中枢血液供应濒临中断，患者将陷于脑死亡状态。

颅内血肿类型如下。

1.按血肿在颅内结构的解剖层次不同可分为三种类型

(1)硬脑膜外血肿：指血肿形成于颅骨与硬脑膜之间者。

(2)硬脑膜下血肿：指血肿形成于硬脑膜与蛛网膜之间者。

(3)脑内(包括脑室内)血肿：指血肿形成于脑实质内或脑室内者。

2.按血肿的症状出现时间的不同亦分为三型

(1)急性型：伤后 3 天内出现者，大多数发生在 24 小时以内。

(2)亚急性型：伤后 4～21 天出现者。

(3)慢性型：伤后 3 周以后出现者。

3.特殊部位和类型的血肿

如颅后窝血肿、多发性血肿等。因其各有临床特点而与一般血肿有所区别。

(一)临床表现

1.症状与体征

(1)头痛、恶心、呕吐：血液对脑膜的刺激或颅内血肿引起颅内压增高可引起症状。一般情况下，脑膜刺激所引起的头痛、恶心和呕吐较轻。在观察中若症状加重，出现剧烈头痛、恶心和频繁呕吐时，可能有颅内血肿，应结合其他症状或必要时采用辅助检查加以确诊。

(2)意识改变：进行意识障碍为颅内血肿的主要症状之一。颅内血肿出现意识变化过程，与原发性脑损伤的轻重有密切关系，通常有三种情况：原发性脑损伤较轻，可见到典型的"中间清醒期"(昏迷→清醒→再昏迷)，昏迷出现的早晚与损伤血管的大小或出血的急缓有关，短者仅 20～30 分钟，长者可达数日，但一般多在 24 小时内。有的伤后无昏迷，经过一段时间后出现昏迷(清醒→昏迷)，多见于小儿，容易导致漏诊；若原发性脑损伤较重，则常表现为昏迷程度进行性加深(浅昏迷→昏迷)，或一度稍有好转后又很快恶化(昏迷→好转→昏迷)；若原发性脑损伤过于严重，可表现为持续性昏迷。一般认为，原发性昏迷时间的长短取决于原发性脑损伤的轻重，而继发性昏迷出现的迟早主要取决于血肿形成的速度。所谓的中间清醒期或中间好转期，实质上就是血肿逐渐长大，脑受压不断加重的过程，因而，在此期内，伤员常有躁动、嗜睡、头痛和呕吐加重等症状。在排除了由于药物引起的嗜睡或由于尿潴留等原因引起的躁动后，即应警惕有并发颅内血肿的可能。

(3)瞳孔改变：对于颅内血肿者，阳性体征的出现极为重要。一侧瞳孔进行性散大，光反应消失，是小脑幕切迹疝的重要征象之一。在瞳孔散大之前，常有短暂的瞳孔缩小，这是动眼神经受刺激的表现。瞳孔散大多出现在血肿的同侧，但约10%的伤员发生在对侧。若脑疝继续发展，则脑干受压更加严重，中脑动眼神经核受损，可出现两侧瞳孔均散大，表明病情已进入垂危阶段。

一般情况下，出现两侧瞳孔散大，可迅速注入脱水药物，如一侧缩小而另一侧仍然散大，则散大侧多为脑疝或血肿侧；如两侧瞳孔仍然散大，则表示脑疝未能复位，或由于病程已近晚期，脑干已发生缺血性软化。若术前两侧瞳孔均散大，将血肿清除后，通常总是对侧瞳孔先缩小，然后血肿侧缩小；如术后血肿侧瞳孔已缩小，而对侧瞳孔仍然散大，或术后两侧瞳孔均已缩小，但经过一段时间后对侧瞳孔又再次散大，多表示对侧尚有血肿；如术后两侧瞳孔均已缩小，病情一度好转，但经一段时间后手术侧的瞳孔再度散大，应考虑有复发性血肿或术后脑水肿的可能，还应及时处理。瞳孔散大出现的早晚，也与血肿部位有密切关系。颞区血肿，瞳孔散大通常出现较早，额极区血肿则出现较晚。

(4)生命体征变化：颅内血肿者多有生命体征的变化。血肿引起颅内压增高时，可出现Cushing反应，血压出现代偿性增高，脉压增大，脉搏徐缓、充实有力，呼吸减慢、加深。血压升高和脉搏减慢常较早出现。颅后窝血肿时，则呼吸减慢较多见。随着颅内压力的不断增高，延髓代偿功能衰竭，出现潮式呼吸乃至呼吸停止，随后血压亦逐渐下降，并在呼吸停止后，经过一段时间心跳亦停止。如经复苏措施，心跳可恢复，但如血肿未能很快清除，则呼吸恢复困难。一般而言，如果血压、脉搏和呼吸3项中有2项的变化比较肯定，对颅内血肿的诊断有一定的参考价值。但当并发胸腹腔脏器损伤并发休克时，常常出现血压偏低、脉搏增快，此时颅内血肿的生命体征变化容易被掩盖，必须提高警惕。

(5)躁动：常见于颅内血肿伤员，容易被临床医师所忽视，或不做原因分析即给予镇静剂，以致延误早期诊断。躁动通常发生在中间清醒期的后一阶段，即在脑疝发生(继发性昏迷)前出现。

(6)偏瘫：幕上血肿形成小脑幕切迹疝后，疝出的脑组织压迫同侧大脑脚，引起对侧中枢性面瘫和对侧上下肢瘫痪，同时伴有同侧瞳孔散大和意识障碍，也有少数伤员的偏瘫发生在血肿的同侧，这是因为血肿将脑干推移至对侧，使对侧大脑脚与小脑幕游离缘相互挤压，这时偏瘫与瞳孔散大均发生在同一侧，多见于硬脑膜下血肿；血肿直接压迫大脑运动区，由于血肿的位置多偏低或比较局限，故瘫痪的范围也多较局限，如额叶血肿和额颞叶血肿仅出现中枢性面瘫或中枢性面瘫与上肢瘫，范围较广泛的血肿亦可出现偏瘫，但一般瘫痪的程度多较轻，有时随着血肿的发展，先出现中枢性面瘫，而后出现上肢瘫，最后出现下肢瘫。矢状窦旁的血肿可出现对侧下肢单瘫，跨矢状窦的血肿可出现截瘫。左侧半球血肿还可伴有失语；由伴发的脑挫裂伤直接引起，这种偏瘫多在伤后立即出现。

(7)去脑强直：在伤后立即出现此症状，应考虑为原发性脑干损伤。如在伤后观察过程中出现此症状时，则为颅内血肿或脑水肿继发性脑损害所致。

(8)其他症状：婴幼儿颅内血肿可出现前囟突出。此外，由于婴幼儿的血容量少，当颅内出血量达100 mL左右即可产生贫血的临床表现，甚至发生休克。小儿的慢性血肿可出现头颅增大等。

2.影像学检查

(1)颅骨X线平片:在患者身情情况允许时,应行颅骨X线平片检查,借此可确定有无骨折及其类型,尚可根据骨折线的走行判断颅内结构可能出现的损伤情况,利于进一步的检查和治疗。颅盖骨折X线平片检查确诊率为95%~100%,骨折线经过脑膜中动脉沟、静脉窦走行区时,应注意有无硬脑膜外血肿发生的可能。颅底骨折经X线平片确诊率仅为50%左右,因此,必须结合临床表现作出诊断,如有无脑神经损伤及脑脊液漏等。

(2)头颅CT扫描:是目前诊断颅脑损伤最理想的检查方法。可以准确地判断损伤的类型及血肿的大小、数量和位置。脑挫裂伤区可见点、片状高密度出血灶,或为混杂密度;硬脑膜外血肿在脑表面呈现双凸球镜片形高密度影;急性硬脑膜下血肿则呈现新月形高密度影;亚急性或慢性硬脑膜下血肿表现为稍高密度、等密度或稍低密度影。

(3)头颅MRI扫描:一般较少用于急性颅脑损伤的诊断。头颅CT和MRI扫描对颅脑损伤的诊断各有优点。对急性脑外伤的出血,CT显示较MRI为佳,对于亚急性、慢性血肿及脑水肿的显示,MRI常优于CT。急性早期血肿在T_1及T_2加权图像上均呈等信号强度,但亚急性和慢性血肿在T_1加权图像上呈高信号,慢性血肿在T_2加权图像上可见低信号边缘,血肿中心呈高信号。应注意血肿与脑水肿的MRI影像鉴别。

(二)手术技术

1.早期手术

对有颅内血肿可能的伤员,应在观察过程先把头发剃光,并做好手术器械的消毒和人员组织的准备,诊断一经确定,即应很快施行手术。对已有一侧瞳孔散大的脑疝伤员,应在静脉滴注强力脱水药物的同时,做好各项术前准备,伤员一经送到手术室,立即进行手术。对双侧瞳孔散大、病理呼吸、甚至呼吸已经停止的伤员,抢救更应当争分夺秒,立即在气管插管辅助呼吸下进行手术。为了争取时间,术者可带上双层手套(不必刷手),迅速进行血肿部位钻孔,排出部分积血,使脑受压得以暂时缓解,随后再扩大切口或采用骨瓣开颅,彻底清除血肿。

2.钻孔检查

当病情危急,又未做CT扫描,血肿部位不明确者,可先做钻颅探查。在选择钻孔部位时,应注意分析损伤的机制,参考瞳孔散大的侧别、头部着力点、颅骨骨折的部位、损伤的性质以及可能发生的血肿类型等安排钻孔探查的先后顺序。

(1)瞳孔散大的侧别:因多数的幕上血肿发生在瞳孔散大的同侧,故首先应选择瞳孔散大侧进行钻孔。如双侧瞳孔均散大,应探查最先散大的一侧。如不知何侧首先散大,可在迅速静脉滴入强力脱水药物过程中观察,如一侧缩小而另侧仍散大或变化较少,则首先在瞳孔仍然散大侧钻孔。

(2)头部着力部位:可借头皮损伤的部位来推断头部着力点。如着力点在额区,血肿多在着力点处或其附近,很少发生在对冲部位,应先探查额区和颞区。如着力点在颞区,则血肿多发生在着力部位,但也可能发生在对冲的颞区,探查时宜先探查同侧颞区,然后再探查对侧颞区。如着力点在枕区,则以对冲部位的血肿为多见,探查应先在对侧额叶底区和颞极区,然后同侧的额叶底区和颞极区,最后在着力侧的颅后窝和枕区。

(3)有无骨折和骨折部位:骨折线通过血管沟,并与着力部位和瞳孔散大的侧别相一致时,以硬脑膜外血肿的可能性为大,应首先在骨折线经过血管沟处钻孔探查。若骨折线经过上矢状窦,则应在矢状窦的两侧钻孔探查,并先从瞳孔散大侧开始。如无骨折,则以硬脑膜下血肿的可能性为大,应参考上述的头部着力部位确定钻孔探查顺序。

(4)损伤的性质:减速性损伤的血肿,既可发生在着力部位,也可发生在对冲部位,例如枕部着力时,发生对冲部位的硬脑膜下血肿机会较多,故应先探查对冲部位,根据情况再探查着力部位。前额区着力时,应探查着力部位。头一侧着力时,应先探查着力部位,然后再探查对冲部位。加速性损伤,血肿主要发生在着力部位,故应在着力部位探查。

3.应注意多发血肿存在的可能

颅内血肿中约有15%为多发性血肿。在清除一个血肿后,如颅内压仍很高,或血肿量少不足以解释临床症状时,应注意寻找是否还有其他部位的血肿,如对冲血肿、深部的脑内血肿和邻近部位的血肿等。怀疑多发血肿,情况容许时,应立即进行CT检查,诊断证实后再行血肿清除。

4.减压术

清除血肿后脑迅速肿胀,无搏动,且突出于骨窗处,经注入脱水药物无效者,在排除多发性血肿后,应同时进行减压术。术中脑膨出严重,缝合困难者,预后多不良。

5.注意合并伤的处理

闭合性颅脑伤伤员在观察过程中出现血压过低时,除注意头皮伤的大量失血或婴幼儿颅内血肿所引起外,应首先考虑有其他脏器损伤,而未被发现,必须仔细进行全身检查,根据脏器出血和颅内血肿的急缓,决定先后处理顺序。一般应先处理脏器出血,然后行颅内血肿清除手术。如已出现脑疝,可同时进行手术。

6.复发血肿或遗漏血肿的处理

术后病情一度好转,不久症状又加重者,应考虑有复发性血肿或多发性血肿被遗漏的可能。如及时再次进行手术清除血肿,仍能取得良好效果。如无血肿,则行一侧或双侧颞肌下减压术,也可使伤员转危为安。

(三)并发症及其防治

部分颅内血肿患者同时伴有重型颅脑损伤,因全身处于应激状态和长期昏迷,极易造成全身并发症。其中肺部并发症、肾衰竭、严重上消化道出血以及丘脑下部功能失调等严重并发症是临床患者死亡和伤残的主要原因之一,正确处理这些并发症是颅脑救治工作中的重要环节。

1.肺部感染

肺部感染十分常见,它可进一步加重脑损害,形成恶性循环,是导致死亡的重要原因。防治措施如下。

(1)保持呼吸道通畅:①保持口腔清洁,及时彻底清除口腔及呼吸道的分泌物、呕吐物及凝血块等,做好口腔护理,用3%过氧化氢或生理盐水清洗口腔,防止口唇皮肤干燥裂开和及时治疗口腔炎、黏膜溃疡及化脓性腮腺炎等口腔感染。②定时翻身叩背,经常变换患者体位,以利于呼吸道分泌物排出,防止误吸呕吐物,并定时采用拍击震动法协助排痰。定时改变体位除能预防褥疮形成外,尚能减轻肺淤血,提高氧气运送能力,克服重力影响造成的气体分布不均,改善通气与灌注的比例,并能促进分泌物的排出。拍击震动可使小支气管分泌物松动而易于排至中气管和大气管中，利于排出体外。③消除舌后坠，舌后坠影响呼吸通畅者，应取侧卧位并抬起下颌或采用侧俯卧位，仰卧时放置咽导管等，以改善呼吸道通气情况。④解除支气管痉挛，由于炎症的刺激，常引起支气管痉挛和纤毛运动减弱或消失，导致通气不畅和痰液积聚，故解除支气管痉挛对防治肺部感染甚为重要，严重支气管痉挛时可用氨茶碱或异丙肾上腺素肌内或静脉注射。一般可用雾化吸入。⑤及时清理呼吸道，彻底吸痰对预防颅脑损伤患者肺部感染是极其重要的，可经口腔、鼻腔或气管切开处吸痰。吸痰动作要轻柔，吸痰管自气管深部左右前后旋转，向外缓慢退出，防止因吸力过大或动作过猛造成口腔、气管黏膜损伤，引起出血。⑥纤维支气管镜吸痰和灌洗，主要用于严重误吸、鼻导管不易插入气管、插入气管内吸痰已无效、已证实大片肺不张时，应尽早行纤维支气管镜吸痰。吸痰过程中要注意无菌操作。吸痰前要先从X线胸片了解痰液积聚和肺不张的部位，进行选择性吸引；双侧肺病变时应先吸重的一侧，后吸轻的一侧，防止发绀发生。吸引时间不宜过长，一般不超过1分钟。吸痰过程中要进行心电、血压、呼吸和氧饱和度的监测，观察口唇、指甲颜色，遇到心率增快，血压过低或过高，氧饱和度下降明显或发绀严重时应暂停操作，予以大流量面罩吸氧，待情况稳定后重新进行。严重肺部感染患者，即使在纤维支气管镜直视下进行吸痰，有时也难将呼吸道清理干净，此时可采用灌洗方法，将气管插管放入左支气管或右支气管内，注入灌洗液，当患者出现呛咳时，立即向外抽吸。可反复灌洗，左右支气管交替进行，灌洗液中可加入相应的抗生素，目前认为灌洗是治疗严重肺部感染的有效措施。⑦气管切开，颅脑损伤患者咳嗽反应差，如出现误吸、呼吸道梗阻、气管内分泌物增多而排出不畅，或合并颅面伤、颅底骨折及昏迷或预计昏迷时间长的患者，均应尽早行气管切开。气管切开及时能有效解除呼吸道梗阻，易于清除下呼吸道分泌物阻塞，减少通气无效腔，改善肺部通气功能，保证脑组织供氧，对减轻脑水肿和防治肺部感染具有积极重要作用。

(2)加强营养支持，提高机体免疫力：颅脑损伤患者基础代谢率升高，能量消耗增加，蛋白分解利用大于合成，呈低蛋白血症、负氮平衡状态，营养不良可以导致机体免疫力降低。因此，对颅脑损伤患者应采用高热量、高蛋白营养支持治疗，可采用胃肠道内营养和胃肠道外营养两种方式予以补充，必要时应给予输新鲜血及血液制品等支持，同时注意维持水电解质和酸碱平衡。

(3)抗生素的应用：正确及时地选用抗生素，是肺部感染治疗成功的关键。由于颅脑损伤合并肺部感染的致病菌株不断增多，菌群复杂，毒力和侵袭力强的致病菌表现为单纯感染，而毒力和侵袭力弱的致病菌则以混合感染的形式存在。因此，临床用药宜根据细菌敏感试验。在早期尚无药敏试验之前，可根据经验用药。采用足量针对性强的抗生素，严重的混合感染应采用联合用药。临床资料显示，颅脑损伤合并肺部感染的主要病原菌为革兰阴性杆菌，其病死率高达70%。颅脑损伤合并肺部感染诊断一旦明确，经验性给药应选用广谱抗菌力强的抗生素，如第2代或第3代头孢菌素类药物或氟喹诺酮类。在经验性给药后24～48小时内必须密切观察患者病情，注意症状、体征、体温的变化，痰的性状和数量增减等，以评估患者病情是否好转，同时行必要的痰涂片，细菌培养及药敏试验或其他有助于病因学确诊的检查，为进一步更有效治疗提供依据。治疗中，患者体温持续不退，肺部感染症状体征及X线胸片检查无改善，应考虑是否存在混合感染、二重感染及抗药性病原菌。应根据反复呼吸道分泌物的培养结果,调整抗生素种类和剂量,或采用联合用药,以便达到最佳的治疗效果。抗生素的使用时间应该根据肺部感染的性质和轻重而定,不能停药太早,但也不宜长期用药。一般情况下,体温维持在正常范围 5 天左右,外周血白细胞计数已在正常范围,临床肺部感染症状体征消失者,即可考虑停药。对于严重感染、机体免疫功能低下者,疗程应适当延长。

2.上消化道出血

上消化道出血是颅脑损伤的常见并发症,文献报道其发生率为 16%~47%,多见于下丘脑损伤、脑干损伤、广泛脑挫裂伤及颅内血肿等重症患者,对患者的生命有很大威胁。

(1)预防性措施:①积极治疗原发性病变,如降低增高的颅内压,纠正休克,维持正常血氧浓度,保持水电解质及酸碱平衡等措施,解除机体的持续应激状态。②早期留置胃管,抽吸胃液及观察其性状,有利于早期发现和及时处理。③应用抗酸药物。严重颅脑损伤尤其有下丘脑损伤时,可预防性应用如氢氧化铝凝胶、雷尼替丁或法莫替丁,抑制胃酸分泌,提高胃液 pH 值,减轻胃肠黏膜损害。④维持能量代谢平衡,予以静脉高价营养,纠正低蛋白血症,给予大剂量维生素 A,有助于胃黏膜的再生修复。⑤减少使用大剂量肾上腺皮质激素及阿司匹林等诱发应激性溃疡的药物。

(2)非手术治疗:①密切观察病情,注意血压、脉搏及呕血或黑便的数量。②持续胃肠减压,吸尽胃液及反流的胆汁,避免胃扩张。③停用肾上腺皮质激素。④应用维生素 K、酚磺乙胺(止血敏)、巴曲酶(立止血)、凝血因子Ⅰ(纤维蛋白原)及抗纤维蛋白溶解药等止血药物。⑤建立通畅的静脉通道,对大出血者应立即输血,进行抗休克治疗。⑥抗酸止血治疗,通过中和胃酸、降低胃液 pH 或抑制胃液分泌,达到抗酸止血目的。常用药物包括:氢氧化铝凝胶、西咪替丁(甲氰咪胍)、雷尼替丁、法莫替丁(高舒达)、奥美拉唑(洛赛克)、生长抑素等。⑦局部止血治疗,胃管注入冰盐水去甲肾上腺素液(去甲肾上腺素 6~8 mg 溶于 100 mL 等渗冰盐水中),每 4~6 小时可重复使用 1 次。⑧内镜止血治疗,可经内镜注射高渗盐水、肾上腺素混合液或注射医用 99.9%纯乙醇,使血管收缩,血管壁变性及血管腔内血栓形成而达到止血目的;或经内镜通过激光、高频电凝、热探头及微波等热凝固方式,起到有效的止血作用;也可通过内镜活检管道将持夹钳送入胃腔,直视下对出血部位进行钳夹止血,适用于喷射性小动脉出血。⑨选择性动脉灌注血管紧张素胺(加压素),经股动脉插管,将导管留置于胃左动脉,持续灌注血管紧张素胺(加压素),促使血管收缩,达到止血目的。

(3)手术治疗:部分患者出血量大或反复出血,经非手术治疗无效,应根据情况选择全胃切除、胃部分切除、幽门窦切除加迷走神经切除或幽门成形加迷走神经切除等手术方式。

3.急性肾衰竭(ARF)

颅脑损伤出现急性肾衰竭是一严重的并发症,其病情发展快,对机体危害大,如处理不当,可导致严重后果。

(1)预防性措施:①消除病因,积极抗休克,控制感染,及时发现和治疗弥散性血管内凝血,积极治疗脑损伤、清除颅内血肿,防治脑水肿,避免神经源性肾衰竭的发生。②及时纠正水、电解质失衡,对颅脑损伤患者,要补充适量的含钠盐溶液,避免过分脱水,维持有效循环血量,改善和维护肾小管功能和肾小球滤过率,减少肾衰竭的发生。③减轻肾脏毒性损害作用,避免或减少使用对肾脏有损害的抗生素及其他药物(如氨基糖苷类抗生素);积极碱化尿液,防止血红蛋白在肾小管内形成管型;对已有肾功能损害者,减少或停用甘露醇降颅压,改用甘油果糖或呋塞米(速尿)注射液,可取得同样降颅压效果;积极控制感染消除内毒素的毒性作用。④解除肾血管痉挛,减轻肾缺血,休克患者伴有肾衰竭时,不宜使用易致肾血管收缩的升压药物(如去甲肾上腺素等);如补充血容量后仍少尿,可用利尿合剂或扩血管药物(如多巴胺)以解除肾血管痉挛。

(2)少尿或无尿期的治疗:①严格控制液体入量,准确记录24小时出入水量,包括显性失水、隐性失水及内生水,按"量出为入,宁少勿多"的原则进行补液。②控制高钾血症,高血钾是急性肾衰竭的危险并发症,可引起严重心律失常,威胁患者生命。因此,必须每日1或2次监测血清钾离子浓度及心电图变化,及时处理。措施包括禁用钾盐,避免使用含钾离子的药物(青霉素钾盐)、陈旧库存血及控制含钾离子饮食的摄入;彻底清创,减少创面坏死和感染引起的高血钾;积极预防和控制感染,纠正酸中毒,防治缺氧和血管内溶血;供给足够热量,减少蛋白质分解;高渗葡萄糖液加胰岛素静脉滴注,使钾离子转移至细胞内;5%碳酸氢钠对抗钾离子对心脏的毒性作用;应用阳离子交换树脂,每次15 g,口服,每日3次;对抗心律失常:钙剂能拮抗钾离子的抑制心脏作用和兴奋、加强心肌收缩作用,减轻钾离子对心脏的毒性作用。③纠正酸中毒,可根据患者情况给予11.2%乳酸钠,5%碳酸氢钠或7.2%三羟甲基氨基甲烷溶液,每次100～200 mL静脉滴注。④供给足够热量,减少蛋白分解,采用低蛋白、高热量、高维生素饮食,减少机体蛋白质的分解,减轻氮质血症及高血钾。同时应用促进蛋白质合成的激素苯丙酸诺龙或丙酸睾酮。⑤防治感染,患者应适当隔离,注意口腔、皮肤及会阴部的护理。在应用抗生素控制感染时,应考虑药物半衰期在肾功能不全时的延长因素,适当减少用药剂量及用药次数,避免引起肾脏毒性反应或选用对肾脏无毒性损害的抗菌药物。⑥透析治疗,随着透析设备的普及及技术上的提高,对急性肾衰竭患者,近年多主张早期进行透析治疗,对减轻症状、缩短病程、减少并发症和争取良好预后有着重要意义;对防治水中毒、高钾血症及其他电解质紊乱、消除体内代谢毒物或产物、纠正酸中毒、改善全身症状等都有肯定作用。

(3)多尿期的治疗:急性肾衰竭进入多尿期,病情初步好转,患者的尿量明显增加,体内电解质特别是钾离子大量丢失,需积极补充入量,以防止细胞外液的过度丧失造成缺水,补液量以每日出量的1/3～1/2为宜,每日根据电解质测定结果,来决定补充适量的钾盐、钠盐,以维持水电解质的平衡。同时要补充足够的维生素,逐步增加蛋白质的摄入,以保证组织修复的需要,积极治疗感染,预防并发症的发生,纠正贫血,使患者迅速康复。

(4)恢复期的治疗:此期患者仍十分虚弱,还应加强支持治疗,增强抗病能力;定期复查肾功能,避免使用损害肾脏的药物,注意休息,积极治疗原发病,促进肾功能的完全恢复。

二、急性与亚急性硬脑膜外血肿

在颅脑损伤中,硬脑膜外血肿占30%左右,可发生于任何年龄,但以15～30岁的青年比较多见。小儿则很少见,可能因小儿的脑膜中动脉与颅骨尚未紧密靠拢有关。血肿好发于幕上半球的凸面,绝大多数属于急性,亚急性型者少见,慢性型者更为少见。本节主要讨论急性与亚急性硬脑膜外血肿的内容。

(一)出血来源与血肿位置

1.出血来源

(1)脑膜中动脉:为最为常见的动脉破裂出血点。脑膜中动脉经棘孔进入颅腔后,沿脑膜中动脉沟走行,在近翼点处分为前后两支,当有骨折时,动脉主干及分支可被撕破出血,造成硬脑膜外血肿。脑膜中动脉的前支一般大于后支,骨沟也较深,故前支较后支更容易遭受损伤,发生血肿的机会也更多,而且,血肿形成的速度也更快。

(2)静脉窦:骨折若发生在静脉窦附近,可损伤颅内静脉窦引起硬脑膜外血肿,血肿多发生在矢状窦和横窦,通常位于静脉窦的一侧,也可跨越静脉窦而位于其两侧,称为骑跨性血肿。

(3)脑膜中静脉:与脑膜中动脉伴行,较少损伤,出血较缓慢,容易形成亚急性或慢性血肿。

(4)板障静脉或导血管:颅骨板障内有网状的板障静脉和穿通颅骨的导血管。骨折时出血,流入硬脑膜外间隙形成血肿,系静脉性出血,形成血肿较为缓慢。

(5)脑膜前动脉和筛动脉:是硬脑膜外血肿出血来源中少见的一种,发生于前额部和颅前窝颅底骨折时,出血缓慢,易漏诊。

此外,少数病例并无骨折,可能是外力造成颅骨与硬脑膜分离,以致硬脑膜表面的小血管撕裂,此类血肿形成亦较缓慢。

2.血肿位置

硬脑膜外血肿最多见于颞部区、额顶区和颞顶区。近脑膜中动脉主干处的出血,血肿多在颞区,可向额区或顶区扩展;前支出血,血肿多在额顶区;后支出血,则多在颞顶区;由上矢状窦出血形成的血肿则在它的一侧或两侧;横窦出血形成的血肿多在颅后窝或同时发生在颅后窝与枕区。脑膜前动脉或筛动脉所形成的血肿则在额极区或额叶底区。

(二)临床表现

1.症状与体征

(1)颅内压增高:由于血肿形成造成颅内压增高,患者在中间清醒期内,颅内压增高症更为明显,常有剧烈头痛、恶心、呕吐、血压升高、呼吸和脉搏缓慢等表现,并在再次昏迷前患者出现躁动不安。

(2)意识障碍:一般情况下,因为脑原发性损伤比较轻,伤后原发性昏迷的时间较短,多数出现中间清醒或中间好转期,伤后持续性昏迷者仅占少数。中间清醒或中间好转时间的长短,与损伤血管的种类及血管直径的大小有密切关系。大动脉出血急剧,可在短时间内形成血肿,其中间清醒期短,再次昏迷出现较早,多数正数小时内出现。个别严重者或合并严重脑挫裂伤,原发性昏迷未恢复,继发性昏迷又出现,中间清醒期不明显,酷似持续性昏迷。此时,与单纯的严重脑挫裂伤鉴别困难。但可详细了解伤后昏迷过程,如发现昏迷程度有进行性加重的趋势,应警惕有颅内血肿的可能。

(3)神经损害症状与体征:硬脑膜外血肿多发生在运动区及其附近,可出现中枢性面瘫、偏瘫及运动性失语等;位于矢状窦的血肿可出现下肢单瘫;颅后窝硬脑膜外血肿出现眼球震颤和共济失调等。

(4)脑疝症状:当血肿发展很大,引起小脑幕切迹疝时,则出现 Weber 综合征,即血肿侧瞳孔散大,对光反射消失,对侧肢体瘫痪,肌张力增高,腱反射亢进和病理反射阳性。此时伤情多发展急剧，短时间内即可转入脑疝晚期，有双瞳散大、病理性呼吸或去皮质强直等表现。如抢救不及时，即将引起严重的脑干损害，导致生命中枢衰竭而死亡。

2.影像学检查

(1)颅骨X线平片：颅骨骨折发生率高，硬脑膜外血肿患者约有95%显示颅骨骨折，绝大多数发生在着力部位。以线形骨折最多，凹陷骨折少见。骨折线往往横过脑及脑膜血管沟或静脉窦。

(2)CT或MRI检查：对重症患者应作为首选检查项目，不仅能迅速明确诊断，缩短术前准备时间，而且可显示血肿发生的位置，为手术提供准确部位。一般而言，CT的阳性发现在急性期优于MRI。

(3)脑血管造影：在无CT设备时，如病情允许可行脑血管造影检查，在血肿部位显示典型的双凸形无血管区，并有中线移位等影像，在病情危急时，应根据受伤部位、局灶神经症状、体征及X线颅骨平片征象果断进行血肿探查和清除术。

(三)手术技术

1.适应证

(1)伤后有明显的中间清醒期，骨折线经过血管沟或静脉窦，伴有明显脑受压症状和(或)出现一侧肢体功能障碍及早期钩回疝综合征者。

(2)头颅CT检查，颅内有较大的血肿，中线明显移位者。

(3)经钻孔探查证实为硬脑膜外血肿者。

2.禁忌证

(1)双侧瞳孔散大，自主呼吸停止1小时以上，经积极的脱水、降颅压治疗无好转，处于濒死状态者。

(2)患者一般状态良好，CT检查见血肿量较小，且无明显脑受压症状者，在严密观察病情变化情况下，可先行非手术治疗。

3.术前准备

(1)麻醉：一般麻醉方法多采用气管插管全身麻醉，部分患者也可在局部麻醉下进行。可根据血肿部位。应采用相应的体位。

(2)术前认真采集病史，进行全身体格检查和神经系统检查，阅读辅助检查资料，明确诊断，讨论手术方案。

(3)向患者家属交代病情、手术必要性、危险性及可能发生的情况。

(4)剃光全部头发，头皮清洗、消毒后用无菌巾包扎。

(5)备血及术前、麻醉前用药。

4.手术入路与操作

(1)皮瓣的大小依血肿大小而定，切口一般为马蹄形，基底部较宽。以保证有充足的血液供应。

(2)按常规行皮瓣、肌骨瓣或游离骨瓣开颅，部分患者可行骨窗开颅，开瓣大小要充分，以能全部或大部暴露血肿范围为宜。

(3)翻开骨瓣后可见到血肿，血肿多为暗红色血细胞凝集块，附着在硬脑膜外，可用剥离子或脑压板轻轻将血肿自硬脑膜上游剥离下来，可用吸引器将其吸除。血肿清除后如遇到活动小血，应仔细寻找出血来源，探明损伤血管后，应将其电凝或用丝线贯穿结扎，以期彻底止血。位于骨管内段的脑膜中动脉破裂时，可采用骨蜡填塞骨管止血处理。如上矢状窦或横窦损伤，可覆盖吸收性明胶海绵压迫止血，出血停止后，可于静脉窦损伤处，用丝线缝合对吸收性明胶海绵加以固定。对硬脑膜表面的小血管渗血，要一一予以电凝，务求彻底止血。

(4)血肿清除、彻底止血后，应沿骨瓣周围每隔 2～3 cm，用丝线将硬脑膜与骨膜悬吊缝合。如仍存有渗血处，须在硬脑膜与颅骨内板之间放置吸收性明胶海绵止血。对骨瓣较大者，应根据骨瓣大小，于骨瓣上钻数小孔。做硬脑膜的悬吊，尽量消灭无效腔。

(5)硬脑膜外放置引流，回复骨瓣，缝合切口各层。

5.术中注意事项

(1)在清除血肿过程中，如残留薄层血块与硬脑膜紧密粘连，且无活动出血时，不必勉强剥离，以免诱发新的出血。

(2)血肿清除后，如果发现硬脑膜张力很高，脑波动较弱，硬脑膜下方呈蓝色，说明硬脑膜下可能留有血肿，应切开硬脑膜进行探查，如发现有血肿，则按硬脑膜下血肿继续处理。如未见硬脑膜下有血肿并排除邻近部位的脑内血肿时，提示可能在远隔部位存在血肿，应行 CT 复查或钻孔探查，以免遗漏血肿。

(3)如果血肿清除后，受压的脑部不见膨起回复，已无波动，多因脑疝未能复位所致。可将床头放低，行腰椎穿刺，向内注入生理盐水 20～30 mL，常能使脑疝复位，脑即逐渐膨起。若仍处于塌陷状态不见膨起，可经颞叶下面轻轻上抬钩回使之复位，或切开小脑幕游离缘，解除钩回的嵌顿。

(4)特殊紧急情况下，为争取抢救时间，可采取骨窗开颅清除血肿，但术后遗留有颅骨缺损，需后期修补。

6.术后处理

术后处理方面与一般开颅术后处理相同，但出现下列三种情况应予特殊处理。

(1)脑疝时间较长，年老体弱，或并发脑损伤较重，脑疝虽已回复，但估计意识障碍不能在短时间内恢复者，宜早期行气管切开术，保持呼吸道通畅。

(2)对继发严重脑干损伤，术后生命体征不平稳。可采用人工呼吸机辅助呼吸，必要时进行冬眠低温疗法。

(3)对重症患者，如条件许可，应收入重症监护病房，进行监护。

(四)并发症及其防治

除一般颅脑损伤与开颅术后常易发生的并发症外，应注意：①术后应严密观察病情变化，发现复发血肿及迟发性血肿，应及时处理；②应妥善控制继发性脑肿胀和脑水肿；③重症患者可并发上消化道出血，术后早期应加以预防；④长期昏迷患者易发生肺部感染、水电解质平衡紊乱、下丘脑功能紊乱、营养不良、压疮等，在加强护理措施的同时，以及时予以相应的处理；⑤出院后应于 1～3 个月内进行随访调查，以了解手术效果和可能存在的颅内并发症。

三、慢性硬脑膜外血肿

(一)概述

慢性硬脑膜外血肿较少见,系指伤后2~3周以上出现血肿者。一般而言,伤后13天以上,血肿开始有钙化现象即可作为慢性血肿的诊断依据。

慢性硬脑膜外血肿的转归与硬脑膜下血肿不同,通常在早期血细胞凝集块状,后期在局部硬脑膜上形成一层肉芽组织,这些肉芽组织可在CT上显示。仅有少数慢性血肿形成包膜及中心液化,但为时较久,一般约需5周左右。临床上可发现少数迟发性硬脑膜外血肿,即首次CT扫描时无明显影像异常,但在相隔几小时甚至十多天之后再次CT扫描时,才发现血肿,这是指血肿的期龄或病程的急缓。此外,整个硬脑膜外血肿的5%~22%,男性青年较多,原因可能是患者头部外伤时存在硬脑膜的出血源,但因伤后脑组织水肿、其他与此形成的血肿及某些引起颅内压增高的因素,形成了填塞效应而对出血源有压迫作用。但继后来采用过度换气、强力脱水、控制脑脊液漏、清除颅内血肿及手术减压等措施,或因全身性低血压的影响使颅内高压迅速降低,突然失去了填塞效应,故而造成硬脑膜自颅骨剥离,遂引起迟发性硬脑膜外血肿。

(二)临床表现

1.症状与体征

以青年男性为多见,好发部位与急性或亚急性硬脑膜外血肿相似,多位于额区、顶区、枕区等处,位于颞区较少。临床出现慢性颅内高压症状,也可出现神经系统阳性体征,如意识障碍、偏瘫、瞳孔异常或眼部症状等。

2.影像学检查

(1)慢性硬脑膜外血肿的诊断有赖影像学检查。绝大多数患者有颅骨骨折,骨折线往往穿越硬脑膜血管压迹或静脉窦。

(2)CT扫描表现典型,见位于脑表面的梭形高密度影,周界光滑,边缘可被增强,偶见钙化。

(3)MRI扫描 T_1 和 T_2 加权图像上均呈边界锐利的梭形高信号区。

(三)手术技术

1.适应证

对已有明显病情恶化的患者,应及时施行手术治疗。除少数血肿发生液化,包膜尚未钙化者,可行钻孔冲洗引流之外,其余大多数患者须行骨瓣开颅清除血肿,达到暴露充分与不残留颅骨缺损的目的,同时,利于术中查寻出血点和施行止血操作。

2.禁忌证

对个别神志清楚、症状轻微、没有明显脑功能损害的患者,亦有人采用非手术治疗,在CT监护下任其自行吸收或机化。

术前准备、手术入路与操作、术中注意事项、术后处理与并发症及其防治与急性、亚急性硬脑膜外血肿处理基本相同。

四、急性与亚急性硬脑膜下血肿

(一)概述

硬脑膜下血肿可分为急性、亚急性和慢性三种。本节主要讨论急性、亚急性硬脑膜血肿。急性、亚急性硬脑膜下血肿在闭合性颅脑损伤中占5%～6%,在颅内血肿中占50%～60%,为颅内血肿中最常见者,也是颅脑伤患者死亡的主要原因之一。

急性和亚急性硬脑膜下血肿与脑挫裂伤的关系密切,多发生在减速性损伤。大多数血肿的出血来源为脑皮质的静脉和动脉。血肿常发生在着力部位的脑凸面、对冲部位或着力部位的额、颞叶底区和极区,多与脑挫裂伤同时存在,其实为脑挫裂伤的一种并发症,称为复合性硬脑膜下血肿。复合性硬脑膜下血肿受继发性脑水肿所引起的颅内压升高的限制,出血量多不大,多局限在挫裂伤部位,与挫伤的脑组织混杂在一起。当然,如脑挫裂伤和脑水肿不重,也可形成较大的血肿。另一种比较少见的称为单纯性硬脑膜下血肿。由于桥静脉在经硬脑膜下隙的一段被撕裂或静脉窦本身被撕裂。血肿常分布于大脑凸面的较大范围,以位于额顶区者多见。如回流到矢状窦的桥静脉或矢状窦被撕裂,血肿除位于大脑凸面外,也可分布于两大脑半球间的纵裂内;如果回流到横窦或岩上窦的脑底区静脉撕裂,则血肿也可位于脑底区。单纯性硬脑膜下血肿伴有的原发性脑损伤多较轻,出血量一般较复合型者为多,如及时将血肿清除,多可获得良好的效果。

(二)临床表现

1.症状与体征

临床表现系在脑挫裂伤症状的基础上又加上脑受压的表现。

(1)意识障碍:复合性硬脑膜下血肿临床表现与脑挫裂伤相似,有持续性昏迷,或意识障碍的程度逐渐加重,有中间清醒期或中间好转期者较少,如果出现,时间也比较短暂。单纯性或亚急性硬脑膜下血肿由于出血速度较慢,多有中间清醒期。因此,在临床上,对伴有较重脑挫裂伤的伤员,在观察过程中如发现意识障碍加重时,应考虑有血肿存在的可能。

(2)瞳孔改变:由于病情进展迅速,复合性血肿多很快出现一侧瞳孔散大,而且由于血肿增大,对侧瞳孔亦散大;单纯性或亚急性血肿的瞳孔变化多较慢。

(3)偏瘫:主要有三种原因。①伤后立即出现的偏瘫系脑挫裂伤所致;②由于小脑幕切迹疝所致的偏瘫,在伤后一定时间才出现,常同时出现一侧瞳孔散大和意识进行性障碍;③颅内血肿压迫运动区,也在伤后逐渐出现,一般无其他脑疝症状,瘫痪多较轻。复合性血肿时,上述三种原因均可存在,而单纯性血肿则主要为后两种原因。

(4)颅内压增高和脑膜刺激症状:出现头痛、恶心、呕吐、躁动和生命体征的变化,颈强直和克匿格征阳性等脑膜刺激症状也比较常见。

(5)其他:婴幼儿血肿时,可出现前囟隆起,并可见贫血,甚至发生休克。

2.影像学检查

(1)主要依靠CT扫描,既可了解脑挫裂伤情况,又可明确有无硬脑膜下血肿。

(2)颅骨X线平片检查发现有半数患者可出现骨折,但定位意义没有硬脑膜外血肿重要,只能用作分析损伤机制的参考。

(3)磁共振成像(MRI)不仅能直接显示损伤程度与范围,同时对处于CT等密度期的血肿有独到的效果,因红细胞溶解后高铁血红蛋白释出,T_1、T_2加权像均显示高信号,故有其特殊优势。

(4)脑超声波检查或脑血管造影检查,对硬脑膜下血肿亦有定侧或定位的价值。

(三)手术技术

1.适应证

(1)伤后意识无明显的中间清醒期,表现有明显脑受压症状和(或)出现一侧肢体功能障碍者。

(2)伤后意识进行性加重,出现一侧瞳孔散大等早期脑疝症状者。

(3)头颅CT检查示颅内有较大血肿和(或)伴有脑挫裂伤,中线明显移位者。

(4)经钻孔探查证实为硬脑膜下血肿者。

2.禁忌证

(1)意识处于深昏迷,双侧瞳孔散大,去皮质强直,自主呼吸停止1小时以上,经积极的脱水、降颅压治疗无好转,处于濒死状态者。

(2)患者一般状态良好,CT检查见血肿量较小和(或)伴有局灶性脑挫裂伤,且无明显脑受压症状,中线移位不明显者,在严密观察病情变化情况下,可先行非手术治疗。

3.术前准备

(1)麻醉:一般麻醉方法多采用气管插管全身麻醉,部分患者也可在局部麻醉下进行。可根据血肿部位,应采用相应的体位。

(2)术前认真采集病史,进行全身体格检查和神经系统检查,阅读辅助检查资料,明确诊断,讨论手术方案。

(3)向患者家属交代病情、手术必要性、危险性及可能发生的情况,以求理解。

(4)剃去全部头发,头皮清洗、消毒后用无菌巾包扎。

(5)备血及术前、麻醉前用药。

4.手术入路与操作

根据血肿是液体状(多为单纯性硬脑膜下血肿和亚急性硬脑膜下血肿)或固体凝血块(多为复合性硬脑膜下血肿),分别采用钻孔引流或骨瓣开颅两种不同的血肿清除方法。急性硬脑膜下血肿往往与脑挫裂伤和脑内血肿并存,且多位于对冲部位的额叶底区和颞极区,易发生于两侧,故多需采用开颅手术清除血肿。

(1)骨瓣开颅切口:按血肿部位不同,分别采取相应骨瓣开颅。因额叶底和额极的对冲伤最为多见,常采用额颞区骨瓣或双侧前额区冠状瓣开颅,具有手术野显露广泛和便于大范围减压的优点,但其缺点为不能充分显露额极区与颞极区以及脑的底面,难以彻底清除上述部位坏死的脑组织,及对出血源止血。对损伤严重者可采用扩大的翼点入路切口,即在发际内起自中线旁3 cm,向后延伸,在顶结节前转向额部,再向前下止于颧弓中点。皮瓣翻向前下,额颞骨瓣翻向颞侧,骨窗的下界平颧弓,后达乳突,前达颞窝及额骨隆突后部。这种切口可以充分显露额叶前中区与其底面、外侧裂、颞极和颞叶底区。有利于清除硬脑膜下血肿及止血,易于清除额极区和颞极底区的挫裂伤灶。如血肿为双侧,对侧亦可采用相同切口。

(2)钻孔减压:对于脑受压明显,估计颅内压显著升高者,可先在设计的颞区切口线上做小的切开，颅骨钻孔后，切开硬脑膜，清除部分血肿，迅速减轻脑受压。如系两侧血肿，也用同法将对侧血肿放出后再继续扩大开颅完成手术全过程。这样可以避免加重脑移位，防止脑膨出和脑皮质裂伤，以及损伤脑的重要结构。

(3)清除血肿：翻开硬脑膜瓣后，先用生理盐水冲洗术野及冲洗出骨瓣下较远部位脑表面的血液，吸除术野内的血块和已挫裂失活的脑组织。对脑皮质出血用积极电凝耐心细致地加以止血。然后分别从颅前窝底和颅中窝底将额叶和颞叶轻轻抬起，探查脑底面挫裂伤灶。用吸引器清除失活的脑组织，并彻底止血。最后用大量生理盐水冲洗出术野内积血。

(4)减压：应视情况而定。如损伤以出血为主，脑挫裂伤不重，血肿清除后见脑组织已自行塌陷、变软、波动良好者，只需将颞鳞区做适当切除，行颞肌下减压即可；如血肿量不太多，脑挫裂伤较重，血肿清除后仍有明显脑肿胀或出现急性脑膨出，并确已证明无其他部位血肿时，在应用脱水药物的同时将额极区和颞极区做适应切除，并弃去骨瓣，行颅内外减压术，否则，术后严重的脑水肿和脑肿胀常常导致脑疝或脑干功能衰竭，患者难免死亡。

(5)关颅：用生理盐水冲洗伤口内积血，用过氧化氢(双氧水)和电凝彻底止血后，将硬脑膜边缘缝在颞肌上，伤灶处置一引流，分层缝合切口。

5.术中注意事项

(1)在翻开骨瓣切开硬脑膜时，要特别注意观察，如果硬脑膜很紧张，脑压很高，最好用宽的脑压板经硬脑膜的小切口伸入硬脑膜下将脑皮质轻轻下压，然后迅速将硬脑膜切口全部剪开，以免在切开硬脑膜的过程中，严重肿胀的脑组织由较小的切口中膨出，造成脑皮质裂伤。

(2)在清除血肿过程中，要特别注意多血管的活动出血。必须耐心细致地探查，避免遗漏，并逐一加以电凝止血。

(3)对已挫伤失活的脑组织，必须彻底清除，否则术后脑水肿和颅内压增高难以控制。

6.术后处理

与一般颅脑损伤及开颅术后处理相同，但出现下列3种情况应予特殊处理。

(1)年老体弱，脑疝形成时间较长，原发脑损伤较重，虽经积极治疗脑疝已回复，但估计意识障碍不能在短时间内恢复者，宜早期行气管切开术，保持呼吸道通畅。

(2)对继发严重脑干损伤，术后生命体征不平稳，可采用人工呼吸机辅助呼吸，必要时进行冬眠低温疗法。

(3)对重症患者，如条件许可，应收入重症监护病房，进行生命体征及颅内压动态监护。

(四)并发症及其防治

除一般颅脑损伤与开颅术后常易发生的并发症外，应注意下列四种情况。①术后应严密观察病情变化，发现复发性血肿及迟发性血肿，应及时处理；②应妥善控制继发性脑肿胀和脑水肿；③重症患者易并发上消化道出血，术后早期应采取相应措施加以预防；④长期昏迷患者易发生肺部感染、下丘脑功能紊乱、营养不良、褥疮等，在加强护理措施的同时，应及时予以相应的处理。

五、慢性硬脑膜下血肿

(一)概述

慢性硬脑膜下血肿是指头部伤后3周以上出现症状者。血肿位于硬脑膜与蛛网膜之间，具有包膜。好发于小儿及老年人，占颅内血肿的10%。占硬脑膜下血肿的25%。起病隐匿，临床表现多不明显，容易误诊。从受伤到发病的时间，一般在1～3个月。

一般将慢性硬脑膜下血肿分为婴幼儿型及成人型。成人型绝大多数都有轻微头部外伤史，老年人额前或枕后着力时，脑组织在颅腔内的移动较大，易撕破脑桥静脉，其次静脉窦、蛛网膜粒等也可受损出血。非损伤性慢性硬脑膜下血肿十分少见，可能与动脉瘤、脑血管畸形或其他脑血管疾病有关。慢性硬脑膜下血肿扩大的原因。可能与患者脑萎缩、颅内压降低、静脉张力增高及凝血机制障碍等因素有关。

婴幼儿慢性硬脑膜下血肿以双侧居多，除由产伤和一般外伤引起外，营养不良、维生素C缺乏病、颅内外炎症及有出血性素质的儿童，甚至严重脱水的婴幼儿，也可发生本病。出血来源多为大脑表面汇入上矢状窦的脑桥静脉破裂所致，非外伤性硬脑膜下血肿则可能由全身性疾病或颅内炎症所致的硬脑膜血管通透性改变引起。

(二)临床表现

1.症状与体征

存在很大差异，可将其归纳为三种类型。①发病以颅内压增高症状为主者较常见，表现为头痛、呕吐、复视和视盘水肿等，但缺乏定位症状，易误诊为颅内肿瘤；②发病以智力和精神症状为主者，表现为头昏、耳鸣、记忆力和理解力减退，反应迟钝或精神失常等，易误诊为神经官能症或精神病；③发病以神经局灶症状和体征为主者，如出现局限性癫痫、偏瘫、失语等，易与颅内肿瘤混淆。婴幼儿型慢性硬脑膜下血肿，常表现有前囟突出、头颅增大类似脑积水的征象，常伴有贫血等症状。

2.影像学检查

(1)头颅CT扫描不仅能从血肿的形态上估计其形成时间。而且能从密度上推测血肿的期龄。一般从新月形血肿演变到双凸形血肿，需3～8周左右，血肿的期龄平均在3.7周时呈高密度，6.3周时呈低密度，至8.2周时则为等密度。但对某些无占位效应或双侧慢性硬脑膜下血肿的患者，必要时尚需采用增强后延迟扫描的方法，提高分辨率。

(2)MRI更具优势，对CT呈等密度时的血肿或积液均有良好的图像鉴别。

(三)手术技术

1.适应证

慢性硬脑膜下血肿患者的病史相对较长，血肿体积多逐渐增大，大部分经钻孔冲洗引流的简单手术方法即可治愈，故确诊后有症状者都应行手术治疗。

2.禁忌证

(1)血肿量过少，且无颅压增高和脑压迫症状者可暂不行手术。

(2)血肿已形成厚壁甚至钙化，且患者一般情况不佳，难以耐受血肿切除术者，可视为手术禁忌证。

3.术前准备

(1)麻醉：大部分患者可在局部麻醉下进行。可根据血肿部位，应采用相应的体位。

(2)术前认真采集病史，进行全身体格检查和神经系统检查，阅读辅助检查资料，明确诊断，讨论手术方案。

(3)向患者家属交代病情、手术必要性、危险性及可能发生的情况,以求理解。

(4)剃去全部头发,头皮清洗、消毒后用无菌巾包扎。

(5)备血及术前、麻醉前用药。

4.手术入路与操作

(1)钻孔冲洗引流术:①钻孔冲洗引流法。即在血肿最厚的位置将头皮切一个 3～5 mm 小口,用骨钻经颅骨钻孔,骨缘周围涂抹骨蜡止血,可见硬脑膜发蓝,电凝硬脑膜外小血管,尖刀“十”字划开硬脑膜,可见暗红色陈旧性血液涌出,待大部血液流出后,放入带侧孔的引流管,用生理盐水反复冲洗,直至流出的液体清亮五色透明为止,保留引流管,将切口缝合,引流管接闭式引流装置,行闭式引流。这种方法简单易行,但遇血肿较大时,冲洗有时不易彻底。②双孔冲洗引流法。于血肿的后上方与前下方各钻 1 孔。切开硬脑膜后,用 2 支导管分别置于血肿腔中,用生理盐水反复冲洗,直至流出的液体清亮五色透明为止。然后将前方导管拔出缝合切口,保留后方导管,接闭式引流装置,做闭式引流。

(2)骨瓣开颅血肿切除术:根据血肿的部位,沿血肿边缘做一大型骨瓣开颅,皮瓣呈马蹄形。瓣状切开硬脑膜,向中线翻转;如血肿外侧囊壁与硬脑膜粘连致密不易分离时,可将其一同切开和翻转。从血肿上方内侧开始,逐渐将包膜从脑表面分离后切除。如粘连致密不易分离时可留小片包膜,亦可只将外侧包膜切除。严密止血后,按常规缝合关颅。腔内置引流管引流。

5.术中注意事项

(1)采用钻孔冲洗引流术式时,因骨孔较小,插入的导管不宜过硬,而且手法要轻柔,不可强行插入引流管,避免将导管穿过内侧包膜插入脑内造成脑组织损伤。可将骨孔适当扩大以便插入引流管冲洗引流。

(2)冲洗时避免将空气注入血肿腔,应使冲洗与排液均在密闭条件下进行,以防止空气逸入,形成张力性气颅。如用两管开放冲洗时,应用生理盐水填充残腔将空气排出后再行缝合引流。

(3)采用单孔冲洗引流法冲洗较大血肿时,应将引流管更换不同方向冲洗,尽量避免遗留残血。

(4)采用开颅清除血肿术时,提倡在手术显微镜下施行,可以使止血更为彻底,脑组织损伤轻微。

6.术后处理

(1)除一般常规处理外,可将床脚垫高,早期补充大量液体(每日 3 500～4 000 mL),避免低颅压,利于脑复位。

(2)记录每 24 小时血肿腔的引流量及引流液的颜色,如引流量逐渐减少且颜色变淡,表示脑已膨胀,血肿腔在缩小,3～5 天后即可将引流管拔除。如颜色为鲜红,多示血肿腔内又有出血,应及时处理。

(四)并发症及其防治

1.脑损伤

因放置引流管时操作技术不当而引起,应仔细操作。

2.张力性气颅

发生原因及防止办法已如前述。

3.硬脑膜下血肿

多为血肿包膜止血不彻底所致，或血肿抽吸后颅内压急剧下降引起桥静脉的撕裂，应及时再次手术处理。

4.硬脑膜外血肿

多为钻孔时硬脑膜与颅骨间的血管被剥离撕裂引起出血，出血后又使剥离不断扩大，应及时开颅将血肿清除。

六、脑内血肿

（一）概述

外伤性脑内血肿，系指外伤后发生在脑实质内的血肿。它常与枕部着力的额、颞区对冲性脑挫裂伤并存，也可由着力部位凹陷骨折所致。在闭合性脑损伤中其发生率为0.5%～1%。外伤性脑内血肿多数属于急性，少数为亚急性。一般分为浅部与深部两型，前者又称复合型脑内血肿，后者又称为单纯型脑内血肿，临床上以浅部血肿较多见。浅部血肿多由于挫裂伤的脑皮质血管破裂出血所引起，因此在血肿表面常可有不同程度的脑挫裂伤，时常与急性硬脑膜下血肿同时存在，一般而言，血肿多位于额叶和颞叶前区靠近脑底的部位；深部血肿多位于脑白质内，系脑深部血管破裂出血所致，可向脑室破溃造成脑室内出血，脑表面无明显损伤或仅有轻度挫伤，触诊可有波动感。

（二）临床表现

1.症状与体征

脑内血肿与伴有脑挫裂伤的复合性硬脑膜下血肿的症状极为相似，常出现以下症状与体征。

（1）颅内压增高和脑膜刺激症状：头痛、恶心、呕吐、生命体征的变化等均比较明显。部分亚急性或慢性脑内血肿，病程较为缓慢，主要表现为颅内压增高，眼底检查可见视盘水肿。

（2）意识改变：伤后意识障碍时间较长，观察中意识障碍程度多逐渐加重，有中间清醒期或中间好转期者较少。因脑内血肿常伴有脑挫裂伤或其他类型血肿，伤情变化多较急剧，可很快出现小脑幕切迹疝。

（3）多数血肿位于额叶、颞叶前区且靠近其底面，常缺乏定位体征，位于运动区附近的深部血肿，可出现偏瘫、失语和局限性癫痫等症状。

2.影像学检查

（1）头颅CT扫描：90%以上急性期脑内血肿可显示高密度团块，周围有低密度水肿带；2～4周时血肿变为等密度，易于漏诊；至4周以上时则呈低密度。应注意发生迟发性脑内血肿，必要时应复查头颅CT扫描。

（2）紧急情况下可根据致伤机制分析或采用脑超声波定侧，尽早在颞区或可疑的部位钻孔探查，并行额叶及颞叶穿刺，以免遗漏脑内血肿。

(三)手术技术

1.适应证

(1)CT 诊断明确,颅内压增高或局灶症状明显者。

(2)伤后持续昏迷,出现一侧瞳孔散大或双侧瞳孔散大,经积极的脱水和降颅压治疗一侧瞳孔回缩者。

(3)硬脑膜下或硬脑膜外血肿清除后颅内压仍高,脑向外膨出或脑皮质有限局性挫伤,触诊有波动者。

(4)血肿位于重要功能区深部,经穿刺吸引后,血肿无减少,颅内压增高不见改善者。

2.禁忌证

(1)单纯型脑内血肿,血肿量较小,且无颅内压增高或仅轻度增高者。

(2)经穿刺吸引后,血肿已缩小不再扩大,颅内压增高已改善者。

(3)意识处于深昏迷,双侧瞳孔散大,去皮质强直,自主呼吸停止,经积极的脱水、降颅压治疗无好转,自主呼吸无恢复,处于濒死状态者。

3.术前准备

(1)多采用气管插管全身麻醉,钻孔引流手术可采用局部麻醉,根据血肿部位不同,采用适当体位。

(2)术前认真采集病史,进行全身体格检查和神经系统检查,阅读辅助检查资料,明确诊断,讨论手术方案。

(3)向患者家属交代病情、手术必要性、危险性及可能发生的情况。

(4)剃去全部头发,头皮清洗、消毒后用无菌巾包扎。

(5)备血及术前、麻醉前用药。

4.手术入路与操作

(1)开颅脑内血肿清除术:选择血肿距表面最近且避开重要功能区处骨瓣开颅,翻开骨瓣时,如遇硬脑膜外或硬脑膜下有血肿时应先行清除。剪开硬脑膜后,检查脑表面有无挫伤,在挫伤重的位置常常可发现浅部的脑内血肿。如看不到血肿,可选择挫伤处为穿刺点,先行电凝脑表回小血管,然后用脑室针逐渐向脑内穿刺确定血肿位置。如脑表面无挫伤,则按 CT 确定的血肿方向在非功能区的脑回上选择穿刺点进行穿刺。确定深部脑内血肿的位置后,电凝脑表面小血管,切开 2～3 cm 的脑皮质,然后用脑压板和吸引器按穿刺的方向逐渐向脑深部分离,直达血肿腔内。探及血肿后,直视下用吸引器将血肿吸除,如有活动性出血予以电凝止血。对软化、坏死的脑组织也要一并清除。彻底止血后,血肿腔内置引流管,关闭切口。如脑组织塌陷,脑波动恢复良好,脑压明显降低,可缝合硬脑膜,还纳骨瓣,逐层缝合头皮关颅;如脑组织仍较膨隆,脑张力较高,可不缝合硬脑膜,去骨瓣减压,逐层缝合头皮关颅。

(2)脑内血肿钻孔穿刺术:适用于血肿已液化,不伴有严重脑挫裂伤及脑膜下血肿的患者。对虽未液化或囊性变,但并无颅内高压或脑受压表现的深部血肿,特别是脑基底核或脑干内的血肿,一般不考虑手术,以免增加神经功能损伤。手术方法:根据脑内血肿的定位,选择非功能区又接近血肿的部位切开头皮长 2～3 cm,颅骨钻孔,孔缘涂抹骨蜡止血。电凝硬脑膜仁的血管,硬脑膜“十”字形切开,电凝脑回表面的血管,选择适当的脑针,按确定的部位,缓缓刺入,达到预定的深度时，用空针抽吸观察。证实到达血肿后，如果颅内压高，可自任血肿积液流出，然后用空针轻轻抽吸，负压不可过大。排除部分血肿积液后，即可抽出脑穿刺针，按脑穿刺针的深度，改用软导管插入血肿腔，用生理盐水反复冲洗，直至冲洗液变清亮为止。留置导管经穿刺孔引出颅外，接闭式引流装置，术后持续闭式引流，持续引流期间，在严格无菌操作下，可经引流管注入尿激酶溶解固态血块，加强引流效果。

5.术中注意事项

(1)清除脑深部血肿时，脑皮质切口应选择非功能区和距脑表面最近的部位，不宜过大，以免加重脑损伤。

(2)提倡在手术显微镜下进行手术，以期止血彻底，脑损伤轻微。

(3)在处理接近脑组织的血肿时，应减轻吸引力，以防出现新的出血和加重脑的损伤。对与脑组织粘连较紧的血块不必勉强清除，以防引发新的出血。

(4)钻孔穿刺冲洗时，应避免将空气带入血肿腔。

6.术后处理

(1)对原发脑损伤较重，估计意识障碍不能在短时间内恢复者，应早期行气管切开术，保持呼吸道通畅。

(2)对继发严重脑干损伤，术后生命体征不平稳，可采用人工呼吸机辅助呼吸，在密切观察病情的前提下，可行冬眠低温疗法。

(3)对重症患者，如条件许可，应收入重症监护病房，进行生命体征及颅内压动态监护。

(四)并发症及其防治

(1)术后应严密观察病情变化，发现复发性及迟发性血肿，应及时处理。

(2)应妥善控制继发性脑肿胀和脑水肿。

(3)重症患者易并发上消化道出血，术后应早期采取相应措施加以预防。

(4)长期昏迷患者易发生肺部感染、水电解质平衡紊乱、下丘脑功能紊乱、营养不良、褥疮等，在加强护理措施的同时，应及时予以相应的处理。

七、颅后窝血肿

(一)概述

颅后窝血肿包括小脑幕以下的硬脑膜外、硬脑膜下、脑内及多发性等4种血肿。按其出现症状的时间可分为急性、亚急性和慢性三种。颅后窝血肿较为少见，占颅内血肿的2.6%～6.3%，易引起小脑扁桃体疝及中枢性呼吸、循环衰竭，病情极为险恶，病死率达15.6%～24.3%。颅后窝血肿常由枕区着力的损伤所引起。颅后窝血肿中，以硬脑膜外血肿多见，出血多来自横窦，也可来自窦汇、脑膜血管、枕窦或乙状窦等。临床上以亚急性表现者为多见。硬脑膜下血肿较少见，常伴有小脑、脑干损伤，血肿主要来源于小脑表面的血管或注入横窦的静脉破裂，亦可来源于横窦和窦汇的损伤。小脑内的血肿罕见，因小脑半球挫裂伤引起。血肿范围以单侧者多见，双侧者较少。颅后窝血肿中约有1/3合并其他部位的颅内血肿，以对冲部位的额叶底区和颞极区硬脑膜下血肿为多见。颅后窝硬脑膜外血肿亦可伴发横窦上方的枕区硬脑膜外血肿(即骑跨性血肿)。

(二)临床表现

1.症状与体征

(1)枕部头皮伤:大多数颅后窝血肿在枕区着力部位有头皮损伤,在乳突区或枕下区可见皮下淤血(Battle征)。

(2)颅内压增高和脑膜刺激症状:可出现剧烈头痛,频繁呕吐,躁动不安,亚急性或慢性血肿者可出现视盘水肿。

(3)意识改变:约半数有明显中间清醒期,继发性昏迷多发生在受伤 24 小时以后,若合并严重脑挫裂伤或脑干损伤时则出现持续性昏迷。

(4)小脑、脑干体征:意识清醒的伤员,半数以上可查出小脑体征,如肌张力低下、腱反射减弱、共济失调和眼球震颤等。部分患者可出现交叉性瘫痪或双侧锥体束征,或出现脑干受压的生命体征改变,如果发生呼吸障碍和去皮质强直,提示血肿对脑干压迫严重,必须迅速治疗,以免脑干发生不可逆的损害。

(5)眼部症状:可出现两侧瞳孔大小不等、眼球分离或同向偏斜。如伴有小脑幕切迹上疝,则产生眼球垂直运动障碍和瞳孔对光反射消失。

(6)其他:有时出现展神经和面神经瘫痪以及吞咽困难等。强迫头位或颈部强直,提示有可能发生了枕骨大孔疝。

2.影像学检查

(1)X 线额枕前后位平片:多数可见枕骨骨折。

(2)头颅 CT 扫描:可见颅后窝高密度血肿影像。

(三)手术技术

1.适应证

颅后窝的容积较小,对占位性病变的代偿功能力很差,加之血肿邻近脑干,故一旦诊断确定,除出血量小于 10 mL,患者状态良好者外,都应尽早进行手术将血肿清除。

2.禁忌证

对于血肿量小于 10 mL,患者意识清楚,无颅内压增高表现者,可在严密观察下行非手术疗法。

3.术前准备

(1)采用气管内插管全身麻醉。患者取侧卧位或侧俯卧位。

(2)术前认真采集病史,进行全身体格检查和神经系统检查,阅读辅助检查资料,明确诊断,讨论手术方案。

(3)向患者家属交代病情、手术必要性、危险性及可能发生的情况,以求理解。

(4)剃去全部头发,头皮清洗、消毒后用无菌巾包扎。

(5)备血及术前、麻醉前用药。

4.手术入路与操作

如为单侧硬脑膜外或脑内血肿,可于同侧枕下中线旁行垂直切口。如血肿位于中线或双侧或为硬脑膜下血肿时,则行正中垂直切口,切口应上超过枕外粗隆,或枕下弧形切口。遇骑跨性血肿时,可用向幕上延伸的中线旁切口,或将正中垂直切口在幕上做向病侧延伸的倒钩形切口。切开皮肤及皮下组织后，将枕下肌肉向两侧剥离，边电凝边剥离，用颅后窝牵开器牵开切口，探查有无骨折线存在。如有骨折线，应先在枕鳞区靠近骨折线处钻孔，并用咬骨钳逐渐扩大使之形成骨窗。亦可先在血肿周围做多处钻孔，而后用咬骨钳将各骨孔间咬断，骨瓣大小可按血肿的范围而定。见到硬脑膜外血肿后，清除血肿的方法与幕上硬脑膜外血肿相同。清除血肿后需彻底止血。对硬脑膜上的出血，电凝止血即可。如为横窦损伤，止血方法参照静脉窦损伤的处理。清除硬脑膜外血肿后，如见硬脑膜下呈蓝色且张力仍高时，则应将硬脑膜呈放射状切开进行探查，如发现硬脑膜下血肿或小脑内血肿，则予以清除。硬脑膜是否需要缝合，应根据血肿清除术后小脑的肿胀程度而定。为了防止术后脑肿胀对脑干的压迫，多采用不缝合的枕下减压术。仔细止血后，分层缝合切口。

5.术中注意事项

(1)要注意横窦损伤后形成的硬脑膜外骑跨性血肿，不可仅将幕下血肿清除而将幕上血肿遗漏。

(2)在未准确判断是否为非主侧横窦之前，不可轻易用横窦结扎法止血。

6.术后处理

除一般常规处理外，最好置脑室引流。

(四)并发症及其防治

除一般颅脑损伤与开颅术后常易发生的并发症外，尤应注意对呼吸道的管理。

八、多发性血肿

(一)概述

颅脑损伤后颅内同时形成一个以上不同部位及类型的血肿者称为多发性血肿。该类血肿占颅内血肿总数的14.4％～21.4％。

多发性颅内血肿一般以减速伤较加速伤为多见，在减速伤中，枕区与侧面着力较额区着力者多见。

根据部位和血肿类型的不同将血肿分为：①同一部位不同类型的多发血肿。其中以硬脑膜外和硬脑膜下血肿、硬脑膜下和脑内血肿较多见；硬脑膜外和脑内血肿较少。②不同部位同一类型的多发血肿，较多见。多数为一侧额底(极)区和颞极(底)区或双侧半球凸面硬脑膜下血肿，多发性硬脑膜外血肿则很少见。③不同部位不同类型的多发性血肿，较少见。以着力部位的硬脑膜外血肿和对冲部位的硬脑膜下血肿及脑内血肿为常见。

(二)临床表现

1.症状与体征

症状比单发性颅内血肿更严重。

(1)伤后持续昏迷或意识障碍进行加重者较多见，很少有中间清醒期。

(2)伤情变化快，脑疝出现早，通常一侧瞳孔散大后不久对侧瞳孔也散大。

(3)颅内压增高、生命体征变化和脑膜刺激症状等都较明显。

2.影像学检查

(1)当疑有多发性血肿可能时，应及早施行辅助检查如CT、MRI或脑血管造影。

(2)颅骨X线平片可以提示有无跨越静脉窦或血管压迹的骨折线。

(3)脑超声波探测若发现中线波无移位或稍有偏移而与临床体征不符时，即应考虑存在多发血肿。

(三)手术技术

根据损伤机制，估计多发血肿可能发生的部位和发生机会，合理设计手术入路、方法和先后顺序。酌情做骨窗或骨瓣开颅。依次清除血肿后，脑肿胀仍较重时，应进行一侧或两侧充分减压。

1.适应证

病情危急，头颅 CT 检查，颅内有多发血肿者。

2.禁忌证

双侧瞳孔散大，自主呼吸停止 1 小时以上，经积极的脱水、降颅压治疗无好转，处于濒死状态者。

3.术前准备

(1)采用气管内插管全身麻醉。视不同情况决定体位。

(2)术前认真采集病史，进行全身体格检查和神经系统检查，阅读辅助检查资料，明确诊断，讨论手术方案。

(3)向患者家属交代病情、手术必要性、危险性及可能发生的情况，以求理解。

(4)剃去全部头发，头皮清洗、消毒后用无菌巾包扎。

(5)备血及术前、麻醉前用药。

4.手术入路与操作

根据血肿大小、部位，尤其是对颅内压增高或脑干受压的影响，确定对一个或几个血肿进行手术。

5.术中注意事项

清除一个血肿后，其余血肿可能因为颅内压下降而增大，需提高警惕。术后处理、并发症及其防治与脑内血肿、急性硬脑膜下血肿基本相同。

九、脑室内出血

(一)概述

脑室内出血在重型颅脑损伤患者中，发生率为 1.5%～5.7%，在头颅 CT 检查的颅脑损伤患者中占 7.1%。外伤性脑室内出血大多数伴有脑挫裂伤，出血来源多为脑室附近的脑内血肿，穿破脑室壁进入脑室，或室管膜下静脉撕裂出血。

(二)临床表现

1.症状与体征

(1)大多数患者在伤后有意识障碍，昏迷程度重、持续时间长。

(2)瞳孔呈多样变化，如出现两侧缩小，一侧散大或两侧散大，对光反射迟钝或消失。

(3)神经局灶体征比较少见，部分患者可有轻偏瘫，有的患者呈去皮质强直状态。

(4)出现明显脑膜刺激征，呕吐频繁，颈强直和克匿格征阳性比较常见。

(5)常有中枢性高热。

2.影像学检查

头颅CT扫描:可见高密度影充填脑室系统,一侧或双侧,有时可见脑室铸形。

(三)手术技术

1.适应证

(1)患者意识障碍进行性加重,脑室内积血较多或脑室铸形者。

(2)伴有严重脑挫裂伤,脑深部血肿破入脑室,或因开放性贯通伤继发脑室内积血者。

2.禁忌证

(1)脑内血肿量较小,患者意识情况较好,无颅内压增高或仅轻度增高者。

(2)合并有严重的脑组织损伤,意识深昏迷,以侧瞳孔散大,自主呼吸停止,濒临死亡者。

3.术前准备

(1)根据术式不同,采用局部麻醉或气管内插管全身麻醉及相应的体位。

(2)术前认真采集病史,进行全身体格检查和神经系统检查,阅读辅助检查资料,明确诊断,讨论于术方案。

(3)向患者家属交代病情、手术必要性、危险性及可能发生的情况。

(4)剃上全部头发,头皮清洗、消毒后用无菌巾包扎。

(5)备血及术前、麻醉前用药。

4.手术入路与操作

(1)脑室内血肿引流术:颅骨钻孔脑室引流的方法与传统的脑室穿刺引流相同。首先根据脑室内血肿的部位,按侧脑室穿刺的标准入路,施行穿刺,穿刺成功后,放入脑室引流管,然后再轻转向内送入1～2 cm,并检查确定导管确在脑室内。用生理盐水 3～5 mL 反复冲洗。待冲洗液转清时,留置引流管,经穿刺孔导出颅外,如常缝合钻孔切口。

(2)骨瓣开颅脑室内血肿清除术:骨瓣开颅,切开硬脑膜。于清除脑内血肿之后,可见血肿腔与脑室相通,此时即有血性脑脊液流出。用脑压板深入到脑室破口处。剥开脑室壁,正直视下吸出脑室内血细胞凝集块。可利用吸引器上的侧孔,调节负压强度,将血细胞凝集块吸住,轻轻拖出脑室。然后将引流管插入脑室,反复冲洗并留胃引流管,作为术后持续引流。仔细止血,分层缝合切口。

5.术中注意事项

(1)穿刺脑室置引流管成功后,应注意小心冲洗交换,切不可用力推注和抽吸,以免引起新的出血。

(2)骨瓣开颅进入脑室显露血细胞凝集块后,应仔细操作,如血细胞凝集块与脑室壁粘连紧密,切忌粗暴强行完全剥离,避免损伤脑室壁引发新的出血。

6.术后处理

(1)对原发脑损伤较重,估计意识障碍不能在短时间内恢复者,应早期行气管切开术,保持呼吸道通畅。

(2)对继发严重脑干损伤,术后生命体征不平稳,可采用人工呼吸机辅助呼吸,在密切观察病情的前提下,可行冬眠低温疗法。

(3)对重症患者,如条件许可,应收入重症监护病房,进行生命体征及颅内压动态监护。

(四)并发症及其防治

(1)术后应严密观察病情变化,发现复发性及迟发性血肿,应及时处理。并做影像复查。

(2)应妥善控制继发性脑肿胀和脑水肿。

(3)重症患者易并发上消化道出血,术后应早期采取相应措施加以预防。

(4)长期昏迷患者易发生肺部感染、水电解质平衡紊乱、下丘脑功能紊乱、营养不良、褥疮等,在加强护理措施的同时,应及时予以相应的处理。

第七章　泌尿外科疾病

第一节　睾丸、附睾、输精管损伤

睾丸由于其活动度较大及其坚韧的白膜存在，因而发生损伤的机会较少。睾丸损伤多发生于青少年，直接暴力损伤是常见原因，往往伴有附睾、精索及鞘膜组织损伤。

睾丸损伤可由于劳动意外、交通事故、外伤等引起，而且损伤程度亦轻重不等。轻度挫伤仅有睾丸内毛细血管小出血灶、曲细精管破裂等；重者有睾丸破裂、睾丸严重挫裂伤，甚至发生睾丸脱位。

一、睾丸挫伤

（一）诊断

患者感到局部剧痛，疼痛可放射到下腹、腰部或上腹部，可发生痛性休克。偶尔疼痛并不严重，而以局部肿胀或阴囊胀痛为主，伴有恶心或剧烈呕吐。

查体多有阴囊肿大，阴囊皮肤有瘀斑。睾丸肿胀明显，触之有剧烈疼痛，疼痛向下腹部和腹部放射。因睾丸白膜的限制，触诊时睾丸质硬。

彩色多普勒超声检查：睾丸外伤后，由于受伤血管痉挛，组织水肿，特别是坚韧白膜的压迫等因素，睾丸血供减少是本病的特征表现。

CT 检查如下：①白膜下血肿：睾丸白膜完整，其下方与睾丸实质间见弧形高密度影。②单纯睾丸实质血肿：表现为睾丸内类圆形高密度影，不伴有鞘膜积血和白膜破裂，睾丸仍保持为正常的卵圆形。③睾丸挫伤：睾丸实质因受到打击或挤压而挫伤，CT 上显示睾丸增大，密度增高，睾丸实质内血肿表现为低密度（图 7-1）。

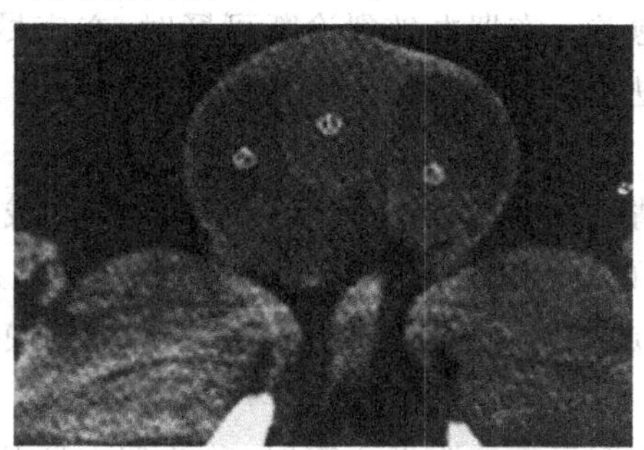

图 7-1　睾丸挫伤

（二）治疗

睾丸损伤如为轻度挫伤可卧床休息、阴囊抬高及局部冷敷。严重损伤伴有休克者，应先抗休克治疗。开放性损伤应行清创缝合术。当有较大的阴囊血肿或鞘膜积血时，应尽早手术探查。

二、睾丸破裂

(一)诊断

受伤后睾丸疼痛剧烈,疼痛向同侧下腹部放射,可伴有恶心、呕吐。阴囊逐渐肿大,皮下出现淤血。查体见阴囊局部肿胀,压痛明显,睾丸界限不清。睾丸破裂应与睾丸扭转、睾丸挫伤和阴囊血肿相鉴别。

1.彩色超声检查

受损睾丸无固定形态,内部回声不均,睾丸白膜线连续性中断,其裂口深入睾丸实质深部,部分睾丸完全断离。残存睾丸实质内部彩色血流分布稀少,走行紊乱,阻力指数明显高于健侧。

2.放射性核素睾丸扫描

睾丸破裂时可见睾丸图像有缺损,诊断准确率达100%。

3.CT检查

睾丸失去正常的卵圆形结构,白膜连续性中断,睾丸组织突出或睾丸断片分离,睾丸实质中散在分布不规则的低密度影。如为睾丸广泛裂伤,形成多发断片,则漂浮于大量阴囊血肿中(图7-2)。

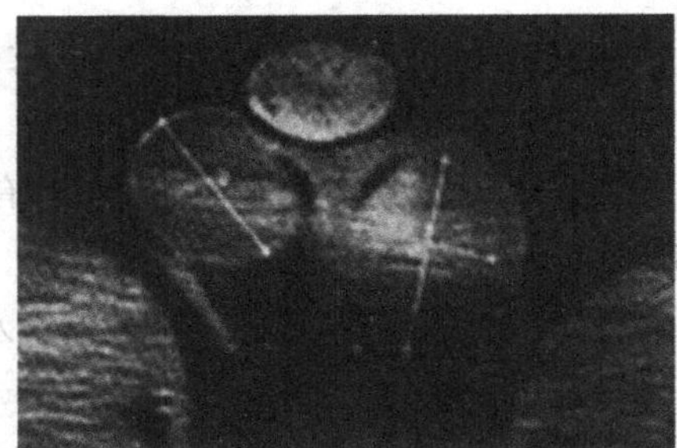

图7-2 睾丸破裂

(二)治疗

睾丸破裂诊断明确后应立即手术治疗。手术应尽早进行,时间拖得愈长,手术后感染机会就愈大,睾丸功能的恢复就愈差。在睾丸破裂诊断可疑时,亦应尽早进行手术探查;即使术中未发现睾丸破裂,也可同时进行血肿清除及时引流,预防感染。术后托起阴囊,应用抗生素治疗。

手术时可取阴囊切口,清除血肿,对破裂的睾丸用可吸收缝线间断缝合睾丸白膜。对突出白膜外的睾丸组织应切除后再缝合。在睾丸肿胀严重时,可在睾丸其他部位切开减张后缝合裂口。缝合张力过大时可引起睾丸缺血而致睾丸萎缩。睾丸鞘膜内放置引流皮片。

三、外伤性睾丸脱位

当睾丸受暴力打击,脱离阴囊而至附近皮下时,称为睾丸脱位。睾丸脱位临床上较少见,脱位类型依暴力方向而定。浅部脱位时,睾丸被推至腹股沟、耻骨前、阴茎、会阴或大腿内侧皮下;深部脱位时,睾丸则被推向腹股沟管、腹部或股管。

(一)诊断

睾丸脱位多数发生在青年人。症状是会阴部外伤后剧痛、呕吐、检查发现阴囊空虚,脱位睾丸触痛,可扪及睾丸。此时应与隐睾鉴别,后者往往有明确病史。偶尔伤处血肿误认为是睾丸脱位,但阴囊内有睾丸存在。

彩色超声检查:患侧阴囊内空虚,于腹股沟管外环口外上方软组织内探及脱位睾丸回声。其轮廓清晰完整,但内部回声不均匀,血流分布稀少。

(二)治疗

睾丸脱位应尽早行睾丸复位,恢复睾丸的血液循环。对浅部脱位者可采取闭合手法复位;对深部脱位者,则手术复位,复位时应注意精索的位置,并作睾丸固定。对受伤当时未做出睾丸脱位诊断的晚期就诊者,外环达阴囊的通道已闭合消失,则需游离精索,使精索达到足够长度,重新建立到达阴囊底部的通道,并作睾丸固定。术后应定期随访,了解患者的睾丸情况。

睾丸脱位的同时可发生睾丸扭转或睾丸破裂,伤后常致睾丸萎缩,甚至有恶变的报道,必须引起重视。

临床上创伤性睾丸脱位常漏诊、误诊,主要有以下原因:①本病少见,临床医师对其认识不足,尤其非泌尿外科医师只注意了其他严重复合伤,往往不会仔细检查阴囊、睾丸情况。②伤后阴囊血肿致睾丸触诊不清。因此,对于有会阴部损伤或骨盆骨折者,尤其伴有会阴部剧烈疼痛、恶心、阴囊淤血肿胀而无尿道损伤时,应考虑创伤性睾丸脱位的可能,仔细检查阴囊。不能明确诊断者,可借助B超检查确诊,必要时CT、放射性核素扫描检查。

四、附睾及输精管损伤

附睾及输精管位于腹股沟管和阴囊内,位置隐蔽且位于皮下环至睾丸后缘。附睾损伤常合并睾丸损伤,而输精管活动度大,极少发生闭合性损伤,临床上常见为医源性输精管损伤。其原因有:①疝囊与精索的解剖关系密切,疝修补时易造成输精管的损伤。②腹股沟区手术操作时术者往往只注重防止精索动、静脉损伤以免出血和术后睾丸萎缩而忽视了对输精管的保护。③小儿患者输精管纤细,不易辨认,易与疝囊一并切除。④是复发性斜疝再次修补术,解剖结构不清,更易损伤输精管。

输精管损伤约占斜疝修补术的1%～5%,隐睾固定术的0.8%。同时损伤双侧输精管者,会引起不育。

(一)诊断

单纯附睾损伤临床少见,主要见于合并睾丸损伤者,所以睾丸损伤患者应注意检查附睾的情况。对睾丸发育正常,儿时施行过腹股沟或盆腔手术,成年后无精子症或少精子症者,应考虑有输精管损伤的可能。

体格检查时发现,伤侧睾丸正常,附睾增大、肥厚,近睾丸端输精管增粗,部分患者可在外环附近扪及输精管残端或结节。

经皮的输精管造影可清楚地显示造影剂中断,远端输精管不显影。彩色多普勒近年来应用于医源原性输精管损伤的诊断,发现伤侧附睾增大,近端输精管增粗,管腔充盈,睾丸输出小管扩张,提示为精道梗阻声像。

(二)治疗

医源性输精管损伤一旦确诊,应行再通术。若输精管丢失段不长,可将睾丸上提精索缩短,行同侧或交叉的输精管或输精管附睾管吻合术。由于输精管损伤多发生在幼年,远端输精管发育滞后并有回缩倾向，因而断端通常在内环处。从外环到内环输精管走向固定、无伸缩性，采用常规吻合法较困难，可通过改变输精管行程予以修复，使输精管不经内环直接从外环引出，截弯取直，节省了长段输精管，从而达到吻合目的。有学者通过尸体测量计算采用该通路可缩短输精管 5～9 cm。

关于医源性输精管损伤再通术的预后，文献报道再通率为 65%～88.9%，妊娠率为 33.3%～39%。对于不能手术复通的患者可采用人工辅助生育技术。

第二节　阴茎损伤

一、病因

(一)直接暴力

阴茎勃起时，受到直接暴力(如打击、骑跨、被踢、挤压等)时，阴茎被挤于体外硬物或耻骨弓之间，易损伤，严重者可发生阴茎折断。

(二)锐器切割

阴茎被各种锐器切割而致。

二、分类

按有无皮肤损伤，可分为闭合性损伤和开放性损伤两种类型。

(一)闭合性损伤

1.阴茎挫伤

各种暴力均可造成阴茎挫伤，引起皮下组织或海绵体损伤，皮下组织淤血，皮肤水肿，严重时出现纺锤形血肿，多不伴有尿道损伤。

2.阴茎折断

其又称阴茎海绵体破裂，是严重的阴茎闭合性损伤。阴茎勃起时，受到直接外力作用，造成阴茎海绵体周围白膜及阴茎海绵体破裂，可伴发尿道损伤。多见于 20～40 岁的青壮年，在手淫、粗暴性交(以女性上位性交时多见)等情况易发生。

阴茎折断一般为单侧阴茎海绵体白膜横行破裂，左右侧发生率相近，一般不超过海绵体周径的 1/2，最常见的损伤部位是阴茎远端 1/3。10%～20%同时伴有尿道破裂，20%～30%可波及两侧甚至尿道海绵体。尿道海绵体破裂往往与阴茎海绵体损伤部位在同一水平。

3.阴茎绞窄伤

常因好奇、性欲异常、精神失常或恶作剧等，将金属环、大号螺丝帽、线圈、橡皮筋等环状物套扎在阴茎上没有及时取下，或阴茎包皮上翻后没有及时复位，引起阴茎缩窄部末梢血液循环障碍，致组织水肿、缺血，严重时发生阴茎远端组织坏死。

4.阴茎脱位伤

阴茎脱位伤是指男性会阴部遭到挤压、阴茎在勃起时扭曲或在疲软时遭钝性暴力打击、过度牵拉或骑跨伤等时，或外力继续不停，可造成阴茎、尿道海绵体在冠状沟外与包皮发生环形撕裂，引起阴茎、耻骨韧带以及周围组织撕裂，阴茎脱离其皮肤，脱位到腹股沟、耻骨下部、大腿根部或阴囊会阴部的皮下，与存留原位的包皮分离，空虚无物。

（二）开放性损伤

开放性阴茎损伤多数发生于刀割伤、刺伤、枪弹伤、卷入机器、牲畜咬伤及其他意外损伤；精神病患者的自伤或他伤亦偶有发生。有时因粗暴的性行为发生包皮及其系带撕裂伤，造成包皮裂口和出血。

1.阴茎离断伤

临床少见，Ehrich 首次报道。较常见的原因是受到性伴侣的报复，或牲畜咬伤，致使阴茎远端往往缺损。按其损伤程度，阴茎离断伤可分成阴茎部分离断伤或阴茎完全离断伤。

2.阴茎皮肤损伤

阴茎皮肤损伤类型有阴茎干全部皮肤撕脱伤、阴茎部分皮肤撕脱伤、阴茎皮肤刺伤、切割裂伤、烧灼伤等。

阴茎头表面皮肤菲薄，无移动性，很少发生撕脱伤。而阴茎体皮肤薄而松弛，有疏松的皮下组织，其移动性很大，较易发生撕脱伤。阴茎皮肤撕脱伤发生于机器损伤时，阴茎皮肤可同衣裤一起被转动的机器拉扯，从 Buck 筋膜外分离撕裂甚至撕脱，常发生于阴茎根部，止于冠状沟，又称之筒状撕脱伤。常伴有阴囊皮肤撕脱，由于阴茎深筋膜的保护，阴茎海绵体及尿道多不易受伤。

利器切割或弹片可造成阴茎皮肤切割伤或阴茎贯穿伤。

包皮系带撕裂的主要原因是阴茎皮肤受力超负荷，如手淫时动作过于剧烈；其次在新婚之夜，在性交时过于急躁而又凶猛，或因处女膜坚韧，或因阴道痉挛，在阴茎强行插入时，由于阻力的关系造成包皮牵拉包皮系带而引起包皮系带撕裂、包皮裂口和出血。包皮系带断裂多见于包皮系带过短或包皮过长者。

三、阴茎损伤的临床表现

阴茎损伤随外力作用方向、作用力大小和损伤类型而各有特点，主要临床表现包括疼痛、肿胀、局部出血、尿血、排尿障碍等，甚至有休克表现。

（一）阴茎挫伤

患者感觉阴茎疼痛且触痛明显，能自行排尿。轻者皮下组织淤血形成青紫色瘀斑、阴茎肿胀，重者海绵体白膜破裂，形成皮下、海绵体或龟头肿胀，皮下出血及大小不等的血肿，使阴茎肿大呈纺锤形，疼痛难忍。若合并尿道损伤，则可见尿道流血或排尿障碍。

（二）阴茎折断

多发生于阴茎根部，可为一侧或双侧海绵体破裂。患者自己可感到局部组织破裂，在受伤的瞬间可听到阴茎部发出的响声，勃起的阴茎随即松软，血液由海绵体喷出至阴茎皮下，形成局部血肿，剧痛于活动时加重。局部肿胀，阴茎血肿，皮肤呈青紫色，若为一侧海绵体破裂，阴茎弯曲变形偏向健侧或扭曲，状如紫茄子。若出血形成较大的血肿压迫尿道时，可发生排尿困难。由于受阴茎筋膜限制，肿胀只限于阴茎部，若阴茎筋膜破裂，则血肿可扩至阴囊、会阴及下腹部。若并发尿道损伤，可有排尿困难，排尿疼痛，尿道口可见有血液流出，或发生肉眼性血尿。

(三)阴茎绞窄伤

可见阴茎上有套扎物,轻症者仅出现套扎物远端阴茎水肿、胀痛;如不解除病因,远端阴茎肿胀加重,继而发生缺血、坏死改变,如远端阴茎表面皮肤色泽变化、厥冷,疼痛加剧,感觉迟钝。当感觉神经坏死后,痛觉减弱。嵌顿处皮肤糜烂,同时伴有排尿障碍。

(四)阴茎脱位伤

一般表现为阴茎疼痛,周围软组织肿胀。局部特异体征有阴茎、尿道海绵体在冠状沟外与包皮发生环形撕裂,阴茎、耻骨韧带以及周围组织撕裂,阴茎脱离其皮肤,于腹股沟、耻骨下部、大腿根部或阴囊会阴部的皮下可发现或触及脱位的阴茎,存留原位的包皮分离,空虚无物,伤后可出现尿失禁。阴茎脱位伤多伴有尿道外伤及尿外渗,有时即使无尿道撕裂或断裂,因尿道挫伤较重,亦可有尿外渗及会阴部血肿。

(五)阴茎离断伤

阴茎离断后,因失血较多,患者面色苍白、四肢冰凉、血压下降,出现休克现象。离断阴茎残端出血明显,且不易止血。离断远端如为外伤或动物咬伤则创面不整齐,挫伤明显。如为刀剪切割伤,则创面整齐,切割伤患者皮肤及皮下组织受伤不会出现大出血,仅局限血肿;若深达海绵体组织可导致严重出血甚至休克。

(六)阴茎皮肤损伤

阴茎皮肤损伤若发生于衣裤连同阴茎皮肤一起被卷入各种类型机器,由转动的机器绞缠而撕脱皮肤时,则表现为撕脱伤呈脱手套式,常同时累及会阴部皮肤。受累皮肤表现有部分撕脱或阴茎干全周皮肤撕脱。部分撕脱的皮片特点多以会阴部皮肤为顶点,阴茎根部或耻骨联合为基边的三角形,深达会阴浅筋膜与白膜之间,一般不累及较深的阴茎海绵体等;完全撕脱则导致阴茎体裸露。

阴茎皮肤切割伤患者表现为局部皮肤、皮下组织或海绵体裂开或断裂,切口呈多种形态,伤口整齐,如仅累及阴茎皮肤及皮下组织时一般不会发生大出血,仅有局限血肿。

包皮系带撕裂伤最常见的部位在靠近龟头前端处,这是由于系带前端固定在龟头,后端连于阴茎皮肤,可移动。包皮系带撕裂伤可导致痛性勃起、性快感下降等严重后果,同时出现包皮裂口。

四、阴茎损伤的诊断

对阴茎损伤的诊断,一般根据外伤史及阴茎局部损伤情况,如皮肤瘀斑、裂口、出血、皮肤撕脱、阴茎肿胀、弯曲变形等表现,作出诊断一般不难。

(一)病史

有明确直接暴力史或锐器切割伤史,可出现阴茎局部疼痛、出血、肿胀畸形、缺损,严重者可出现休克。阴茎受到暴力打击以及骑跨伤时,阴茎被挤压于硬物和耻骨之间,常引起不同程度的阴茎损伤,特别是在阴茎勃起时受暴力打击或粗暴性交,闻及明显响声,为白膜破裂所致,且有剧痛感,阴茎随之软缩,继而出现肿胀,此即发生阴茎折断。阴茎折断常合并排尿困难,尿道海绵体损伤时可于排尿时发现尿瘘。阴茎脱位伤时根据受伤情况及阴茎形状,即可判断。阴茎绞窄伤应根据阴茎上的环状物及皮肤缺血、肿胀、坏死,即可判断。开放性阴茎损伤时,阴茎可见创面。

(二)辅助检查

B超可确定阴茎白膜缺损处及阴茎折断者的破裂位置。阴茎海绵体造影可见海绵体白膜破损处有造影剂外溢。但是,该检查属有创性,且由于造影剂外渗,可引起严重的海绵体纤维化,及一定假阴性率和假阳性率,目前已较少应用。

对于有明确病史和体征,即使B超不能明确诊断,也不可轻易行海绵体造影,而应手术探查。

当患者出现尿道滴血或排尿困难时,应想到尿道损伤的可能,应行逆行尿道造影检查,造影剂外溢可明确诊断。

五、阴茎损伤的治疗

阴茎损伤的治疗,应尽量保存有活力的组织,特别是海绵体,以利再植或再造,考虑性功能的恢复和排尿功能。术后应加强抗感染治疗,给予适量的雌激素,防止术后阴茎勃起。

(一)阴茎挫伤

无尿道损伤的轻度阴茎挫伤仅需适当休息、止痛、阴茎局部抬高如用丁字带兜起阴囊和阴茎、预防感染、辅以理疗。

急性期仍有渗血时,可冷敷,出血停止后,用热敷促进血肿吸收。给予抗生素,以防止感染。

较严重的挫伤,如皮下继续出血,血肿增大,应穿刺或切开引流,放出积血,必要时结扎出血点,并轻轻挤压阴茎海绵体,以防止血肿机化。如就诊较晚,血肿液化或合并感染形成脓肿或气肿时,可切开引流或穿刺放脓。

(二)阴茎折断

阴茎折断治疗原则是恢复阴茎海绵体的连续性,彻底清创,控制出血,防止海绵体内小梁间血栓形成。治疗上目前主张早期手术,以免血肿扩大,继发感染,形成纤维瘢痕,导致疼痛和阴茎成角畸形而影响性生活。治疗方法包括手术和保守治疗。

1.保守治疗

20世纪70年代前多采用非手术治疗,包括镇静止痛、留置导尿管、阴茎加压包扎。局部先冷敷,24小时后改热敷,并给予口服雌激素,静脉输注或口服抗感染药治疗;为防止纤维化,有些医师还给患者链激酶或胰蛋白酶,口服羟基保泰松等。然而,这些治疗方法的效果却难以评价,而且阴茎肿胀消退缓慢,患者住院时间长,并发症高达29%～53%,主要包括血肿扩大、继发感染形成脓肿、阴茎成角畸形、阴茎纤维化、局部遗留有瘢痕硬结及阴茎勃起不坚、阴茎勃起疼痛、性交困难、ED等。因非手术治疗所导致勃起功能障碍等并发症发生率较高,目前多主张手术治疗。对于阴茎弯曲不明显、血肿轻微的患者或只有尿道海绵体损伤的患者,可以采取保守治疗。

2.手术治疗

不仅可以降低损伤后并发症的发生率,而且可以使患者阴茎功能早日恢复,一般术后10天内阴茎肿胀消退,术后性功能恢复良好。手术有传统的修复术式和改良的修复术式。

传统的修复术式采用距冠状沟1 cm处阴茎皮肤环形一周切口,并使其翻转至阴茎根部,清除血肿,术中可充分探查3条海绵体情况,显露损伤部位,有效清除血肿,结扎出血点,以免血肿机化形成纤维瘢痕导致阴茎勃起功能障碍、阴茎成角畸形而影响性生活。白膜破裂处用丝线或可吸收线间断缝合修补。该手术方法具有暴露充分、利于寻找白膜破口、同时修补双侧阴茎海绵体及尿道等优点，故对不能确诊的、合并尿道损伤的患者采用此种方法较好。

改良的阴茎折断修复术式即在阴茎根部结扎橡皮筋阻断血流后，在折断部位行半环形切开阴茎皮肤，挤出积血，清除血肿，找到白膜及海绵体破裂处，应用 3-0 可吸收线间断缝合修补。手术的关键是确定海绵体破裂的具体部位，方法包括：阴茎血肿最明显处；阴茎弯曲变形的凸出处；触诊阴茎有明确、孤立包块或硬结处；术前彩超检查结果。术后往往会形成阴茎向折断缝合处背侧的弯曲。手术处理时间越晚，越难恢复阴茎原状，甚至导致阴茎勃起功能障碍。本术式克服了传统的环形冠状沟切口术式手术创伤大、时间长的缺点，值得推广应用。

(三)阴茎绞窄伤

阴茎绞窄伤治疗原则是尽快去除绞窄物而不附加损伤，改善局部循环。处理的关键是尽快去除绞窄物。

对软性绞窄物如丝线、橡皮筋、塑料环等可剪断去除，如被皮肤包埋，可在局麻下从正常皮肤开始到水肿区作一纵行切口，即可切断之。对绞窄物为钢圈、螺丝帽等硬性环圈可采取台钳夹碎或钢丝剪锯裂等措施，对于阴茎包皮嵌顿环可采用手术松解。绞窄时间长，皮肤极度水肿出血坏死者，可将坏死皮肤切除，创面用带蒂阴囊皮瓣移植或游离中厚皮片移植。对已造成阴茎坏疽者，则考虑择期行阴茎再造术。

金属环阴茎绞窄伤是常见的一种，根据金属材料和形状特征以及嵌顿的严重程度，所选方法有所不同。

1.断环取出法

对薄而较软的金属环，可以采用专门剪刀将环切断两处。但是，金属越硬越不易切断。常有的工具有线锯、牙科砂轮等。操作时，由于金属切割金属要产生高温，故必须同时给予生理盐水降温，避免局部烧伤。

2.减压取环法

消毒阴茎包皮，用一次性针头多处刺入包皮，再用纱布包好阴茎握在手中轻轻按摩，使包皮内积液经小孔渗出，包皮萎缩。然后，用粗针头直刺阴茎海绵体内，抽吸出阴茎海绵体内的积血 50～80 mL，阴茎体积明显缩小。最后，涂上液状石蜡，一手固定金属环，一手在环上方，牵拉阴茎包皮向上移，即可取下完整的金属环。

3.带子缠绷取环法

适用于阴茎水肿不严重者。首先在水肿处切许多小切口，使组织中液体排出；然后取长而窄的布条，紧贴环之远端向龟头方向缠绕 2～3 cm，将布条近端从环和阴茎皮肤间送至环的近侧。此时，在缠好的布带表面涂润滑剂，术者边向远端缠绕，边向远端滑动金属环，并边松开近端之布条，直至环由远端脱下为止。

4.手术法

如已有嵌顿远端阴茎皮肤坏死者，或金属环既不能摘除也不能切断，则应将金属环至冠状沟之间 Buck 筋膜表面的阴茎皮肤和皮下组织切除，这样金属环即可滑出。去除环状物后，必须估计阴茎体的坏死程度。行耻骨上造瘘引流尿液，局部彻底清洁，再涂抹磺胺米隆醋酸酯和磺胺嘧啶,每日两次。这种处理持续到坏死区分界线清楚为止。必要时,可行阴茎部分切除术。

全身使用抗生素抗感染。局部可注射透明质酸酶、肝素等,以防血栓形成。

(四)阴茎脱位伤

阴茎脱位伤应及早清创、止血,去除血肿,将阴茎复位,并固定于正常位置。有尿道损伤者按尿道损伤处理,必要时行耻骨上造瘘。如阴茎复位困难或支持组织撕裂严重时,可进行手术复位,缝合支持韧带。

预后取决于早期发现和及时处理。因为这类患者常在严重挤压伤后发生,由于体检的疏忽,常未能及时发现,得不到及时处理。如能及时发现并明确诊断,将阴茎、尿道海绵体复位到袖筒式的包皮内,并行修复包皮,则预后良好。

(五)阴茎皮肤损伤

治疗方法根据阴茎皮肤损伤的范围、损伤程度和邻近皮肤状况而定。原则上伤后应立即修补,因延期修补会导致瘢痕形成、挛缩和生殖器畸形。处理前需仔细检查损伤范围、深度、阴茎海绵体、尿道海绵体是否完整,阴囊及阴囊内容物是否受累等。

首先应彻底清创,剪除无活力的组织。对阴茎皮肤缺损近侧有活力的组织要尽量保留,但远侧皮肤及包皮则须切除,即使有活力也要剪除至距阴茎头 2～3 cm 处,以防术后淋巴水肿。

1.刺伤及切割伤

因其伤口不大,彻底清创后一期缝合,多可愈合。对于较少阴茎皮肤缺损者,清创后创缘皮肤稍作游离行无张力缝合。因阴茎皮肤血循环丰富,有利于伤口的愈合,故凡有活力的组织应尽可能保留。

2.阴茎皮肤撕脱伤

对于阴茎皮肤部分撕脱伤者,先彻底清洗创面,尽可能清除污染坏死组织,保留有生机的皮肤及组织。若撕脱皮肤与正常组织相连,且色泽无明显变化者,可在清创时尽量保留,并将皮肤与皮下组织缝合。术后包扎要求恰到好处,不宜过紧,数天后撕脱皮肤便可以复活。因此对于阴茎皮肤缺损<2/3、撕脱皮肤血液循环良好者,特别是年轻人,最好采用直接缝合。

如果创面已经发生感染,应将丧失生机的感染组织清除,每日更换两次湿敷料。待感染被控制,创面长出健康肉芽组织之后,于 5～7 日之内行成形手术。

阴茎皮肤缺损时,无论皮片移植还是将近侧皮肤延长覆盖创面,阴茎远端残留之皮肤必须切除直达冠状沟 3～5 mm 处,否则将来会形成象皮肿,影响外形及功能。

皮肤缝于阴茎背侧还是腹侧,尚无统一意见。缝于腹侧者外形近似于正常,唯恐日后瘢痕收缩产生腹曲;缝于背侧时,虽然外观差些,但却无上述之虑。术后阴茎保持背侧位,第 5 天换敷料,检查伤口。若阴囊完好,也可用阴囊皮肤做隧道状阴茎包埋,露出龟头,过 3～4 周后再与阴囊分离成形。也可采取带血管蒂阴囊皮瓣修复阴茎皮肤缺损,使其一期愈合。尿道内需留置导尿管引流尿液,防止尿液浸湿敷料而发生感染。

阴茎皮肤完全撕脱者,多伴有阴囊皮肤损伤或撕脱,则应切除后采用其他部位皮肤植皮。可采取大腿内侧、腹股沟区或下腹部带蒂皮瓣植皮,亦可采取中厚皮片游离植皮。其中,以下腹部皮瓣较好。该处皮瓣具有移动性好、抗感染力强、成活率高,且术后半年即可恢复感觉。

皮肤移植者皮肤对接处不宜对合成直角，以利于愈后的性生活，如皮片移植处位于海绵体缝合处，则应放置引流物，同时合理的使用抗生素控制感染，提高移植皮肤的存活率。

皮肤撕脱伤的患者如伴有尿道损伤，应尽可能吻合尿道并保持阴茎形态，必要时施行耻骨上膀胱穿刺造瘘。

如同时伴有阴囊皮肤缺损者，因组织顺应性强，弹性大，即使缝合时有张力，也应将所剩皮肤缝于一起，包裹其内容。数月之后，阴囊即可恢复正常大小。阴囊皮肤全部丧失时，可暂时把两侧睾丸置于股内侧皮下浅袋内。据观察该处温度低于腹腔和腹股沟部位的温度，不会影响精子生成。尽管如此，对年轻患者仍应尽量行阴囊成形术为宜。

3.阴茎皮肤烧灼伤

原则上先采取保守治疗，在组织活力未能明确判断之前，积极预防或控制感染，待丧失生机组织分界明显后，可切除坏死组织，并立即植皮，必要时可行带蒂皮瓣植皮。

4.阴茎切割伤

切伤浅且未伤及海绵体白膜者按一般软组织切割伤处理；切割深累及海绵体时，对因严重出血而致休克者，应及时采取防治措施，动脉出血者应立即缝合止血，海绵体渗血者，可连同白膜一起缝合压迫止血，并积极纠正休克。

5.包皮系带撕裂伤

如包皮裂口不大、系带撕裂不严重、出血不多者，经局部清洗，包扎即可愈合。如裂口较大、系带撕裂严重、出血不止者应急诊手术缝合止血，术后一部分人伤口愈合良好；一部分人可能愈合不佳，使系带处形成瘢痕或系带过短，可能造成以后阴茎勃起时弯曲或疼痛。

(六)阴茎离断伤

阴茎离断伤的治疗包括阴茎的修复、恢复排尿功能及性功能等。其治疗效果因受伤部位、程度、缺血时间和治疗方法而异，迄今尚无统一的治疗方案，但均强调吻合血管的再植术。

对于出血性休克者，需立即给予输血补足血容量，纠正休克后再行手术处理。

牲畜咬伤所致阴茎损伤，远端往往缺失，而不能行再植术，对于此类患者由于阴茎血运丰富，愈合能力较强，应尽量保留残端尚有生机的组织，尤其是保存海绵体，以备做阴茎再造术。妥善处理尿道，可行耻骨上膀胱穿刺造瘘。对牲畜咬伤者还应注意对破伤风及狂犬病的防治。

1.阴茎再植术

对所有阴茎离断伤，都应考虑行阴茎再植术。进行清创处理后，若阴茎离断时间短，边缘整齐，切下的阴茎未遭到进一步的破坏时，可及时施行阴茎再植手术。

应用显微外科技术吻合阴茎动脉及阴茎浅、深静脉、白膜和尿道，效果确切。阴茎离断后距再植的时间以6小时为“临界点”，但国内已有许多超过6小时再植成功的报道，故目前认为对阴茎离断伤，只要不是外伤严重或远端丢失，都应争取再植，不应随意放弃。如有尿道海绵体、部分皮肤或阴茎海绵体相连，则再植的成功机会明显增加。

手术时对离体部分阴茎应妥善处理，最好能在入院途中将离体部分保存于抗生素冰盐水中。患者入院后，应争取尽早手术，远端用盐水或林格液加抗生素肝素冲洗液灌洗，不健康皮肤尽量清除，尽量用近侧皮肤或皮瓣行皮肤修复。仔细清创，尽量避免盲目结扎血管，行耻骨上造瘘，通过离断远端尿道插入一根Foley导尿管，再通过断离近端进入膀胱，使阴茎结构形成一直线。以尿管为支架，首先用3-0肠线间断吻合尿道海绵体4～6针，勿穿透尿道黏膜，以促进肠线吸收，防止感染及尿漏，吻合后拔除尿管。其次缝合阴茎海绵体，为下一步吻合血管提供必要的稳定性。再应用显微外科技术用10-0尼龙线显微吻合海绵体动脉，再吻合白膜，继而吻合阴茎背动脉、静脉及神经、浅筋膜、皮肤。可不必结扎或吻合阴茎深动脉，手术成功的关键是要保证一支海绵体动脉及阴茎背静脉吻合成功。常规行耻骨上膀胱造瘘，术后阴茎背伸位宽松包扎，有利于静脉和淋巴回流，必须把吻合好的阴茎固定在身体的适当位置，避免受压和痛性勃起，术中及术后需广谱抗生素和抗凝血治疗。口服雌激素防止阴茎勃起。

如伤口血管遭到进一步的破坏，无法进行动静脉吻合，单纯行清创缝合阴茎海绵体和尿道海绵体、Buck筋膜和皮肤。虽然可以借助于远近两端海绵体来沟通血运使3个海绵体可能存活，但龟头和阴茎远端皮肤可能坏死。如阴茎远端皮肤缺损较多，而海绵体能得到再植，可于吻合后将阴茎包埋在阴囊皮下或行中厚皮片植皮。如阴茎缺失，创口应清创，一期缝合创面或用断层皮肤封闭创面。在伤后1～3个月再行带蒂管形皮瓣阴茎再建手术。可使患者站立排尿，如安装软骨或假体，还可性交。行阴茎再植术后可能发生一些并发症，其发生率由高到低依次为皮肤坏死、尿道狭窄、阴茎远端感觉不良、尿瘘、尿道坏死、阳痿。对于手术失败者，只能进行阴茎再造术。

由于阴茎的血液供应特点，未经吻合血管的再植阴茎是可以成活的。不完全离断的病例，即使仅有少数皮肤相连，其术后皮肤坏死发生率偏低；而完全离断的病例，较易发生皮肤坏死。手术吻合血管可以使皮下血液循环很快恢复，因此可以减少皮肤坏死；而不吻合血管者，其远端阴茎皮肤血供主要靠血流透过海绵体及皮下组织来提供，增加了皮肤缺血时间，导致皮肤坏死。另外，行血管吻合的病例其并发症发生率明显低于吻合海绵体和尿道的病例。所以，在阴茎再植术中应采用显微外科技术行血管吻合，减少皮肤坏死等情况。

对于婴幼儿阴茎离断伤，是否行血管神经吻合，尚无统一的治疗方案。由于婴幼儿血管神经纤细，吻合特别困难，一定程度增加了显微技术的难度。有报道未行血管神经吻合的婴幼儿阴茎再植术，术后阴茎勃起，皮肤感觉无异常，无排尿困难，效果较好，但缺乏远期随访报道。

2.清创缝合术

于阴茎损伤严重，损伤时间太长，就诊医院的医疗技术力量确实不能实施阴茎再植术，则应先行清创缝合术，待以后择期行阴茎再造术。

3.阴茎再造术

阴茎再造术可分为传统阴茎再造术和现代阴茎再造术两类。

传统阴茎再造术包括利用腹部皮管阴茎再造、腹中部皮瓣阴茎再造、大腿内侧皮管阴茎再造等。传统阴茎再造术是一种技术复杂，需要分期完成的手术，其中某一次手术的失败都可能前功尽弃，因此这类手术需要由有经验的整形外科医师来完成。目前可应用显微外科进行的阴茎再造，体表许多游离皮瓣的供区都可游离移植进行阴茎再造。可以进行游离移植或岛状移植阴茎再造的皮瓣很多，如前臂游离移植阴茎再造、下腹部岛状皮瓣移植阴茎再造、脐旁岛状皮瓣移植阴茎再造及髂腹股沟皮瓣移植阴茎再造等。

腹部双皮管阴茎再造术属于传统阴茎再造术，一般需历经皮管成形、皮管转移、尿道及阴茎体成形、支撑物植入等几个阶段，历时较长。但对于不适合用皮瓣法移植的病例，仍不失为是一种可供选择的方法。该术式分四期完成。

(1)第一期皮管成形术:第一期皮管成形术于两侧腹壁各设计一皮管。左侧腹壁制备一条较大的斜行皮管,切口长 17～20 cm,宽约 8.5 cm;右侧腹壁制备一条较小的皮管,长 12～15 cm,宽约 4.5 cm。两条皮管的下端靠近耻骨联合部位,以便后期转移。

(2)第二期皮管转移术:第二期皮管转移术在第一期手术后 3～4 周,切断大皮管上端,缝合腹壁创面。在距尿道外口 0.5 cm 处做一与皮管横断面相应大小的创面,将大皮管扭转一定角度并与尿道外口上方所做创面缝合。注意缝合后应使皮管缝合处位于侧方。

(3)第三期阴茎体和尿道成形术:第三期阴茎体和尿道成形术于第二期手术后 5～8 周,经皮管夹压训练,确定有充分的血供建立后进行。切断大小皮管的下端,将两皮管靠拢,在两皮管的对合面上,从尿道口开始各做两条平行切口,直达皮管的游离端,大皮管平行切口宽约 1.5 cm,小皮条宽约 1.1 cm,做成尿道,使缝合后能包绕 16～18 号导尿管。将切口边缘两侧皮下略做分离并剪除多余的皮下组织,将相对的切口内侧缘以 3-0 线做真皮层的缝合,形成新尿道。再将大小皮管的外侧缘各做相对缝合,形成阴茎。

(4)第四期阴茎头成形及支撑物植入术:第四期阴茎头成形及支撑物植入术于第三期手术后 3 个月进行。在修复再造阴茎末端做阴茎头时,可在阴茎背部及两侧,距末端约 4 cm 处做 3/4 环状切口,并削除宽约 0.5 cm 的表层皮肤,游离远端创缘,重叠于切除表皮部的创面上进行缝合。也可在阴茎体远端两侧各切除 1～1.5 cm V 形皮肤,缝合后呈圆锥形酷似龟头。于再造阴茎根部一侧做一切口,在再造阴茎和尿道皮管之间分离一隧道,将阴茎海绵体残端劈开,以自体肋骨和硅胶作为支撑物,插入劈开的海绵体残端纵隔内并缝合固定。

对于阴茎损伤的预防,应尽可能避免暴力和锐器损伤阴茎。若系精神患者应积极治疗好精神病,这是唯一的预防措施。

第三节　前尿道损伤

一、病因

(一)尿道外暴力闭合性损伤

此类损伤最多见,主要原因是会阴部骑跨伤,损伤前尿道的尿道球部。典型的会阴部骑跨伤多发生于高处跌落或摔倒时,会阴部骑跨于硬物上,或会阴部踢伤、会阴部直接钝性打击伤,球部尿道被挤压在硬物与耻骨下缘之间,造成球部尿道损伤,少数伤及球膜部尿道。阴茎折断伤者有 10%～20%合并有尿道损伤,阴茎折断伤发生在勃起状态时,在性生活时突发阴茎海绵体破裂,可能同时有前尿道损伤。

(二)尿道内暴力损伤

多为医源性损伤,由于经尿道手术或操作的增多,近年此类损伤有增加趋势。前后尿道均有可能被损伤,大部分是尿道内的器械操作损伤,保留导尿时导尿管的压迫、感染和化学刺激,导尿管气囊段未插到膀胱而充盈气囊或气囊未抽尽强行拔出气囊导尿管、经尿道前列腺或膀胱肿瘤切除等操作和输尿管镜检查通过尿道时和尿道内尖锐湿疣电灼有时会发生前尿道损伤，有的前尿道损伤当时未发现，过一段时间后直接表现为前尿道狭窄，尿道外口附近的尖锐湿疣电灼易引起尿道外口狭窄。尿道内异物摩擦也会引起尿道黏膜损伤。

(三)尿道外暴力开放性损伤

枪伤和刺伤等穿透性损伤引起，但少见，偶可见于牲畜咬伤、牛角刺伤，往往伤情重，合并伤多，治疗较为困难。儿童包皮环切术后有少数出现尿瘘和尿道外口损伤。阴茎部没有感觉的截瘫患者使用阴茎夹时间过长可能引起阴茎和尿道的缺血坏死性损伤。

(四)非暴力性尿道损伤

此类病症较为少见，常见原因有化学药物烧伤、热灼伤等。体外循环的心脏手术患者有出现尿道缺血，此后可能出现长段尿道狭窄。胰腺或胰肾联合移植胰液从尿液引流者由于胰酶的作用有出现尿道黏膜损伤甚至前尿道断裂的报道。

二、病理

(一)按损伤部位分类

包括球部尿道损伤、阴茎部尿道损伤和尿道外口损伤。球部尿道起于尿生殖膈，止于阴茎悬韧带，位于会阴部比较固定，是前尿道易损伤的部位，常由骑跨伤引起损伤。阴茎部尿道是全尿道最为活动的部分，较不易发生损伤，尿道外口损伤常由于尿道外口附近的手术引起。

(二)按损伤程度分类

1.尿道挫伤

仅为尿道黏膜或尿道深入海绵体部分损伤，局部肿胀和淤血。

2.尿道破裂

尿道部分全层裂伤，尚有部分尿道连续性未完全破坏。

3.尿道断裂

尿道伤处完全断离，连续性丧失，其发病率为全部尿道损伤的40%～70%。

(三)病理分期

分为损伤期、炎症期和狭窄期，详见前一节。

三、临床表现

阴茎或会阴部的损伤都要怀疑有前尿道损伤的可能，如果阴茎或会阴部没有瘀斑或青肿，尿道外口也无滴血，插入导尿管保留导尿作为进一步排除前尿道损伤的方法，常是诊治急症患者的重要措施。

(一)尿道滴血及血尿

为前尿道损伤最常见症状，75%以上的前尿道损伤有尿道外口滴血。前尿道损伤患者在不排尿时即有血液从尿道口滴出或溢出，或出现尿初血尿，特别是伤后第一次排尿见初血尿强烈提示有前尿道损伤的可能。尿道黏膜的挫裂伤可出现较大量的血尿，尿道完全断裂有时反而可仅见到少量血尿。

(二)疼痛

前尿道损伤者，局部有疼痛及压痛，排尿时疼痛加重向阴茎头及会阴部放射。

(三)排尿困难及尿潴留

轻度挫伤可无排尿困难，严重挫伤或尿道破裂者，因局部水肿或外括约肌痉挛而发生排尿困难和尿痛,有时在数次排尿后出现完全尿潴留,尿道断裂伤因尿道已完全失去连续性而完全不能排尿,膀胱充盈,有强烈尿意,下腹部膨隆。

(四)血肿及瘀斑

伤处皮下见瘀斑。会阴部骑跨伤患者血肿可积聚于会阴及阴囊部,会阴阴囊肿胀及青紫。阴茎折断伤引起的前尿道损伤患者出现袖套状阴茎肿胀说明 Buck 筋膜完整,若出现会阴部蝶形肿胀说明 Buck 筋膜已破裂,血肿被 Colles 筋膜所局限。

(五)尿外渗

尿外渗的程度取决于尿道损伤的程度及伤后是否频繁排尿。伤前膀胱充盈者尿道破裂或断裂且伤后频繁排尿者尿外渗出现较早且较广泛。一般伤后尿道外括约肌痉挛,数小时内不发生尿外渗,多在 12 小时后仍未解除尿潴留者才出现尿外渗。尿外渗未及时处理或继发感染,导致局部组织坏死、化脓,出现全身中毒症状甚至全身感染,局部坏死后可能出现尿瘘。

(六)休克

前尿道损伤一般不出现休克,合并有其他内脏损伤或尿道口滴血和血尿重而时间长者也应观察患者血压、脉搏、呼吸和尿量等,密切注意有无休克发生。

四、诊断

前尿道损伤的诊断应根据外伤史、受伤时的体位、暴力性质等病史;尿道外口滴血、血尿、局部疼痛和排尿困难等临床症状;阴茎和会阴尿外渗及血肿等体征,结合尿道造影或其他X线检查等明确诊断。

(一)外伤史和临床表现

会阴部骑跨伤、尿道内操作或检查后出现尿道出血、排尿困难者首先要想到尿道损伤。伤后时间较长者耻骨上能触到膨胀的膀胱。会阴部骑跨伤者绝大部分为尿道球部,一般临床症状较轻,伤员都可持重及步行,很少发生休克,可表现为尿道外口滴血,不能排尿,尿外渗和血肿引起的阴茎或会阴肿胀,Buck 筋膜完整时仅表现为阴茎肿胀,Buck 筋膜破裂后 Colles 筋膜作为尿外渗或血肿的限制组织,形成会阴阴囊血肿,有时见会阴部典型的蝶形肿胀。女性尿道损伤罕见,但骨盆骨折患者出现小阴唇青肿者应注意有尿道损伤的可能。

(二)尿道造影

怀疑前尿道损伤时逆行尿道造影是首选的诊断方法。逆行尿道造影可以清晰和确切地显示尿道损伤部位、程度、长度和各种可能的并发症,是一种最为可靠的诊断方法。摄片时首先摄取骨盆平片后,45°斜位,应用水溶性造影剂,在尿道充盈状态下行连续动态摄片,无法进行实时动态摄片时应进行分次摄片,每次注入 60%碘剂 10～20 mL,在急症抢救室也能进行。临床上诊断有前尿道损伤的患者若逆行尿道造影正常可诊断为前尿道挫伤,有尿外渗同时有造影剂进入膀胱者为前尿道部分裂伤,有尿外渗但造影剂不能进入膀胱者可诊断为前尿道完全断裂。

(三)导尿检查

尿道挫伤或较小的破裂患者有可能置入导尿管,但要有经验的泌尿外科专科医师进行,仔细轻柔地试放导尿管,如果置入尿管较为困难,应该马上终止,在确定已放入膀胱前不能充盈气囊,一旦置入不可轻易拔出,导尿管留置 7～14 天,拔除导尿管后常规做一次膀胱尿道造影。拔管后仍有出现尿道狭窄的可能,要密切随访,轻度的狭窄可以通过定期尿道扩张达到治疗目的。另有许多学者认为诊断性导尿有可能使部分尿道裂伤成为完全裂伤,加重出血并诱发感染,还有可能使导尿管从断裂处穿出,而误认为放入膀胱并充盈气囊导致进一步加重损伤,因此在诊断不明时不要进行导尿检查,若有尿潴留应采用耻骨上膀胱穿刺造瘘。

(四)超声检查

超声可评价会阴及阴囊血肿范围、是否伴有阴囊内容物的损伤、膀胱的位置高低和膀胱是否充盈等情况。特别在进行耻骨上膀胱穿刺造瘘前,了解膀胱充盈度和位置有较大价值。近年报道超声在了解尿道周围和尿道海绵体纤维化方面有潜在优势。

(五)膀胱尿道镜检查

膀胱尿道镜检查是诊断尿道损伤最为直观的方法,单纯的急症诊断性膀胱尿道镜检查尽量不做,应由经验丰富的泌尿外科医师进行,同时做好内镜下尿道会师术的准备,用比膀胱镜细的输尿管镜检查尿道更有优势。女性尿道短不适合尿道造影检查,尿道镜检查是诊断女性尿道损伤的有效方法。

五、治疗

前尿道损伤的治疗目标是提供恰当的尿液引流,恢复尿道的连续性,有可能时争取解剖复位,把形成尿道狭窄、感染和尿瘘的可能性降低到最小。

(一)前尿道灼伤

当腐蚀性或强烈刺激性化学物质进入尿道时,有剧烈疼痛应立即停止注入,嘱患者排尿以排出残留在尿道内的化学物质,并用等渗盐水低压灌注尿道进行冲洗。给予强效止痛剂,避免留置导尿管,排尿困难者行耻骨上膀胱造瘘引流尿液。无继发感染者 2 周后开始定期尿道扩张,防治尿道狭窄,狭窄严重尿道扩张治疗失败者行手术治疗。

(二)前尿道挫伤

轻微挫伤,出血不多排尿通畅者需要密切观察。出血较多者,局部加压与冷敷,排尿困难或尿潴留者保留导尿 7～14 天。

(三)前尿道破裂与断裂

轻度破裂无明显尿外渗和血肿且能插入导尿管者,保留导尿管 1～2 周后拔除,以后间断尿道扩张。若导尿失败、有明显血肿或尿外渗者均应行急症尿道修补或端端吻合术。尿道修补或端端吻合术是治疗前尿道破裂或断裂的最好方法,愈合后很少需要进行尿道扩张治疗。血流动力学稳定的无泌尿生殖器官以外脏器损伤的开放性前尿道损伤也必须行前尿道修补或吻合术,缝合时要用细的缝合材料,缝合足够的尿道海绵体,利用周围血供丰富的组织覆盖避免尿瘘形成,较重的部分裂伤和完全断裂可作修剪再吻合术,需要作移植或皮瓣的长段尿道缺损不宜在急症手术进行,因为污染和不良血供将影响此类手术的效果,若术中探查发现尿道缺损范围大不能作一期吻合或损伤已过 72 小时者仅行耻骨上膀胱造瘘术及尿外渗引流术,2～3 个月后再视情况决定行择期性尿道修复手术。

第四节　后尿道损伤

一、病因

(一)尿道外暴力闭合性损伤

此类损伤最多见,主要是骨盆骨折。4%～14%骨盆骨折伴有后尿道损伤,80%～90%后尿道损伤伴有骨盆骨折。后尿道损伤中65%是完全断裂,另外,10%～17%后尿道损伤患者同时有膀胱损伤。

骨盆骨折的常见原因是交通事故、高处坠落和挤压伤,损伤部位在后尿道,常伴其他脏器的严重创伤。不稳定骨盆骨折比稳定骨盆骨折损伤后尿道多,坐骨耻骨支的蝶形骨折伴骶髂关节骨折或分离时后尿道损伤的机会最大,其次为坐骨耻骨支的蝶形骨折、Malgaigne's骨折、同侧坐骨耻骨支骨折和单支坐骨或耻骨支骨折。后尿道有两处较为固定,一是膜部尿道通过尿生殖膈固定于坐骨耻骨支,另一是前列腺部尿道通过耻骨前列腺韧带固定于耻骨联合。骨盆骨折时,骨盆变形,前列腺移位,前列腺从尿生殖膈处被撕离时,膜部尿道被牵拉伸长,耻骨前列腺韧带撕裂时更甚,最终使尿道前列腺部和膜部交界处部分或全部撕断,全部撕断后前列腺向上方移位,尿道外括约肌机制可尿生殖膈也撕裂时可伤及球部尿道,前列腺背侧静脉丛撕裂时引起严重的盆腔内血肿使前列腺向上和背侧推移,活动度较大的膀胱和前列腺之间的牵拉可引起膀胱颈损伤,骨盆骨折碎片刺破尿道很少见。另一种观点认为尿道球部和膜部交界处较为薄弱,损伤往往发生于此处,尿道的前列腺部、膜部和外括约肌为一个解剖单位,骨盆骨折时此解剖单位移位,牵拉膜部尿道,而球部尿道相对固定于会阴筋膜上,使尿道的膜部和球部交界处撕裂,严重时损伤延伸到球部尿道。另外,高达85%的尿道损伤患者行尿道成形手术后尿道外括约肌保存完好也支持后一种观点。

膀胱颈部、前列腺部尿道损伤通常仅发生于儿童,而且儿童发生坐骨耻骨支蝶形骨折、Malgaigne骨折和坐骨耻骨支的蝶形骨折伴骶髂关节骨折比成人多见。骨折儿童骨盆骨折时损伤尿道机制有两种可能:一种是活动的膀胱和相对固定的前列腺之间的牵拉而损伤膀胱颈部和尿道;另一种是儿童前列腺未发育,前列腺部尿道短,与成人一样的机制撕裂损伤膜部尿道时蔓延到前列腺部尿道和膀胱颈部。尿道损伤离膀胱颈部越近,发生创伤性尿道狭窄、勃起功能障碍和尿失禁的机会越大。

骨盆骨折损伤女性尿道极少见,约占骨盆骨折的1%。女性尿道短,活动度大,无耻骨韧带的固定,不易受伤。女性尿道损伤大部分是尿道前壁的部分纵行裂伤,完全裂伤常位于近膀胱颈部的近端尿道,常伴阴道和(或)直肠撕裂伤,所以女性尿道损伤患者应常规作阴道与直肠检查。女性尿道损伤机制通常由骨盆骨折碎片刺伤引起,而非男性那样的牵拉撕裂伤。

(二)尿道内暴力损伤

多为医源性损伤,由于经尿道手术或操作的增多,近年此类损伤有增加趋势。大部分是尿道内的器械操作损伤,保留导尿时导尿管气囊段未插到膀胱就充盈气囊或气囊未抽尽就强行拔出气囊导尿管,或经尿道前列腺或膀胱肿瘤切除等操作和输尿管镜检查通过尿道时和尿道内时，或尖锐湿疣电灼时，均有可能发生尿道损伤，有的尿道损伤当时未发现，过一段时间后直接表现为尿道狭窄，尿道内异物也会引起尿道黏膜损伤。

（三）尿道外暴力开放性损伤

枪伤和刺伤等穿透性损伤引起，但少见，偶可见于牲畜咬伤、牛角刺伤，往往伤情重，合并伤多，治疗较为困难。妇科或会阴手术有损伤尿道的可能，近年有报道经阴道无张力尿道中段悬吊术的患者在术中或术后损伤尿道。长时难产尿道和膀胱颈部也有可能受压引起缺血性尿道和膀胱颈部损伤。

（四）非暴力性尿道损伤

较为少见，常见原因有化学药物烧伤、热灼伤、放射线损伤等。体外循环的心脏手术患者有出现尿道缺血和发生尿道狭窄的可能，胰腺或胰肾联合移植胰液从尿液引流者由于胰酶的作用有出现尿道黏膜损伤甚至尿道断裂的报道。

二、病理分类

（一）按损伤部位

其包括膜部尿道损伤和前列腺部尿道损伤。可分为四型：Ⅰ型是后尿道受盆腔内血肿压迫与牵拉伸长，但黏膜完整。Ⅱ型是后尿道损伤指泌尿生殖膈上方前列腺和（或）膜部尿道撕裂伤。Ⅲ型是后尿道完全裂伤伴有尿生殖膈的损伤。Ⅳ型是膀胱颈损伤累及后尿道（图 7-3）。

（二）按损伤程度

1.尿道挫伤

仅为尿道黏膜损伤，局部肿胀和淤血。

2.尿道破裂

尿道部分全层裂伤，尚有部分尿道连续性未完全破坏。

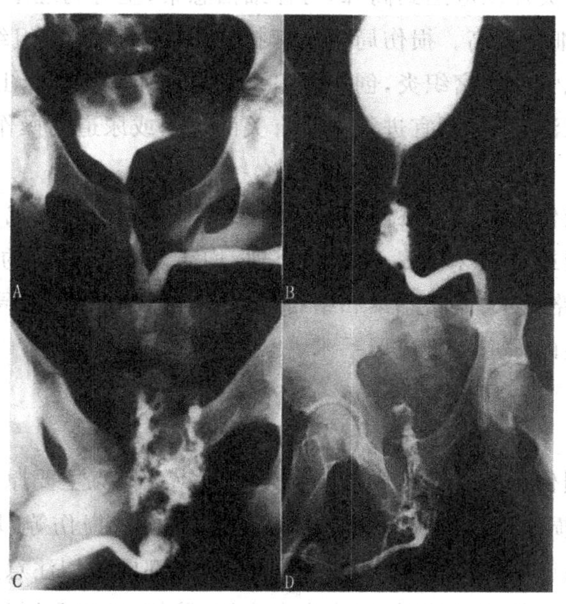

图 7-3　后尿道损伤

A.Ⅰ型；B.Ⅱ型；C、D.Ⅲ型

3.尿道断裂

尿道伤处完全断离，连续性丧失，其发病率为全部尿道损伤的40%～70%。

(三)病理分期

1.损伤期

伤后72小时之内的闭合性尿道损伤为损伤期。此期的病理生理改变是出血和创伤性休克，尿道组织破坏和缺损，尿道失去完整性和连续性，引起排尿困难和尿潴留，血液和尿液经损伤处外渗到尿道周围组织，此期行尿道修补术或恢复尿道连续性的手术效果较为满意。限制血尿外渗部位和蔓延的筋膜有：①阴茎筋膜(Buck筋膜)。②会阴浅筋膜(Colles筋膜)。③腹壁浅筋膜深层(Scarpa筋膜)。④尿生殖膈(三角韧带)。⑤膀胱直肠筋膜(Denonvilliers筋膜)。会阴浅筋膜和向前与腹壁浅筋膜的深层会合。会阴浅筋膜与尿生殖膈之间的间隙称会阴浅袋。阴茎部尿道破裂或断裂若阴茎筋膜完整，血尿外渗仅局限在阴茎部，出现阴茎肿胀及紫褐色，若阴茎筋膜破裂则血尿外渗范围与球部尿道破裂时相同。球部尿道损伤伴阴茎筋膜破裂后血尿外渗先到会阴浅袋内并可向腹壁浅筋膜的深层之下发展，形成下腹部肿胀。后尿道损伤若位于前列腺尖部或前列腺部尿道而尿生殖膈完整时，血尿外渗于前列腺和膀胱周围疏松结缔组织内，向前上可发展到下腹部腹膜外组织，向后上可达腹膜后组织，膜部尿道损伤时若尿生殖膈上下筋膜完整，血尿外渗位于尿道膜部及周围，若尿生殖膈完整仅有尿生殖膈上筋膜破裂，血尿外渗至前列腺膀胱周围，若尿生殖膈及其上下筋膜都破裂，血尿外渗还可渗到会阴浅袋。

2.炎症期

闭合性尿道损伤后72小时到3周，开放性尿道损伤有时虽未达72小时，有明显感染迹象者也称炎症期。创伤性炎症反应达到高峰，可伴细菌感染，全身病理生理变化以中毒和感染为主，可出现高热和血白细胞升高。损伤局部血管扩张，渗透性增加，组织水肿，白细胞浸润，尿外渗未引流可能出现化学性蜂窝织炎，创伤性组织液化坏死等。临床上以控制感染为主，尿外渗引流和膀胱造瘘使尿液改道，不宜进行尿道有关的手术或尿道内操作。

3.狭窄期

尿道损伤3周后损伤部位炎症逐渐消退，纤维组织增生，瘢痕形成，导致尿道狭窄，称创伤性尿道狭窄。尿道破裂或断裂未经适当早期处理，均出现不同程度的尿道狭窄，引起尿道梗阻，时间久者出现上尿路积水、尿路感染和结石形成，一般在3个月后局部炎症反应基本消退，可进行恢复尿道连续性的尿道修复成形手术。

三、临床表现

(一)休克

骨盆骨折后尿道损伤常合并其他内脏损伤发生休克。休克主要原因为严重出血及广泛损伤。骨盆骨折、后尿道损伤、前列腺静脉丛撕裂及盆腔内血管损伤等，均可导致大量出血。内出血可在膀胱周围及后腹膜形成巨大血肿。凡外伤患者都应密切注意生命体征，包括神志、皮肤黏膜指甲色泽等外周血管充盈情况，观察患者血压、脉搏、呼吸和尿量等，密切注意有无休克发生。

(二)尿道滴血及血尿

为后尿道损伤最常见症状。尿道滴血及血尿程度与后尿道损伤严重程度不相一致,有时尿道部分断裂时血尿比完全断裂还要严重。后尿道损伤多表现为尿初及终末血尿,或尿终末滴血,尿道滴血或血尿常在导尿失败或因排尿困难而用力排尿而加重,后尿道断裂伤可因排尿困难和外括约肌痉挛而不表现为尿道滴血或血尿。

(三)疼痛

后尿道损伤疼痛可放射至肛门周围、耻骨区及下腹部,直肠指检有明显压痛,骨盆骨折者有骨盆叩压痛及牵引痛,站立或抬举下肢时疼痛加重,耻骨联合骨折者耻骨联合处变软,有明显压痛、肿胀。

(四)排尿困难及尿潴留

轻度挫伤可无排尿困难,严重挫伤或尿道破裂者,因局部水肿或外括约肌痉挛而发生排尿困难,有时在数次排尿后出现完全尿潴留,尿道断裂伤因尿道已完全失去连续性而完全不能排尿,膀胱充盈,有强烈尿意,下腹部膨隆。

(五)血肿及瘀斑

伤处皮下见瘀斑。后尿道损伤血肿一般位于耻骨后膀胱及前列腺周围,严重者引起下腹部腹膜外血肿而隆起,有尿生殖膈破裂者血肿可蔓延至坐骨直肠窝甚至会阴部。

(六)尿外渗

尿外渗的程度取决于尿道损伤的程度及伤后是否频繁排尿。伤前膀胱充盈者尿道破裂或断裂且伤后频繁排尿者尿外渗出现较早且较广泛。一般伤后尿道外括约肌痉挛,数小时内不发生尿外渗,多在12小时后仍未解除尿潴留者才出现尿外渗。盆腔内尿外渗可出现直肠刺激症状和下腹部腹膜刺激症状。尿外渗未及时处理或继发感染,导致局部组织坏死、化脓,出现全身中毒症状甚至全身感染,局部坏死后可能出现尿瘘。

四、诊断

后尿道损伤的诊断应根据外伤史、受伤时的体位、暴力性质、临床表现、尿外渗及血肿部位、直肠指检、导尿检查、尿道造影或其他X线检查等明确诊断,确定尿道损伤的部位、程度和其他合并伤等。

(一)外伤史和临床表现

尿道内操作或检查后出现尿道出血、排尿困难,骨盆骨折后有排尿困难、尿潴留、尿道外口滴血者首先要想到尿道损伤。伤后时间较长者耻骨上能触到膨胀的膀胱。骨盆骨折患者都应怀疑有后尿道损伤,有下列情况者要高度怀疑有后尿道损伤:尿道外口滴血,排尿困难或不能排尿,膀胱区充盈,血尿外渗常在耻骨膀胱周围,体表青紫肿胀可不明显,有时见会阴部典型的蝶形肿胀。

(二)直肠指诊

直肠指诊在尿道损伤的诊断中具有重要意义,可以判断前列腺的移位、盆腔血肿等。后尿道损伤时前列腺位置升高,但在盆腔血肿时可难以判定,骨折导致耻骨或坐骨支移位,有时在直肠指诊时可触及,尿外渗和血肿引起的肿胀可能掩盖前列腺的正常位置,因此直肠指诊的更主要意义是作为一种筛查有无直肠损伤的手段,指套有血迹提示有直肠损伤。

(三)尿道造影

怀疑后尿道损伤时逆行尿道造影是首选的诊断方法。逆行尿道造影可以清晰和确切地显示后尿道损伤部位、程度和各种可能的并发症,是一种最为可靠的诊断方法。摄片时应首先摄取骨盆平片,了解是否有骨盆骨折及是否为稳定骨折,有无骨折碎片和异物残留,12～14 号 Foley 尿管气囊置于舟状窝并注水1～3 mL,然后患者置 25°～35°斜位,应用水溶性造影剂,在荧光透视下用 60%碘剂 20～30 mL 注入尿道,在尿道充盈状态下行连续动态摄片,无法进行实时动态摄片时应进行分次摄片,每次注入 60%碘剂10 mL,在急症抢救室也能进行。同时行耻骨上膀胱造影和逆行尿道造影(up-and-downogram)可精确了解尿道损伤的位置、严重性和长度,若进行延迟修补术,应在伤后 1 周内进行,若进行晚期修复手术应在伤后 3 个月以上进行。

(四)导尿检查

后尿道挫伤或较小的破裂患者有可能置入导尿管,但要有经验的泌尿外科专科医师进行,仔细轻柔地试放导尿管,如果置入尿管较为困难,应该马上终止,在确定已放入膀胱前不能充盈气囊,一旦置入不可轻易拔出,导尿管留置 7～14 天,拔除导尿管后常规做一次膀胱尿道造影。能顺利置入导尿管者,拔管后仍有出现尿道狭窄的可能,要密切随访,轻度的狭窄可以通过定期尿道扩张达到治疗目的。另有许多学者认为诊断性导尿有可能使部分尿道裂伤成为完全裂伤,加重出血并诱发感染,还有可能使导尿管从断裂处穿出,而误认为放入膀胱并充盈气囊导致进一步加重损伤,因此在诊断不明时不宜采用。

(五)超声检查

超声在尿道损伤的急症诊治工作中不是常规检查方法,仅用于评价盆腔内血肿范围、膀胱的位置高低和膀胱是否充盈等情况。特别在进行耻骨上膀胱穿刺造瘘前,了解膀胱充盈度和位置有较大价值。近年有报道超声在了解尿道周围和尿道海绵体纤维化方面有潜在优势。

(六)膀胱尿道镜检查

膀胱尿道镜检查是诊断后尿道损伤最为直观的方法,单纯的急症诊断性膀胱尿道镜检查尽量不做,应由经验丰富的泌尿外科医师进行,同时做好内镜下尿道会师术的准备,用比膀胱镜细的输尿管镜检查尿道更有优势。女性尿道短不适合尿道造影检查,尿道镜检查是诊断女性尿道损伤的有效方法。后期进行后尿道修复性成形手术前,怀疑有膀胱颈部功能异常时,可通过膀胱造瘘口检查膀胱颈部和后尿道,有很大价值,通过膀胱造瘘口仔细观察膀胱颈部的完整性和功能,但有时膀胱颈部的外形完整性与功能不一定完全一致。

(七)CT 和 MRI 检查

在诊断尿道损伤本身的意义不大,但可详细了解骨盆骨折、阴茎海绵体、膀胱、肾脏及其他腹内脏器的损伤。

五、治疗

后尿道损伤的治疗应根据患者的全身情况,受伤时间,尿道损伤的部位、严重程度以及合并伤的情况等,综合考虑制订治疗方案,对威胁生命的严重出血和脏器损伤应先于尿道损伤予以处理。

(一)全身治疗

1.防治休克

及时建立输液通道、纠正低血容量,补充全血和其他血液代用品,受伤早期休克主要是严重创伤出血或其他内脏损伤。

2.防治感染

全身应用抗菌药物,时间长者根据尿及分泌物培养结果选用最有效的抗菌药物。

3.预防创伤后并发症

预防肺部感染、肺不张,保持大便通畅,避免腹压升高引起继发性出血,对于骨盆骨折或其他肢体骨折卧床较久的患者,注意改变体位,避免发生压疮和泌尿系结石。

(二)损伤尿道的局部治疗

此治疗原则是恢复尿道的连续性,引流膀胱尿液,引流尿外渗。在损伤期内的患者应设法积极恢复尿道连续性。后尿道破裂或断裂应根据伤情及医疗条件,有可能时争取解剖复位。炎症期(闭合性尿道损伤72小时后和开放性尿道损伤48小时后)的患者仅行耻骨上膀胱造瘘和尿外渗切开引流,待炎症消退后再行尿道手术。

1.尿道灼伤的治疗

当腐蚀性或强烈刺激性化学物质进入尿道时,有剧烈疼痛应立即停止注入,嘱患者排尿以排出残留在尿道内的化学物质,并用等渗盐水低压灌注尿道进行冲洗。给予强效止痛剂,避免留置导尿,排尿困难者行耻骨上膀胱造瘘引流尿液。如无继发感染,2周后开始定期尿道扩张,防治尿道狭窄,狭窄严重尿道扩张治疗失败者行手术治疗。

2.尿道挫伤的治疗

轻微挫伤,出血不多排尿通畅者密切观察。出血较多者,局部加压与冷敷,排尿困难或尿潴留者保留导尿3～7天。

3.后尿道破裂的治疗

试插导尿管成功者留置2～4周,不能插入导尿管者行耻骨上膀胱造瘘,2～3周后试排尿和行排泄性膀胱尿道造影,若排尿通畅无尿外渗可拔除膀胱造瘘管,尿道会师术也可以用于治疗后尿道破裂,尿道会师法置一18～20号气囊导尿管,气囊充水25～30 mL,稍加牵引,使前列腺向尿生殖膈靠拢,一般牵引5～7日。导尿管留置3～4周。以后根据排尿情况进行尿道扩张。

4.后尿道断裂的治疗

这类患者多系骨盆骨折引起,一般伤情重,休克发病率高,且尿道完全断离,有分离和移位,使其处理比其他尿道损伤复杂得多。目前对后尿道断裂伤的局部治疗有三种观点:①耻骨上膀胱穿刺或开放造瘘术,3～6个月后行后尿道修复成形术。②尿道会师术。③急症后尿道吻合术。

所有尿道外伤的最初处理是患者的复苏,先处理可能危及患者生命的其他损伤,后尿道损伤更是如此,因为后尿道损伤往往伴有骨盆骨折、腹内脏器损伤和肢体骨折等。尿道损伤急症处理的第二步是分流膀胱内尿液。从尿道破裂口外渗的血液和尿液可能引起炎症反应,有发展成脓肿的可能,外伤受损的筋膜层次决定了可能发生感染的范围,感染可能发生于腹腔、胸部、会阴部和股内侧等，这些感染可能导致尿瘘、尿道周围憩室，甚至少见的坏死性筋膜炎，早期诊断尿道损伤、及时的尿液改道引流和适当应用抗生素降低了这些并发症发生的可能性。及时的分流膀胱内尿液可防止更多的尿液外渗到尿道周围组织中，并可准确记录尿液排出量。耻骨上膀胱穿刺造瘘是尿液改道引流的简单方法，大部分泌尿外科医师和专业外科医师都熟悉其操作技术，若耻骨上膀胱是否充盈不能扪清，膀胱穿刺造瘘术可在B超引导下进行，开放性耻骨上膀胱造瘘术只在膀胱空虚、合并有膀胱破裂或膀胱颈部损伤时进行，开放手术时应避免进入耻骨后膀胱前间隙，从膀胱顶部切开膀胱，在膀胱腔内探查有无膀胱或膀胱颈部裂伤，若有也应从膀胱内部用可吸收线加以修补，4周后先行排尿性膀胱尿道顺行造影，若尿道通畅可试夹管，排尿正常可安全拔除造瘘管。否则3个月后行后尿道瘢痕切除成形术。

伤后3～6个月的后尿道瘢痕切除再吻合手术采用经会阴的倒"人"字形切口，损伤部位确定后切除瘢痕和血供不良组织，游离远近端尿道，在骨盆骨折后尿道断裂断端完全分离情况下，前列腺远侧血肿肌化瘢痕远端的球部尿道游离到阴茎根部可获得4～5 cm的尿道长度，足够有2～2.5 cm长瘢痕的尿道行瘢痕切除，两断端劈开或作斜面的无张力吻合。后尿道断裂前列腺移位位置高造成前列腺远端断端与球部尿道断端距离大于3 cm者，或由于外伤或以前手术造成粘连球部尿道不能游离延长进行无张力断端吻合时，可考虑球部尿道改道，从一侧阴茎脚上方或切除耻骨支，通常耻骨联合下方耻骨部分切除足以使后尿道两断端无张力吻合，极少数情况下可用耻骨联合全切除，极少见的耻骨骨髓炎是耻骨部分切除的反指征。90%以上的后尿道断裂，特别是膀胱颈部功能正常者经会阴径路足以完成手术，不必联合经腹径路。经会阴后尿道瘢痕切除两断端再吻合的后尿道成形修复手术效果良好，术后10年发生再狭窄的概率约12%。

后尿道修复成形手术的原则是：①瘢痕切除彻底。②黏膜对黏膜缝合。③吻合口血供良好。④缝合处组织健康不被缝线切割。⑤熟练的手术技巧。

处理可能伴有外括约肌机制受损的后尿道断裂缺损要保护膀胱颈部功能，对伤后3个月以上的后尿道损伤经会阴一期后尿道成形修复术是推荐的首选方法，此时尿道损伤外其他器官的合并损伤，包括皮肤、软组织损伤和血肿已愈合和吸收，至于受伤到后尿道决定性成形修复手术要间隔多长时间目前还有争议。绝大多数前列腺远端后尿道断裂导致的尿道断离瘢痕较短，可以通过经会阴切口一期瘢痕切除再吻合术，若有广泛的血肿纤维化和膀胱颈部的结构和功能受损就不适合行经会阴瘢痕切除再吻合术。

尿道会师术可以早期恢复尿道连续性，可通过牵引固定前列腺位置缩短尿道分离长度。主要有两种牵引方法，一是气囊尿管与躯体纵轴45°，300～750 g重量牵引5～7天；另一是前列腺被膜或前列腺尖部缝线牵引固定于会阴部。但该手术术后尿道狭窄和阳痿发生率高，国外较少采用。

内镜窥视下尿道内会师术运用导丝引导置入导尿管治疗后尿道断裂成为一种新的手术方式，后尿道断裂甚至前尿道断裂都可试用，内镜下会师可能减少缺损的距离，一般用输尿管镜可以直接在断裂处找到近端，先放入导丝或输尿管导管，然后沿导丝或输尿管导管置入F18～F20号三腔导尿管，如在断裂处找不到尿道近端，行耻骨上膀胱穿刺造瘘置入软性膀胱镜或输尿管镜，从后尿道插入导丝或输尿管导管引导尿道内置入的膀胱镜或输尿管镜进入膀胱，或直接拉出导丝或输尿管导管引导置入导尿管。内镜窥视下尿道内会师术须经验丰富的泌尿外科专科医师进行，否则有潜在的并发症，远期通畅率比急症膀胱造瘘3个月以后再行后尿道成形修复手术低，尿道会师术后总的术后勃起功能障碍、再狭窄和尿失禁发病率分别约35%、60%和5%。耻骨上膀胱造瘘待3个月后再行后尿道修复成形术仍是大部分泌尿外科医师治疗后尿道断裂的首选方法。

后尿道损伤的急症开放性吻合手术，术后狭窄、再缩窄、尿失禁和勃起功能障碍发病率高，损伤时尿道周围组织血肿和水肿，组织结构层次不清，判别困难，尿道断端游离困难影响两断端的正确对位。Webster总结15组病例共301例行急症手术，术后尿道狭窄发病率69%，勃起功能障碍44%，尿失禁20%。

目前认为，急症后尿道吻合术仅在下列情况下进行：①有开放性伤口。②合并有骨盆内血管损伤需开放手术。③合并的骨折或骨折引起的出血等情况需手术处理者。④合并有膀胱破裂。⑤合并直肠损伤。

第五节　膀胱损伤

一、病因

膀胱位于盆腔深部，耻骨联合后方，周围有骨盆保护，通常很少发生损伤。究其受伤原因大体分为以下三种。

（一）外伤性

最常见的原因为各种因素引起的骨盆骨折，如车祸、高处坠落等；其次为膀胱在充盈状态下突然遭到外来打击，如下腹部遭受撞击、摔倒等；少见原因尚有火器、利刃所致穿通伤等。

（二）医源性

最常见于妇产科、下腹部手术，以及某些泌尿外科手术，如TURBT、TURP及输尿管镜检查等均可导致膀胱损伤。尤其是近年来随着腹腔镜手术的日益开展，医源性损伤更加不容忽视。

（三）自身疾病

比较少见，可由意识障碍引起，如醉酒或精神疾病；病理性膀胱如肿瘤、结核等可致自发性破裂。

二、临床表现

无论何种原因，膀胱损伤病理上大体分为挫伤及破裂两类。前者伤及膀胱黏膜或肌层，后者根据破裂部位分为腹膜外型、腹膜内型及两者兼有的混合型，从而有不同的临床表现。

轻微损伤仅出现血尿、耻骨上或下腹部疼痛等；损伤重者可出现血尿、无尿、排尿困难、腹膜炎等。

（一）血尿

此病症可表现为肉眼或镜下血尿，其中肉眼血尿最具有提示意义。有时伴有血凝块，大量血尿者少见。

(二)疼痛

多为下腹部或耻骨后的疼痛,伴有骨盆骨折时,疼痛较剧。腹膜外破裂者,疼痛主要位于盆腔及下腹部,可有放射痛,如放射至会阴部、下肢等。膀胱破裂至腹腔者,表现为腹膜炎的症状及体征:全腹疼痛、压痛及反跳痛、腹肌紧张、肠鸣音减弱或消失等。

(三)无尿或排尿困难

膀胱发生破裂,尿液外渗,表现为无尿或尿量减少,部分患者表现为排尿困难,与疼痛、恐惧或卧床排尿不习惯等有关。

(四)休克

常见于严重损伤者。由创伤及大出血所致,如腹膜炎或骨盆骨折。

三、诊断

膀胱损伤膀胱损伤的病理类型关系到治疗效果,因而应尽量做出准确诊断。和其他疾病一样,需结合病史(如外伤、手术史等)及症状、体征,以及辅助检查,综合分析,作出诊断。

膀胱损伤常被腹部、骨盆外伤引起的症状干扰或被其所掩盖。当患者诉耻骨上或下腹部疼痛,排尿困难,结合外伤、手术史,耻骨上区触疼,腹肌紧张,以及肠鸣音减弱等,应考虑膀胱损伤的可能。

(一)导尿检查

一旦怀疑膀胱损伤,即应马上给予导尿,如尿液清亮,可初步排除膀胱损伤;如尿液很少或无尿,应行注水试验:向膀胱内注入200~300 mL生理盐水,稍待片刻后抽出,如出入量相差很大,提示膀胱破裂。该方法尽管简便,但准确性差,易受干扰。

(二)膀胱造影

膀胱造影是诊断膀胱破裂最有价值的方法,尤其是对于骨盆骨折合并肉眼血尿的患者。导尿成功后,经尿管注入稀释后的造影剂(如15%~30%的复方泛影葡胺),分别行前后位及左右斜位摄片,将造影前后X线片比较,观察有无造影剂外溢及其部位。腹膜内破裂者,造影剂溢出至肠系膜间相对较低的位置或到达膈肌下方;腹膜外破裂者可见造影剂积聚在膀胱颈周围。亦有人采用膀胱注气造影法,向膀胱内注气,观察气腹症,以帮助诊断。需要指出的是,由于10%~29%的患者常同时出现膀胱和尿道损伤,故在发现血尿或导尿困难时,尚应行逆行尿道造影,以排除尿道损伤。

(三)CT及MRI

临床应用价值低于膀胱造影,不推荐使用。但患者合并其他伤需行CT或MRI检查,有时可发现膀胱破口或难以解释的腹部积液,应想到膀胱破裂的可能。

(四)静脉尿路造影

在考虑合并有肾脏或输尿管损伤时,行IVU检查,同时观察膀胱区有无造影剂外溢,可辅助诊断。

四、治疗

除积极处理原发病及危及生命的并发症外,对于膀胱损伤,应根据不同的病理损伤类型,采用不同的治疗方法。

(一)膀胱挫伤

一般仅需保守治疗,卧床休息,多饮水,视病情持续导尿数天,预防性应用抗生素。

(二)腹膜外膀胱破裂

钝性暴力所致下腹部闭合性损伤,如患者情况较好,不伴有并发症,可仅予以尿管引流。主张采用大口径尿管(22Fr),以确保充分引流。2周后拔除尿管,但拔除尿管前推荐行膀胱造影。同时应用抗生素持续至尿管拔除后3天。

以下情况应考虑行膀胱修补术:①钝性暴力所致腹膜外破裂,有发生膀胱瘘、伤口不愈合、菌血症的潜在可能性时。②因其他脏器损伤行手术探查时,如怀疑膀胱损伤,应同时探查膀胱,发现破裂,予以修补。③骨盆骨折在行内固定时,应对破裂的膀胱同时修补,防止尿外渗,从而减少内固定器械发生感染的机会。而对于膀胱周围血肿,除非手术必需,否则不予处理。

(三)腹膜内膀胱破裂

腹膜内膀胱破裂其裂口往往比膀胱造影所见要大得多,往往难于自行愈合,因而一旦怀疑腹膜内破裂,即应马上手术探查,同时检查有无其他脏器损伤。术中发现破裂,应用可吸收线分层修补,并在膀胱周围放置引流管。根据情况决定是单纯行留置导尿管,还是加行耻骨上膀胱高位造瘘,但最近观点认为后者并不优于单独留置导尿管。术后应用抗生素。有时,膀胱造影提示膀胱裂口很小,或患者病情不允许,可暂时行尿管引流,根据病情决定下一步是否行手术探查或修补。

以下两点需注意:①术中在修补膀胱裂口前,应检查输尿管有无损伤,通过观察输尿管口喷尿情况,静脉注射亚甲蓝或试行逆行插管来判定。输尿管壁内段或邻近管口的损伤,放置双J管或行膀胱输尿管再植术。②术中如发现直肠或阴道损伤,应将损伤的肠壁或阴道壁游离,重叠缝合加以修补,同时在膀胱与损伤部位之间填塞有活力的邻近组织,或者在修补的膀胱壁处注入生物胶,尽量减少膀胱直肠(阴道)瘘的发生;但结肠或直肠损伤时,如粪便污染较重,应改行结肠造瘘,二期修补。

(四)膀胱穿通伤

应马上手术探查,目的有两个:①观察有无腹内脏器损伤。②观察有无泌尿系损伤。发现膀胱破裂,分层修补;同时观察有无三角区、膀胱颈部或输尿管损伤,视损伤情况做对应处理。当并发直肠或阴道损伤时,处理同上。

对于膀胱周围的血肿,应予以清除。留置的引流管需在腹壁另外戳洞引出。术后应用抗生素。

第六节 输尿管损伤

一、病因

输尿管是位于腹膜后间隙的细长管状器官,位置较深,有一定的活动范围,一般不易受外力损伤。输尿管损伤多为医源性。

(一)外伤损伤

1.开放性损伤

外界暴力所致输尿管损伤率约为4%,主要是由刀伤、枪伤、刃器刺割伤引起。损伤不仅可以直接造成输尿管的穿孔、割裂或切断,而且继发感染,导致输尿管狭窄或漏尿。

2.闭合性损伤

多发生于车祸、高处坠落及极度减速事件中,损伤常造成胸腰椎错位、腰部骨折等。损伤机制有两个方面:一方面由于腰椎的过度侧弯或伸展直接造成输尿管的撕脱或断裂;另一方面由于肾脏有一定的活动余地,可以向上移位,而相对固定的输尿管则被强制牵拉,造成输尿管的断裂,最常见的就是肾盂输尿管连接处断裂。

(二)手术损伤

医源性损伤是输尿管损伤最常见的原因,常见于外科、妇产科的腹膜后手术或盆腔手术,如子宫切除术、卵巢切除术、剖宫产、髂血管手术、结肠或直肠的肿瘤切除术等。临床上尤以子宫切除术和直肠癌根治术损伤输尿管最为常见。

(三)器械损伤

随着腔内泌尿外科的发展及输尿管镜技术的不断进步,输尿管镜引起输尿管损伤率也由7%下降至1%~5%。

1.输尿管插管损伤

在逆行肾盂造影、PCNL术前准备、留置肾盂尿标本等检查或操作时需行输尿管插管,若输尿管导管选择不当、操作不熟练会引起输尿管损伤,尤其是在狭窄段和交界段。轻者黏膜充血水肿,重者撕裂穿孔。

2.输尿管镜检查损伤

输尿管扭曲成角或连接、交界处处于弯曲时,行硬性输尿管镜检查,如果操作不当或输尿管镜型号选择不当,就会损伤输尿管,形成假道或穿孔,甚至输尿管完全断裂。

3.输尿管碎石损伤

无论是选择取石钳、套石篮还是输尿管镜下钬激光碎石,较大的结石长期嵌顿刺激,结石周围黏膜水肿,甚至形成息肉,对于这种情况如果强制通过输尿管镜或导丝可能损伤输尿管。

4.其他碎石损伤

腔镜下使用激光或体外冲击波碎石治疗输尿管结石,可能会发生不同程度的管壁损伤。

(四)放疗损伤

宫颈癌、前列腺癌等放疗后,输尿管管壁易水肿、出血、坏死,进而形成纤维瘢痕或尿瘘。

二、临床表现

输尿管损伤的临床表现复杂多样,有可能出现较晚,也有可能不典型或者被其他脏器损伤所掩盖。常见的临床表现如下。

(一)尿外渗

开放性手术所致输尿管穿孔、断裂,或其他原因引起输尿管全层坏死、断离者,都会有尿液从伤口中流出。尿液流入腹腔会引起腹膜炎,出现腹膜刺激征;流入后腹膜,则引起腹部、腰部或直肠周围肿胀、疼痛,甚至形成积液或尿性囊肿。

(二)血尿

血尿在部分输尿管损伤中会出现,可表现为镜下或肉眼血尿,具体情况要视输尿管损伤类型而定。输尿管完全离断时,可以表现为无血尿。

(三)尿瘘

溢尿的瘘口一周左右就会形成瘘管。瘘管形成后常难以完全愈合,尿液不断流出,常见的尿瘘有输尿管皮肤瘘、输尿管腹膜瘘和输尿管阴道瘘等。

(四)感染症状

输尿管损伤后,自身炎症反应、尿外渗及尿液聚集等很快引起机体炎症反应,轻者局部疼痛、发热、脓肿形成,重者发生败血症或休克。

(五)无尿

如果双侧输尿管完全断裂或被误扎,伤后或术后就会导致无尿,但也要与严重外伤后所致休克、急性肾衰竭引起的无尿相鉴别。

(六)梗阻症状

放射性或腔内器械操作等所致输尿管损伤,由于长期炎症、水肿、粘连等,晚期会出现受损段输尿管狭窄甚至完全闭合,进而引起患侧上尿路梗阻,表现为输尿管扩张、肾积水、腰痛、肾衰竭等。

(七)合并伤表现

表现为受损器官的相应症状,严重外伤者会有休克表现。

三、诊断

(一)病史

外伤、腹盆腔手术及腔内泌尿外科器械操作后,如果出现伤口内流出尿液或一侧持续性腹痛、腹胀等症状时,均应警惕输尿管损伤的可能性。

(二)辅助检查

1.静脉尿路造影

部分输尿管损伤可以通过静脉尿路造影显示。

(1)输尿管误扎:误扎的输尿管可能完全梗阻或者通过率极低,因而造影剂排泄障碍,出现输尿管不显影或造影剂排泄受阻。

(2)输尿管扭曲:输尿管可以表现为单纯弯曲,也可以表现为弯曲处合并狭窄引起完全或不完全梗阻。前者造影剂可以显示扭曲部位,后者表现为病变上方输尿管扩张,造影剂排泄受阻。

(3)输尿管穿孔、撕脱、完全断裂:表现为造影剂外渗。

2.逆行肾盂造影

此病症表现为在受损段输尿管插管比较困难,通过受阻。造影剂无法显示,自破裂处流入周围组织。该检查可以明确损伤部位,了解有无尿外渗及外渗范围,需要时可以直接留置导管引流尿液。

3.膀胱镜检查

膀胱镜不仅可以直视下了解输尿管开口损伤情况,观察有无水肿、黏膜充血,而且可以观察输尿管口有无喷尿或喷血尿，判断中上段输尿管损伤、梗阻的情况。

4.CT

CT 可以良好显示输尿管的梗阻、尿外渗范围、尿瘘及肾积水等，尤其配合增强影像可以进一步提高诊断准确率。

5.B 超

B 超简易方便，可以初步了解患侧肾脏、输尿管梗阻情况，同时发现尿外渗。

6.放射性核素肾图

对了解患侧肾功能及病变段以上尿路梗阻情况有帮助。

(三)术中辨别

手术中，如果高度怀疑输尿管损伤时，可以应用亚甲蓝注射来定位诊断。方法是将 1～2 mL亚甲蓝从肾盂注入，仔细观察输尿管外是否有蓝色液体出现。注射时不宜太多太快，因为过多亚甲蓝可以直接溢出或污染周围组织，影响判断。

四、治疗

输尿管损伤的处理既要考虑输尿管损伤的部位、程度、时间及肾脏膀胱情况，又要考虑患者的全身情况，了解有无严重合并伤及休克。

(一)急诊处理

(1)首先抗休克治疗，积极处理引起输尿管损伤的病因。

(2)术中发现的新鲜无感染输尿管伤口，应一期修复。

(3)如果输尿管损伤 24 小时以上，组织发生水肿或伤口有污染，一期修复困难时，可以先行肾脏造瘘术，引流外渗尿液，避免继发感染，待情况好转后再修复输尿管。

(二)手术治疗

1.输尿管支架置放术

对于输尿管小穿孔、部分断裂或误扎松解者，可放置双 J 管或输尿管导管，保留 2 周以上，一般能愈合。

2.肾造瘘术

对于输尿管损伤所致完全梗阻不能解除时，可以肾脏造瘘引流尿液，待情况好转后再修复输尿管。

3.输尿管成形术

对于完全断裂、坏死、缺损的输尿管损伤者，或保守治疗失败者，应尽早手术修复损伤的输尿管，恢复尿液引流通畅，保护肾功能。同时，彻底引流外渗尿液，防止感染或形成尿液囊肿。

手术中可以通过向肾盂注射亚甲蓝，观察术野蓝色液体流出，来寻找断裂的输尿管口。输尿管吻合时需要仔细分离输尿管并尽可能多保留其外膜，以保证营养与存活。

(1)输尿管-肾盂吻合术：上段近肾盂处输尿管或肾盂输尿管连接处撕脱断裂者可以行输尿管-肾盂吻合术，但要保证无张力。若吻合处狭窄明显时，可以留置双 J 管作支架，2 周后取出。近年来，腹腔镜下输尿管-肾盂吻合术取得了成功，将是一个新的治疗方式。

(2)输尿管-输尿管吻合术：若输尿管损伤范围在 2 cm 以内，则可以行输尿管端端吻合术。输尿管一定要游离充分，保证无张力的吻合。双 J 管留置 2 周。

(3)输尿管-膀胱吻合术：输尿管下段的损伤，如果损伤长度在 3 cm 之内，尽量选择输尿管-膀胱吻合术。该手术并发症少，但要保证无张力及抗反流。双 J 管留置时间依具体情况而定。

(4)交叉输尿管-输尿管端侧吻合术：如果一侧输尿管中端或下端损伤超过 1/2，端端吻合张力过大或长度不足时，可以将损伤侧输尿管游离，跨越脊柱后与对侧输尿管行端侧吻合术。尽管该手术成功率高，但也有学者认为不适合泌尿系肿瘤和结石的患者，以免累及对侧正常输尿管，提倡输尿管替代术或自体肾脏移植术。

(5)输尿管替代术：如果输尿管损伤较长，一侧或双侧病变较重，无法或不适宜行上述各种术式时，可以选择输尿管替代术。常见的替代物为回肠，也有报道应用阑尾替代输尿管取得手术成功者。近年来，组织工程学材料的不断研制与使用，极大地方便并降低了该手术的难度。

4.放疗性输尿管损伤

长期放疗往往会使输尿管形成狭窄性瘢痕，输尿管周围也会纤维化或硬化，且范围较大，一般手术修补输尿管困难，且患者身体情况较差时，宜尽早行尿流改道术。

5.自体肾脏移植术

当输尿管广泛损伤，长度明显不足以完成以上手术时，可以将肾脏移植到髂窝中，以缩短距离。手术要将肾脏缝在腰肌上，注意保护输尿管营养血管及外膜。不过需要注意的是，有 8%的自体移植肾者术后出现移植肾无功能。

6.肾脏切除术

损伤侧输尿管所致肾脏严重积水或感染，肾功能严重受损或肾脏萎缩者，如对侧肾脏正常，则可施行肾脏切除术。另外，内脏严重损伤且累及肾脏无法修复者，或长期输尿管瘘存在无法重建者，也可以行肾脏切除术。

第八章　骨外科疾病

第一节　锁骨骨折

一、功能解剖

锁骨属长管状骨，连接于肩胛骨与胸骨之间，外形呈∽状，内侧向前突出成弓状，外侧向后弯曲，如弓的末端凹进。锁骨中 1/3 以内的截面呈棱柱状，外 1/3 截面扁平状。中 1/3 段直径最细，是薄弱之处，若纵向或横向暴力作用于此，其弓状突出部位容易发生骨折。中 1/3 与外 1/3 交界处是棱柱状与扁平状的交接处，这种生理解剖的改变也是骨折的好发部位。

锁骨内端与胸骨的锁骨切迹构成胸锁关节，外端与肩峰形成肩锁关节。锁骨外端被喙锁韧带、肩锁韧带、三角肌及斜方肌附着而稳定。

锁骨与下后方的第 1 肋骨之间有肋锁间隙、间隙中有锁骨下动脉、静脉及臂丛神经通过。锁骨骨折内固定时应小心保护血管和神经。

锁骨的功能和作用较多，具体如下：①锁骨桥架于胸骨与肩峰之间，使肩部宽阔、壮实而美观，如果锁骨缺如，肩部就会狭窄而下垂。②锁骨通过韧带和软组织作用牵动肩胛带上举，带动肋骨上移，有协同呼吸和保护肺脏的作用。③为肌肉提供附着点；胸锁乳突肌附着在锁骨内 1/3，胸大肌附着在锁骨前缘，三角肌和斜方肌附着在锁骨外 1/3。④锁骨的骨架支撑作用不仅串连内侧的胸锁关节和外侧的肩锁关节，而且通过韧带辅助肩胛带和肩关节进行相关活动。⑤锁骨中段的前凸和外侧的后凹，宛如动力机的曲轴，锁骨纵轴发生旋转时（可在纵轴上旋转 50°），可带动肩胛带发挥旋转和升降作用。⑥为通过锁骨下方的血管和神经提供支撑和保护作用。

二、损伤机制及分类

间接与直接暴力均可引起骨折，以间接居多。体操运动员跌倒时手掌支撑肩部着地，自行车运动员在运动中突然翻车，双足不能及时抽出，肩部着地跌倒，地面的反作用力与撞击力相互作用造成锁骨骨折，大多为斜形或横断骨折（图 8-1）。直接暴力即运动员肩部直接撞击在器械或物件上，形成斜形或粉碎性骨折。幼儿或青少年大多为横断或青枝骨折，如检查不仔细，容易漏诊。竞技运动所发生的锁骨骨折，研究损伤机制要重视运动员摔倒的速度和体重作用于着力点的力量。摔倒时手掌先行撑地，但如速度很快，惯性力量带动体重使肩部直接撞击物件或地面而损伤。

锁骨骨折的分类若按部位可分为内 1/3 骨折、中 1/3 骨折及外 1/3 骨折。锁骨内侧半向前凸，外侧半向后迂回，交接处正是力学上的薄弱之处，所以中 1/3 骨折最多见，占所有锁骨骨折的75％～80％。

锁骨中段骨折近侧端因受胸锁乳突肌牵拉可向上、向后移位，远侧端因上肢的重量和肌肉牵拉而向下前内移位(图 8-2)。

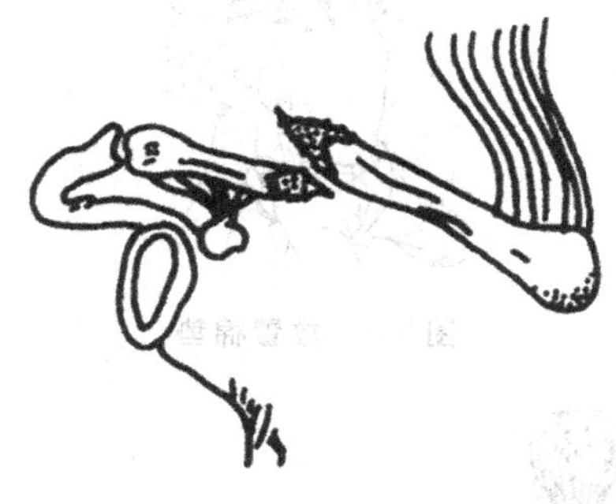
图 8-1　锁骨外 1/3 斜形骨折

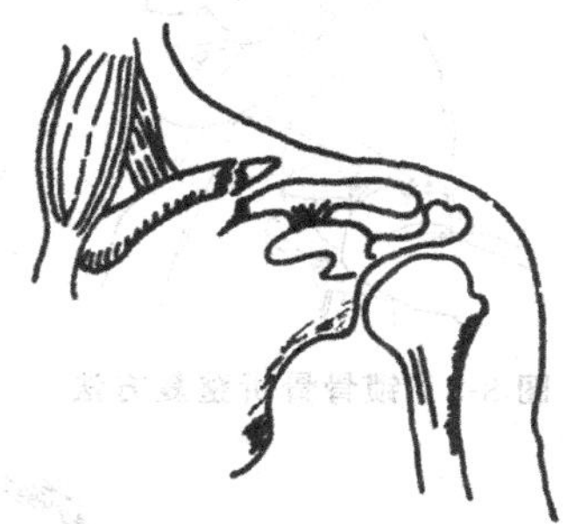
图 8-2　锁骨中段粉碎骨折，骨折端移位

三、症状与诊断

(一)受伤史

摔倒时一侧上肢撑地或肩锁部位直接撞击损伤史。

(二)肩锁部位疼痛、肿胀、畸形

锁骨骨折后肩锁部位疼痛明显，骨折处有肿胀，且有向前突起畸形。患肢不敢活动，患者常用健手托住患肢肘部以减少肩部疼痛。

(三)骨擦音

于锁骨骨折处触诊时有骨折端移动的骨擦音，表示骨折端有错位。

(四)X 线检查

X 线拍片检查多能显示骨折形式和移位状况。锁骨骨折后，由于胸锁乳突肌的牵拉，近折端向上向后移位，远折端因为上肢的重力作用和韧带的牵拉大多向下向内移位。

四、治疗

(一)悬吊

儿童青枝骨折、不完全骨折或成人无移位骨折，可用三角巾或颈腕吊带悬吊 1～2 周即可自愈。

(二)绷带固定

对常见的中 1/3 段移位骨折可采用闭合复位绷带固定。

复位方法：以 1％～2％普鲁卡因局部麻醉。伤员取坐位，双手叉腰挺胸，双肩后伸。医师立于伤员背后，双手握住伤员两肩向后上扳提，同时以一侧膝部顶住其背部起对抗作用，一般大多能复位(图 8-3)。有时需术者将两骨折端向前牵拉方能复位。为使骨折端维持对位，以适当厚度的棉垫压住骨折近侧端，用胶布固定在皮肤上(图 8-4)。复位后双侧腋窝棉垫保护，以“∞”字绷带固定。“∞”字绷带的松紧度要恰当，太松不起作用，形成骨折移位，太紧压迫损伤神经血管，应恰如其分(图 8-5)。

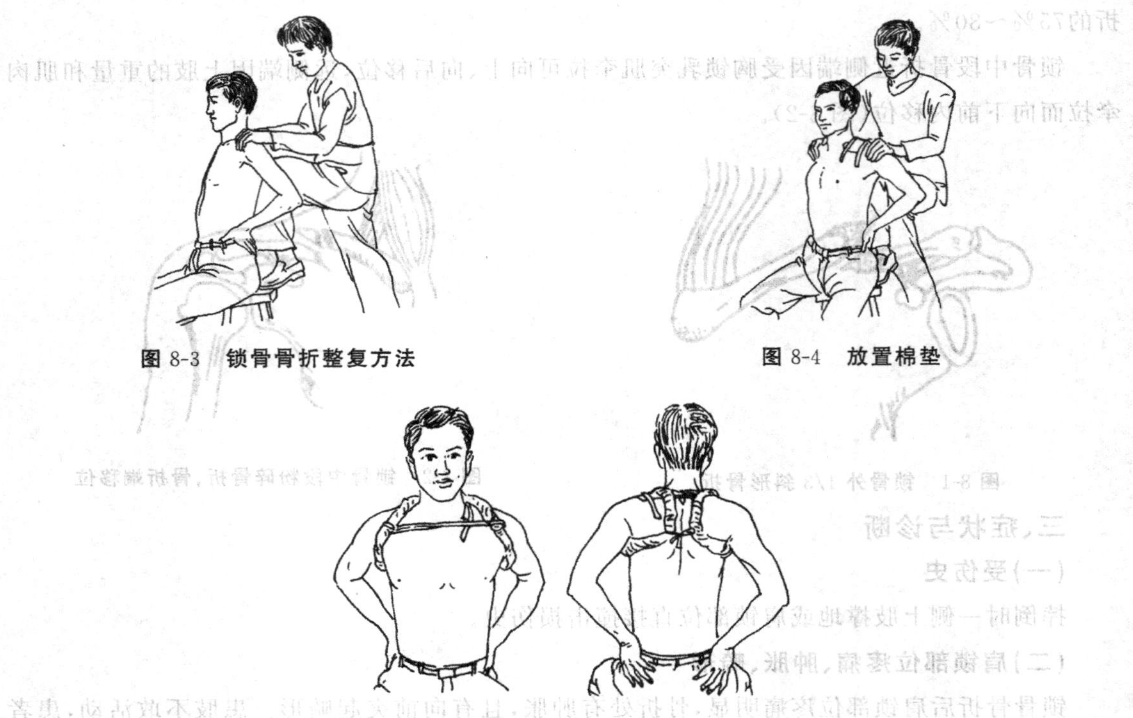

图 8-3　锁骨骨折整复方法

图 8-4　放置棉垫

图 8-5　锁骨骨折“∞”字绷带固定法

(三)手术切开复位

手术切开皮肤遗留瘢痕不雅观,且切开骨膜后需延迟愈合时间,所以一般并不采用。但严重粉碎骨折合并神经血管损伤者可谨慎选用。锁骨位于皮下,血液循环并不十分丰富,骨折愈合所需要的血液供应主要依靠骨膜。锁骨骨折行钢板内固定如骨膜剥离太多,容易发生延迟愈合与不愈合。锁骨骨折内固定方式较多,主要有克氏针交叉内固定、钢板内固定及张力带钢丝内固定等(图 8-6)。其中,克氏针交叉内固定不必剥离骨膜,其他各种方式也应尽一切努力减少剥离骨膜的范围,使术后的骨折愈合能得以顺利进行。

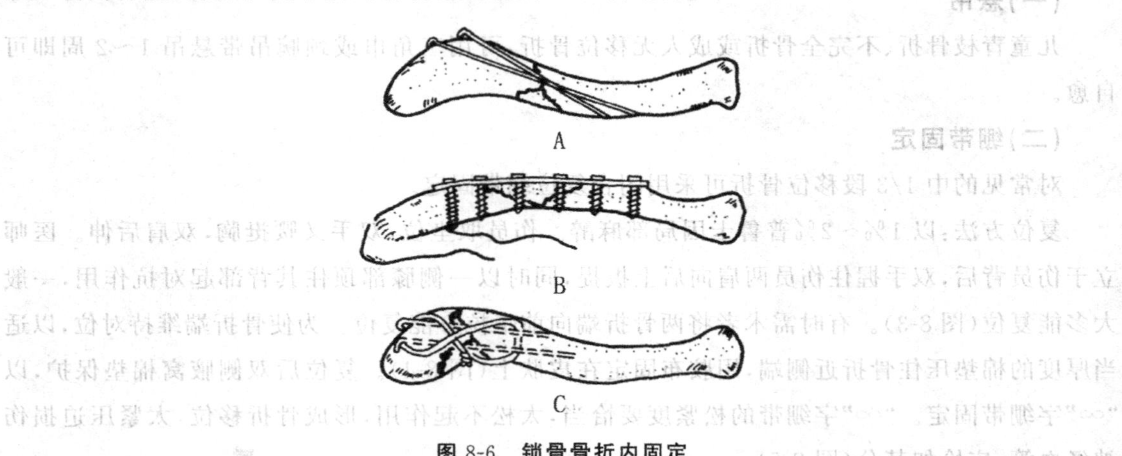

图 8-6　锁骨骨折内固定

A.克氏针内固定;B.钢板螺钉内固定;C.张力带钢丝内固定

第二节　肩胛骨骨折

肩胛骨位于两侧胸廓后上方，周围有丰厚的肌肉覆盖，骨折较为少见。肩胛骨对上肢的稳定和功能起着重要的作用，骨折后如不能得到正确治疗，可能会对上肢功能造成严重影响。

一、骨折分类

(一)按部位分类

肩胛骨骨折按解剖部位可分为肩胛体骨折、肩胛冈骨折、肩胛颈骨折、肩胛盂骨折、喙突骨折和肩峰骨折等。肩胛体和肩胛冈骨折最为常见，其次为肩胛颈骨折，然后是肩胛盂骨折、肩峰骨折、喙突骨折，不少骨折属于上述各类的联合骨折。另外，还有肌肉和韧带附着点的撕脱骨折、疲劳或应力骨折。

1.肩胛盂关节内骨折

此类骨折可进一步分为六型。①Ⅰ型盂缘骨折：通常合并肩关节脱位。②Ⅱ型骨折：是经肩胛盂窝的横形或斜形骨折，可有肩胛盂下方的三角形游离骨块。③Ⅲ型骨折：累及肩胛盂的上1/3，骨折线延伸至肩胛骨的中上部并累及喙突，经常合并肩锁关节脱位或骨折。④Ⅳ型骨折：骨折线延伸至肩胛骨内侧。⑤Ⅴ型骨折：是Ⅱ型和Ⅳ型的联合类型。⑥Ⅵ型骨折：是肩胛盂的严重粉碎性骨折。

2.喙突骨折

根据骨折线与喙锁韧带的位置关系，可进一步分成两型。①Ⅰ型骨折：位于韧带附着点后方，有不稳定倾向。②Ⅱ型骨折：位于韧带前方，稳定。

(二)按关节内外分类

根据骨折是否累及肩盂关节面，肩胛骨骨折可分为关节内骨折和关节外骨折。关节外骨折根据稳定性，又可进一步分为稳定的关节外骨折和不稳定的关节外骨折两种。

1.关节内骨折

此类骨折为涉及肩胛盂关节面的骨折，常合并肱骨头脱位或半脱位。肩胛盂骨折中只有10%有明显的骨折移位。

2.稳定的关节外骨折

此类骨折包括肩胛体骨折、肩胛冈骨折和一些肩胛骨骨突部位的骨折。单独的肩胛颈骨折，一般较稳定，也属稳定的关节外骨折。

3.不稳定的关节外骨折

此类骨折主要指合并锁骨中段移位骨折的肩胛颈骨折，即“漂浮肩”损伤(图8-7)，该损伤常由严重暴力引起，此种骨折造成整个肩胛带不稳定。由于上臂的重力作用，它有向尾侧旋转的趋势。常合并同侧肋骨骨折，也可损伤神经血管束，包括臂丛神经。

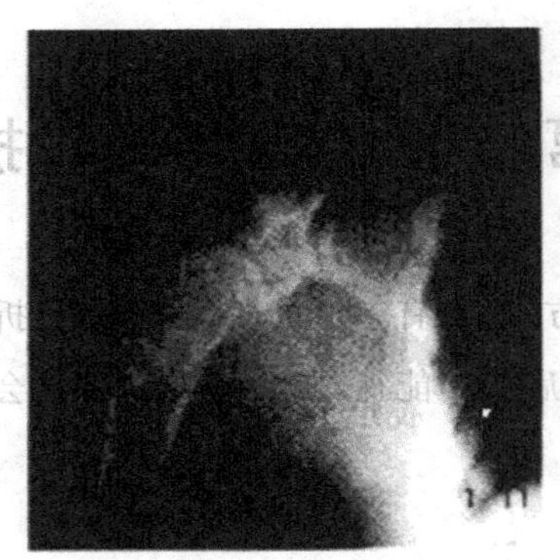

图 8-7 “漂浮肩”损伤

二、临床表现及诊断

肩胛骨骨折根据外伤史、症状、体征及 X 线检查，可明确诊断。

(一)病史

1.体部骨折

常为直接暴力引起，受伤局部常有明显肿胀，皮肤常有擦伤或挫伤，压痛也很明显，由于血肿的刺激可引起肩袖肌肉的痉挛，使肩部运动障碍，表现为假性肩袖损伤的体征。但当血肿吸收后，肌肉痉挛消除，肩部主动外展功能即恢复。喙突骨折或肩胛体骨折时，当深吸气时，由于胸小肌和前锯肌带动骨折部位活动可使疼痛加剧。

2.肩胛盂和肩胛颈骨折

多由间接暴力引起，即跌倒时肩部外侧着地，或手掌撑地，暴力经肱骨传导冲击肩胛盂或颈造成骨折。多无明显畸形，易于漏诊。但肩部及腋窝部肿胀、压痛，活动肩关节时疼痛加重，骨折严重移位者可有肩部塌陷，肩峰相对隆起呈方肩畸形，犹如肩关节脱位的外形，但伤肢无外展、内收、弹性固定情况。

3. 肩峰骨折

肩峰突出于肩部，多为自上而下的直接暴力打击，或由肱骨突然强烈的杠杆作用引起，多为横断面或短斜面骨折。肩峰远端骨折，骨折块较小，移位不大；肩峰基底部骨折，远侧骨折块受上肢重量的作用及三角肌的牵拉，向前下方移位，影响肩关节的外展活动。

(二)X 线检查

多发损伤患者或怀疑有肩胛骨骨折时，应常规拍摄肩胛骨 X 线平片，常用的有肩胛骨正位、侧位、腋窝位和穿胸位 X 线平片。注意肩胛骨在普通胸部正位片上显示不清，因为肩胛骨与胸廓冠状面相互重叠。此外，还可根据需要加拍一些特殊体位平片，如向头侧倾斜 45°的前后位平片可显示喙突骨折。CT 检查能帮助辨认和确定关节内骨折的程度和移位，以及肱骨头的移位程度。因为胸部合并损伤的发生率高，胸片应作为基本检查方法的一部分。

(三)合并损伤

诊断骨折的同时，应注意检查肋骨、脊柱以及胸部脏器的损伤。肩胛骨周围有肌肉和胸壁保护，所以只有高能量创伤才会引起骨折。由于肩胛骨骨折多由高能量直接外力引起，因此合并损伤发生率高达 35%～98%。合并损伤常很严重，甚至危及生命。然而，在初诊时却常常漏诊。最常见的合并损伤是同侧肋骨骨折并发血气胸，其次是锁骨骨折、颅脑闭合性损伤、头面部损伤、臂丛损伤。肩胛骨合并第1肋骨骨折时，因可伤及肺和神经血管，故特别严重。

三、治疗

绝大多数肩胛骨骨折可采用非手术方法治疗，只有少数患者需行手术治疗。由于肩胛骨周围肌肉覆盖多，血液循环丰富，骨折愈合快，骨折不愈合很少见。

(一)肩胛体和肩胛冈骨折

肩胛体和肩胛冈骨折一般采用非手术治疗，可用三角巾或吊带悬吊制动患肢，早期局部辅以冷敷，以减轻出血及肿胀。伤后1周内，争取早日开始肩关节钟摆样功能锻炼，以防止关节粘连。随着骨折愈合，疼痛减轻，应逐步锻炼关节的活动范围和肌肉力量。

(二)肩峰骨折

如肩峰骨折移位不大，或位于肩锁关节以外，用三角巾或吊带悬吊患肢，避免作三角肌的抗阻力功能训练。如骨折块移位明显，或移位到肩峰下间隙，影响肩关节运动功能，则应早期手术切开复位内固定。手术取常规肩部切口，内固定可采用克氏针张力带钢丝，骨块较大时也可选用拉力螺钉内固定。如合并深层肩袖损伤，应同时行相应治疗。

(三)喙突骨折

对不稳定的Ⅰ型骨折应行手术治疗。对单纯喙突骨折可以保守治疗，因为喙突是否解剖复位对骨折愈合及局部功能没有影响。但如合并有肩锁分离、严重的骨折移位、臂丛受压、肩胛上神经麻痹等情况，则需考虑手术复位，松质骨螺钉固定治疗。

(四)肩胛颈骨折

对无移位或轻度移位的肩胛颈骨折，可采用非手术方法治疗。用三角巾制动患肢2～3周，4周后开始肩关节功能锻炼。

肩胛颈骨折在冠状面和横截面成角超过40°或移位超过1 cm时，需要手术治疗。根据骨折片的大小和骨折的类型，内固定物是在单纯的拉力螺钉和支撑接骨板之间选择。使用后入路，单个螺钉可从后方拧入盂下结节。骨折片很大时，应在后方使用1/3管状接骨板支撑固定，使带有关节面的骨片紧贴于肩胛骨近端的外缘。接骨板与直径为3.5 mm的皮质骨拉力螺钉的结合使用，增加了固定的稳定程度。合并同侧锁骨骨折的肩胛颈骨折，即“漂浮肩”损伤，由于肩胛骨很不稳定，移位明显，应采用手术治疗。通常先复位固定锁骨，锁骨骨折复位固定后，肩胛颈骨折常常也可得到大致的复位，如肩胛骨稳定就不需切开内固定肩胛颈骨折；如锁骨复位固定后肩胛颈骨折仍不能有效复位，或仍不稳定，则需进一步手术治疗肩胛颈骨折。

(五)肩胛盂骨折

肩胛盂骨折只占肩胛骨骨折的10%，而其中有明显骨折移位者占肩盂骨折的10%。对大多数轻度移位的骨折可用三角巾或吊带保护，早期开始肩关节活动范围的练习。一般制动6周，去除吊带后，继续进行关节活动范围及逐步开始肌肉力量的锻炼。

1.Ⅰ型盂缘骨折

如骨折块面积占肩盂面积的25%(前方)或33%(后方)，或移位＞10 mm将会影响肱骨头的稳定并引起半脱位现象，应考虑手术切开解剖复位和内固定。目的在于重建骨性稳定，以防止慢性肩关节不稳。以松质骨螺钉或以皮质骨螺钉采用骨块间加压固定(图8-8)。如肩盂骨块粉碎，则应切除骨碎片，取髂骨植骨固定于缺损处。小片的撕脱骨折，一般是肱骨头脱位时由关节囊、唇撕脱所致。前脱位时发生在盂前缘，后脱位时见于盂后缘。肱骨头复位后，采用三角巾或吊带保护3～4 周。

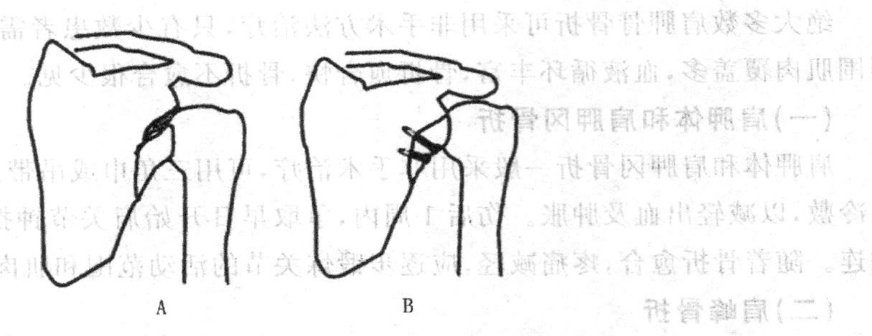

图 8-8 盂缘骨折松质骨螺钉内固定

A.盂缘骨折；B.松质骨螺钉内固定

2.Ⅱ型骨折

如果出现台阶移位 5 mm 时，或骨块向下移位伴有肱骨头向下半脱位，应行手术复位固定。可采用后方入路，复位盂下缘骨折块，以拉力螺钉向肩胛颈上方固定。也可采用易调整外形的重建钢板，置于颈的后方或肩胛体的外缘固定。

3.Ⅲ～Ⅴ型骨折的手术指征

骨折块较大合并肱骨头半脱位，采用肩后方入路，复位盂下缘骨折块，以拉力螺钉向肩胛颈上方固定。也可采用易调整外形的重建钢板，置于肩胛颈的后方或肩胛体的外缘固定（图 8-9）；关节面台阶≥5 mm，上方骨块向侧方移位或合并喙突、喙锁韧带、锁骨、肩锁关节、肩峰等所谓肩上部悬吊复合体（SSSC）损伤时，可采用后上方入路复位骨折块，采用拉力螺钉，将上方骨折块固定于肩胛颈下方主骨上。手术目的是防止肩关节的创伤性骨关节炎、慢性肩关节不稳定和骨不愈合。

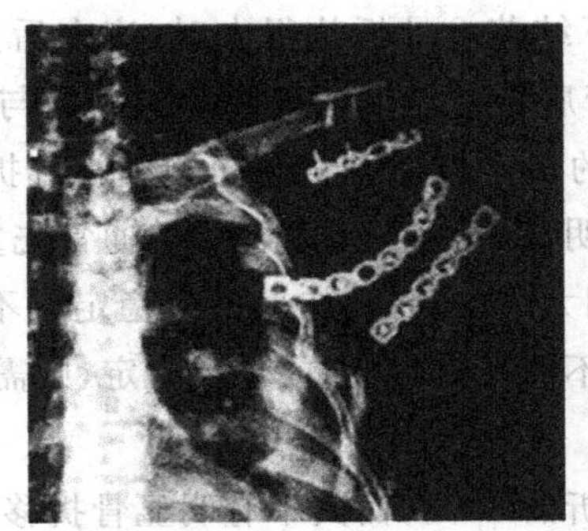

图 8-9 肩胛骨骨折合并肩锁关节脱位，切开部位重建钢板、锁骨钩钢板内固定术后

4.Ⅵ型骨折

较少见，也缺乏大宗病例或对照研究结果指导治疗。由于盂窝严重粉碎，不论骨块移位与否或有无肱骨头半脱位的表现，一般都不行切开复位。可采用三角巾悬吊制动，或用外展支架制动，也可采用尺骨鹰嘴牵引，早期活动锻炼肩关节。如果肩上方悬吊复合体有严重损伤，可行手术复位、固定，如此可间接改善盂窝关节面的解剖关系。

(六)上肩部悬吊复合体损伤

上肩部悬吊复合体(SSSC)是在锁骨中段和肩胛体的外侧缘间组成的一个骨和软组织环,由肩盂、喙突、喙锁韧带、锁骨远端、肩锁关节和肩峰组成。SSSC的单处损伤,不会影响其完整性,骨折移位较小,只需保守治疗;两处损伤则会影响其完整性,可能会引起一处或两处明显移位,对骨折愈合不利,影响其功能。对这种骨折,只要有一处或两处存在不能接受的移位,就应行切开复位内固定。即使只固定一处,也有利于其他部位骨折的间接复位和稳定。

第三节 骨盆骨折

一、概述

骨盆是由骶骨、尾骨和两侧髋骨(髂骨、耻骨、坐骨)接连而成的坚强骨环,形如漏斗。两髂骨与骶骨构成骶髂关节;髋臼与股骨头构成髋关节;两侧耻骨借纤维软骨构成耻骨联合;三者均有坚强的韧带附着。骨盆上连脊柱,支持上身的体重,同时又是连接躯干和下肢的桥梁。躯干的重力通过骨盆传达到下肢,下肢的运动必须通过骨盆才能传达到躯干。

骨盆环的后方有两个负重主弓,骶骨是两个主弓的汇合点。股骶弓由两侧髋臼向上,通过髂骨的加厚部分到达骶骨称为股骶弓。此弓在站立时支持体重。坐骶弓由两侧坐骨结节向上,经过坐骨体从髂骨的加厚部分到达骶骨。此弓在坐位时支持体重。

前方上下各有一个起约束作用的副弓,上束弓经耻骨体及耻骨上支,防止股骶弓分离;下束弓经耻骨下支及坐骨下支,支持坐骶弓,防止骨盆向两侧分开。副弓远不如主弓坚强有力。受外伤时副弓必先分离或骨折,当主弓有骨折时,副弓很少不发生骨折(耻骨联合分离时可无骨折),耻骨上支较下支更易骨折。

骨盆外围是上身与下肢诸肌的起止处。如外后方有臀部肌肉(臀大、中、小肌)附着,坐骨结节处有股二头肌、半腱肌、半膜肌附着;缝匠肌起于髂前上棘,股直肌抵止于髂前下棘,在耻骨支、坐骨支及坐骨结节处有内收肌群附着;骨盆的上方,在前侧有腹直肌、腹内斜肌、腹横肌分别止于耻骨联合及耻骨结节和髂嵴上;在后侧有腰方肌抵止在髂嵴。这些肌肉的急骤收缩均可引起附着点的撕脱骨折,同时也是骨盆骨折发生移位的因素之一。

骨盆对盆腔内的脏器和组织(如膀胱、直肠、输尿管、性器官、血管和神经)有保护作用。严重的骨盆骨折,除影响其负重功能外,常可伤及盆腔内脏器或血管神经,尤其是大量出血会造成休克,管腔脏器破裂可造成腹膜炎,能危及生命。

骨盆结构坚固,适应在活动和负重时生物力学的要求,因此在骨关节损伤中骨盆伤的发生率相对较低。骨盆损伤多系高能量外力所致,交通伤是骨盆伤的重要原因,重物砸伤和高处坠落伤是造成骨盆损伤的另一重要原因。

近20年来的资料表明,造成骨盆骨折的主要原因是伴发的严重损伤。骨盆开放性损伤死亡率则高达30%～50%。

(一)病因病理

骨盆骨折多由强大的直接外力所致,也可通过骨盆环传达暴力而发生它处骨折。如车轮辗轧、碰撞、房屋倒塌、矿井塌方、机械挤压等外伤所造成，个别是由摔倒或由肌肉强力牵拉而致骨折。如骨盆侧面受挤压时，可造成耻骨单侧上下支骨折、耻骨联合分离、骶髂关节分离、骶骨纵形骨折、髂骨翼骨折。如暴力来自骨盆前、后方，可造成耻骨上下支双侧骨折、耻骨联合分离，并发骶髂关节脱位、骶骨骨折和髂骨骨折等，并易引起膀胱和尿道损伤。如骨盆超过两处以上骨折，且骨盆环断裂，则骨折块会有上下较大的移位，引起骨盆腔内大出血。如急剧的跑跳、肌肉强力收缩，则会引起肌肉附着点撕脱性骨折，常发生在髂前上棘和坐骨结节处。

(二)分类

骨盆骨折的严重性，决定于骨盆环的破坏程度及是否伴有盆腔内脏、血管、神经的损伤。因此在临床上可将骨盆骨折分为三大类。

1.骨盆边缘骨折

这类骨折不影响骨盆的完整性，病情较轻。如髂前上棘、髂前下棘、坐骨结节、尾骨等骨折。

2.骨盆环单弓断裂无移位骨折

这类骨折影响到骨盆环，但未完全失去连接，基本保持环状结构的完整。如一侧耻骨上支或下支或坐骨上支或下支单独骨折、髂骨翼骨折、骶骨骨折等。骨折仅表现为裂纹骨折，或有轻度移位，但较稳定，预后良好。

3.骨盆环双弓断裂移位骨折

这类骨折均由强大暴力引起，多为挤压伤，由于骨折移位和伴有关节错位，而致骨盆环的完整性遭到破坏，不但导致功能的严重障碍，而且常损伤盆腔内脏器或血管、神经，产生严重后果。常见有以下几种：一侧耻骨上下支或坐骨上下支骨折伴耻骨联合分离；双侧耻骨上下支或坐骨上下支骨折；髂骨骨折伴耻骨联合分离；耻骨或坐骨上下支骨折伴骶髂关节错位；耻骨联合分离并骶髂关节错位及骨盆环多处骨折。上述骨折共同特点是折断的骨块为骨盆环的一段，处于游离状态，移位较大而且不稳定。

根据骨折后局部骨折块的移位及骨盆环是否稳定可分为稳定性骨折和不稳定性骨折。骨盆环稳定性骨折和脱位即骨折与脱位后不影响骨盆环的稳定者，如耻骨单支骨折、髂骨翼骨折、髂前上下棘骨折、坐骨结节骨折、髋臼底骨折、骶尾骨折、耻骨联合分离等，为轻伤。骨盆环非稳定性骨折和脱位即骨折与脱位后骨盆变形，骨折上下移位严重，影响了骨盆环的稳定者，可并发脏器损伤、血管损伤，给治疗带来麻烦，如双侧耻骨上下支骨折、单侧耻骨上下支骨折合并骶髂关节脱位或骶骨骨折、耻骨联合分离合并骶髂关节脱位和骶骨骨折或髂骨骨折等，均属重伤。

二、临床表现

单处骨折且骨盆环保持完整者，除局部疼痛及压痛外，常无明显症状。但骨盆环的完整性遭到破坏后，患者多不能起坐、翻身，下肢活动困难。用手掌按住左右两侧髂前上棘，并向后外轻轻推压，盆弓连接不完整时，骨折处因分离而发生疼痛，称为骨盆分离试验阳性。用手掌扶托两侧髂前上棘并向内相对挤压，盆弓连接不完整时，也可产生疼痛，称为骨盆挤压试验阳性。直接挤压耻骨联合，不但耻骨支骨折处和耻骨联合分离处可以产生疼痛，髂骨翼骨折因受牵拉，亦可产生疼痛。骶尾椎骨明显压痛，肛门指检有压痛或异常活动或不平骨折线，系骶尾椎骨折。髋关节活动受限且同侧肢体短缩，系髋臼骨折合并股骨头中心性脱位。

三、并发症

骨盆骨折多由强大暴力所造成，可合并头、胸、腹及四肢的复合性损伤，而且较骨折本身更为严重。常见的并发症有以下几种。

(一)血管损伤

骨盆各骨主要为松质骨，盆壁肌肉多，其邻近又有较多的动脉和静脉丛，血管供应丰富。骨折后可引起广泛出血，甚至沿腹膜后的疏松结缔组织间隙蔓延至肾区和膈下，形成腹膜后血肿。髂骨内外动脉或静脉或其分支，可被撕裂或断裂，引起骨盆内大出血。患者可有腹胀及腹痛等腹膜刺激征；大血管破裂可因出血性休克迅速死亡。为了鉴别腹膜后血肿与腹腔内出血，须行诊断性穿刺，即让患者侧卧一分钟后，取下腹部髂前上棘内上方 2～3 cm 处穿刺，然后向另一侧侧卧，再按上法穿刺。若针尖刚进入腹腔即很容易抽出血液，为腹腔内出血，若无血液抽出，为腹膜血肿。

(二)膀胱或尿道损伤

骨盆骨折时，骨折断端可刺破膀胱，在膀胱膨胀时尤易发生。如破裂在前壁或两侧未被腹膜覆盖的部位，尿渗入膀胱周围组织，可引起腹膜外盆腔蜂窝织炎，直肠指检有明显压痛和周围软组织浸润感；如破裂在膀胱顶或后壁腹膜覆盖部位，尿液进入腹膜腔，可引起明显腹膜刺激症状。患者除有休克、下腹部疼痛外，可有排尿障碍。膀胱破裂诊断有困难时，可经尿道插入导尿管，并经导尿管注入 50～100 mL 的生理盐水，如不能抽出等量液体，则明确膀胱已破裂。尿道损伤更为常见，多发生在后尿道。患者有尿痛、尿道出血、排尿障碍、膀胱膨胀和会阴部血肿。渗尿范围随损伤部位而不同。后尿道膜上部破裂时，因有尿生殖膈的限制，外渗尿液局限于膀胱周围；尿道球部破裂时，外渗的尿液可随会阴浅筋膜蔓延至阴茎、阴囊、前腹壁。尿外渗容易引起组织坏死和感染。

(三)直肠损伤

直肠上 1/3 位于腹膜腔内，中 1/3 仅前面有腹膜覆盖，下 1/3 全无腹膜。如破裂在腹膜反折以下，可引起直肠周围感染，常为厌氧菌感染；如损伤在腹膜反折以上，可引起弥漫性腹膜炎。

(四)神经损伤

多因骨折移位牵拉或骨折块压迫所致。伤后可出现括约肌功能障碍，臀部或下肢某些部位麻木，感觉消退或消失，肌肉萎缩无力，多为可逆性，一般经治疗后能逐渐恢复。

四、诊断

根据病史、临床表现及辅助检查多可确诊。X 线检查能够明确骨折的部位及移位。根据情况，可进行骨盆的前后位、入口位、出口位以及髂骨斜位和闭孔斜位的投照，可以清晰地显示骨盆各部位的损伤。对于骨盆有严重创伤以及怀疑是否有不稳定分离的患者，应考虑做 CT 检查。CT 能弥补 X 线片的不足，能清楚地显示骨盆的移位平面和立体方向，能详细地显示髋臼的情况。

五、治疗

(一)急症处理

骨盆骨折可以引起严重的并发症,死亡率较高。及时合理的早期救治是减少骨盆骨折患者疼痛、控制出血、预防继发的血管神经损伤和脂肪栓塞综合征、凝血障碍等晚期并发症的首要环节。在现场和转送途中即院前阶段,根据患者伤情进行基本生命支持,即初级 ABC 和止血包扎固定搬运四大技术;对病情严重者要施行生命支持,即上述急救内容加上气管插管输液和抗休克等措施。

首先应把抢救创伤性出血休克放在第一位,应抓紧时间进行抢救。对于失血过多造成血脱者,应迅速补足血容量。对骨盆骨折合并休克,采取以下抢救措施:①立即建立静脉输液通路,必要时同时建立3~4 条。②在 20 分钟内输入 2000~2500 mL 液体后再补全血。③氢化可的松 20~50 mg/kg,亦可达50~150 mg/kg。④经大剂量补液、补血不能纠正休克时要积极考虑髂内动脉结扎术。

如有较大的血管损伤,患者陷于严重的休克状态,估计出血量已接近或超过总量的 1/2,在有效抗休克的治疗下,血压不稳而且逐渐下降,血红蛋白和红细胞继续降低,同时腹膜后血肿也逐渐增大,则应考虑手术探查,及时结扎髂内动、静脉止血,可挽救生命。如合并盆腔内脏损伤者,应立即进行手术修补。

(二)非手术治疗

非手术治疗是传统的治疗方案,包括卧床、手法复位、下肢骨牵引和骨盆悬吊牵引。

1.复位手法

(1)骨盆边缘骨折:髂前上、下棘骨折,骨折块有移位者,应予以手法复位。患者仰卧,患侧膝下垫高,使髋膝关节呈半屈曲位,术者以捏挤按压手法将骨折块推回原位。坐骨结节骨折,患者侧卧位,使髋伸直膝屈曲位,术者以两手拇指按压迫使骨折块复位。复位后保持患肢伸髋、屈膝位休养,以松弛腘绳肌防止再移位。

(2)骨盆环单弓断裂无移位骨折:骨盆环虽有骨折但无移位,骨盆环保持完整而稳定。如髂骨翼骨折,一侧耻骨上、下支或坐骨上、下支单独骨折,骶骨裂纹骨折等。一般无须整复。

(3)盆环双弓断裂移位骨折有以下三种情况。

①双侧耻骨上、下支与坐骨上、下支骨折:此骨折致骨盆环的前方中间段游离,由于腹肌的牵拉而往往向上向右移位。整复时患者仰卧屈髋,助手把住腋窝向上牵拉,术者双手扣住耻骨联合处,将骨折块向前下方扳提,触摸耻骨联合之两边骨折端平正时,表示已复位。整复后,术者以两手对挤髂骨部,使骨折端嵌插稳定。一侧耻骨上、下支与坐骨上、下支骨折伴耻骨联合分离者,触摸耻骨联合处整齐无间隙,则表示复位。

②髂骨骨折合并耻骨联合分离:骨块连同伤侧下肢多向外上方移位,并有轻度外旋。此时患者仰卧,上方助手把住腋窝向上牵引,下方助手握患肢踝部向下牵引同时逐渐内旋。术者立于患侧,一手扳住健侧髂骨翼部,一手向前下方推按骨折块,触摸耻骨联合平正无间隙,提示已复位。

③耻骨或坐骨上、下支骨折伴同侧骶髂关节错位:伤侧骨块连同下肢常向上移位并有外旋,因骶髂关节错位而不稳定。整复时患者仰卧,上方助手把住腋窝向上牵拉,下方助手握伤

肢踝部向下牵引并内旋,术者立于患侧向下推按髂骨翼,测量两侧髂嵴最高点在同一水平时,再以对挤手法,挤压两髂翼及两髋部,使骨折块互相嵌插,触摸骨折处无凹凸畸形,即已复位。耻骨联合分离并一侧骶髂关节错位复位手法亦基本相同。

2.固定方法

对于髂前上下棘骨折,复位后可采取屈髋屈膝位休息,同时在伤处垫一平垫,用多头带或绷带包扎固定。3～4 周去固定,即可下床活动。骶尾部骨折,一般不需固定,如仰卧位可用气圈保护。4～5 周即可愈合。

(1)骨盆环单弓断裂无移位骨折:可用多头带及弹力绷带包扎固定,4 周解除固定。

(2)骨盆环双弓断裂有移位骨折:必须给予有效的固定和牵引。对于双侧耻骨上下支和坐骨上下支、一侧耻骨上下支或坐骨上下支骨折伴耻骨联合分离者,复位后可用多头带包扎固定,或用骨盆兜带将骨盆兜住,吊于牵引床的纵杆上,4～6 周即可。对于髂骨骨折合并耻骨联合分离、耻骨上下支或坐骨上下支骨折伴同侧骶髂关节错位、耻骨联合分离并一侧骶髂关节错位者,复位后多不稳定,除用多头带固定外,患肢需用皮肤牵引或骨骼牵引,床尾抬高。如错位严重行骨骼牵引者,健侧需上一长石膏裤,以作反牵引。一般 6～8 周即可去牵引。

3.下肢骨牵引和骨盆悬吊牵引

采用胫骨结节或股骨髁上持续骨牵引,使骨盆骨折逐渐复位,是最基本、常用和安全的方法。若需牵引力量较大,最好用双侧下肢牵引,可以更好地使骨盆固定,防止骨盆倾斜。牵引重量一般为体重的1/7～1/5,注意开始时重量要足够大,3～4 天后,摄片复查骨折复位情况,再酌情调整,直至复位满意为止。维持牵引至骨折愈合,一般需 8～12 周,不宜过早去掉牵引或减重,以免骨折移位。具体应用时还需根据骨折类型、骨盆变位情况,给予相应牵引。

垂直型骨盆骨折、单侧骨盆向上移位及轻微扭转变形者,可选用单纯持续骨牵引;骨盆变形属分离型者,可同时加用骨盆兜悬吊骨盆,使外旋的骨盆合拢复位。但也需注意防止过度向中线挤压骨盆,造成相反畸形;压缩型骨盆骨折,禁用骨盆兜牵引,可在牵引的同时辅以手法整复,即用手掌自髂骨嵴内缘向外挤压,以矫正髂骨内旋畸形。少数内旋畸形严重者,必要时,牵引前亦可先用"4"字形正复手法矫正,即髋关节屈曲、外展,膝关节屈曲,使患侧足放置于对侧膝关节前面,双腿交叉呈"4"字形,术者一手固定骨盆,一手向下按压膝关节,使之向外旋转复位,然后行骨牵引。若半侧骨盆单纯外旋,同时向后移位,亦可采用 90°－90°－90°牵引法。即行双侧股骨下端骨牵引,将髋、膝和踝3 个关节皆置于 90°位,垂直向上牵引,利用臀肌作兜带,使骨折复位。此种方法的优点是便于护理,并可减少对骶部的压迫,避免发生压疮。对骨盆多发骨折,可根据 X 线片所示骨盆变形及骨折移位情况,给予相应的牵引,力争较好的复位。一般牵引 6 周内不应减量,以防止再移位,直至骨愈合,一般约 12 周,如位置理想,疼痛消失,可去牵引活动。

4.练功活动

骨盆周围有坚强的筋肉,骨折复位后不易再移位,且骨盆为骨松质,血运丰富,容易愈合。未损伤骨盆后部负重弓者,伤后第 1 周练习下肢肌肉收缩及踝关节伸屈活动,伤后 2 周练习髋膝关节伸屈活动,3 周后可扶拐下地活动。如骨盆后弓损伤者,牵引期间应加强下肢肌肉收缩锻炼及踝关节活动,解除固定后,应抓紧时间进行各方面的功能锻炼。

5.药物治疗

由于骨盆骨折并发症多,对全身影响较大,故药物治疗更为重要。如因出血过多引起休克时,可内服独参汤加附子、炮姜,同时冲服三七粉或云南白药。若局部肿胀、疼痛严重者,应活血化淤,消肿止痛,可选用复元活血汤或活血止痛汤。如伤后肠胃气滞,腹胀纳呆,呕吐,二便不通者,治宜活血顺气、通经止痛,可选用顺气活血汤或大成汤。如伤后小便不利,黄赤刺痛,小腹胀满,口渴发热等,治宜滋阴清热解毒,通利小便,可应用导赤散合八正散加减。中期以续筋接骨为主,内服接骨丹。后期应补肝肾、养气血、舒筋活络为主,可选用生血补髓汤,健步虎潜丸、舒筋活血汤,外用2号洗药或活血止痛散,水煎外洗。

(三)骨盆外固定器固定

外固定器的适应证有以下几个方面。

(1)在急诊科用于有明显移位的 B_1、B_2 和 C 型不稳定骨盆骨折,特别是并发循环不稳定者,以求收到固定骨盆和控制出血的目的并有减轻疼痛和便于搬动伤员的作用。

(2)旋转不稳定(B_1)的确定性治疗。

(3)开放性不稳定型骨折。外固定器品种多样,多数不能保持有半盆向头侧移位的骨折,对此应加用患侧骨牵引,以防止半盆上移。Riemer 等将外固定器列入救治循环和骨折均不稳定的骨盆骨折救治方案,结果使此类损伤的死亡率自 22%下降到 8%。Meighan 明确指出,外固定是急诊处理严重骨盆骨折最为恰当的措施。此外,为了控制出血和稳定后环 Ganz 推出了抗休克钳,亦称 AOC 形钳,用于急诊科作为临时固定并取得相应效果。骨盆外固定器的并发症主要是针道感染。

(四)手术治疗

切开复位内固定的适应证尚不统一,Tile 提出:前环外固定后,后环移位明显不能接受者,需要坐位的多发伤者和经选择的开放骨折是切开复位内固定的对象。Matta 主张经非手术治疗后,骨折移位超过1 cm,耻骨联合分离 3 cm 以上合并髋臼骨折以及多发伤者应行内固定。Romman 主张 B、C 型骨折和多发伤者是适应证。由于骨盆骨折形式多样,即使同一分型中亦不尽相同,且伤员全身伤情不同,术者对内固定方法的选择不同,因而内固定的方法繁多,手术入路亦不同。

第四节 骶骨骨折

骶骨骨折因为它的发生部位在解剖上连接了两种非常不同的学科——脊柱外科和创伤骨科(骨盆骨折外科)。骶骨本身为脊柱节段的最下端,内部包含了神经组织并构成腰骶间的脊柱结合部位。也就是最后一个可以活动的脊柱关节。同时骶骨也是参与构成骨盆后环的重要结构,通过牢固的骶髂关节连接着双侧半骨盆和下身附肢骨骼。在人体这个区域的创伤和病理机制还没有完全弄清楚,一部分原因是因为脊柱外科医师看待骶骨时本着脊柱的力学、排列和功能认为它是一个椎体节段;而创伤骨科专家们则认为骶骨就是构成骨盆环后方的中心结构,因此创伤科医师处理骨盆骨折时是本着骨盆和髋关节力学原理和功能及排列关系。因为每个不同的附属专业都只专注于本专业生物力学及生理原理,而忽略了其他学科的问题。

本节内容用一种整合了两个学科的思想体系的方法概述了骶骨的损伤。并提出了一种对于诊断和治疗骶骨骨折有用的方法。

一、解剖

尽管有关骶骨的解剖问题在文献中都有详尽的叙述,还有几个重要的地方需要回顾一下。骶骨是一块倒置的三角形骨骼,从侧面看上去并不平坦反倒很凸凹有致。通过骶髂关节连接两侧的髂骨。骶髂关节由于其骨性解剖结构具有天生的不稳定性而完全依靠其关节韧带组织(骶髂前、骶髂后和骶髂关节间韧带)维持其稳定。骶髂后韧带是维持关节稳定的主要稳定结构,也是人体中最坚固的稳定结构,抵抗由于负重导致的髂骨向头端及向后的趋势。骶结节韧带和骶脊韧带为其次的稳定结构(图 8-10)。

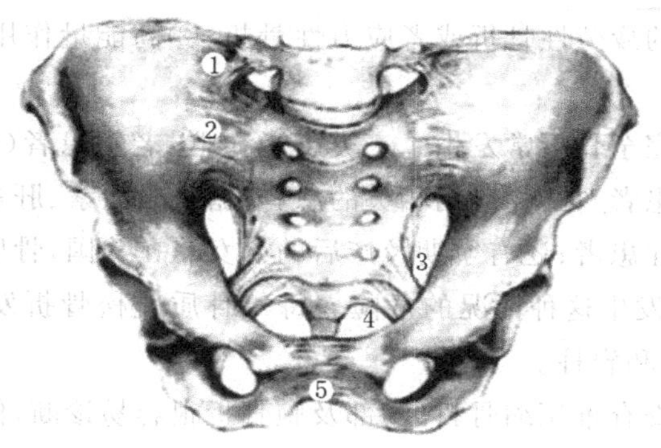

图 8-10　盆骨与韧带的示意图

1.髂腰韧带;2.S_1 韧带;3.骶棘韧带;4.骶结节韧带;5.耻骨联合韧带

骶骨同时还通过前方的 L_5～S_1 椎间盘及后方的一对 L_5～S_1 小关节与第 5 腰椎构成腰骶关节。与其他椎体关节不同,L_5～S_1 节段有一个和水平面将近 30°的倾角,它继发于前方骨盆的倾斜(矢状面向前的旋转或者是骨盆的伸展)。L_5 椎体则由从 L_5 横突发出达髂后上棘上方的髂嵴的坚固髂腰韧带固定在骨盆上。

因为腰骶关节是移行区,分割不全和畸形经常发生,所以在外科手法复位和器械操作之前诊断必须明确。分割不全经常发生在 L_5 椎体部分地或者全部与 S_1 椎联合,可以存有或者根本没有残存的椎间隙。有时 L_5 椎体的横突增大,单侧与髂骨或者骶骨翼形成关节。在其他情况下,S_1 椎体与 S_2 椎体可以是完全分割的,好像一块"第 6 腰椎"。其他几种影像学标志也可以提示这种异常分割。L_4～L_5 椎间隙通常在髂棘水平。如果可以拍摄胸部 X 线的话,也可以从 T_1 椎体(颈胸结合部位第一个拥有朝向头端横突的椎体)往下数。

脊髓一般终止于 L_1～L_2 水平,因此骶骨骨折并不会引起脊髓损伤。硬膜囊在这个水平包含有马尾神经和骶神经根。L_5 神经根发出于椎间孔,刚好走行于骶骨翼上并加入骨盆的腰骶神经丛。在这个节段的神经损伤决定于骨折的位置和分型。表 8-1 描述了腰骶神经丛的神经支配情况。

表 8-1 腰骶丛神经分布

神经根	运动功能	感觉功能
L_5	长伸肌，趾长伸肌	小腿外侧，足背，足底中心
S_1	外侧腘绳肌、腓肠肌复合肌群	大、小腿后外侧，足底外侧
S_2	长屈肌，趾长屈肌，括约肌	大、小腿中后侧，足底外侧
S_3	长屈肌，趾长屈肌，括约肌	臀部，会阴部
S_4	括约肌	会阴部，肛周
S_5	尾骨肌	会阴部，肛周

二、诊断与分型

骶骨骨折可以由很多因素导致。根据患者的人群类型和骶骨承受的能量大小一般将这类骨折分为三大类：①低能量作用在有骨质疏松的骨骼上造成的不完全骨折；②正常骨受到持续循环的低能量作用导致的疲劳性骨折或者应力性骨折；③高能量作用于任何骨质上导致的创伤性骨折。

骨质疏松患者的不完全骨折常发生于三类患者人群：老年患者（年老衰弱的患者，或者患有绝经后骨质疏松症的患者）；药物应用相关的患者（糖皮质激素、肝素、苯妥英类药物）或者放射治疗诱发的骨质疏松症患者；还有孕期及产后的妇女。在美国，骨质疏松是一种迅速增长的临床问题。4400 万人有发生这种情况的危险。每年骨质疏松骨折发病率为 1500 万人次，其中大多发生在髋部、手腕和脊柱。

尽管通过放射学检查脊椎压缩骨折、髋部及腕骨折很容易诊断，但骶骨不完全骨折很难诊断。这个诊断以前在文献中根本不存在，直到 1982 年有一篇描述了 3 例“骶骨自发性骨质疏松骨折”。骶骨不完全骨折的诊断很困难。患者通常并没有明确相关的创伤史，他们会诉运动相关（承重相关）的下腰部及臀部的疼痛。通常患者会把压痛点定位在骶骨上。如果骨折是单侧的，那么单腿站立的姿势会导致患者疼痛；一般在患者将重量转移至健侧下肢时疼痛可以缓解。骶髂关节压力活动试验（Patrick's 试验和Gaenslen's 试验）很可能是阳性的。神经症状很少发生，大约占 2％的患者，其中更多是与括约肌功能障碍（尿失禁伴或不伴随大便失禁）后出现的下肢感觉异常和乏力相关。而一些患者主诉小腿外侧，足背，足底中心大、小腿后外侧，足底外侧大、小腿中后侧，足底外侧臀部，会阴部会阴部，肛周会阴部，肛周的根性症状则是继发于骶骨翼骨膜骨痂形成或者骶孔内压迫导致的 L_5 或者 S_1 的神经根刺激征。

骶骨和脊椎 X 线片上的正常所见使骶骨不完全骨折的诊断变得更为复杂。在患有有严重骶骨不完全骨折的患者中，侧位片可能提示患者有压缩、前方位移、后凸畸形；但是这并不是绝对的。CT 可以显示出骶骨翼前方的骨痂或者骨膜反应，但同样也不是绝对的。

为了明确诊断，还需要做 MRI 扫描/骨扫描。骶骨不完全骨折的一个典型特征是骶骨翼的高信号/高摄取表现（有时是双侧的），呈“H”形。尽管并不是所有的患者都具有这个特征，但是不伴有身体其他部位高摄取的某些变异的征象也同样高度提示可能有骶骨骨折存在。而因为骨扫描检查需要大量的放射剂量（大约等于做 200 个胸片的放射剂量），所以 MRI 检查为首选方法。在有癌症病史的老年患者，疼痛和 MRI 上的高信号/高摄取则通常需要作更多的病情检查和活检以排除癌症的转移。但是孤立的骶骨转移灶很罕见。而 MRI 诊断中的压脂技术则有助我们除外新生物的诊断。

骶骨的应力性或者疲劳性骨折一般发生在一些年轻患者身上，他们的骨骼都正常但是却处于一种不正常的持续循环受力状态下。典型的患者可以是年轻职业运动员或者是部队的新兵。临床主诉通常和那些骶骨不完全骨折患者的主诉很相似-活动相关的下腰部和臀部疼痛。病史一般是疼痛始发于运动之后，随着病情的进展，先是重体力劳动后疼痛，然后是一般运动后疼痛。神经症状很罕见，如果有的话，通常为骨痂形成导致的 L_5 或 S_1 神经根刺激征。

骶骨应力性骨折与不完全骨折的不同在于：应力性骨折是由于骨骼反复承受阈值应力以下的力而造成的不愈合的微骨折和损害所导致的；而在不完全骨折患者诊断过程中，需要的是医师高度的临床预测和通过 MRI/骨扫描检查确诊的能力。

根据骨折的类型和部位，高能量致创伤性骶骨骨折又可以细分为几组。Denis 分型法是现在最常用的方法，它通过骨折线的方向和位置划分骨折类型(图 8-11)。在所有骨盆环的损伤中，创伤性骶骨骨折占了大约 30%。1 区垂直或斜行并经骶孔外侧的骨折，占了骶骨骨折的 50%，其中有6%的患者出现神经损伤。2 区垂直或斜行并经过一个或多个骶孔的骨折，占了骶骨骨折的 36%，其中有 30%的患者出现神经损伤。3 区的骨折更加复杂，可以是水平的或是垂直的，但是全部在骶孔内侧并进入骶管内。3 区骨折仅占骶骨骨折的 16%，但是神经根和马尾神经损伤的风险却高达 60%。

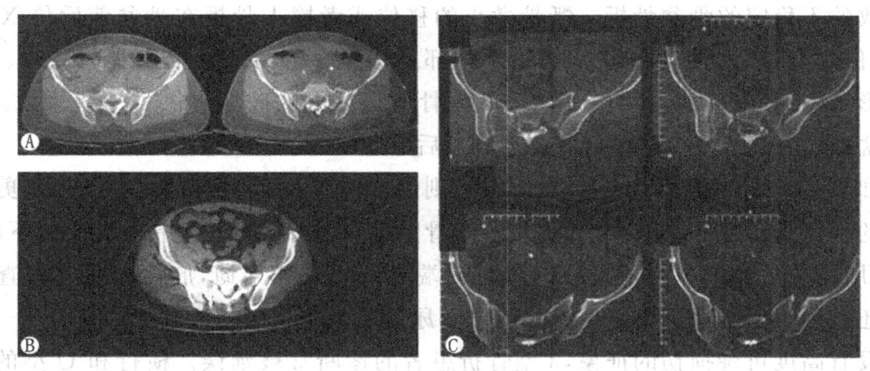

图 8-11 Denis 分型法骨折轴位 CT 像

A.1 区骨折的轴位 CT 像；B.2 区骨折的轴位 CT 像；C.3 区骨折的轴位 CT 像

1 区和 2 区的骶骨骨折影响了骨盆环的稳定性。但除非骨折线向头端延伸到 L_5～S_1 关节，并不影响脊柱的稳定性。3 区骨折由于本身骨折的类型，既打破了骨盆环的稳定性也影响了脊柱本身的稳定性。

垂直正中的劈裂骨折是伴有骨盆环前后压缩型的不稳定骨折。而水平骨折类型则不影响骨盆环的稳定性，但是根据骨折位置与骶髂关节的关系则可能影响到脊柱的稳定性。骶髂关节水平以下的水平骨折属于稳定型损伤，但却有继发于骨折块突入骶管导致骶管闭塞造成马尾神经损伤的风险。

在骶髂关节平面的水平骨折总是存在双侧垂直的劈裂(多数经过骶孔)造成一种 U 型或者是 H 型的骨折类型。各种各样的骨折结构形态在文献中都已描述过。与其他骶骨骨折(1

型和 2 型)垂直的剪切力伴或不伴对骨盆环的内外旋损伤机制不同,这种骨折类型是由于骨盆和腰骶结合部位快速、极度过屈导致的损伤。这种不稳定的骨折类型导致脊柱与骨盆的分离二者之间机械连续性消失,造成脊柱的后凸畸形并对骶管造成破坏(图 8-12)。骶骨骨折想要立即作出诊断是很困难的,尤其是 3 型骨折。患者多会有明显的创伤性病史,像高空坠落或者车祸,当然也有下腰部疼痛。

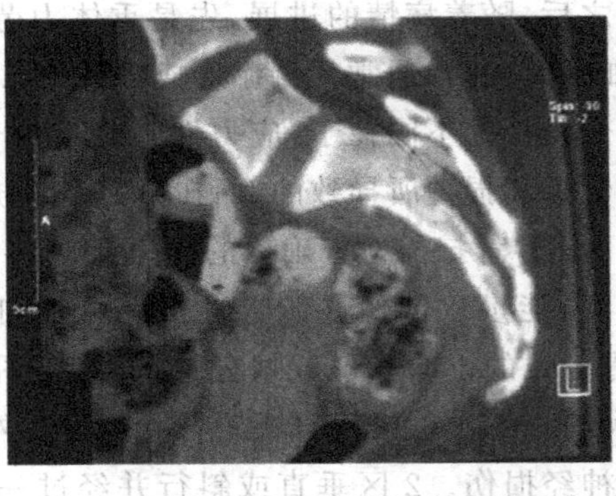

图 8-12　骶骨"U"型骨折的矢状片重建

1 型和 2 型骨折患者都有骨盆环的损伤。根据能量吸收的大小和受力方向情况,这些患者可能有外侧的压缩、前后的压缩、垂直剪切,或者某些损伤类型的综合伴有轻度的移位。或者广泛开放的不稳定的骨盆骨折。骶骨微小的移位或者撞击骨折在骨盆前后位 X 线平片上很难看到,但是如果有创伤病史的患者诉下腰部及臀部疼痛,要高度怀疑骶骨骨折。因为骨盆是一个环形结构,骨盆环前方的微小移位就为骨盆环后方的破坏提供了一些线索。而通过 3 mm 的骨盆 CT 扫描则可以显示出潜在于骶骨后方的骨折。

患者如果是承受更高能量的骨折和破坏,则会因为不稳定的半骨盆受到垂直剪切力导致肢体长度的不等长。在开书型(open-book,即骨盆开口型)骨折患者中可见患侧下肢外旋,伴有阴囊/阴唇的皮下血肿。为了排除因骨折断端导致的黏膜穿通,肛诊和阴道检查也是必要的。另外还必须行膀胱造影检查以排除膀胱和尿道的损伤。

如果没有高度可疑损伤的征象,3 型骨折患者的诊断常被延误。横行和 U 型的骶骨骨折在创伤造成的骨折骨盆前后位 X 线平片中很不明显(图 8-13)。典型的 X 线特征是在骶骨近端入口位与远端出口位上。骨盆和骶骨的侧位片提示有骶骨锐性成角伴或不伴前后移位是诊断的关键。这类损伤在轴向扫描的 CT 上有可能被漏诊,因为骨折部位很可能在扫描断层之上而没有被扫到。而矢状位的重建则有助于诊断,所以应同时行 CT 平扫加矢状位重建。CT 图像还有助于评估继发于骨折块和畸形造成的骶孔和骶管狭窄。

如果患者怀疑有骶骨骨折,为了排除马尾神经综合征必须要行肛门指诊。对于有骨盆环骨折的患者,通常需要做一个简单的下肢神经损伤查体,最好评估一下 $L_4 \sim S_1$ 的神经损伤。当然即便患者可能因为马尾神经受压或骶神经根嵌压导致有 $S_2 \sim S_4$ 节段的感觉完全丧失,这些查体也可能没有什么异常。肛诊时的神经查体可以着重检查是否有肛周感觉损害。直肠肌张力消失,能否自主收缩肛门括约肌,还有球海绵体肌反射。要引出球海绵体肌反射可以通过挤压男性患者的龟头或者轻轻牵拉女性的尿道。

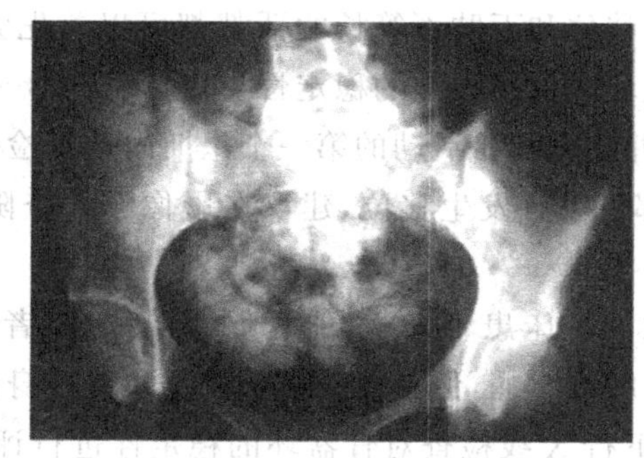

图 8-13　"U"型骨折患者的前后位 X 线平片。注意近端入口和远端出口部细微之处

三、治疗

(一)骶骨不完全骨折

骶骨不完全骨折的治疗,一般来说是经过 3～5 周的卧床休息同时应用止痛药物后,再进行活动和理疗。如果需要的话,可以开始治疗骨质疏松。但是老年患者长期卧床引起的并发症仍然是需要考虑的。有些医师发现在经过即刻的活动、适当镇痛药物的应用和骨质疏松症治疗后,对患者大有益处。大多数患者在经过 3 个月的卧床休息和活动的保守治疗后,症状有所缓解。也有一小部分患者的症状并没有缓解,而感到活动时持续的疼痛,影响了他们的日常生活。对于这部分患者,一些专家建议应行骶骨成形术。

骶骨成形术涉及经皮注射聚甲基丙烯酸甲酯(骨水泥)到骨折区域使之增强。过程类似于脊柱椎体压缩骨折的骨水泥注射(椎体成形术/后凸成形术)。在通过治疗骶骨转移病灶并取得显著成效后,骶骨成形术才第一次作为治疗骶骨不完全骨折的治疗方法在文献中出现。在过去的几年里,有大量报告报道了经骶骨成形术治疗后患者症状几乎立刻减轻或者是明显缓解。

(二)骶骨应力性或疲劳性骨折

骶骨应力性或疲劳性骨折治疗起来要更加困难一些,因为这类骨折的患者多为年轻、运动性很强的运动员,而他们的依从性很差,常不能配合固定或者制动的医嘱。一般来讲,如果患者可以做到 6 周内避免造成骶骨受力的活动,然后再逐渐进行 6 周的身体调理、力量锻炼,并给予产生应力的运动的指导,骶骨疲劳性骨折是可以自愈的。期间为了保持有氧运动的状态。可以做一些水中的活动和骑车运动。

如果患者的症状是慢性的,常在日常活动后发作,就需要制动。与老年人因为有骨质疏松多为双侧疲劳性骨折相比,年轻患者的疲劳性骨折通常为单侧骨折。在指导下逐步恢复体力活动和负重运动之前,建议有长期症状的患者拄拐一段时间来减轻身体负重,这可以起到明显的治疗作用。随着骨折治愈和骨痂缩小,根性症状可以消退。而骶骨成形术并不适用于年轻患者骶骨疲劳性骨折的治疗。

(三)创伤性骶骨骨折

创伤性骶骨骨折合适的治疗方案取决于骨折的部位和类型、是否存在骨折嵌插、L_5～S_1 小关节的完整性以及是否存在神经功能损伤(神经根病或者马尾神经综合征)。任何纵行的嵌插型骶骨骨折如果没有垂直移位和下肢不等长的话都都可以首先尝试保守治疗，因为嵌插骨折本身也为骨折部位和骨盆环提供了一定的稳定性。卧床休息3～5天后再在有支具保护的情况下活动是比较安全的，并在刚开始活动的第一个星期内重复检查骨盆出口、入口和骨盆前后位X线平片。如果骨折部位没有发生移位，建议在影像学检查随访的条件下，继续在支具保护下负重治疗12周时间。

对于一个没有骨折移位的卧床患者来说，能否保守治疗，患者的主诉起到很好的指导作用。如果患者没有严重的下腰部疼痛，但是靠一侧扶手仍不能翻身的话，很可能存在不稳定的损伤，这就需要在全身麻醉下行X线检查对骨盆环的稳定性进行评估。如果患者全麻后评估仍存在有明显的不稳定，建议手术治疗，重建稳定，并早期活动。为了骨盆血肿和凝血的稳定而推迟手术3～5天以减少患者手术时的出血也是可以的。患者应该绝对卧床行骨牵引术来减轻远期下肢不等长的影响。

(四)1型骶骨骨折:有移位但无嵌插

对于仅有轻度移位的1型骶骨骨折患者，骨盆前环(耻骨联合或耻骨支骨折)的切开复位内固定术有助于前半骨盆复位，并间接地整复骶骨骨折，利于经皮骶髂螺钉置入。这个手术可在患者仰卧位下进行。但是，如果骶骨骨折有比较大的移位，那么为了能使后骨盆环可以自行复位，切开复位内固定术就应该经后路完成。当然仍然可以应用骶髂螺钉固定。如果必要的话可以重摆体位为仰卧，经前路切开复位内固定(图8-14)。

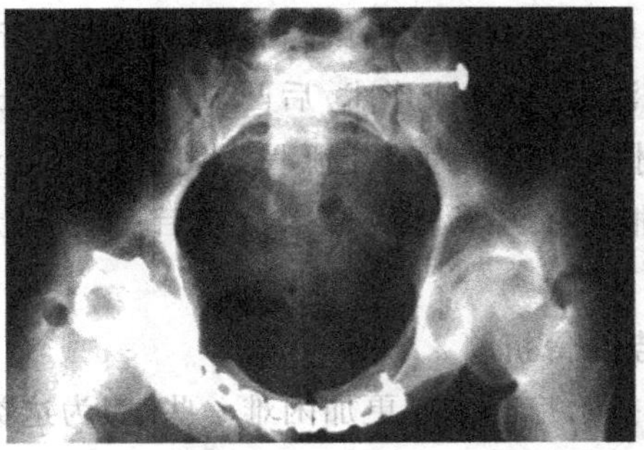

图8-14　1区骨折骶髂螺钉固定

(五)2型骶骨骨折:有移位无嵌插

从定义上说2型骶骨骨折都是经过骶孔的。这类损伤的治疗和固定方法上必须要重视其可能潜在的、由医源性造成的L_5和骶神经根的损伤。因此，术前要做仔细的神经科查体并记录骶神经根功能。CT扫描一定要仔细评估，以排除由于骨折块或任何损伤，包括L_5～S_1小关节面潜在的不稳定造成残余的骶神经根的神经压迫。如果确实发现了残余神经根压迫，患者且存在由于该压迫导致的神经功能缺失症状，该患者应行骶神经根减压性的椎板切开，并复位与固定。

对于那些仅有一侧L_5～S_1小关节面微小或没有粉碎性骨折的患者(这类骨折仅有很小的概率发生垂直移位)，如果患者可以保持患侧肢体减轻负重10～12周，应采用髂骶螺钉固定并附加前方的固定。而对于那些L_5～S_1小关节面有着明显粉碎性骨折或者移位很大的患者，甚

或 $L_5 \sim S_1$ 小关节面发生破坏，骶髂关节螺钉的固定就没有那么可靠了。因为不论是临床还是生物力学研究都报道了这种骨折固定的高失败率(图 8-15)。对于这种特殊的骶骨骨折类型应用螺钉内固定技术会导致骶骨丧失了对于垂直剪切致变形力的抵抗力。

脊柱骨盆固定术(又称腰椎骨盆固定术或三角区接骨术)已用于这些特殊类型骨折的临床治疗。腰椎椎弓根螺钉和一枚固定在髂后上嵴的髂骨螺钉连接起来。这种连接构成一种固定角度的夹具，可以允许内固定垂直方向的移动，从而对垂直剪切力起到抵抗作用。这种内固定经常会配一个固定位置的髂骶螺钉(并不是压入髂骨的)以抵抗环绕髂骶螺钉的旋转力。生物力学研究和临床研究已经证实了这种内固定技术治疗这种特殊损伤类型的骶骨骨折要优于单纯骶髂关节螺钉固定技术(图 8-16)。

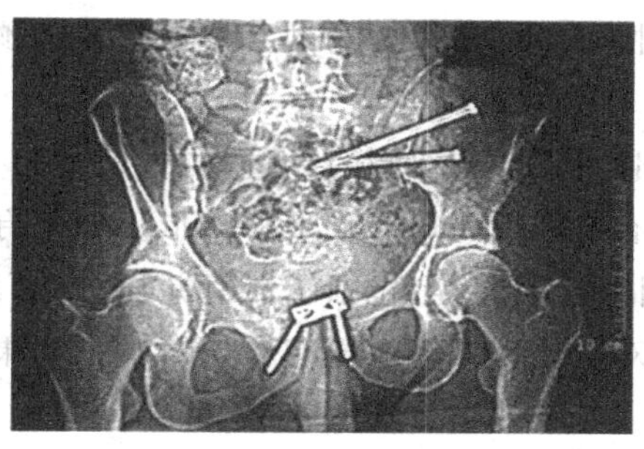

图 8-15　应用髂骶螺钉治疗 2 区不稳定的粉碎骨折失败，螺钉松动，半侧骨盆垂直移位

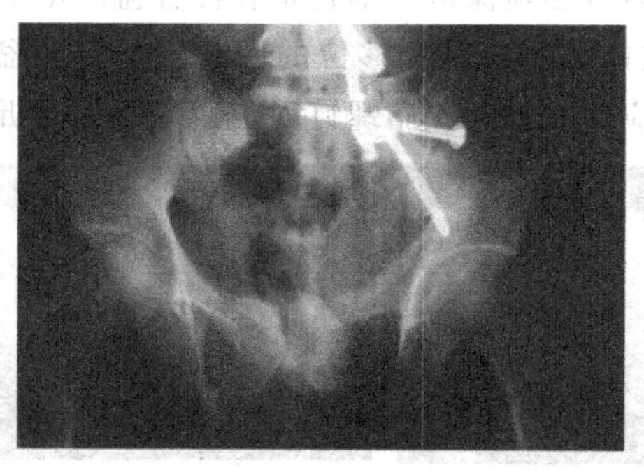

图 8-16　脊柱骨盆固定用于治垂直剪力所致的 2 型骨折

(六)脊柱骨盆固定术的利与弊

因为脊柱骨盆固定技术是坚强与角度固定，早期(6 周内)的负重锻炼是允许的。而与传统的骶髂螺钉内固定术相比，很少有术后复位丢失或不良报道。但是，对于比较瘦的患者来说在髂后上嵴上的内固定的突出过于明显。这个内固定跨过两个潜在的正常关节即骶髂关节和腰骶关节，使这两个关节的正常活动受限。大多数患者都会抱怨活动后下腰部痛或是内固定植入物处不适，几乎所有人在骨折愈合后都要求取出内固定。术后 6 个月行 CT 扫描可以明确骨折是否痊愈。

(七)3 型骶骨骨折

3 型骨折通常牵扯到一种开书型骨折。即前方骨骼分离造成骶骨后方的裂缝，它继发于半侧骨盆的外旋。由于 L_5 椎体和 $L_5 \sim S_1$ 小关节的支撑作用，使得骨折很少继发垂直的剪切或者移位。当然如果能量过大并且 $L_5 \sim S_1$ 小关节也被破坏的话，还是有可能出现垂直的劈裂骨折。这种骨折可以经前路将骨盆环关闭。如果骶骨还存在残留的骨折缝隙，可前后位(A)，侧位(B)术后 X 线片，显示"U"骨折在减压，复位和固定之后的形状。以穿过对侧髂骨翼打一根长骶髂螺钉加压使骨折闭合以防纤维性骨折不愈合。如果同时存在垂直劈裂和粉碎性骨折并伴有小关节面的破坏，则应考虑是否行脊柱骨盆固定术。

(八)横行和 U 型骶骨骨折

横行和 U 型骶骨骨折并不破坏骨盆环的完整性，但是却可以导致脊柱和骨盆的不连续(脊柱骨盆分离)或者骶管内神经压迫和马尾综合征。而在骶髂关节平面以下的横行骨折也不会影响骨盆环和脊柱骨盆的稳定性。如果患者存在马尾神经损害应是外科手术治疗的适应证，只要患者条件允许，应尽快行骶骨椎板切除术。手术有助于预防长期的排便、膀胱和性功能障碍。

在骶髂关节平面的横行骨折一般有双侧的纵行骨折，通常为 2 区骨折型。这些骨折在脊柱骨盆结合部高度失稳并伴有脊柱后凸畸形或平移畸形。如果有手术指征的话，为了活动和骶管减压则需要做外科手术固定。治疗上包括了骶管减压、畸形复位和骨折固定。将患者体位摆成俯卧位或者伸髋时常对复位和骶管减压有一定影响。如果患者有马尾神经损伤症状，应行骶骨椎板切除术。

稳定性涉及对矢状面畸形的控制(后凸加剧或者向前方移位)。为了有效地控制矢状面上的畸形应力，骶骨后方的张力带必须保留。不管是脊柱骨盆固定术还是标准的腰骶椎固定术，都有能力锁定腰椎并在对抗向前的旋转和移位的同时重建与骨盆的稳定连接(图 8-17)。然而，也有文献报道主张单独应用双侧的骶髂螺钉固定治疗这类骨折。

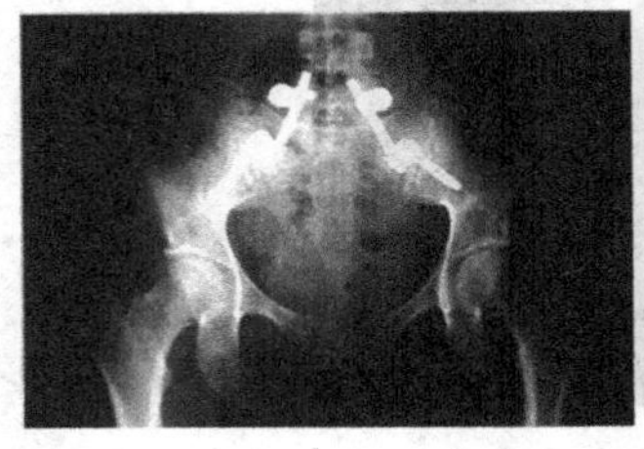
A

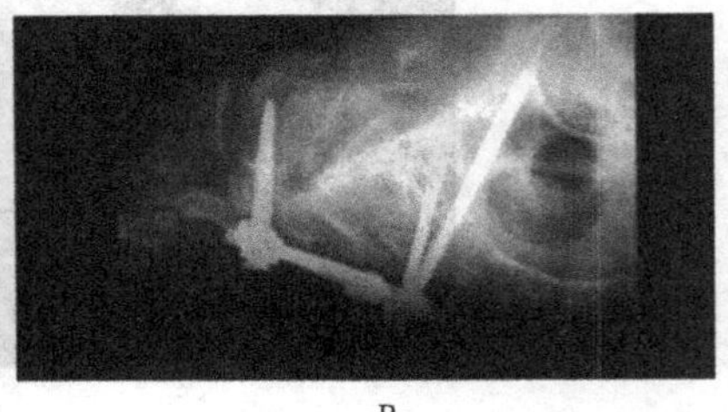
B

图 8-17　前后位(A)，侧位(B)术后 X 线片，显示"U"骨折在减压，复位和固定之后的形状

骶骨骨折本身囊括了一大系列的损伤，它们可以是由于骨质疏松导致的低能量的骨折，也可以是健康骨骼受到巨大能量冲击导致的创伤性骨折。骶骨骨折会影响腰骶关节和骨盆环的稳定性。因为这些各种各样的因素，使得骶骨骨折的诊断和治疗变得很复杂。

第五节　踝关节骨折

踝关节骨折是一种常见损伤，可有多种损伤机制和骨折模式。踝关节骨折常见于扭伤、交通事故、坠落伤，运动损伤等。踝关节骨折多由于间接暴力引起踝部扭伤后发生。根据暴力方向、大小及受伤时足的位置的不同可引起各种不同类型的骨折。踝关节骨折是骨科常见的损伤，约占全身骨折总数的3.92%，其发病率占各个关节内骨折的首位。踝关节骨折的治疗要求根据不同骨折分型进行治疗，强调解剖复位，坚强固定。

一、损伤机制

在损伤瞬间，足的位置和在此位置上变形力的方向会影响损伤的类型，而足的位置有旋前和旋后，变形力的方向有内收、外展和外旋。通常，变形力作用是内收、外展、外旋和垂直。

二、分型

踝关节骨折分型常用AODanis-Weber分型和Lauge-Hansen分型。虽然2种分型系统都很常用，但也都不完美。AO分型对手术治疗有一定指导意义。Lauge-Hansen分型主要基于踝关节的间接损伤机制，常用来指导骨折的闭合复位。

（一）AO分型

AO分型（Danis-Weber分型）基于腓骨骨折线和下胫腓联合的位置关系，将踝关节骨折分为3型和相应亚型（图8-18）。

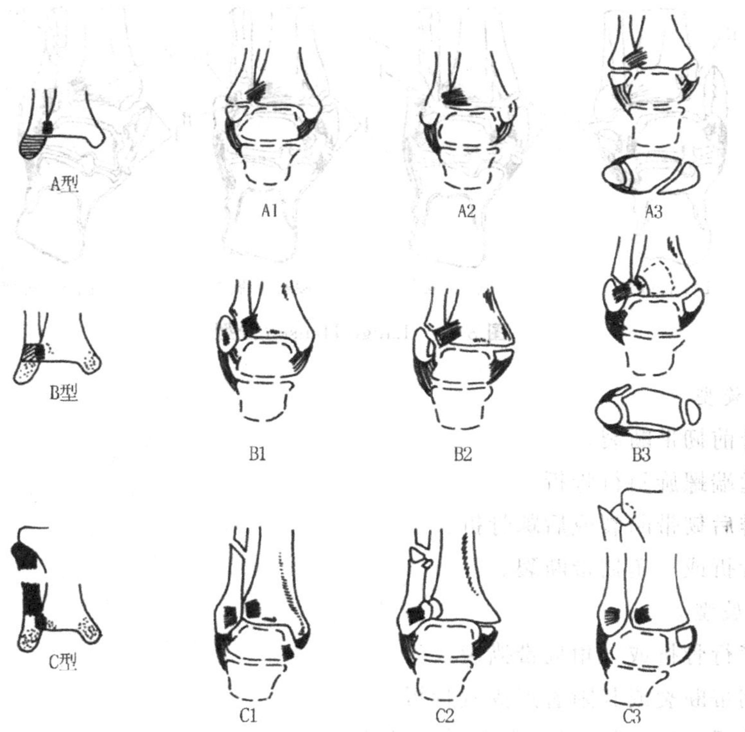

图8-18　踝关节骨折的AO分型

A型：下胫腓联合平面以下腓骨骨折。

A1：单纯腓骨骨折。

A2：合并内踝损伤。

A3：合并后内侧骨折。

B型：下胫腓联合平面腓骨骨折。

B1:单纯腓骨骨折。

B2:合并内侧损伤。

B3:合并内侧损伤及胫骨后外侧骨折。

C 型:下胫腓联合平面以上腓骨骨折。

C1:单纯腓骨干骨折。

C2:复合性腓骨干骨折。

C3:近端腓骨骨折。

(二)Lauge-Hansen 分型

Lauge-Hansen 根据受伤时足部所处的位置、外力作用的方向以及不同的创伤病理改变主要分为 4 型(图 8-19)。

1.旋后-内收型

(1)腓骨在踝关节平面以下横行撕脱骨折或者外侧副韧带撕裂。

(2)内踝垂直骨折。

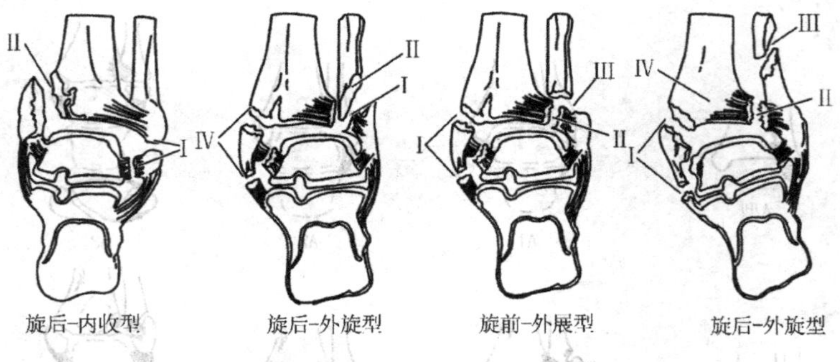

图 8-19　Lauge-Hansen 分型

2.旋后-外旋型

(1)下胫腓前韧带断裂。

(2)腓骨远端螺旋斜行骨折。

(3)下胫腓后韧带断裂或后踝骨折。

(4)内踝骨折或三角韧带断裂。

3.旋前-外展型

(1)内踝横行骨折或三角韧带撕裂。

(2)联合韧带断裂或其附着点撕脱骨折。

(3)踝关节平面以上腓骨短、水平、斜行骨折

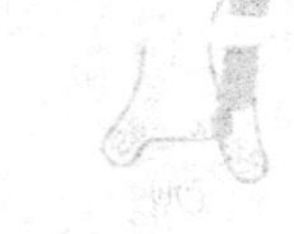

4.旋前-外旋型

(1)内踝横行骨折或三角韧带断裂。

(2)下胫腓前韧带断裂。

(3)踝关节面以上腓骨短斜行骨折。

(4)后胫腓韧带撕裂或胫骨后外侧撕脱骨折。

三、临床表现与检查

(一)症状和体征

踝关节局部肿胀、疼痛和功能障碍是踝关节骨折的主要临床表现。查体时可见小腿正常皮纹消失,表皮发亮,甚至出现张力性水疱,伴有踝关节脱位时常有踝关节畸形。接诊时应详细询问患者的受伤机制,并重点检查患处的皮肤和血运情况。

(二)影像学检查

1.X 线片

踝关节骨折的 X 线检查应包括三个方面:前后位、侧位、内旋 15°～20°的前后位(踝穴位),X 线检查范围应包括膝关节,以防止漏诊腓骨头骨折。

2.CT 检查

当骨折较粉碎或合并有后踝骨折时,三维重建技术的应用可以立体、直观地显示骨折,准确地显示骨折类型及移位程度,为临床医师制订术前计划提供参考。

3.MRI 检查

MRI 在诊断踝关节周围韧带和肌腱损伤方面具有重要价值,且能准确地诊断出隐性骨折和骨挫伤。检查时强调采用薄层摄影(层厚 3～5 mm)。MRI 对距腓前韧带损伤的检出率最高(90%～100%),而对于跟腓韧带和三角韧带的检出率相对较低。

4.快速成型技术

基本步骤是通过计算机专用软件对三维重建 CT 扫描所获得的图像数据信息逐层进行转换,变成数控加工命令,控制机床依次逐层加工制作内、外部三维结构完全仿真的生物模型。该技术的出现更增加了直观和准确性,有利于制订更合理的手术方案,节省手术时间。

四、踝关节骨折的治疗

(一)非手术治疗

稳定性骨折可以考虑保守治疗,如石膏、支具等固定踝关节于中立位 6～8 周,但在早期,每隔1～2 周应复查 X 线片,如发现骨折移位,应及时处理。

(二)手术治疗原则

手术适应证:如果踝关节骨折后不能得到稳定的解剖复位,则考虑行切开复位内固定。

1.急诊手术时机

闭合性骨折急诊的内固定手术应在伤后 6～8 小时进行;否则,可能产生严重的软组织水肿;此时应延迟手术至伤后 3～7 天,皮肤重新出现皱褶等消肿迹象出现时。2.手术治疗

应先对骨折进行手法复位并临时石膏固定或跟骨牵引、抬高患肢、冰敷、足底静脉泵等治疗。如果伴有距骨严重脱位而手法复位失败,应进行紧急的切开复位。

3.术前抗生素的应用

为防止踝部骨折术后感染,应常规于切皮前半小时应用抗生素。但因踝部骨折的感染率很低,尚没有明确的证据表明抗生素可以有效降低感染率。

五、踝关节旋后(内翻)内收损伤

(一)损伤特点

损伤时足部处于旋后位,距骨内翻,首先造成外踝撕脱骨折,骨折线呈横行,且位于踝关节

平面以下。在外侧结构破裂后若伤力继续作用，则距骨继续内翻，与内踝撞击产生内踝骨折，骨折起自胫骨远端关节面与内踝相连处，骨折线倾向于垂直。这时可以有踝穴内上角关节软骨下骨质的压缩或软骨面的损伤。

(二)诊断要点

旋后(内翻)内收型骨折，诊断的关键是外踝典型的横行骨折，骨折线在关节面或以下，而内踝骨折线为斜行或垂直型。如外踝孤立性骨折，则距骨无移位和半脱位，或极少移位。

(三)治疗

1.闭合复位

在麻醉下进行，膝关节屈曲90°，放松腓肠肌，胫骨远端向内推挤，另一手握住后侧足跟，把足向前拉，并外展，背屈踝关节到90°，小腿石膏固定。因有时外踝骨折可伴有胫腓下联合前韧带及后韧带断裂。石膏固定踝关节，背屈不应超过90°，不然踝穴会增宽。

2.手术治疗

闭合复位不满意者，应切开复位内固定。

(1)外踝撕脱骨折的手术：①“8”形张力带钢丝内固定，外踝横行骨折适宜张力带钢丝固定。先在骨折线近侧1 cm处，由前向后钻孔，将外踝复位，平行穿入两根克氏针，克氏针自外踝尖端骨折线进入近端腓骨髓腔。用另一根钢丝穿过腓骨之孔，钢丝两端在骨折线之外侧面交叉，再绕经外踝尖端之克氏针，然后在腓骨后面，两钢丝端扭紧固定。克氏针尖端弯成L形。②髓内固定，可以用三角针或Rush杆或螺丝钉作髓内固定，主要维持骨折对线，但不能克服旋转及缩短。③纵向螺丝钉固定，直视下将骨折复位，自外踝尖端向外面钻孔，经骨折线后，由腓骨近端向内穿出，螺丝钉长5～8 cm。螺丝钉末端固定于腓骨的皮质骨，骨折片间有一定压力，但抗旋转作用小。④接骨板螺丝钉固定，多数用于骨干骨折，可使用半管状接骨板或普通接骨板螺丝钉固定。

(2)内踝固定：内踝骨折片较大时，用2～3枚粗纹螺丝钉固定。如固定垂直型和斜形骨折，使用加压螺丝钉或抗滑接骨板固定(图8-20)，防止骨片向近端移位。

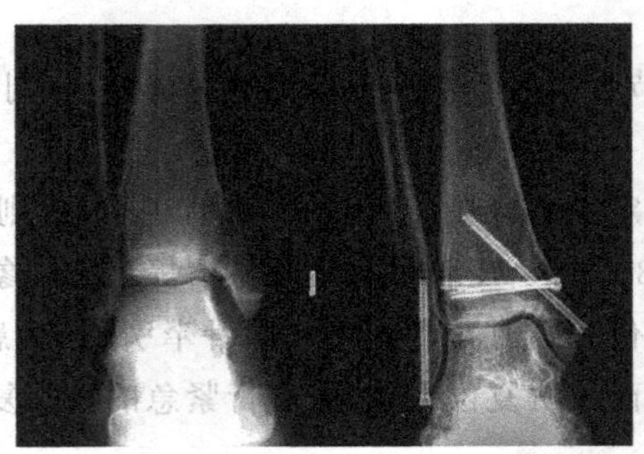

图8-20 旋后(内翻)内收损伤的手术治疗

六、踝关节旋后(内翻)外旋损伤

(一)损伤特点

旋后(内翻)外旋损伤在踝关节损伤中最为常见，占40%～70%。这类损伤的过程如下：当足处在旋后位时，三角韧带松弛，这时由于伤力的作用距骨外旋推挤外踝，迫使腓骨外旋，致胫腓下联合前韧带撕裂(Ⅰ度)。胫腓下联合前部分增宽 2～3mm。若伤力停止,腓骨可自行恢复到正常位置。骨折线非常特殊,起自胫腓下联合前韧带附着点或其上面,然后向后向上延伸至不同距离。外旋伤力如仍继续,外踝不仅外旋,而且同时向外向后及近侧移位。此时胫腓下联合牵拉,产生胫腓下联合后韧带撕裂或胫骨后唇骨折,即Ⅲ度损伤。胫骨后唇骨折片借胫腓下联合后韧带牢固地与腓骨相连。骨折片一般很小,但也可能很大,甚至可累及胫骨远端关节面。此时,常伴有一定程度的前关节囊或前内关节囊撕裂,如伤力继续作用,则三角韧带紧张。紧张的三角韧带牵拉内踝,使其旋转和受半脱位距骨的后内部分撞击,产生内踝骨折,亦可以是三角韧带损伤(Ⅳ度)。

(二)诊断要点

外踝的螺旋形骨折常在胫腓下联合的附近,且骨折线起自前下方向后上方延伸。

(三)治疗

1.闭合复位

应于伤后立即复位。复位可在麻醉下进行。膝关节屈曲 90°,放松小腿三头肌,按骨折移位相反方向使用外力。首先将患足内翻外旋,解脱骨折面嵌插,患足跖屈位牵引,恢复腓骨长度。再将足牵向前方,纠正距骨向后移位及胫骨后唇的移位。另一助手同时将外踝推向前,然后患足内旋纠正距骨及外踝外旋,并由助手向内推挤外踝。最后患足置 90°,并内旋位,石膏固定。足后部置于内翻位。

2.切开复位内固定

首先固定外踝在治疗Ⅳ度内翻外旋损伤中,先修复外侧损伤,然后治疗内侧的内踝或三角韧带损伤。将外踝解剖复位并牢固地固定,往往内踝也随之被整复。当然在外踝固定前、内踝骨折端应同时暴露,清除嵌入软组织及关节内碎骨片。

(1)腓骨远端长螺旋形骨折的治疗:①骨折片间压缩和非压缩接骨板,如果术后不用外固定,在按骨片间压缩固定方法用螺丝钉固定后,附加 5～6 孔的非压缩接骨板,此接骨板起支持作用,消除骨片间扭转应力,保护骨片间的固定。此接骨板称为中和接骨板,也可用 1/3 管型接骨板固定。②钢丝固定,指钢丝环扎固定。暴露到骨折端足以复位。钢丝在骨膜外穿过,于骨折线的范围将腓骨扎紧。

(2)三角韧带的治疗:内踝与距骨间隙增宽,常表示软组织被嵌顿在其间,应切开复位,如有外踝骨折并需切开复位内固定,应探查和修补三角韧带。如内踝近基底部骨折,注意清除软组织碎片,清除嵌入骨折端之间的软组织。如系三角韧带损伤,为了手术方便及显露清楚,先将缝线穿过韧带深层,暂不打结扎紧,待外踝骨折牢固地固定后,修补韧带将缝线穿过内踝孔道。而当三角韧带在距骨附着点撕裂,缝线可穿过距骨的孔道结扎固定。近期有很多学者认为治疗踝关节骨折时如果不重视三角韧带损伤的修复容易引起复位不良,韧带松弛造成慢性踝关节不稳定,这也是引起踝部慢性疼痛的重要之一。

(3)胫腓下联合治疗选择:在内翻外旋损伤中,如胫腓下联合韧带未完全断裂,因在近端腓骨与胫骨之间有骨间韧带及骨间膜连接,固定重建腓骨的连续性后,胫腓骨即恢复正常解剖关系。因而无必要常规地固定胫腓下关节,但偶尔在手术时,因广泛剥离腓骨片近端,将导致明显的胫腓下联合不稳定,或某些病例的腓骨骨折较高,伴胫腓下联合损伤。在腓骨固定后,胫腓下联合稳定性必须作一试验，其方法是用巾钳夹住外踝向外牵拉，外踝有过度移动，表示胫腓下联合分离，且不稳定，因而必须固定胫腓下联合。胫骨后唇的治疗在胫腓下联合后韧带损伤的病例中，多数胫骨后唇发生撕脱骨折。胫骨后唇骨片与距骨仅有关节囊相连，而腓骨与胫骨后唇有胫腓下联合后韧带牢固地连接。腓骨外踝良好的复位，胫骨后唇也随之自动复位。虽然后踝骨折块一般较小，不会引起踝关节应力分布的明显改变，但后踝固定后通过附着的下胫腓后韧带的作用能够明显恢复下胫腓的稳定性。但如果后唇骨片大于关节面的1/3，经闭合复位又失败者，则必须切开整复并作内固定，手术时要在腓骨固定前先固定胫骨后唇(图 8-21)。

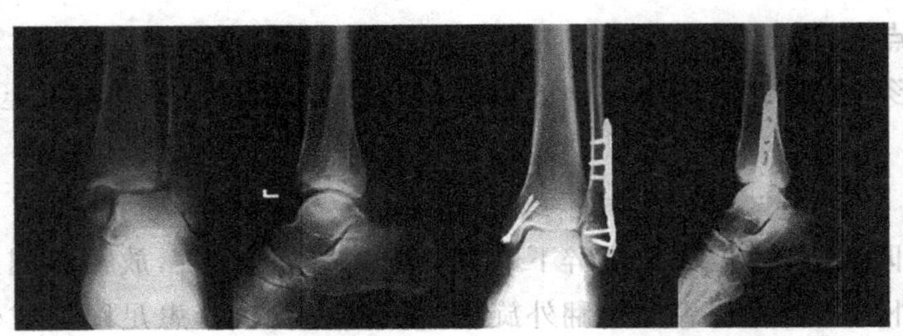

图 8-21　旋后(内翻)外旋损伤的手术治疗

七、踝关节旋前(外翻)外旋损伤

(一)损伤特点

旋前(外翻)外旋损伤占踝关节损伤的 7%～19%，损伤过程如下：足在外翻(旋前)位置，三角韧带处于紧张状态，这时因伤力作用，距骨外旋，三角韧带遭受牵拉的力更增加了，导致三角韧带撕裂或内踝撕脱骨折(Ⅰ度)。伤力继续作用，则同时可引起胫腓下联合的前韧带、骨间膜和骨间韧带撕裂，胫腓骨下端分离(Ⅱ度)。损伤时腓骨向外移位。若伤力到此停止作用，腓骨即能回复到正常解剖位。如果伤力仍继续，则距骨可进一步外旋，腓骨按其纵轴旋转，腓骨在胫腓下联合近侧产生螺旋形骨折(Ⅲ度)，骨折发生在距外踝尖端 8～9 cm 处，骨间膜也向上撕裂至该处。腓骨和距骨向后移位，因此骨折的腓骨呈向前成角畸形。若伤力持续，使足继续外旋和向外移位，距骨撞击胫骨后外角，同时胫腓下关节后韧带受到牵拉，张力可增加，直到胫腓下关节后韧带撕裂或胫骨后唇骨折(Ⅳ度)。

(二)诊断要点

1.下胫腓分离

90%以上的旋前外旋损伤会有胫腓下联合分离。当伤力停止作用后，外踝及距骨即恢复到原位，X 线片上并不能显示胫腓下联合损伤，如有怀疑，应作应力摄片。

2.X 线片表现

X 线片并不能完全揭示旋前外旋损伤的程度，Ⅳ度损伤可能只有腓骨骨折，其余组织的损伤均为韧带。

3.腓骨骨折特点

腓骨有螺旋形或斜形骨折，骨折线多在胫腓下联合的近侧，起自前上方向后下方延伸。

(三)治疗

1.闭合复位

麻醉下膝关节屈曲 90°,以便腓肠肌松弛。方法类似内翻外旋型损伤的治疗,只是旋转方向不同,首先使足外翻,分离骨折面,跖屈纵向牵引,恢复腓骨长度和胫骨后唇向近侧移位,然后患足牵向前,纠正距骨向后半脱位,纠正外踝和胫骨后唇移位。内旋患足,纠正距骨和腓骨的外旋,最后将患足内翻背屈,石膏固定。患足后部分也应在内翻位,防止距骨向外移位和倾斜。

2.切开复位和内固定

治疗前要区别是旋前外旋型还是旋后外旋型损伤,在旋前外旋型损伤做手术时应同时显露踝关节的内、外侧,在内侧的内踝骨折部位,清除嵌入间隙内的软组织,如三角韧带断裂,应将缝线贯穿两端,但暂不能结扎拉紧,待外侧固定后,再拉紧内侧缝线并结扎。对内踝骨折,也可以先处理外侧的骨折,等固定后再选用妥当的方法作内踝固定。

3.外踝或腓骨的治疗

这是治疗踝关节损伤中的关键部位。短斜形骨折可用髓内钉固定。外踝有向外呈 15°的弧度,故不能用逆行插钉方法,应先在外踝外侧钻一呈 15°的通道,将固定腓骨之髓内钉远端弯成约 15°的弧度,然后插入腓骨远端,至髓内针尖端触及腓骨对侧皮质后,旋转髓内针避开对侧皮质,继续插入髓内针直至跨过骨折面。长斜形骨折可用 2~3 枚螺丝钉固定,或用钢丝环扎固定之。短斜形骨折也可用接骨板螺丝钉固定。

4.胫腓下联合分离的治疗

踝关节背伸跖屈时,腓骨也随之内旋和外旋。由于胫腓下联合分离会使踝穴明显增宽,使踝关节出现明显的不稳定。用螺钉固定会影响胫腓下联合的生理活动;而不固定胫腓下联合是否会稳定?通常踝关节的稳定性有赖于三组结构的完整性。即内侧复合体(内踝和三角韧带)、外侧复合体(外踝和外侧韧带)及胫腓下联合复合体(胫腓下联合前后韧带和骨间韧带)。当三组结构中的两组遭受破坏,踝关节即不稳定。生物力学研究显示单独胫腓下联合韧带损伤,踝关节并未发生不稳定,但同时切断胫腓下联合韧带和三角韧带,距骨就会向外移位。

5.内踝骨折的治疗

切开复位后内固定方法同内翻外旋骨折,一般使用粗螺丝钉固定(图 8-22),骨片较小或骨质疏松用"8"形张力带钢丝固定。

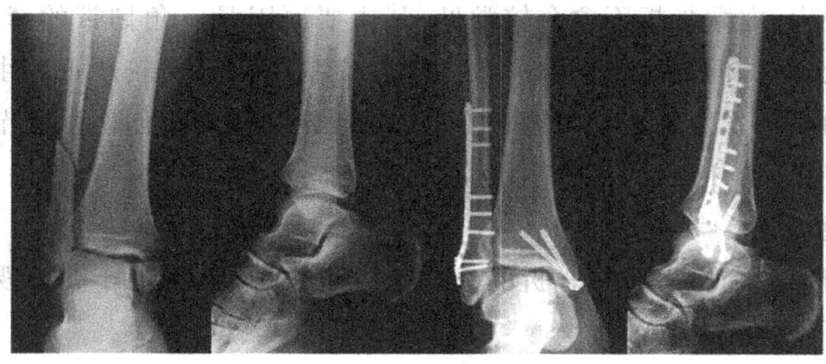

图 8-22 旋前(外翻)外旋损伤的手术治疗

八、踝关节旋前(外翻)外展损伤

(一)损伤特点

旋前(外翻)外展损伤占所有踝关节损伤的5%～21%,损伤过程如下:足部处于外展位,因伤力的作用距骨外展,三角韧带紧张,继之造成三角韧带撕裂或内踝撕脱骨折,即为Ⅰ度损伤。如伤力继续外展,距骨可向外推挤腓骨,胫腓下联合前韧带及后韧带撕裂即为Ⅱ度损伤。如果外展伤力仍起作用,腓骨骨折,骨折线在踝关节近侧0.5～1 cm处,骨折线呈斜形或短斜形,外侧伴有一块三角形骨片(Ⅲ度)。由于骨间韧带及骨间膜完整,近端腓骨与胫骨保持正常解剖关系。

(二)诊断要点

主要特征是外踝具有横行骨折线,腓骨外侧皮质粉碎,有三角形小骨片,骨折线可以恰巧在胫腓骨关节平面或在其近侧或在胫腓下联合之近侧。常规X线摄片难以确认胫腓下联合,应通过应力位摄片判断。

(三)治疗

复位时,与骨折移位相反方向使用压力,术者一手将胫骨远端推向外,另一只手将患足推向内,同时使足跟内翻,小腿石膏固定。但复位常失败,故应考虑手术复位。根据腓骨骨折情况,选用接骨板螺丝钉,或半管型接骨板螺丝钉,或髓内钉,或螺丝钉等。内踝骨折一般使用粗纹螺丝钉固定或"8"形张力带钢丝固定。胫腓下联合是否固定,取决于腓骨固定后,胫腓下联合的稳定性(图8-23)。

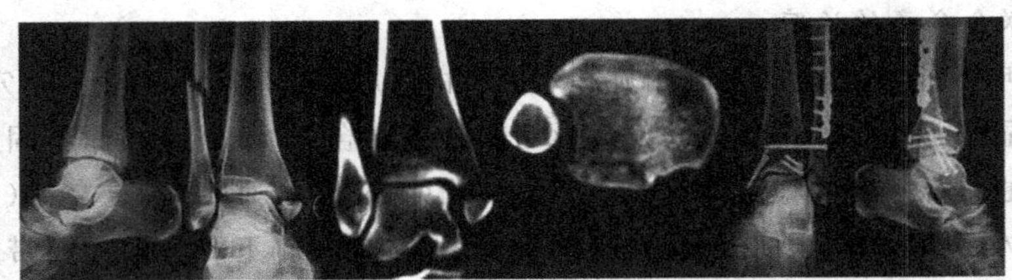

图8-23　旋前(外翻)外展损伤的手术治疗

九、踝关节骨折术后康复及并发症的预防

踝关节骨折脱位常见的并发症为骨折不愈合、畸形愈合与踝关节创伤性关节炎。

(一)骨折不愈合

在骨折不愈合中,内踝骨折不愈合较常见,其主要原因是三角韧带的牵拉导致断端分离。外踝骨折不愈合较少见,但外踝骨折不愈合产生之症状的后果比较严重。由于其不愈合后外踝不稳定导致运动时距骨发生运动轨迹改变,最终将导致踝关节创伤性关节炎,因此,如明确诊断骨折不愈合,应行切开复位,清理断端,行植骨内固定术。

(二)骨折畸形愈合

踝关节骨折畸形愈合多由腓骨骨折的一期复位不良引起,也见于儿童踝关节骨骺损伤以后导致的生长发育障碍。

(三)创伤性关节炎

踝关节骨折后发生创伤性关节炎的影响因素主要有原始损伤的严重程度、骨折复位的质量、患者的年龄等。文献显示,后踝骨折块较大时,无论复位质量如何,发生创伤性关节炎的概率均较大。目前,踝关节融合仍是治疗踝关节创伤性关节炎的金标准,但是随着踝关节假体材料和设计的不断改进,其在临床上的应用也逐渐增多,但应严格掌握置换的适应证。

(四)踝关节骨折的术后康复

术后抬高患肢,踝关节 90°中立位石膏或支具固定,冰敷和足泵对消肿有一定作用。3 天左右疼痛减轻后开始进行足趾的主动功能锻炼。术后 4～6 周后开始部分负重练习,一般来说,8 周后可以完全负重。

十、踝关节骨骺损伤

胫腓骨远端骨骺损伤占儿童全部骨骺损伤的 25%～38%,仅次于桡骨远端骨骺损伤。儿童胫腓骨远端骨骺损伤比胫腓骨下端骨折多见,其中的 58%是运动损伤,所以男性多于女性。

(一)骨骺损伤的临床症状

骨骺损伤虽可由直接暴力损伤或压缩暴力损伤造成,但多数是间接暴力损伤。像成人踝关节损伤一样,局部有肿胀、畸形和压痛,压痛点沿着骨骺线。

(二)影像学检查

踝关节扭伤者应作正侧位摄片检查,不论损伤后有无移位,X 线片可显示软组织肿胀。踝穴位摄片、斜位摄片或应力摄片,可帮助作出诊断。

(三)骨骺损伤的分类与治疗原则

Salter 和 Harris 分类两位学者按解剖将骨骺损伤分成 5 型。此分类能指导外科医师适当地选用治疗方法,正确估计预后。

Ⅰ型骨骺分离:发生在临时钙化区,骨骺发生移位,既无骨骺本身骨折,也无干骺端骨折。

Ⅱ型骨骺分离:多数发生在胫骨远端骨骺,故为关节外损伤,骨骺在临时钙化区分离。许多病例伴腓骨青枝骨折。

Ⅲ型骨骺分离:这类损伤不包括腓骨远端骨骺,主要涉及胫骨远端负重部分骨骺,损伤进入踝关节,伤后出现关节血肿。

Ⅳ型骨骺损伤:此种损伤发生在胫骨远侧骨骺,常涉及骨骺的内侧角,延续到干骺端,也可以发生在骨骺的前外角,往往见于骨骺封闭前。胫骨短缩程度与年龄关系密切,年龄越小,畸形越显著。

Ⅴ型骨骺损伤:胫骨远端骨骺单纯损伤,常伴有Ⅲ型或Ⅳ型骨骺损伤。此为关节外损伤,骨骺受到小腿纵轴方向挤压,骨骺因遭受压迫,常见骨骺内侧角生长停止。而胫骨远端骨骺外侧部分继续生长,腓骨也继续生长,足跟逐渐出现内翻畸形。损伤时 X 线片可能是阴性。因此在踝关节损伤后,疼痛、肿胀持续者,应该随访,并定期摄片。

骨骺骨折应解剖复位,必要时需手术切开复位,且应内固定。可用二枚小直径的松质骨螺钉固定(图 8-24)。术后石膏固定 6～8 周。待 6 个月后骨折愈合牢固时,螺钉应都去除。在青少年,骨骺已接近封闭,且干骺端骨折片较小,就不必用螺钉固定。可在手术直视下复位,以二枚克氏针固定,然后石膏固定,3 周后拔除克氏针。有一点必须指出,在Ⅳ型骨骺损伤病例,其负重的胫骨骨骺板可同时遭受挤压力损伤,但是从 X 线片上并不能辨别,结果是胫骨远端骨骺早期封闭。

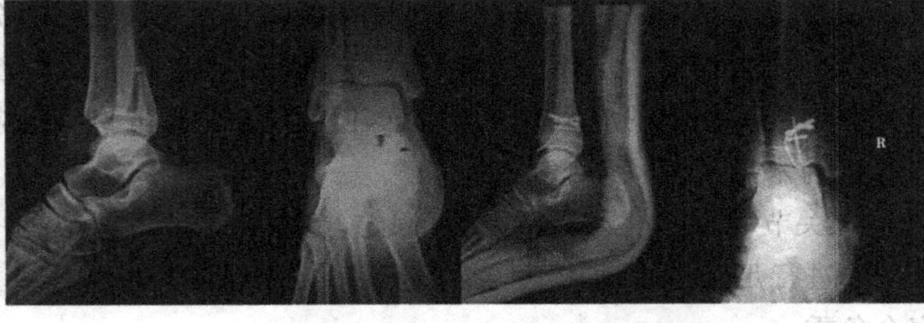

图 8-24　踝关节骨骺损伤的手术治疗

第九章　妇产科疾病

第一节　性早熟

一、性早熟的发生机制和分类

对女孩来说，8 岁之前出现第二性征就称为性早熟。根据发病机制，性早熟可分为 GnRH 依赖性性早熟和非 GnRH 依赖性性早熟两大类。

(一)正常青春期的启动机制

了解正常的青春期启动机制是理解性早熟发生机制的基础。正常女孩的青春期启动发生在 8 岁以后，临床上表现为 8 岁以后开始出现第二性征的发育。性早熟患儿在 8 岁前就出现青春期启动。

正常青春期启动是由两个生理过程组成，它们分别被称为性腺功能初现和肾上腺皮质功能初现。女性性腺功能初现是指青春期下丘脑-垂体-卵巢轴（H-P-O 轴）被激活，卵巢内有卵泡的发育，卵巢性类固醇激素分泌显著增加，临床上表现为乳房发育和月经初潮。肾上腺皮质功能初现是指肾上腺皮质雄激素分泌显著增加，临床上主要表现为血脱氢表雄酮（DHEA）和硫酸脱氢表雄酮（DHEAS）水平升高及阴毛出现，青春期阴毛出现称为阴毛初现。目前认为性腺功能初现和肾上腺功能初现是两个独立的过程，两者之间不存在因果关系。对女性来讲，青春期启动主要是指卵巢功能被激活。

青春期出现的最主要的生理变化是第二性征的发育和体格生长加速。女性第二性征的发育表现为乳房发育、阴毛生长和外阴发育。乳房是雌激素的靶器官，乳房发育反映的是卵巢的内分泌功能，Tanner 把青春期乳房发育分成 5 期（表 9-1）。阴毛生长是肾上腺皮质分泌的雄激素作用的结果，因此反映的是肾上腺皮质功能初现，Tanner 把青春期阴毛生长也分成 5 期。Tanner2 期为青春期启动的标志。一般来说，肾上腺皮质功能初现的时间较性腺功能初现的时间早，月经初潮往往出现在乳房开始发育后的2～3 年。

表 9-1　女孩青春发育分期（Tanner 分期）

女性	乳房发育	阴毛发育	同时的变化
1 期	青春前	无阴毛	
2 期	有乳核可触及，乳晕稍大	有浅黑色阴毛稀疏地分布在大阴唇	生长速度开始增快
3 期	乳房和乳晕继续增大	阴毛扩展到阴阜部	生长速度达高峰，阴道黏膜增厚角化，出现腋毛
4 期	乳晕第二次凸出于乳房	类似成人，但范围小，阴毛稀疏	月经初潮（在 3 期或 4 期时）
5 期	成人型	成人型	骨骺闭合，生长停止

青春期体格生长加速又称为生长突增，女孩青春期生长突增发生的时间与卵巢功能初现发生的时间一致，临床上表现为生长突增发生在乳房开始发育的时候。青春期启动前女孩生

长速度约为每年 5 cm，生长突增时可达 9～10 cm。生长突增时间持续 2～3 年，初潮后生长速度明显减慢，整个青春期女孩身高可增加 25 cm。

(二)性早熟的发生机制及病因分类

性早熟的病因分类见表 9-2。GnRH 依赖性性早熟又称为真性性早熟或中枢性性早熟(CPP)，是由下丘脑-垂体-卵巢轴提前激活引起的。其中未发现器质性病变的 GnRH 依赖性性早熟，称为特发性GnRH依赖性性早熟。非 GnRH 依赖性性早熟又称为假性性早熟或外周性性早熟，该类性早熟不是由下丘脑-垂体-卵巢轴功能启动引起的，患者体内性激素水平的升高与下丘脑 GnRH 的作用无关。所谓同性性早熟是指提前出现的第二性征与患者的性别一致，如女性提前出现乳房发育等女性第二性征。异性性早熟是指提前出现的第二性征与其性别相反或不一致，如女性提前出现男性的第二性征。不完全性性早熟又称为部分性性早熟。单纯乳房早发育可以认为是正常的变异，其中一部分可以发展为中枢性性早熟，因此需要长期随访。单纯性阴毛早现是由肾上腺皮质功能早现引起的，多数单纯的月经初潮早现与分泌雌激素的卵巢囊肿自然消退有关。

表 9-2　性早熟的病因分类

GnRH 依赖性性早熟
1.特发性
2.中枢性神经系统异常
先天性：如下丘脑错构瘤、中隔神经发育不良、蛛网膜囊肿等
获得性：化疗、放疗、炎症、外伤、手术等
分泌雄激素的卵巢肿瘤
肿瘤
3.原发性甲状腺功能减退
非 GnRH 依赖性性早熟
1.女性同性性早熟
McCune-Albright 综合征
自律性卵泡囊肿
分泌雌激素的卵巢肿瘤
分泌雌激素的肾上腺皮质肿瘤
异位分泌促性腺激素的肿瘤
外源性雌激素
2.女性异性性早熟
先天性肾上腺皮质增生症
分泌雄激素的肾上腺皮质肿瘤
外源性雄激素
不完全性性早熟
1.单纯性乳房早发育
2.单纯性阴毛早现
3.单纯性月经初潮早现

McCune-Albright 综合征是一种少见的 G 蛋白病，临床上以性早熟、多发性骨纤维异常增殖症及皮肤斑片状色素沉着为最常见的症状，病因是胚胎形成过程中的鸟嘌呤核苷酸结合蛋白(G 蛋白)α 亚基(Gsα)基因发生突变，使 α 亚基的 GTP 酶活性增加，引起腺苷酸环化酶活性持续被激活，导致 cAMP 水平升高，最后出现卵巢雌激素分泌。McCune-Albright 综合征是一个典型的假性性早熟，它还可以有其他内分泌异常：结节性甲状腺增生伴甲状腺功能亢进、甲状旁腺腺瘤、多发性垂体瘤伴巨人症或高泌乳素血症、肾上腺结节伴库欣综合征等。

原发性甲状腺功能减退引起性早熟的机制与促甲状腺素释放激素(TRH)有关。一般认为 TRH 水平升高时不仅使促甲状腺素(TSH)和泌乳素分泌增加，也可使 FSH 和 LH 分泌增加，这可能是原发性甲状腺功能减退引起性早熟的原因。有学者认为原发性甲状腺功能减退引起性早熟的机制与过多的 TSH 和 FSH 受体结合，导致雌激素分泌有关。

(三)诊断及鉴别诊断

8 岁之前出现第二性征就可以诊断为性早熟。为区别性早熟的类型和病因，临床上要做一系列辅助检查。具体内容如下：

1.骨龄测定

骨龄超过实际年龄 1 年或 1 年以上就视为提前，是判断骨质成熟度最简单的指标。

2.超声检查

可了解子宫和卵巢的情况。卵巢功能启动的标志是卵巢容积>1 mL，并有多个直径>4 mm的卵泡。另外盆腔超声可鉴别卵巢肿瘤，肾上腺超声可鉴别肾上腺肿瘤。

3.头颅 MRI 检查

对 6 岁以下的女性性早熟者应常规做头颅 MRI 检查，目的是除外中枢神经系统病变。

4.激素测定

性早熟儿体内的雌激素水平明显升高，升高程度与 Tanner 分期相关。另外肿瘤患者体内的激素水平异常升高，21-羟化酶患者体内的睾酮水平常≥2 ng/mL，17-羟孕酮水平超过正常水平的数十倍或数百倍。

非 GnRH 依赖性性早熟者体内的促性腺激素水平通常不升高，但异位分泌促性腺激素的肿瘤患者例外。从理论上讲，GnRH 依赖性性早熟患者体内的促性腺激素水平升高，但临床上测定时却可能发现GnRH依赖性性早熟患者体内的促性腺激素水平并无升高。这与青春期启动早期促性腺激素分泌存在昼夜差别有关，在青春期早期促性腺激素分泌增加只出现在晚上。因此，白天测定出来的促性腺激素水平并无增加。

测定甲状腺功能对鉴别甲状腺功能减退是必要的。

5.促性腺激素释放激素(GnRH)兴奋试验

该试验是鉴别 GnRH 依赖性性早熟和非 GnRH 依赖性性早熟的重要方法：GnRH50～100 μg 或2.5～3.0 μg/kg 静脉注射，于 0、30、60 和 90 分钟分别采集血样，测定血清 FSH 和 LH 浓度。如果 LH 峰值>12 IU/L，且 LH 峰值/FSH 峰值>1，则考虑诊断为 GnRH 依赖性性早熟。

(四)性早熟的处理原则

性早熟的处理原则是去除病因，抑制性发育，减少不良心理影响，改善最终身高。对由中枢神经系统病变引起的 GnRH 依赖性性早熟，有手术指征者给予手术治疗，无手术指征者治疗原则同特发性 GnRH 依赖性性早熟。特发性 GnRH 依赖性性早熟主要使用 GnRH 类似物治疗，目的是改善成年身高，防止性早熟和月经早初潮带来的心理问题。甲状腺功能减退者需补充甲状腺素。

二、特发性 GnRH 依赖性性早熟的治疗

特发性 GnRH 依赖性性早熟的治疗目的是阻止性发育，使已发育的第二性征消退；抑制骨骺愈合，提高成年身高；消除不良心理影响，避免过早性交。目前，临床上常用的药物有孕激素、GnRH 类似物、达那唑和生长激素等，首选 GnRH 类似物。

(一)孕激素

用于治疗特发性 GnRH 依赖性性早熟的孕激素有甲羟孕酮、甲地孕酮和环丙孕酮。

1.甲羟孕酮

主要作用机制是通过抑制下丘脑-垂体轴抑制促性腺激素的释放，另外甲羟孕酮还可以直接抑制卵巢类固醇激素的合成。可使用口服或肌内注射给药。口服，10～40 mg/d；肌内注射 100～200 mg/m²，每周1 次或每 2 周 1 次。临床上多选口服制剂。

长期大量使用甲羟孕酮的主要不良反应有：①皮质醇样作用，能抑制 ACTH 和皮质醇的分泌。②增加食欲，使体重增加。③可引起高血压和库欣综合征样表现。

2.甲地孕酮

其作用机制和不良反应与甲羟孕酮相似。用法：甲地孕酮 10～20 mg/d 口服。

3.环丙孕酮

环丙孕酮有抗促性腺激素、孕激素活性，作用机制和不良反应与甲羟孕酮相似。环丙孕酮最大的特点是有抗雄激素活性。用法：每天 70～100 mg/m² 口服。

由于孕激素无法减缓骨龄增加速度，因此对改善最终身高没有益处。另外，许多患儿不能耐受长期大量使用孕激素。目前，临床上更主张用 GnRH 类似物来代替孕激素。

(二)达那唑

达那唑能抑制下丘脑-垂体-卵巢轴，增加体内雌二醇的代谢率，因此能降低体内的雌激素水平。临床上常用达那唑治疗雌激素依赖性疾病，如子宫内膜异位症、子宫内膜增生症和月经过多等。有学者用达那唑治疗 GnRH 依赖性性早熟也取得了不错的疗效。北京市儿童医院李文京等用 GnRH 激动剂治疗特发性 CPP 1～2 年后，改用达那唑治疗 1 年，剂量为 8～10 mg/kg，结果发现达那唑药物治疗可以促进骨龄超过12 岁的性早熟患儿身高生长。另外，达那唑还可以作为 GnRH 激动剂停药后继续用药的选择(表 9-3)。

表 9-3　GnRH 激动剂治疗最后 1 年与达那唑治疗 1 年后的比较

项目	GnRH 激动剂治疗的最后 1 年	达那唑治疗 1 年后
生物年龄(CA)(岁)	9.76±1.7	10.6±1.7
骨龄(BA)(岁)	11.85±0.99	12.81±0.78
△BA/△CA	0.58±0.36)	0.95±0.82
身高增长速度(cm/年)	4.55±2.63	6.78±3.11
预测身高(PAH)(cm)	156.79±7.3	158.01±6.66

达那唑的主要不良反应有：①胃肠道反应：恶心、呕吐等不适。②雄激素过多的表现：皮脂增加、多毛等。③肝功能受损。由于达那唑的不良反应比较明显，因此许多患儿无法耐受。事实上，在临床上达那唑也很少用于治疗性早熟。

（三）GnRH 类似物

根据作用机制可以将 GnRH 类似物分为 GnRH 激动剂和 GnRH 拮抗剂两种，它们均可用于治疗 GnRH 依赖性性早熟。目前，临床上最常用的是长效 GnRH 激动剂，如亮丙瑞林、曲普瑞林、戈舍瑞林等，一般每 4 周肌内或皮下注射一次。长效 GnRH 激动剂对改善第二性征、抑制下丘脑-垂体-卵巢轴有非常好的疗效。另外，由于它能延缓骨龄增加速度，增加骨骺愈合时间，所以能改善最终身高。

1.GnRH 激动剂治疗规范

关于 GnRH 激动剂的使用，中华医学会儿科学分会内分泌遗传代谢学组提出以下建议供参考。

（1）GnRH 激动剂的使用指征：为改善成年身高，建议使用指征为：①骨龄：女孩≤11.5岁，骨龄＞年龄 2 岁或以上。②预测成年身高：女孩＜150 cm。③骨龄/年龄＞1，或以骨龄判断身高的标准差积分（SDS）≤－2 。④发育进程迅速，骨龄增长/年龄增长＞1。

（2）慎用指征：有以下情况时，GnRH 激动剂改善成年身高的疗效差，应酌情慎用：①开始治疗时骨龄：女孩＞11.5 岁。②已有阴毛显现。③其靶身高低于同性别、同年龄正常身高平均值 2 个标准差（$\overline{x}-2S$）。

（3）不宜使用指征：有以下情况不宜应用 GnRH 激动剂，因为治疗几乎不能改善成年身高：①骨龄：女孩≥12.5 岁。②女孩月经初潮。

（4）不需应用的指征：因性发育进程缓慢（骨龄进展不超越年龄进展）而对成年身高影响不大的 CPP 不需要治疗，但需定期复查身高和骨龄变化。

（5）GnRH 激动剂的使用方法

1）剂量：首剂为 80～100 μg/kg，2 周后加强 1 次，以后每 4 周 1 次，剂量为 60～80 μg/kg，根据性腺轴功能抑制情况（包括性征、性激素水平和骨龄进展）而定，抑制差者可参照首次剂量，最大剂量为每次3.75 mg。为确切了解骨龄进展的情况，临床医师应自己对治疗前后的骨龄进行评定和对比，不宜只按放射科的报告。

2）治疗监测：首剂 3 个月末复查 GnRH 激发试验，LH 激发值在青春前期水平说明剂量合适，以后对女孩只需定期复查基础血清雌二醇（E_2）浓度判断性腺轴功能抑制状况。治疗过程中每 2～3 个月测量身高和检查第二性征。每 6 个月复查骨龄，同时超声复查子宫和卵巢。

3）疗程：为改善成年身高，GnRH 激动剂的疗程至少需要 2 年。一般在骨龄 12～12.5 岁时可停止治疗。对年龄较小开始治疗者，在年龄已追赶上骨龄，且骨龄已达正常青春期启动年龄时可停药，使其性腺轴功能重新启动。

4）停药后监测：治疗结束后第 1 年内应每 6 个月复查身高、体重和第二性征。

2.GnRH 激动剂的不良反应

GnRH 激动剂没有明显的不良反应。少部分患者有变态反应及注射部位硬结或感染等。临床上人们最关心的是 GnRH 激动剂对患者的远期影响，目前的研究表明长期使用 GnRH

激动剂不会给下丘脑-垂体-卵巢轴造成永久性的抑制。一旦停用 GnRH 激动剂,受抑制的下丘脑-垂体-卵巢轴会很快恢复活动。另外,有患者担心使用 GnRH 激动剂可造成将来的月经失调,目前尚无证据说明患者以后的月经失调与 GnRH 激动剂治疗之间存在着联系。

3.GnRH 拮抗剂

GnRH 拮抗剂也可用于治疗 GnRH 依赖性性早熟,它与 GnRH 激动剂的区别在于开始使用时就会对下丘脑-垂体-卵巢轴产生抑制作用。

(四)生长激素

生长激素(GH)是由垂体前叶生长激素细胞产生的一种蛋白激素,循环中的生长激素可以单体、二聚体或聚合体的形式存在。80%为相对分子质量 22×10^3 单体,含有 191 个氨基酸,20%为相对分子质量20×10^3单体,含有 176 个氨基酸。GH 对正常的生长是必需的。青春期性激素和 GH 的水平同步增加提示这两类激素之间存在着相互调节作用,一般认为是性激素驱动 GH 的分泌和促生长作用。

GnRH 激动剂可以减慢生长速率及骨骼成熟、提高患儿最终身高,但一部分患儿生长速率过缓,以致不能达到成年预期身高。近年来,为了提高 CPP 患者的最终身高,采取了与生长激素联合治疗的方案。Pasquino 等用曲普瑞林治疗 20 例 ICCP 2～3 年后发现这些患儿的身高比正常同龄儿童低 25 个百分点,随后他们把这些患儿平均分成两组:一组继续单用曲普瑞林,而另一组同时加用 GH 继续治疗 2～4 年后发现,GnRH 激动剂加生长激素组的平均成年身高比治疗前预期成年身高高(7.9±1.1)cm,而单用GnRH激动剂组只比治疗前预期成年身高高(1.6±1.2)cm。国内一些学者的研究也得出了类似的结果。这说明 GnRH 激动剂联合生长激素治疗可提高患者的成年身高。

临床上使用的生长激素是用基因重组技术合成的,与天然生长激素具有完全相同的药效学和药代学的人生长激素(HGH)。HGH 半衰期为 3 小时,皮下注射后 4～6 小时出现 GH 峰值。用法:每周皮下注射0.6～0.8 IU/kg,分 3 次或 6 次给药,晚上注射。一般连续治疗 6 个月以上才有意义。

不良反应:①注射部位脂肪萎缩,每天更换注射部位可避免。②亚临床型甲状腺功能减退,约 30%的用药者会出现,此时需要补充甲状腺素。③少数人会产生抗 rGH 抗体,但在多数情况下抗体不会影响生长速度。

(五)心理教育

青春期过早启动可能会对儿童的心理产生不利影响。为了避免这种情况的发生,家长和医生应告诉患儿相关的医学知识,让她们对性早熟产生正确的认识。另外,还应对患儿进行适当的性教育。

三、其他性早熟的治疗

对于除特发性 GnRH 依赖性性早熟以外的性早熟治疗来说,治疗的关键是去除原发病因。

(一)颅内疾病

其包括颅内肿瘤、脑积水及炎症等。颅内肿瘤主要是下丘脑和垂体部位的肿瘤,这些肿瘤可以引起GnRH依赖性性早熟,治疗主要采用手术、放疗或化疗。脑积水者应行引流减压术。

(二)自律性卵泡囊肿

自律性卵泡囊肿是非 GnRH 依赖性性早熟的常见病因。青春期前儿童卵巢内看到生长卵泡属于正常现象,但这些卵泡直径通常<10 mm。个别情况下,卵泡增大成卵泡囊肿,直径可>5 cm。如果这些卵泡囊肿反复存在且分泌雌激素,就会导致性早熟的出现。

自律性卵泡囊肿发生的具体机制尚不清楚,有研究提示:部分患者可能与 FSH 受体或 LH 受体基因突变,导致受体被激活有关。

自律性卵泡囊肿有时需要与卵巢颗粒细胞瘤相鉴别。另外,自律性卵泡囊肿与其他卵巢囊肿一样,也可出现扭转或破裂,临床上表现为急腹症,此时需要手术治疗。

自律性卵泡囊肿可以在超声监护下行卵泡囊肿穿刺术。另外,也可口服甲羟孕酮抑制雌激素的合成。

(三)卵巢颗粒细胞瘤

青春期儿童可以发生卵巢颗粒细胞瘤,由于卵巢颗粒细胞瘤能分泌雌激素,因此这些儿童会发生性早熟。一旦诊断为卵巢颗粒细胞瘤,应立即手术,术后需要化疗。

卵巢颗粒细胞瘤能分泌抑制素和抗苗勒管激素(AMH),这两种激素被视为卵巢颗粒细胞瘤的肿瘤标志物,可用于诊断和治疗后随访。

(四)McCune-Albright 综合征

McCune-Albright 综合征的发病机制和临床表现见前面所述。治疗为对症处理。对性早熟可用甲羟孕酮治疗。

(五)先天性肾上腺皮质增生症

导致肾上腺皮质雄激素分泌过多的先天性肾上腺皮质增生症患者会发生女性异性性早熟,临床上表现为女性儿童有男性化体征。这些疾病中最常见的是 21-羟化酶缺陷。

(六)芳香化酶抑制剂的使用

芳香化酶是合成雌激素的关键酶,其作用是将雄激素转化成雌激素。芳香化酶抑制剂可以抑制芳香化酶的活性,阻断雌激素的合成,从而降低体内的雌激素水平。目前临床上有学者认为可用芳香化酶抑制剂如来曲唑等,治疗非 GnRH 依赖性性早熟,如 McCune-Albright 综合征等。

第二节　子宫脱垂

子宫脱垂是子宫从正常位置沿阴道下降,宫颈外口达坐骨棘水平以下,甚至子宫全部脱出阴道口以外。子宫脱垂常伴有阴道前壁和后壁脱垂。

一、临床分度与临床表现

(一)临床分度

我国采用全国部分省、市、自治区“两病”科研协作组的分度,以患者平卧用力向下屏气时,子宫下降最低点为分度标准。将子宫脱垂分为 3 度(图 9-1)。

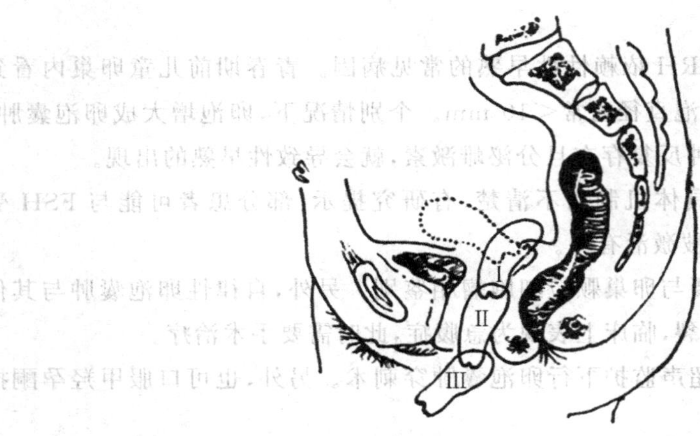

图 9-1 子宫脱垂

Ⅰ度：①轻型：宫颈外口距处女膜缘小于 4 cm，未达处女膜缘；②重型：宫颈外口已达处女膜缘，阴道口可见子宫颈。

Ⅱ度：①轻型：宫颈已脱出阴道口外，宫体仍在阴道内；②重型：宫颈及部分宫体脱出阴道口。

Ⅲ度：宫颈与宫体全部脱出阴道口外。

(二)临床表现

1.症状

Ⅰ度：患者多无自觉症状。Ⅱ、Ⅲ度患者常有程度不等的腰骶区疼痛或下坠感。

Ⅱ度：患者在行走、劳动、下蹲或排便等腹压增加时有块状物自阴道口脱出，开始时块状物在平卧休息时可变小或消失。严重者休息后块状物也不能自行回缩，常需用手推送才能将其还纳至阴道内。

Ⅲ度：患者多伴Ⅲ度阴道前壁脱垂，易出现尿潴留，还可发生压力性尿失禁。

2.体征

脱垂子宫有的可自行回缩，有的可经手还纳，不能还纳的，常伴阴道前后壁脱出，长期摩擦可致宫颈溃疡、出血。Ⅱ、Ⅲ度子宫脱垂患者宫颈及阴道黏膜增厚角化，宫颈肥大并延长。

二、病因

分娩损伤，产后过早体力劳动，特别是重体力劳动；子宫支持组织疏松薄弱，如盆底组织先天发育不良；绝经后雌激素不足；长期腹压增加。

三、诊断

通过妇科检查结合病史很容易诊断。检查时嘱患者向下屏气或加腹压，以判断子宫脱垂的最大程度，并分度。同时注意观察有无阴道壁脱垂、宫颈溃疡、压力性尿失禁等，必要时做宫颈细胞学检查。如可还纳，需了解盆腔情况。

四、处理

(一)支持疗法

加强营养，适当安排休息和工作，避免重体力劳动，保持大便通畅，积极治疗增加腹压的疾病。

(二)非手术疗法

1.放置子宫托

适用于各度子宫脱垂和阴道前后壁脱垂患者。

2.其他疗法

包括盆底肌肉锻炼、物理疗法和中药补中益气汤等。

(三)手术疗法

适用于国内分期Ⅱ度及以上子宫脱垂或保守治疗无效者。

1.阴道前、后壁修补术

适用于Ⅰ、Ⅱ度阴道前、后壁脱垂患者。

2.曼氏手术

手术包括阴道前后壁修补、主韧带缩短及宫颈部分切除术。适用于年龄较轻、宫颈延长、希望保留子宫的Ⅱ、Ⅲ度子宫脱垂伴阴道前、后壁脱垂的患者。

3.经阴道子宫全切术及阴道前后壁修补术

适用于Ⅱ、Ⅲ度子宫脱垂伴阴道前、后壁脱垂、年龄较大、无须考虑生育功能的患者。

4.阴道纵隔形成术或阴道封闭术

适用于年老体弱不能耐受较大手术、不需保留性交功能者。

5.阴道、子宫悬吊术

可采用手术缩短圆韧带，或利用生物材料制成各种吊带，以达到悬吊子宫和阴道的目的。

五、预防

推行计划生育，提高助产技术，加强产后体操锻炼，产后避免重体力劳动，积极治疗和预防使腹压增加的疾病。

第三节　子宫损伤

一、子宫穿孔

子宫穿孔多发生于流产刮宫，特别是钳刮人工流产手术时，但诊断性刮宫、安放和取出宫腔内节育器(IUD)均可导致子宫穿孔。

(一)病因

1.术前未做盆腔检查或判断错误

刮宫术前未做盆腔检查或对子宫位置、大小判断错误，即盲目操作，是子宫穿孔的常见原因之一，特别是当子宫前屈或后屈，而探针，吸引头或刮匙放入的方向与实际方向相反时，最易发生穿孔。双子宫或双角子宫畸形患者，早孕时勿在未孕侧操作，亦易导致穿孔。

2.术时不遵守操作常规或动作粗暴

初孕妇宫颈内口较紧，强行扩宫，特别是跳号扩张宫颈时，可能发生穿孔。此外，如在宫腔内粗暴操作，过度搔刮或钳夹子宫某局部区域，均可引起穿孔。

3.子宫病变

以往有子宫穿孔史、反复多次刮宫史或剖宫产后瘢痕子宫患者，当再次刮宫时均易发生穿孔。子宫绒癌或子宫内膜癌累及深肌层者，诊断性刮宫或宫腔镜检查时，可导致或加速其穿孔或破裂。

4.萎缩子宫

当体内雌激素水平低落，如产后子宫过度复旧或绝经后，子宫往往小于正常，且其肌层组织脆弱、肌张力低，探针很容易直接穿透宫壁，甚至可将IUD直接放入腹腔内。

5.强行取出嵌入肌壁的IUD

IUD已嵌入子宫肌壁，甚至部分已穿透宫壁时，如仍强行经阴道取出，有引起子宫穿孔的可能。

(二)临床表现

绝大多数子宫穿孔均发生在人工流产手术，特别是大月份钳刮手术时。子宫穿孔的临床表现可因子宫原有状态、引起穿孔的器械大小、损伤的部位和程度，以及是否并发其他内脏损伤而有显著不同。

1.探针或IUD穿孔

凡探针穿孔，由于损伤小，一般内出血少，症状不明显，检查时除可能扪及宫底部有轻压痛外，余无特殊发现。产后子宫萎缩，在安放IUD时，有时可穿透宫壁将其直接放入腹腔而未察觉，直至以后B型超声随访IUD或试图取出IUD失败时方始发现。

2.卵圆钳、吸管穿孔

卵圆钳或吸管所致穿孔的孔径较大，特别是当穿孔后未及时察觉仍反复操作时，常伴急性内出血。穿孔发生时患者往往感突发剧痛。腹部检查，全腹均有压痛和反跳痛，以下腹部最为明显，但肌紧张多不显著，如内出血少，移动性浊音可为阴性。妇科检查宫颈举痛和宫体压痛均极显著。如穿孔部位在子宫峡部一侧，且伤及子宫动脉的下行支时，可在一侧阔韧带内扪及血肿形成的块物；但也有些患者仅表现为阵性颈管内活跃出血，宫旁无块物扪及，宫腔内亦已刮净而无组织残留。子宫绒癌或葡萄胎刮宫所导致的子宫穿孔，多伴有大量内、外出血，患者在短时间内可出现休克症状。

3.子宫穿孔并发其他内脏损伤

人工流产术发生穿孔后未及时发现，仍用卵圆钳或吸引器继续操作时，往往夹住或吸住大网膜、肠管等，以致造成内脏严重损伤。如将夹住的组织强行往外牵拉，患者顿感刀割或牵扯样上腹剧痛，术者亦多觉察往外牵拉的阻力极大，有时可夹出黄色脂肪组织、粪渣或肠管，严重者甚至可将肠管内黏膜层剥脱拉出。因肠管黏膜呈膜样，故即使夹出亦很难肉眼辨认其为何物。肠管损伤后，其内容物溢入腹腔，迅速出现腹膜炎症状。如不及时手术，患者可因中毒性休克死亡。

如穿孔位于子宫前壁，伤及膀胱时可出现血尿。当膀胱破裂，尿液流入腹腔后，则形成尿液性腹膜炎。

(三)诊断

凡经阴道宫腔内操做出现下列征象时，均提示有子宫穿孔的可能。

(1)使用的器械进入宫腔深度超过事先估计或探明的长度,并感到继续放入无阻力时。

(2)扩张宫颈的过程中,如原有阻力极大,但忽而阻力完全消失,且患者同时感到有剧烈疼痛时。

(3)手术时患者有剧烈上腹痛,检查有腹膜炎刺激征,或移动性浊音阳性;如看到夹出物有黄色脂肪组织、粪渣或肠管,更可确诊为肠管损伤。

(4)术后子宫旁有块物形成或宫腔内无组织物残留,但仍有反复阵性颈管内出血者,应考虑在子宫下段侧壁阔韧带两叶之间有穿孔的可能。

(四)预防

(1)术前详细了解病史和做好妇科检查,并应排空膀胱。产后三月哺乳期内和宫腔小于6 cm者不放置 IUD。有刮宫产史、子宫穿孔史或哺乳期受孕而行人工流产术时,在扩张宫颈后即注射子宫收缩剂,以促进子宫收缩变硬,从而减少损伤。

(2)经阴道行宫腔内手术若不用超导可视是完全凭手指触觉的"盲目"操作,故应严格遵守操作规程,动作轻柔,安全第一,务求做到每次手术均随时警惕有损伤的可能。

(3)孕 12～16 周而行引产或钳刮术时,术前 2 天分 4 次口服米菲司酮共 150 mg,同时注射利凡诺100 mg至宫腔,以促进宫颈软化和扩张。一般在引产第 3 天,胎儿胎盘多能自行排出,如不排出时,可行钳刮术。钳刮时先取胎盘,后取胎体,如胎块长骨通过宫颈受阻时,忌用暴力牵拉或旋转,以免损伤宫壁。此时应将胎骨退回宫腔最宽处,换夹胎骨另一端则不难取出。

(4)如疑诊子宫体绒癌或子宫内膜腺癌而需行诊断性刮宫确诊时,搔刮宜轻柔。当取出的组织足以进行病理检查时,则不应再作全面彻底的搔刮术。

(五)治疗

手术时一旦发现子宫穿孔,应立即停止宫腔内操作。然后根据穿孔大小、宫腔内容物干净与否、出血多少和是否继续有内出血、其他内脏有无损伤以及妇女对今后生育的要求等而采取不同的处理方法(图 9-2)。

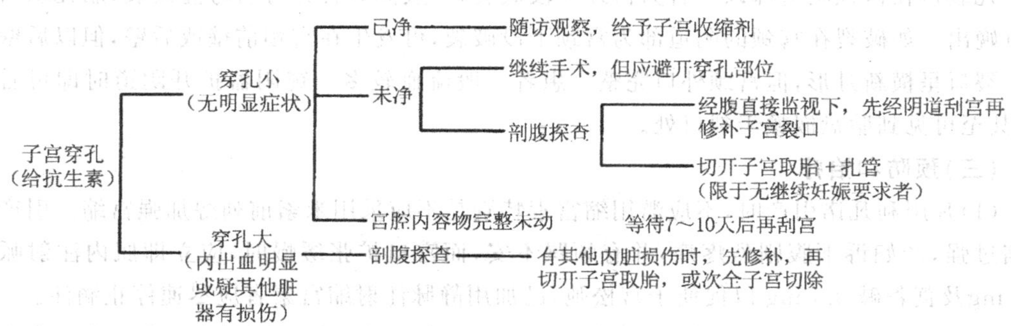

图 9-2　人工流产导致子宫穿孔的处理方法

(1)穿孔发生在宫腔内容物已完全清除后,如观察无继续内、外出血或感染,3 天后即可出院。

(2)凡穿孔较小者(用探针或小号扩张器所致),无明显内出血,宫腔内容物尚未清除时,应先给予麦角新碱或缩宫素以促进子宫收缩，并严密观察有无内出血。如无特殊症状出现，可在7～10天后再行刮宫术；但若术者刮宫经验丰富，对仅有部分宫腔内容物残留者，可在发现穿孔后避开穿孔部位将宫腔内容物刮净。

(3)如穿孔直径大，有较多内出血，尤其合并有肠管或其他内脏损伤者，则不论宫腔内容物是否已刮净，应立即剖腹探查，并根据术时发现进行肠修补或部分肠段切除吻合术。子宫是否切开或切除，应根据有无再次妊娠要求而定。已有足够子女者，最好做子宫次全切除术；希望再次妊娠者，在肠管修补后再行子宫切开取胎术。

(4)其他辅助治疗：凡有穿孔可疑或证实有穿孔者，均应尽早经静脉给予抗生素预防和控制感染。

二、子宫颈撕裂

子宫颈撕裂多发生于产妇分娩时，一般均在产后立即修补，愈合良好。但中孕人流引产时亦可引起宫颈撕裂。

(一)病因

多因宫缩过强但宫颈未充分容受和扩张，胎儿被迫强行通过宫颈外口或内口所致。一般见于无足月产史的中孕引产者。加用缩宫素特别是前列腺素引产者发生率更高。

(二)临床表现

临床上可表现为以下三种类型。

1.宫颈外口撕裂

宫颈外口撕裂与一般足月分娩时撕裂相同，多发生于宫颈6或9点处，长度可由外口处直达阴道穹窿部不等，常伴有活跃出血。

2.宫颈内口撕裂

内口尚未完全扩张，胎儿即强行通过时，可引起宫颈内口处黏膜下层结缔组织撕裂，因黏膜完整，故胎儿娩出后并无大量出血，但因宫颈内口闭合不全以致日后出现复发性流产。

3.宫颈破裂

凡裂口在宫颈阴道部以上者为宫颈上段破裂，一般同时合并有后穹窿破裂，胎儿从后穹窿裂口娩出。如破裂在宫颈的阴道部为宫颈下段破裂，可发生在宫颈前壁或后壁，但以后壁为多见。裂口呈横新月形，但宫颈外口完整。患者一般流血较多。窥阴器扩开阴道时即可看到裂口，甚至可见到胎盘嵌顿于裂口处。

(三)预防和治疗

(1)凡用利凡诺引产时，不应滥用缩宫素特别是不应采用米索前列醇加强宫缩。引产时如宫缩过强，产妇诉下腹剧烈疼痛，并有烦躁不安，而宫口扩张缓慢时，应立即肌内注射哌替啶100 mg及莨菪碱0.5 mg以促使子宫松弛，已加用静脉注射缩宫素者应尽速停止滴注。

(2)中孕引产后不论流血多少，应常规检查阴道和宫颈。发现撕裂者立即用人工合成可吸收缝线修补。

(3)凡因宫颈内口闭合不全出现晚期流产者，可在非妊娠期进行手术矫正，但疗效不佳。现多主张在妊娠14～19周期间用10号丝线前后各套2 cm长橡皮管绕宫颈缝合扎紧以关闭颈管。待妊娠近足月或临产前拆除缝线。

第四节 子宫腺肌病

子宫腺肌病是指子宫内膜向肌层良性浸润并在其中弥散性生长，其特征是在子宫肌层中出现异位的内膜和腺体，伴有周围肌层细胞的代偿性肥大和增生。本病20%～50%合并子宫内膜异位症，约30%合并子宫肌瘤。

目前，子宫腺肌病的发病有逐渐增加的趋势，其治疗的方法日趋多样化，治疗方法的选择应在考虑患者年龄、生育要求、临床症状的严重程度、病变部位与范围、患者的意愿等的基础上确定。

一、临床特征

(一)病史特点

(1)详细询问相关的临床症状，如经量增多和进行性痛经。

(2)家族中有无相同病史。

(3)医源性因素所致子宫内膜创伤，如多次分娩、习惯性流产、人工流产、宫腔操作史。

(二)症状

子宫腺肌病的症状不典型，表现多种多样，没有特异性。约35%的子宫腺肌病无临床症状，临床症状与病变的范围有关。

(1)月经过多：占40%～50%，一般出血与病灶的深度呈正相关，偶尔也有小病变月经过多者。

(2)痛经：逐渐加剧的进行性痛经，痛经常在月经来潮的前一周就开始，至月经结束。15%～30%的患者有痛经，疼痛的程度与病灶的多少有关，约80%痛经者为子宫肌层深部病变。

(3)其他症状：部分患者可有未明原因的月经中期阴道流血及性欲减退，子宫腺肌病不伴有其他不孕疾病时，一般对生育无影响，伴有子宫肌瘤时可出现肌瘤的各种症状。

(三)体征

妇科检查可发现子宫呈均匀性增大或有局限性结节隆起，质地变硬，一般不超过孕12周子宫的大小。近月经期检查，子宫有触痛。月经期，由于病灶充血、水肿及出血，子宫可增大，质地变软，压痛较平时更为明显；月经期后再次妇科检查发现子宫有缩小，这种周期性出现的体征改变为诊断本病的重要依据之一。合并盆腔子宫内膜异位症时，子宫增大、后倾、固定、骶骨韧带增粗，或子宫直肠陷凹处有痛性结节等。

二、辅助检查

(一)实验室检查

(1)血常规：明确有无贫血。

(2)CA125：子宫腺肌病患者血CA125水平明显升高，阳性率达80%，CA125在监测疗效上有一定价值。

(二)影像学检查

(1)B超:为子宫腺肌病的常规诊断手段。B超的图像特点为:①子宫呈均匀性增大,轮廓尚清晰。②子宫内膜线可无改变,或稍弯曲。③子宫切面回声不均匀,有时可见大小不等的无回声区。

(2)MRI:为目前诊断子宫腺肌病最可靠的无创伤性诊断方法,可以区别子宫肌瘤和子宫腺肌病,并可诊断两者同时并存,对决定处理方法有较大帮助,在发达国家中广泛应用。图像表现为:①子宫增大,外缘尚光滑;②T_2WI显示子宫的正常解剖形态扭曲或消失;③子宫后壁明显增厚,结合带厚度>8 mm;④T_2WI显示子宫壁内可见一类似结合带的低信号肿物,与稍高信号的子宫肌层边界不清,类似于结合带的局灶性或广泛性增宽,其中可见局灶性的大小不等斑点状高信号区,即为异位的陈旧性出血灶或未出血的内膜岛。

(三)其他

(1)宫腔镜检查子宫腔增大,有时可见异常腺体开口,并可除外子宫内膜病变。

(2)腹腔镜检查见子宫均匀增大,前后径增大更明显,子宫较硬,外观灰白或暗紫色,有时浆膜面见突出紫蓝色结节。

(3)肌层针刺活检:诊断的准确性依赖于取材部位的选择、取材次数以及病灶的深度和广度,特异性较高,但敏感性较低,而且操作困难,在临床上少用。

三、诊断

子宫腺肌病的诊断一般并不难,最主要的困难在于与子宫肌瘤等疾病的鉴别诊断。子宫腺肌病与子宫肌瘤均是常见的妇科疾病,两种病变均发生在子宫,发病年龄相仿,多见于30~50岁的育龄妇女,临床上容易互相混淆。一般来说,子宫腺肌病突出症状是继发性逐渐加重的痛经,子宫肌瘤的突出症状却为月经过多及不规则出血,子宫腺肌病时子宫也有增大,但很少超过妊娠3个月子宫大小。

四、治疗

(一)治疗原则

由于子宫腺肌病的难治性,目前尚不能使每位患者均获得满意的疗效,应根据患者的年龄、生育要求和症状,实施个体化的多种手段的联合治疗策略。

(二)药物治疗

药物治疗子宫腺肌病近期疗效明显,但只是暂时性的,停药后症状体征常很快复发,对年轻有生育要求,近绝经期者或不接受手术治疗者可试用达那唑、孕三烯酮或促性腺激素释放激素类似物等。

1.达那唑

达那唑适用于轻度及中度子宫腺肌病痛经患者。

用法:月经第1天开始口服200 mg,2~3次/天,持续用药6个月。若痛经不缓解或未闭经,可加至4次/天。疗程结束后约90%症状消失。停药后4~6周恢复月经及排卵。

不良反应:有恶心、头痛、潮热、乳房缩小、体重增加、性欲减退、多毛、痤疮、声音改变、皮脂增加、肌痛性痉挛等。但发生率低,且症状多不严重。

2.孕三烯酮

19-去甲睾酮的衍生物，有抗雌激素和抗孕激素作用，不良反应发生率同达那唑，但程度略轻。

用法：每周用药 2 次，每次 2.5 mg，于月经第 1 天开始服用，6 个月为一个疗程。因为用药量小，用药次数少，其应用近年来增多。孕三烯酮治疗轻症子宫肌腺症具有很好的效果，可达治愈目的，从而可防止其发展为重症子宫肌腺病，减少手术及术后并发症，提高了患者的生活质量。

3.促性腺激素释放激素激动剂

其为人工合成的十肽类化合物，能促进垂体细胞分泌黄体生成激素（LH）和尿促卵泡素（FSH），长期应用对垂体产生降调作用，可使 LH 和 FSH 分泌急剧减少。有研究表明：子宫腺肌病导致不孕与化学和免疫等因素有关，而 GnRH-a 有调节免疫活性的作用，且使子宫大小形态恢复正常，从而改善了妊娠率。但 GnRH-a 作用是可逆性的，故对子宫腺肌病合并不孕的治疗在停药后短期内不能自行受孕者，应选择辅助生殖技术。

4.其他药物

（1）孕激素受体拮抗剂：米非司酮为人工合成 19-去甲基睾酮衍生物，具有抗孕激素及抗皮质激素的活性，用法：米非司酮 10 mg 口服，1 次/天，连续 3 个月，治疗后患者停经，痛经消失，子宫体积明显缩小，不良反应少见。年轻患者停药后复发率高于围绝经期患者，复发者进行长期治疗仍有效。

（2）左旋 18 甲基炔诺酮：Norplant 为左旋 18 甲基炔诺酮皮下埋植剂，可治疗围绝经期子宫腺肌病，治疗后虽子宫体积无明显缩小，但痛经缓解率达 100%。缓释左旋 18 甲基炔诺酮宫内节育器（LNG-IUS，曼月乐），国内外报道用 LNG-IUS 治疗子宫腺肌病痛经及月经过多有一定效果。

（3）短效口服避孕药：临床研究显示，长期服用短效避孕药可使子宫内膜和异位内膜萎缩，缓解痛经，减少经量，降低子宫内膜异位症的复发率。但是复方口服避孕药存在不良反应，服用后患者可出现点滴出血或突破性出血、乳房触痛、头痛、体重改变、恶心和呕吐等胃肠道反应以及情绪改变等不良反应，长期应用有血栓性疾病和心血管疾病风险。因此，复方口服避孕药的使用应综合各方面情况进行个体化用药，以使患者获得最大益处。目前国内外还没有关于该疗法用于子宫腺肌病治疗效果大样本的评价。

（4）孕激素：孕激素作用基于子宫内膜局部高剂量的孕酮，可引起蜕膜样变，上皮萎缩及产生直接的血管改变，使月经减少，甚至闭经。目前国外研究显示地屈孕酮是分子结构最接近天然孕酮的一种孕激素，并具有更高的口服生物利用度。地屈孕酮是一种口服孕激素，可使子宫内膜进入完全的分泌相，从而可防止由雌激素引起的子宫内膜增生和癌变风险。地屈孕酮可用于内源性孕激素不足的各种疾病，它不产热，且对脂代谢无影响。极少数患者可出现突破性出血，一般增加剂量即可防止。地屈孕酮也可能发生其他发生在孕激素治疗中的不良反应，如轻微出血、乳房疼痛，肝功能损害极为少见。目前国内外尚无使用地屈孕酮治疗子宫腺肌病的大型随机对照试验。

(三)手术治疗

药物治疗无效或长期剧烈痛经时,应行手术治疗。手术治疗包括根治手术(子宫切除术)和保守手术。

1.子宫切除术

子宫切除术是主要的治疗方法,也是唯一循证医学证实有效的方法,可以根治痛经和(或)月经过多,适用于年龄较大、无生育要求者。近年来,阴式子宫切除术应用日趋增多,单纯子宫腺肌病子宫体积多小于12孕周子宫大小,行阴式子宫切除多无困难。若合并有内异症,有卵巢子宫内膜异位囊肿或估计有明显粘连,可行腹腔镜子宫切除术。虽然有研究表明腺肌病的子宫有稍多于10%病变可累及宫颈,但也有研究表明腺肌病主要见于子宫体部,罕见于宫颈部位,只要保证切除全部子宫下段,仍可考虑行子宫次全切除术。

2.保守性手术

子宫腺肌病病灶挖除术、子宫内膜去除术和子宫动脉栓塞术都属于保留生育功能的方法。腹腔镜下子宫动脉阻断术和病灶消融术(使用电、射频和超声等能减少子宫腺肌病量),近年来的报道逐渐增多,但这些手术的效果均有待于循证医学研究证实。

(1)子宫腺肌病病灶挖除术:适用于年轻、要求保留生育功能的患者。子宫腺肌瘤一般能挖除干净,可以明显地改善症状、增加妊娠机会。对局限型子宫腺肌病可以切除大部分病灶,缓解症状。虽然弥散型子宫腺肌病做病灶大部切除术后妊娠率较低,仍有一定的治疗价值。术前使用GnRH-a治疗3个月,可以缩小病灶利于手术。做病灶挖除术的同时还可做子宫神经去除术或子宫动脉阻断术以提高疗效。

(2)子宫内膜去除术:近年来,有报道在宫腔镜下行子宫内膜去除术治疗子宫腺肌病,术后患者月经量明显减少,甚至闭经,痛经好转或消失,对伴有月经过多的轻度子宫腺肌病可试用。子宫内膜切除术虽可有效控制月经过多及痛经症状,但对深部病灶治疗效果较差。远期并发症常见的为宫腔粘连、宫腔积血、不孕、流产、早产等。

(3)子宫动脉栓塞术:近期效果明显,月经量减少约50%,痛经缓解率达90%以上,子宫及病灶体积缩小显著,彩色超声显示子宫肌层及病灶内血流信号明显减少,该疗法对要求保留子宫和生育功能的患者具有重大意义。但UAE治疗某些并发症尚未解决,远期疗效尚待观察,对日后生育功能的影响还不清楚,临床应用仍未普及,还有待于进一步积累经验。

(4)子宫病灶电凝术:通过子宫病灶电凝可引起子宫肌层内病灶坏死,以达到治疗的目的。但病灶电凝术中很难判断电凝是否完全,因此不如手术切除准确,子宫肌壁电凝术后病灶被瘢痕组织所代替,子宫壁的瘢痕宽大,弹性及强度降低,故术后子宫破裂风险增加。

(5)盆腔去神经支配治疗:近年来,国外学者采用开腹或腹腔镜下骶前神经切除术及子宫神经切除术治疗原发及继发性痛经,取得了较好效果。

(6)腹腔镜下子宫动脉阻断术:子宫动脉结扎治疗子宫腺肌病的灵感来源于子宫动脉栓塞治疗子宫腺肌病的成功经验,但该术式目前应用的病例不多。由于疼痛不能得到完全缓解,多数患者对手术效果并不满意。

五、预后与随访

(一)随访内容

通常包括患者主诉、疼痛评价、妇科检查、超声检查、血清CA125检测,如果是药物治疗者,需要检查与药物治疗相关的内容,如肝功能、骨密度等。

(二)预后

除非实施了子宫切除术,子宫腺肌病容易复发。因残留的内膜腺体而发生恶变的较少见,与子宫腺肌病类似的疾病子宫内膜异位症,其恶变率国内报道为1.5%,国外报道为0.7%~1.0%,相比之下,子宫腺肌病发生恶变更为少见。

第五节　胎盘早剥

20周以后或分娩期正常位置的胎盘在胎儿娩出前部分或全部从子宫壁剥离,称为胎盘早剥。胎盘早剥是妊娠晚期严重并发症,具有起病急、发展快特点,若处理不及时可危及母儿生命。胎盘早剥的发病率国外为1%~2%,国内为0.46%~2.1%。

一、病因

胎盘早剥确切的原因及发病机制尚不清楚,可能与下述因素有关。

(一)孕妇血管病变

孕妇患严重妊娠期高血压疾病、慢性高血压、慢性肾脏疾病或全身血管病变时,胎盘早剥的发生率增高。妊娠合并上述疾病时,底蜕膜螺旋小动脉痉挛或硬化,引起远端毛细血管变性坏死甚至破裂出血,血液流至底蜕膜层与胎盘之间形成胎盘后血肿。致使胎盘与子宫壁分离。

(二)机械性因素

外伤尤其是腹部直接受到撞击或挤压;脐带过短(<30 cm)或脐带围绕颈、绕体相对过短时,分娩过程中胎儿下降牵拉脐带造成胎盘剥离;羊膜穿刺时刺破前壁胎盘附着处,血管破裂出血引起胎盘剥离。

(三)宫腔内压力骤减

双胎妊娠分娩时,第一胎儿娩出过速;羊水过多时,人工破膜后羊水流出过快,均可使宫腔内压力骤减,子宫骤然收缩,胎盘与子宫壁发生错位剥离。

(四)子宫静脉压突然升高

妊娠晚期或临产后,孕妇长时间仰卧位,巨大妊娠子宫压迫下腔静脉,回心血量减少,血压下降。此时子宫静脉淤血、静脉压增高、蜕膜静脉床淤血或破裂,形成胎盘后血肿,导致部分或全部胎盘剥离。

(五)其他一些高危因素

如高龄孕妇、吸烟、可卡因滥用、孕妇代谢异常、孕妇有血栓形成倾向、子宫肌瘤(尤其是胎盘附着部位肌瘤)等与胎盘早剥发生有关。有胎盘早剥史的孕妇再次发生胎盘早剥的危险性比无胎盘早剥史者高10倍。

二、分类及病理变化

胎盘早剥主要病理改变是底蜕膜出血并形成血肿，使胎盘从附着处分离。按病理类型，胎盘早剥可分为显性、隐性及混合性三种(图 9-3)。若底蜕膜出血量少，出血很快停止，多无明显的临床表现，仅在产后检查胎盘时发现胎盘母体面有凝血块及压迹。若底蜕膜继续出血，形成胎盘后血肿，胎盘剥离面随之扩大，血液冲开胎盘边缘并沿胎膜与子宫壁之间经过颈管向外流出，称为显性剥离或外出血。若胎盘边缘仍附着于子宫壁或由于胎先露部固定于骨盆入口，使血液积聚于胎盘与子宫壁之间，称为隐性剥离或内出血。由于子宫内有妊娠产物存在，子宫肌不能有效收缩，以压迫破裂的血窦而止血，血液不能外流，胎盘后血肿越积越大，子宫底随之升高。当出血达到一定程度时，血液终会冲开胎盘边缘及胎膜外流，称为混合型出血。偶有出血穿破胎膜溢入羊水中成为血性羊水。

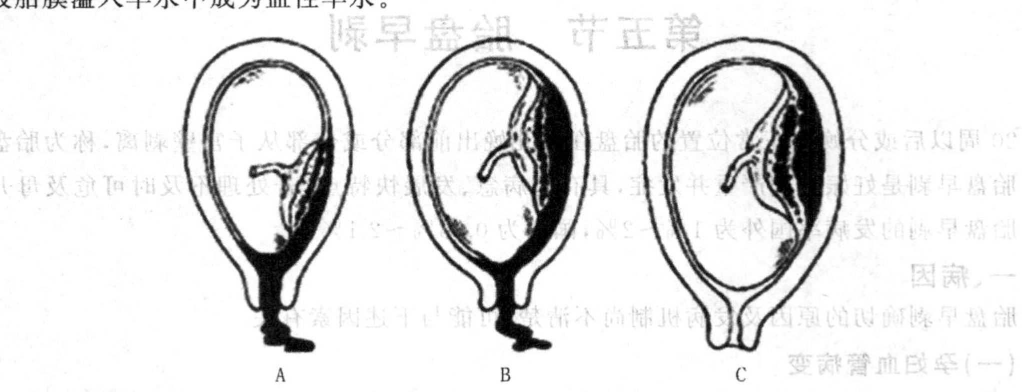

图 9-3　胎盘早剥类型

A.显性剥离；B.隐性剥离；C.混合性剥离

胎盘早剥发生内出血时，血液积聚于胎盘与子宫壁之间，随着胎盘后血肿压力的增加，血液浸入子宫肌层，引起肌纤维分离、断裂甚至变性，当血液渗透至子宫浆膜层时，子宫表面现紫蓝色淤斑，称为子宫胎盘卒中，又称为库弗莱尔子。有时血液还可渗入输卵管系膜、卵巢生发上皮下、阔韧带内。子宫肌层由于血液浸润、收缩力减弱，造成产后出血。

严重的胎盘早剥可以引发一系列病理生理改变。从剥离处的胎盘绒毛和蜕膜中释放大量组织凝血活酶，进入母体血循环，激活凝血系统，导致弥散性血管内凝血(DIC)，肺、肾等脏器的毛细血管内微血栓形成，造成脏器缺血和功能障碍。胎盘早剥持续时间越长，促凝物质不断进入母血，激活纤维蛋白溶解系统，产生大量的纤维蛋白原降解产物(FDP)，引起继发性纤溶亢进。发生胎盘早剥后，消耗大量凝血因子，并产生高浓度 FDP，最终导致凝血功能障碍。

三、临床表现

根据病情严重程度，Sher 将胎盘早剥分为 3 度。

(一)Ⅰ度

多见于分娩期，胎盘剥离面积小，患者常无腹痛或腹痛轻微，贫血体征不明显。腹部检查见子宫软，大小与妊娠周数相符，胎位清楚，胎心率正常。产后检查见胎盘母体面有凝血块及压迹即可诊断。

(二)Ⅱ度

胎盘剥离面为胎盘面积 1/3 左右。主要症状为突然发生持续性腹痛、腰酸或腰背痛，疼痛程度与胎盘后积血量成正比。无阴道流血或流血量不多，贫血程度与阴道流血量不相符。腹部检查见子宫大于妊娠周数，子宫底随胎盘后血肿增大而升高。胎盘附着处压痛明显（胎盘位于后壁则不明显），宫缩有间歇，胎位可扪及，胎儿存活。

（三）Ⅲ度

胎盘剥离面超过胎盘面积1/2。临床表现较Ⅱ度重。患者可出现恶心、呕吐、面色苍白、四肢湿冷、脉搏细数、血压下降等休克症状，且休克程度大多与阴道流血量不成正比。腹部检查见子宫硬如板状，宫缩间歇时不能松弛，胎位扪不清，胎心消失。

四、处理原则

纠正休克、及时终止妊娠是处理胎盘早剥的原则。患者入院时，情况危重、处于休克状态，应积极补充血容量，及时输入新鲜血液，尽快改善患者状况。胎盘早剥一旦确诊，必须及时终止妊娠。终止妊娠的方法根据胎次、早剥的严重程度、胎儿宫内状况及宫口开大等情况而定。此外，对并发症如凝血功能障碍、产后出血和急性肾衰竭等进行紧急处理。

第六节　羊水量异常

正常妊娠时羊水的产生与吸收处于动态平衡中，正常情况下，羊水量从孕16周时的200 mL逐渐增加至34～35周时980 mL，以后羊水量又逐渐减少，至孕40周时约为800 mL。到妊娠42周时减少为540 mL。任何引起羊水产生与吸收失衡的因素均可造成羊水过多或过少的病理状态。

一、羊水过多

妊娠期间，羊水量超过2000 mL者称羊水过多，发生率为0.9%～1.7%。

羊水过多可分为急性和慢性两种，孕妇在妊娠中晚期时羊水量超过2000 mL，但羊水量增加缓慢，数周内形成羊水过多，往往症状轻微，称慢性羊水过多；若羊水在数日内迅速增加而使子宫明显膨胀，并且压迫症状严重，称为急性羊水过多。

（一）病因

羊水过多的病因复杂，部分羊水过多发生的原因是可以解释的，但是大部分病因尚不明了，根据Hill等报道，约有2/3羊水过多为特发性，已知病因多可能与胎儿畸形及妊娠并发症有关。

1.胎儿畸形

胎儿畸形是引起羊水过多的主要原因。羊水过多孕妇中，18%～40%合并胎儿畸形。羊水过多伴有以下高危因素时，胎儿畸形率明显升高：①胎儿发育迟缓；②早产；③发病早，特别是发生在32周之前；④无法用其他高危因素解释。

（1）神经管畸形：最常见，约占羊水过多畸形的50%，其中主要为开放性神经管畸形。当无脑儿、显性脊柱裂时，脑脊膜暴露，脉络膜组织增生，渗出增加，以及中枢性吞咽障碍加上抗利尿激素缺乏等，使羊水形成过多，回流减少导致羊水过多。

（2）消化系统畸形：主要是消化道闭锁，如食管、十二指肠闭锁，使胎儿吞咽羊水障碍，引起羊水过多。

(3)腹壁缺损:腹壁缺损导致的脐膨出、内脏外翻,使腹腔与羊膜腔之间仅有菲薄的腹膜,导致胎儿体液外渗,从而发生羊水过多。

(4)膈疝:膈肌缺损导致腹腔内容物进入胸腔使肺和食管发育受阻,胎儿吞咽和吸入羊水减少,导致羊水过多。

(5)遗传性假性低醛固酮症(PHA):这是一种先天性低钠综合征,胎儿对醛固酮的敏感性降低,导致低钠血症、高钾血症、脱水、胎尿增加、胎儿发育迟缓等症状,往往伴有羊水过多。

(6)VATER先天缺陷:VATER是一组先天缺陷,包括脊椎缺陷、肛门闭锁、气管食管瘘及桡骨远端发育不良,常常同时伴有羊水过多。

2.胎儿染色体异常

18-三体、21-三体、13-三体胎儿可出现胎儿吞咽羊水障碍,引起羊水过多。

3.双胎异常

约10%的双胎妊娠合并羊水过多,是单胎妊娠的10倍以上。单卵单绒毛膜双羊膜囊时,两个胎盘动静脉吻合,易并发双胎输血综合征,受血儿循环血量增多、胎儿尿量增加,引起羊水过多。另外,双胎妊娠中一胎为无心脏畸形者必有羊水过多。

4.妊娠糖尿病或糖尿病合并妊娠

羊水过多中合并糖尿病者较多,占10%~25%。母体高血糖致胎儿血糖增高,产生渗透性利尿,以及胎盘胎膜渗出增加均可导致羊水过多。

5.胎儿水肿

羊水过多与胎儿免疫性水肿(母儿血型不合溶血)及非免疫性水肿(多由宫内感染引起)有关。

6.胎盘因素

胎盘增大,胎盘催乳素(HPL)分泌增加,可能导致羊水量增加。胎盘绒毛血管瘤是胎盘常见的良性肿瘤,往往也伴有羊水过多。

7.特发性羊水过多

约占30%,不合并孕妇、胎儿及胎盘异常,原因不明。

(二)对母儿的影响

1.对孕妇的影响

急性羊水过多引起明显的压迫症状,妊娠期高血压疾病的发病风险明显增加,是正常妊娠的3倍。由于子宫肌纤维伸展过度,可致宫缩乏力、产程延长及产后出血增加;若突然破膜可使宫腔内压力骤然降低。导致胎盘早剥、休克。此外,并发胎膜早破、早产的可能性增加。

2.对胎儿的影响

常并发胎位异常、脐带脱垂、胎儿窘迫及因早产引起的新生儿发育不成熟,加上羊水过多常合并胎儿畸形,故羊水过多者围生儿病死率明显增高,约为正常妊娠的7倍。

(三)临床表现

临床症状与羊水过多有关,主要是增大的子宫压迫邻近的脏器产生的压迫症状,羊水越多,症状越明显。

1.急性羊水过多

多在妊娠20～24周发病，羊水骤然增多，数日内子宫明显增大，产生一系列压迫症状。患者感腹部胀痛、腰酸、行动不便，因横膈抬高引起呼吸困难，甚至发绀，不能平卧。子宫压迫下腔静脉，血液回流受阻，下腹部、外阴、下肢严重水肿。检查可见腹部高度膨隆、皮肤张力大、变薄，腹壁下静脉扩张，可伴外阴部静脉曲张及水肿；子宫大于妊娠月份、张力大，胎位检查不清、胎心音遥远或听不清。

2.慢性羊水过多

常发生在妊娠28～32周。羊水在数周内缓慢增多，出现较轻微的压迫症状或无症状，仅腹部增大较快。检查见子宫张力大、子宫大小超过停经月份，液体震颤感明显，胎位尚可查清或不清、胎心音较遥远或听不清。

(四)诊断

根据临床症状及体征诊断并不困难。但常需采用下列辅助检查，估计羊水量及羊水过多的原因。

1.B型超声检查

为羊水过多的主要辅助检查方法。目前临床广泛应用的标准有两种：一种是以脐横线与腹白线为标志，将腹部分为四个象限，各象限最大羊水暗区垂直径之和为羊水指数(AFI)；另一种是以羊水最大深度(MVP；AFV)为诊断标准。国外Phelan JP等以羊水指数＞18 cm诊断为羊水过多；Schrimmer DB等以羊水最大深度为诊断标准，目前均已得到国内外的公认。MVP 8～11 cm为轻度羊水过多，12～15 cm为中度羊水过多，≥16 cm为重度羊水过多。B型超声检查还可了解胎儿结构畸形如无脑儿、显性脊柱裂、胎儿水肿及双胎等。

2.其他

(1)羊水甲胎蛋白测定(AFP)：开放性神经管缺陷时，羊水中AFP明显增高，超过同期正常妊娠平均值加3个标准差以上。

(2)孕妇血糖检查：尤其慢性羊水过多者，应排除糖尿病。

(3)孕妇血型检查：如胎儿水肿者应检查孕妇Rh、ABO血型，排除母儿血型不合溶血引起的胎儿水肿。

(4)胎儿染色体检查：羊水细胞培养或采集胎儿血培养做染色体核型分析，或应用染色体探针对羊水或胎儿血间期细胞真核直接原位杂交，了解染色体数目、结构异常。

(五)处理

主要根据胎儿有无畸形、孕周及孕妇压迫症状的严重程度而定。

1.羊水过多合并胎儿畸形

一旦确诊胎儿畸形、染色体异常，应及时终止妊娠，通常采用人工破膜引产。破膜时需注意以下事项。

(1)高位破膜，即以管状的高位破膜器沿宫颈管与胎膜之间上送15 cm，刺破胎膜，使羊水缓慢流出，宫腔内压逐渐降低，在流出适量羊水后，取出高位破膜器然后静脉滴注缩宫素引产。若无高位破膜器或为安全亦可经腹穿刺放液，待宫腔内压降低后再行依沙吖啶引产。亦可选用各种前列腺素制剂引产，一般在24～48小时内娩出。尽量让羊水缓慢流出，避免宫腔内压突然降低而引起胎盘早剥。

(2)羊水流出后腹部置沙袋维持腹压，以防休克。

(3)手术操作过程中，需严密监测孕妇血压、心率变化。

(4)注意阴道流血及宫高变化，以及早发现胎盘早剥。

2.羊水过多合并正常胎儿

对孕周不足 37 周，胎肺不成熟者，应尽可能延长孕周。

(1)一般治疗：低盐饮食、减少孕妇饮水量。卧床休息，取左侧卧位，改善子宫胎盘循环，预防早产。每周复查羊水指数及胎儿生长情况。

(2)羊膜穿刺减压：对压迫症状严重，孕周小、胎肺不成熟者，可考虑经腹羊膜穿刺放液，以缓解症状，延长孕周。放液时注意：①避开胎盘部位穿刺；②放液速度应缓慢，每小时不超过 500 mL，一次放液不超过 1500 mL，以孕妇症状缓解为度，放出羊水过多可引起早产；③有条件应在 B 型超声监测下进行；④密切注意孕妇血压、心率、呼吸变化；⑤严格消毒，防止感染，酌情用镇静药预防早产；⑥放液后 3～4 周如压迫症状重，可重复放液以减低宫腔内压力。

(3)前列腺素合成酶抑制剂治疗：常用吲哚美辛，其作用机制是抑制利尿作用，期望能抑制胎儿排尿减少羊水量。常用剂量为：吲哚美辛 2.2～2.4 mg/(kg·d)，分 3 次口服。应用过程中应密切随访羊水量(每周 2 次测 AFI)、胎儿超声心动图(用药后 24 小时 1 次，此后每周 1 次)，吲哚美辛的最大问题是可使动脉导管狭窄或提前关闭，主要发生在 32 周以后，所以应限于应用在 32 周以前，同时加强超声多普勒检测。一旦出现动脉导管狭窄立即停药。

(4)病因治疗：若为妊娠糖尿病或糖尿病合并妊娠，需控制孕妇过高的血糖；母儿血型不合溶血，胎儿尚未成熟，而 B 型超声检查发现胎儿水肿，或脐血显示 Hb<60 g/L，应考虑胎儿宫内输血。

(5)分娩期处理：自然临产后，应尽早人工破膜，除前述注意事项外，还应注意防止脐带脱垂。若破膜后宫缩仍乏力，可给予低浓度缩宫素静脉滴注，增强宫缩，密切观察产程进展。胎儿娩出后应及时应用宫缩剂，预防产后出血。

二、羊水过少

妊娠晚期羊水量少于 300 mL 者称羊水过少，发生率为 0.5%～5.5%，较常见于足月妊娠。羊水过少出现越早，围产儿的预后越差，因其对围生儿预后有明显的不良影响，近年受到越来越多的重视。

(一)病因

羊水过少的病因目前尚未完全清楚。许多产科高危因素与羊水过少有关，可分为胎儿因素、胎盘因素、孕妇因素和药物因素四大类。另外，尚有许多羊水过少不能用以上的因素解释，称为特发性羊水过少。

1.胎儿缺氧

胎儿缺氧和酸中毒时，心率和心排血量下降，胎儿体内的血液重新分布，心、脑、肾上腺等重要脏器血管扩张，血流量增加；肾脏、四肢、皮肤等外周脏器的血管收缩，血流量减少，进一步导致尿量减少。妊娠晚期胎尿是羊水的主要来源，胎儿长期的慢性缺氧可导致羊水过少。所以羊水过少可以看作胎儿在宫内缺氧的早期表现。

2.孕妇血容量改变

现有研究发现，羊水量与母体血浆量之间有很好的相关性，如母体低血容量则可出现羊水量过少，反之亦然。如孕妇脱水、血容量不足，血浆渗透压增高等，可使胎儿血浆渗透压相应增高，胎盘吸收羊水增加，同时胎儿肾小管重吸收水分增加，尿形成减少。

3.胎儿畸形及发育不全

在羊水过少中，合并胎儿先天性发育畸形的很多，但以先天性泌尿系统异常最常见。

(1)先天性泌尿系统异常：先天性肾缺如，又名 Potter 综合征，是以胎儿双侧肾缺如为主要特征的综合征，包括肺发育不良和特殊的 Potter 面容，发生率为 1：(2500～3000)，原因至今不明。本病可在产前用 B 超诊断即未见肾形成。尿路梗阻亦可发生羊水过少，如输尿管梗阻、狭窄、尿道闭锁及先天性肾发育不全。肾小管发育不全(RTD)，RTD 是一种以新生儿肾衰竭为特征的疾病，肾脏的大体外形正常，但其组织学检查可见近端肾小管缩短及发育不全。常发生于有先天性家族史、双胎输血综合征及目前摄入血管紧张素转换酶抑制剂者。这些疾病因胎儿无尿液生成或生成的尿液不能排入羊膜腔致妊娠中期后严重羊水过少。

(2)其他畸形：并腿畸形、梨状腹综合征(PBS)、隐眼-并指(趾)综合征、泄殖腔不发育或发育不良、染色体异常等均可同时伴有羊水过少。

4.胎膜早破

羊水外漏速度大于再产生速度，常出现继发性羊水过少。

5.药物影响

吲哚美辛是一种前列腺素合成酶抑制剂，并有抗利尿作用，可以应用于治疗羊水过多，但使用时间过久，除可以发生动脉导管提前关闭外，还可以发生羊水过少。另外，应用血管紧张素转换酶抑制剂也可导致胎儿低张力、无尿、羊水过少、生长受限、肺发育不良及肾小管发育不良等不良反应。

(二)对母儿的影响

1.对胎儿的影响

羊水过少是胎儿危险的重要信号，围生儿发病率和死亡率明显增高。与正常妊娠相比，轻度羊水过少围生儿死亡率增高 13 倍，而重度羊水过少围生儿死亡率增高 47 倍。主要死因是胎儿缺氧及畸形。妊娠中期重度羊水过少的胎儿畸形率很高，可达 50.7%。其中先天性肾缺如所致的羊水过少，可引起典型 Potter 综合征(胎肺发育不良、扁平鼻、耳大位置低、肾及输尿管不发育，以及铲形手、弓形腿等)，死亡率极高。而妊娠晚期羊水过少，常为胎盘功能不良及慢性胎儿宫内缺氧所致。羊水过少又可引起脐带受压，加重胎儿缺氧。羊水过少中约 1/3 新生儿、1/4 胎儿发生酸中毒。

2.对孕妇的影响

手术产概率增加。

(三)诊断

1.临床表现

胎盘功能不良者常有胎动减少；胎膜早破者有阴道流液。腹部检查：宫高、腹围较小，尤以胎儿宫内生长受限者明显，有子宫紧裹胎儿感。临产后阴道检查时发现前羊水囊不明显，胎膜与胎儿先露部紧贴。人工破膜时发现羊水极少。

2.辅助检查

(1)B型超声检查:是羊水过少的主要辅助诊断方法。妊娠晚期最大羊水池深度≤2 cm,或羊水指数≤5 cm,可诊断羊水过少;羊水指数<8 cm为可疑羊水过少。妊娠中期发现羊水过少时,应排除胎儿畸形。B型超声检查对先天性肾缺如、尿路梗阻、胎儿宫内生长受限有较高的诊断价值。

(2)羊水直接测量:破膜后,直接测量羊水,总羊水量<300 mL,可诊断为羊水过少。

(3)其他检查:妊娠晚期发现羊水过少,应结合胎儿生物物理评分、胎儿电子监护仪检查、尿雌三醇、胎盘生乳素检测等,了解胎盘功能及评价胎儿宫内安危,及早发现胎儿宫内缺氧。

(四)治疗

根据导致羊水过少的不同的病因结合孕周采取不同的治疗方案。

1.终止妊娠

对确诊胎儿畸形,或胎儿已成熟、胎盘功能严重不良者,应立即终止妊娠。对胎儿畸形者,常采用依沙吖啶羊膜腔内注射的方法引产;而妊娠足月合并严重胎盘功能不良或胎儿窘迫,估计短时间内不能经阴道分娩者,应行剖宫产术;对胎儿贮备力尚好,宫颈成熟者,可在密切监护下破膜后行缩宫素引产。产程中连续监测胎心变化,观察羊水性状。

2.补充羊水期待治疗

若胎肺不成熟,无明显胎儿畸形者,可行羊膜腔输液补充羊水,尽量延长孕周。

(1)经腹羊膜腔输液:常在中期妊娠羊水过少时采用。主要有两个目的:①帮助诊断,羊膜腔内输入少量生理盐水,使B型超声扫描清晰度大大提高,有利于胎儿畸形的诊断;②预防胎肺发育不良,羊水过少时,羊膜腔压力低下(≤1 mmHg),肺泡与羊膜腔的压力梯度增加,导致肺内液大量外流,使肺发育受损。羊膜腔内输液,使其压力轻度增加,有利于胎肺发育。具体方法:常规消毒腹部皮肤,在B型超声引导下避开胎盘行羊膜穿刺,以10 mL/min速度输入37 ℃的0.9%氯化钠液200 mL左右,若未发现明显胎儿畸形,应用宫缩抑制剂预防流产或早产。

(2)经宫颈羊膜腔输液:常在产程中或胎膜早破时使用。适合于羊水过少伴频繁胎心变异减速或羊水Ⅲ度粪染者。主要目的是缓解脐带受压,提高阴道安全分娩的可能性,以及稀释粪染的羊水,减少胎粪吸入综合征的发生。具体方法:常规消毒外阴、阴道,经宫颈放置宫腔压力导管进羊膜腔,输入加温至37 ℃的0.9%氯化钠液300 mL,输液速度为10 mL/min。如羊水指数达8 cm,并解除胎心变异减速,则停止输液,否则再输250 mL。若输液后AFI已≥8 cm,但胎心减速不能改善亦应停止输液,按胎儿窘迫处理。输液过程中B型超声监测AFI、间断测量宫内压,可同时胎心内监护,注意无菌操作。

第十章　儿科疾病

第一节　急性上呼吸道梗阻

呼吸道梗阻包括发生于呼吸道任何部位的正常气流被阻断。阻断的部位如果位于呼吸道隆突以上，往往会迅速引起窒息，危及生命。阻断的部位如果位于呼吸道隆突以下，影响支气管或小气道的气流，但不致立刻危及生命。急性上呼吸道梗阻不仅包括上呼吸道，也包括隆突以上所有气道的梗阻。上呼吸道梗阻危及患儿的情况取决于多方面的因素，包括梗阻的部位、梗阻的程度、梗阻发展的速度及患儿心脏和肺的功能状态。

一、病因

(一)引起急性上呼吸道梗阻病因的解剖分布

1.鼻咽和口咽

其包括：①严重的面部创伤、骨折；②咽部异物；③扁桃体周围脓肿；④咽旁脓肿；⑤腭垂肿胀伴血管神经性水肿；⑥黏膜天疱疮。

2.咽后壁软组织

其包括：①咽后壁脓肿；②咽后壁出血；③颈椎损伤后水肿；④烫伤和化学性损伤。

3.颈部软组织

其包括：①创伤及医源性血肿；②颌下蜂窝组织炎。

4.会厌

其包括：①急性会厌炎；②外伤性会厌肿胀；③过敏性会厌肿胀。

5.声门

其包括：①创伤性声门损伤(常为医源性)；②手术引起的声带麻痹。

6.喉

其包括：①急性喉炎；②血管神经性水肿，喉痉挛；③异物；④手足抽搐伴发的喉痉挛、喉软化症；⑤外伤、骨折、水肿、局部血肿；⑥白喉的膜性渗出；⑦传染性单核细胞增多症的膜性渗出；⑧喉脓肿；⑨软骨炎。

7.声门下区和气管

其包括：①喉气管炎；②喉气管软化；③异物；④插管、器械、手术引起的医源性水肿；⑤膜性喉气管炎。

8.食管

其包括：①食管异物；②呕吐物急性吸入。

(二)引起急性上呼吸道梗阻病因的年龄分布

1.新生儿及小婴儿

其包括喉软化、声门下狭窄、声带麻痹、气管软化、血管畸形、血管瘤等。

2.新生儿～1岁

其包括先天性畸形(同上)、喉气管炎、咽后壁脓肿、异物等。

3.1～2岁

其包括如喉气管炎、异物、会厌炎等。

4.3～6岁

有肿大的扁桃体及腺样体、鼻充血、会厌炎和异物等。

二、临床表现

气道部分梗阻时可听到喘鸣音,可见到呼吸困难,呼吸费力,辅助呼吸肌参加呼吸活动。肋间隙、锁骨上窝、胸骨上窝凹陷。严重病例呼吸极度困难,头向后仰、发绀并窒息,如瞪眼、口唇凸出和流涎。患儿欲咳嗽,但咳不出。辅助呼吸肌剧烈运动,呈矛盾呼吸运动,吸气时胸壁下陷,而腹部却隆起,呼气时则相反。虽然拼命用力呼吸,但仍无气流,旋即呼吸停止,继而出现心律失常,最终发生致命的室性心律失常,可因低氧和迷走神经反射引起心跳停止而迅速死亡。

三、鉴别诊断

临床上常以喘鸣音作为鉴别诊断的依据。喘鸣是由鼻和气管之间的上呼吸道因部分梗阻而部分中断了气体的通道,由一股或多股湍流的气体所产生。喘鸣的重要意义在于反映部分性的气道梗阻。儿童患者的气道并非一固定的管道,而为一相当软的管道,其管腔的横断面积随压力的不同而发生变化。在正常呼吸时其变化较小,当有阻塞性病变时则表现得相当重要。正常呼吸时,作用于气道的压力变化在胸腔内外是完全相反的。吸气时,在胸腔内,作用于气道壁的外周压力降低,因此,胸内气道趋于增宽;呼气时,外周压力升高使胸内气道变窄。胸外气道在吸气时,其周围软组织的压力保持近于不变,而胸腔内压力降低,使气道变窄;呼气时,胸腔内压力升高使胸外气道变宽。部分梗阻如果发生在气道内径能发生变化的部位,当气道变为最小时,梗阻将是最严重的。气道内径变小会使气流变慢并分裂,从而产生喘鸣。因此,胸外气道梗阻会产生吸气性喘鸣,胸内气道梗阻会产生呼气性喘鸣。较大的病变会产生吸气性和呼气性双相气流梗阻,从而引起双相(往返)喘鸣,双相喘鸣比单相喘鸣有更紧急的临床严重性。

喉是一固定性结构,其内径不随呼吸发生明显变化,婴儿喉腔最窄部位在声带处,横断面积为14～15 mm^2。该部黏膜水肿仅1 mm时,即可使气道面积减少65%。喉部病变多产生双相喘鸣。

不同病变引起的喘鸣的呼吸时相有以下三种病变。

(一)倾向于产生吸气性喘鸣的病变

其包括:①先天性声带麻痹;②喉软化;③插管后喘鸣;④急性喉炎;⑤小颌、巨舌;⑥甲状舌骨囊肿;⑦声门上及声门蹼;⑧声门下血管瘤;⑨喉气管炎;⑩会厌炎;⑪咽后壁脓肿;⑫白喉。

(二)常产生双期喘鸣的病变

其包括:①先天性声门下狭窄;②气管狭窄;③血管环、血管悬带;④声门下血管瘤;⑤声门下蹼。

(三)倾向产生呼气性喘鸣的病变

其包括:①气管软化;②气管异物;③纵隔肿瘤。

喘鸣的听觉特征可能对诊断有帮助,如喉软化症的喘鸣为高调、鸡鸣样、吸气性。声门梗阻亦产生高调喘鸣;而声门上病变通常产生低调、浑厚的喘鸣。粗糙的鼾声是咽部梗阻的表现。

发音的特征对上呼吸道梗阻的病因也可能提供诊断线索。如声音嘶哑,常见于急性喉炎、喉气管炎、白喉和喉乳头状瘤病;声音低沉或无声,常见于喉蹼、会厌炎和喉部异物。

咳嗽的声音也有一定诊断意义。犬吠样咳嗽高度提示声门下腔病变;"钢管乐样"咳嗽常提示气管内异物。

由于上呼吸道与食管相毗邻,因此上呼吸道梗阻也可引起进食困难。在婴儿,鼻咽梗阻时,由于鼻呼吸障碍,其所引起的进食困难常伴有窒息和吸入性呼吸困难;口咽梗阻,特别是舌根部病变及声门上喉部病变,均影响吞咽;咽后壁脓肿及声门上腔炎症,如会厌炎,不仅极不愿吞咽而且引起流涎。

X线诊断:上呼吸道的梗阻在X线下有些疾病有特异性改变,有些则不具有特异性改变。在胸片上,上呼吸道梗阻的其他表现包括:①肺充气量趋于正常或减少,这与其他原因引起的呼吸困难所见的肺过度膨胀相反;②气道可见狭窄的部分;③若下咽腔包括在X线片内,则可见扩张。

四、治疗

(一)恢复气道通畅

急性上呼吸道梗阻患儿应立即设法使其气道通畅,尽量使患儿头向后仰。让患儿仰卧,抢救人员将一手置于患儿颈部,将颈部抬高,另一只手置于额部,并向下压,使头和颈部呈过度伸展状态,此时舌可自咽后部推向前,使气道梗阻缓解。若气道仍未能恢复通畅,抢救者可改变手法,将一手指置于患儿下颌之后,然后尽力把下颌骨推向前;同时使头向后仰,用拇指使患儿下唇回缩,以便恢复通过口、鼻呼吸。如气道恢复通畅后,患儿仍无呼吸,应即刻进行人工机械通气。

(二)迅速寻找并取出异物

如果气道已经通畅,患儿仍无自主呼吸,通过人工机械通气肺仍不能扩张,应立即用手指清除咽喉部的分泌物或异物。患儿宜侧卧,医师用拇指和示指使患儿张口,用另一只手清除患儿口、咽部的分泌物或异物,以排出堵塞物。亦可用一长塑料钳,自口腔置入,深入患儿咽后部,探取异物,切勿使软组织损伤。亦可通过突然增加胸膜腔内压的方法,以形成足够的呼出气压力和流量,使气管内异物排出。具体做法是用力拍其肩胛间区或自患儿后方将手置于患儿的腹部,两手交叉,向上腹部施加压力。较安全的方法是手臂围绕于胸廓中部,婴儿围绕于下胸廓,用力向内挤压或用力拍击中背部,亦可得到类似结果。因为大部分吸入异物位于咽部稍下方的狭窄处,不易进一步深入,患儿因无足够的潮气量而无法将阻塞的异物排出。但此时患儿肺内尚有足够的残气量,故对胸或腹部迅速加压,排出的气量足以将异物排出。如有条件可在气管镜下取异物。

(三)气管插管、气管切开或环甲膜穿刺通气

来不及用上述方法或用上述方法失败的病例,以及其他情况紧急窒息时,如手足搐搦症喉痉挛、咽后壁脓肿、甲状舌骨囊肿等,可先作气管插管,必要时可作气管切开。来不及作气管切开时,可先用血浆针头作环甲膜穿刺,或连接高频通气,以缓解患儿缺氧。然后再作气管插管或作气管切开,并置入套管。

(四)病因治疗

引起上呼吸道梗阻的病因除了异物按上述方法抢救外,由其他病因所引起者,应分别按照病因进行处理。

第二节　急性上呼吸道感染

急性上呼吸道感染(AURI)简称上感,俗称"感冒",是小儿最常见的疾病。系由各种病原体引起的上呼吸道炎症,主要侵犯鼻、咽、扁桃体及喉部。一年四季均可发病。若炎症局限在某一组织,即按该部炎症命名,如急性鼻炎、急性咽炎、急性扁桃体炎、急性喉炎等。急性上呼吸道感染主要用于上呼吸道局部感染定位不确切者。

一、病因

各种病毒和细菌均可引起,以病毒感染为主,可占原发性上呼吸道感染的90%以上,主要有鼻病毒、呼吸道合胞病毒、流感病毒、副流感病毒、腺病毒、单纯疱疹病毒、柯萨奇病毒、埃可病毒、冠状病毒、EB病毒等。少数可由细菌引起。由于病毒感染,上呼吸道黏膜失去抵抗力而继发细菌感染,最常见致病菌为A组溶血性链球菌、肺炎链球菌、流感嗜血杆菌、葡萄球菌等。近年来,肺炎支原体亦不少见。

婴幼儿时期由于上呼吸道的解剖生理特点及免疫特点易患本病。营养障碍性疾病,如维生素D缺乏性佝偻病、锌或铁缺乏症,以及护理不当、过度疲劳、气候改变和不良环境因素等,给病毒、细菌的入侵造成了有利条件,则易致反复上呼吸道感染或使病程迁延。

二、临床表现

本病多发于冬春季节,潜伏期1～3天,起病多较急。由于年龄大小、体质强弱及病变部位的不同,病情的缓急、轻重程度也不同。年长儿症状较轻,而婴幼儿症状较重。

(一)一般类型上感

1.症状

(1)局部症状:流清鼻涕、鼻塞、打喷嚏,也可有流泪、微咳或咽部不适。患儿多于3～4天不治自愈。

(2)全身症状:发热、烦躁不安、头痛、全身不适、乏力等。部分患儿有食欲缺乏、呕吐、腹泻、腹痛等消化系统的症状。有些患儿病初可出现脐部附近阵发性疼痛,多为暂时性,无压痛。可能是发热引起反射性肠痉挛或蛔虫骚动所致。如腹痛持续存在,多为并发急性肠系膜淋巴

结炎应注意与急腹症相鉴别。

婴幼儿起病急，全身症状为主，局部症状较轻。多有发热，有时体温可达 39～40 ℃，热程 2～3 天至1 周，起病 1～2 天由于突发高热可引起惊厥，但很少连续多次，退热后，惊厥及其他神经症状消失，一般情况良好。

年长儿以局部症状为主，全身症状较轻，无热或轻度发热，自诉头痛、全身不适、乏力。极轻者仅鼻塞、流稀涕、打喷嚏、微咳、咽部不适等，多于 3～4 天自愈。

2.体征

检查可见咽部充血，咽后壁滤泡肿大，如感染蔓延至鼻咽部邻近器官，可见相应的体征，如扁桃体充血肿大，可有脓性分泌物，下颌淋巴结肿大，压痛。肺部听诊多数正常，少数呼吸音粗糙或闻及痰鸣音。肠病毒感染者可见不同形态的皮疹。

(二)两种特殊类型的上感

1.疱疹性咽峡炎

由柯萨奇 A 组病毒引起，多发于夏秋季节，可散发或流行。临床表现为骤起高热，咽痛，流涎，有时呕吐、腹痛等。体查可见咽部充血，在咽腭弓、腭垂、软腭或扁桃体上可见数个至十数个 2～4 mm 大小灰白色的疱疹，周围有红晕，1 天后疱疹破溃形成小溃疡。病程一周左右。

2.咽-结合膜热

由腺病毒 3、7 型引起，多发生于春夏季，可在集体儿童机构中流行。以发热、咽炎和结膜炎为特征。临床表现为多呈高热、咽痛、眼部刺痛、结膜炎，有时伴有消化系统的症状。体查可见咽部充血、有白色点块状分泌物，周边无红晕，易于剥离，一侧或两侧滤泡性眼结膜炎，颈部、耳后淋巴结肿大。病程 1～2 周。

三、并发症

婴幼儿上呼吸道感染波及邻近器官，引起中耳炎、鼻窦炎、咽后壁脓肿、颈部淋巴结炎，或炎症向下蔓延，引起气管炎、支气管炎、肺炎等。年长儿若患 A 组溶血性链球菌性咽峡炎可引起急性肾小球肾炎、风湿热等。

四、实验室检查

病毒感染者血白细胞计数在正常范围内或偏低，中性粒细胞减少，淋巴细胞计数相对增高。病毒分离、血清反应、免疫荧光、酶联免疫等方法，有利于病毒病原体的早期诊断。细菌感染者血白细胞计数可增高，中性粒细胞数增高，在使用抗菌药物前进行咽拭子培养可发现致病菌。链球菌引起者可于感染 2 周后血中 ASO 滴度增高。

五、诊断和鉴别诊断

根据临床表现不难诊断，但应与以下疾病相鉴别。

(一)流行性感冒

流行性感冒由流感病毒、副流感病毒所致，有明显的流行病史。局部症状轻，全身症状重，常有发热、头痛、咽痛、四肢肌肉酸痛等，病程较长。

(二)急性传染病早期

上呼吸道感染常为急性传染病的前驱症状，如麻疹、流行性脑脊髓膜炎、脊髓灰质炎、猩红热、百日咳、伤寒等，应结合流行病史、临床表现及实验室资料等综合分析，并观察病情演变加以鉴别。

(三)急性阑尾炎

上呼吸道感染同时伴有腹痛应与急性阑尾炎鉴别，本病腹痛常先于发热，腹痛部位以右下腹为主，呈持续性，有肌紧张和固定压痛点，白细胞及中性粒细胞计数增高。

六、治疗

(一)一般治疗

(1)注意适当休息，多饮水，发热期间宜给流质或易消化食物。

(2)保持室内空气新鲜及适当的温度、湿度。

(3)加强护理，注意呼吸道隔离，预防并发症。

(二)抗感染治疗

1.抗病毒药物应用

病毒感染时不宜滥用抗生素。常用抗病毒药物以下几种。

(1)利巴韦林(病毒唑)：具有广谱抗病毒的作用，10～15 mg/(kg·d)，口服或静脉滴注，或2 mg含服，1次/2小时，6次/天，疗程为3～5天。

(2)双嘧达莫(潘生丁)：有抑制RNA病毒及某些DNA病毒的作用，3～5 mg/(kg·d)，疗程为3天。

(3)双黄连针剂：60 mg/(kg·d)，加入5%或10%的葡萄糖液中静脉滴注，采用其口服液治疗也可取得良好的效果。

局部可用1%的利巴韦林滴鼻液，4次/天；病毒性结膜炎可用0.1%的阿昔洛韦滴眼，1～2小时1次。

2.抗生素类药物

如果细菌性上呼吸道感染、病情较重、有继发细菌感染，或有并发症者可选用抗生素治疗，常用者有青霉素、复方新诺明和大环内酯类抗生素，疗程3～5天。如证实为溶血性链球菌感染或既往有风湿热、肾炎病史者，青霉素疗程应为10～14天。

(三)对症治疗

(1)退热：高热应积极采取降温措施，通常可用物理降温如冷敷、冷生理盐水灌肠、温湿敷或35%～50%的酒精(乙醇)溶液擦浴等方法，或给予阿司匹林、对乙酰氨基酚、布洛芬制剂口服或20%的安乃近肌内注射或滴鼻、小儿退热栓(吲哚美辛栓)肛门塞入，均可取得较好的降温效果。非超高热最好不用糖皮质激素类药物治疗。

(2)高热惊厥者可给予镇静、止惊等处理。

(3)咽痛者可含服咽喉片。

(4)鼻塞者可在进食前或睡前用0.5%的麻黄素液滴鼻。用药前应先清除鼻腔分泌物，每次每侧鼻孔滴入1～2滴，可减轻鼻黏膜充血肿胀，使呼吸道通畅，便于呼吸和吮乳。

七、预防

(1)加强锻炼，以增强机体抵抗力和防止病原体入侵。

(2)提倡母乳喂养，经常到户外活动，多晒阳光，防治营养不良及佝偻病。

(3)患者应尽量不与健康小儿接触，在呼吸道发病率高的季节，避免去人多拥挤的公共场所。

(4)避免发病诱因,注意卫生,保持居室空气新鲜,在气候变化时注意增减衣服,避免交叉感染。

(5)对反复呼吸道感染的小儿可用左旋咪唑每天2.5 mg/kg,每周服2天,3个月1个疗程。或用转移因子,每周注射1次,每次4 U,连用3～4月。中药黄芪每天6～9 g,连服2～3个月,对减少复发次数也有一定效果。

第三节　感染性口炎

一、细菌感染性口炎

(一)球菌性口炎

细菌性口炎以球菌感染多见,常以黏膜糜烂、溃疡伴假膜形成为其特征,又称膜性口炎或假膜性口炎。

1.病因

在正常人口腔内存在一定数量的各种细菌,在一般情况下并不致病。但当内外环境发生变化,身体防御能力下降时,如感冒发热、感染、滥用抗生素和/或肾上腺皮质激素;化疗和放疗等,口腔内细菌增殖活跃,毒力增强,菌群关系失调,就可发病。致病菌主要包括链球菌,金黄色葡萄球菌、肺炎球菌等。

2.临床表现及诊断

发病急骤,伴有全身反应如发热、头痛、咽痛、哭闹、烦躁、拒食、颌下淋巴结肿大等,病损可发生于口腔黏膜各处,以舌、唇内、颊黏膜多见。初起为黏膜充血水肿,继之出现大小不等的糜烂或溃疡,散在、聚集后融和均可见到表面披有灰白色假膜,易于擦去,但留下溢血的创面,不久又被假膜覆盖。实验室检查白细胞总数和中性粒细胞显著增多。

葡萄球菌性口炎发病部位以牙龈为主,覆有暗白色苔膜,易被拭去,但不引起溃疡,口腔其他部位的黏膜有不同程度的充血,全身症状轻微。涂片可见大量葡萄球菌,细菌培养可明确诊断。

链球菌口炎呈弥漫性急性齿龈口炎,在口腔黏膜急性充血的基础上,出现大小不等的黄色白苔膜,剥去假膜则留有出血糜烂面,不久又重新被假膜覆盖。全身症状明显,常并发有链球菌性咽炎。苔膜涂片或细菌培养检查发现链球菌,即可确诊。

肺炎球菌性口炎多发生于冬春季节,或气候骤变时,好发于硬腭、口底、舌下及颊黏膜。在充血水肿黏膜上出现银灰色假膜,伴有不同程度的全身症状。苔膜涂片或细菌培养检查发现肺炎双球菌而确诊。

3.治疗

主要是控制感染,局部涂2%甲紫、金霉素甘油,病情较重者要给予抗生素静脉滴注或肌内注射,如青霉素、红霉素等,也可根据细菌药物敏感实验选用抗生素,则效果更好。止痛是对症处理的重要措施,常用2%利多卡因涂患处,外用中药养阴生肌散也能消肿止痛和促进溃疡愈合,口腔局部湿敷也必不可少。此外还要加强口腔护理,保持口腔卫生。

(二)坏死性龈口炎

1.病因

主要致病菌为梭形杆菌和奋森螺旋体，这些细菌是口腔固有的，在正常情况下不致病，当机体代谢障碍、免疫功能低下、抵抗力下降或营养不良，或口腔不卫生时，则细菌大量繁殖而致病。

2.临床表现

发病急骤，症状显著，有发热、全身不适及颌下淋巴结肿大。溃疡好发于牙龈和颊黏膜，形态不定，大小多在 1 cm 左右，表浅，披以污秽的、灰白色苔膜，擦去此苔膜时，出现溢血的溃疡面，但不久又再被覆以同样的苔膜，周围黏膜有明显充血水肿，触痛明显，并有特别强烈的坏死组织臭味。此病确诊的依据为特殊性口臭，苔膜与小溃疡，涂片中找到大量梭形杆菌与奋森螺旋体。

3.治疗

原则是去除病因，控制感染、消除炎症，防止病损蔓延和促进组织恢复。全身抗感染治疗可给予广谱抗生素如青霉素、红霉素及交沙霉素等。局部消炎可用 3%过氧化氢清洗坏死组织，然后用 2%甲紫液或 2%碘甘油或 2%金霉素甘油涂患处。饮食上应给予高维生素、高蛋白饮食，必要时输液以补充液体和电解质。另外，由于本病具有传染性，应做好器具的清洁消毒工作，防止交叉感染。

二、病毒感染性口炎

病毒感染性口炎中，疱疹性口炎的发病率最高。终年可以发生，以 2～4 月份最多，具传染性，可群体发病。

(一)病因

疱疹性口炎又称疱疹性齿龈口炎，由疱疹病毒感染而引起，通过飞沫和接触传染。发热性疾病、感冒、消化障碍、过度疲劳等均可为诱因。

(二)临床表现及诊断

多见于 1～5 岁儿童。在疱疹出现前 2～3 天(潜伏期)患儿常有烦躁、拒食、发热与局部淋巴结肿大。2～3 天后体温下降，但口腔症状加重，病损最初表现为弥漫性黏膜潮红，在 24 小时内渐次出现密集成群的针尖大小水疱，呈圆形或椭圆形，周围环绕红晕，水疱很快破溃，暴露出表浅小溃疡或溃疡相互融合成大溃疡，表面覆有黄白色分泌物。本病为自限性，1～2 周内口腔黏膜恢复正常，溃疡愈合后不留瘢痕。疱底细胞、病毒分离和血清学实验可帮助诊断。

(三)治疗

无特效治疗，主要是对症治疗以减轻痛苦、促进愈合。一般不用抗生素，局部可用碘苷(研细涂之)或中药锡类散等。进食前为减轻疼痛可用 2%利多卡因局部涂之。有发热者给予退热剂，患病期间应加强全身支持治疗如给予高维生素高营养流质，或静脉补充营养。口腔护理是必要的，包括保持口腔清洁、勤喂水，禁用刺激性、腐蚀性、酸性或过热的食品、饮料及药物。

三、真菌感染性口炎

鹅口疮：念珠菌感染引起的口炎中以白色念珠菌致病力最强，儿童期感染常称之为鹅口疮。念珠菌是人体常见的寄生菌，其致病力弱，仅在一定条件下感染致病，故为条件致病菌，近年来随着抗生素及肾上腺皮质激素的广泛应用，使念珠菌感染日益增多。

（一）病因

本病为白色念珠菌感染。诱因有营养不良、腹泻及长期使用抗生素、肾上腺皮质激素等，这些诱因加上乳具污染，便可引起鹅口疮。

（二）临床表现及诊断

鹅口疮的特点是口腔黏膜上出现白色乳凝块样物，分布于颊黏膜、舌、齿龈和上腭表面。初起时呈小点状和小片状，渐融合成大片，不易擦去，若强行擦拭后局部潮红，可有溢血。患儿一般情况良好，无痛，不影响吃奶，偶有个别因累及消化道、呼吸道而出现呕吐、声嘶或呼吸困难。细菌涂片和培养可帮助诊断。

（三）治疗

鹅口疮的治疗，主要是用碱性药物及制霉菌素。局部治疗，因为口腔的碱性环境可抑制白色念珠菌的生长繁殖。一般用2%碳酸氢钠清洗口腔后，局部涂抹2%甲紫或冰硼散，每天1～2次，数天后便可痊愈。若病变广泛者可用制霉菌素10万单位，加水1～2 mL涂患处，每天3～4次。

第四节　非感染性口炎

一、创伤性口炎

机械性或热性刺激可能是此病的主要发病条件。锐利的牙根、残冠，口腔异物，较硬橡皮奶头等机械性因素均可造成黏膜撕裂伤、出血、溃疡或糜烂；过烫的饮料、茶水或食物则引起黏膜烫伤。

病变发生于直接受损部位，多见于舌的侧缘，也可发生于唇、颊及他处黏膜，可表现为红肿、出血或溃疡，伴有局部疼痛，如继发感染，则可引起局部淋巴结肿大。去除病因后，病变通常在1～2周痊愈。

治疗为去除病因如拔去残根，磨改锐利牙齿或边缘。冰硼散、锡类散、青黛散可局部消炎止痛。药物漱口水含漱，多喝凉开水以清洁口腔。

二、过敏性口炎

过敏性口炎亦称变态反应性口炎，是由于个体差异，一些普通无害的东西如各种口腔药物漱口水、牙膏碘合剂或药物作为抗原刺激黏膜使局部产生抗原抗体反应而引起的黏膜损害。接触致敏物质24～48小时或数天后才出现症状和体征。轻者仅表现为红斑，水疱；重者表现为局部组织坏死、溃疡，可伴有皮肤或其他部位的黏膜损害。致敏物质去除后，口腔炎症还要持续一段时间。主要是去除致敏物质和抗过敏治疗。抗过敏药物有盐酸苯海拉明、氯苯那敏。必要时可用泼尼松、地塞米松。对症治疗包括局部止痛和抗感染等。

第五节　原发性心肌病

原发性心肌病分为扩张（充血）型心肌病、肥厚型心肌病和限制型心肌病。扩张型以心肌细胞肥大、纤维化为主，心脏和心腔扩大，心肌收缩无力。肥厚型以心肌肥厚为主，心室腔变小，舒张期容量减少。若以心室壁肥厚为主，为非梗阻性肥厚型心肌病；以室间隔肥厚为主，左心室流出道梗阻，为梗阻性肥厚型心肌病。限制型以心内膜及心内膜下心肌增厚、纤维化，心室以舒张障碍为主，此型小儿少见。

一、诊断要点

（一）扩张（充血）型心肌病

1.临床表现

多见于学龄前及学龄儿童，部分病例可能是病毒性心肌炎发展而来。缓慢起病，早期活动时感乏力，头晕，进而出现呼吸困难、咳嗽、心慌、胸闷、水肿、肝大等心力衰竭症状。心动过速，心律失常，心尖部第一心音减弱，有奔马律，脉压低。易出现脑、肺及肾栓塞。

2.X 线

心影增大如球形，心搏减弱，肺淤血。

3.心电图

左心室肥大最多，ST 段、T 波改变，可有室性期前收缩、房室传导阻滞等。

4.超声心动图

心腔普遍扩大，左心室为著。左心室壁运动幅度减低。

（二）肥厚型心肌病

1.临床表现

可有家族史，缓慢起病，非梗阻型症状较少，以活动后气喘为主。梗阻型则有气促、乏力、头晕、心绞痛或昏厥，可致猝死。心脏向左扩大，胸骨左缘 2～4 肋间有收缩期杂音。

2.X 线

心影稍大，以左心室增大为主。

3.心电图

左心室肥厚及 ST 段、T 波改变，Ⅰ、aVL 及 V_5、V_6 导联可出现 Q 波（室间隔肥厚所致），室性期前收缩等心律失常。

4.超声心动图

心肌非对称性肥厚，向心腔突出；室间隔厚度与左心室后壁厚度的比值大于 1.3∶1；左心室流出道狭窄，左心室内径变小；收缩期二尖瓣前叶贴近增厚的室间隔。

（三）限制型心肌病

1.临床表现

缓慢起病，活动后气促。以右心室病变为主者，出现类似缩窄性心包炎表现，如肝大、腹水、颈静脉曲张及水肿；以左心室病变为主者，有咳嗽、咳血、端坐呼吸等症状。

2.X 线

心影扩大，肺淤血。

3.心电图

P 波高尖，心房肥大，房性期前收缩，心房纤颤，ST-T 改变，PR 间期延长及低电压。

4.超声心动图

示左右心房扩大；心室腔正常或略变小；室间隔与左心室后壁有向心性增厚；心内膜回声增粗；左心室舒张功能异常。

二、鉴别诊断

(1)扩张(充血)型心肌病应与风湿性心脏病、先天性心脏病、心包积液相鉴别。风心病有风湿热及瓣膜性杂音；先心病常较早出现症状，心脏杂音大多较响；心包积液在超声心动图检查时可见积液。

(2)肥厚型心肌病应与主动脉瓣狭窄相鉴别。主动脉瓣狭窄有主动脉瓣区收缩期喷射性杂音，第二心音减弱，X 线升主动脉可见主动脉瓣狭窄后扩张，超声心动图检查示主动脉瓣开口小。

(3)限制型心肌病应与缩窄性心包炎相鉴别。缩窄性心包炎有急性心包炎病史，X 线心包膜钙化，超声心动图示心包膜增厚。

三、治疗

(1)有感染时应积极控制感染。

(2)有心律失常时，治疗心律失常。

(3)促进心肌能量代谢药如三磷酸腺苷、辅酶 A、细胞色素 C、辅酶 Q_{10}、维生素 C、极化液(10%葡萄糖注射液 250 mL、胰岛素 6 U、10%氯化钾 5 mL)，有辅助治疗作用。

(4)心力衰竭时按心力衰竭处理，但洋地黄类药剂量宜偏小(用一般量的 1/2～2/3)，并宜长期服用维持量。

(5)对发病时间较短的早期患儿，或并发心源性休克、严重心律失常或严重心力衰竭者，可用泼尼松开始量 2 mg/(kg·d)，分 3 次口服，维持 1～2 周逐渐减量，至 8 周左右减量至 0.3 mg/(kg·d)，并维持此量至 16～20 周，然后逐渐减量至停药，疗程半年以上。

(6)梗阻性肥厚型心肌病，可用β-受体阻滞药降低心肌收缩力，以减轻流出道梗阻，并有抗心律失常作用，可选用普萘洛尔 3～4 mg/(kg·d)，分 3 次口服，根据症状及心律调节剂量，可增加到每天 120 mg，分 3 次服。一旦确诊，调节适当剂量后，应长期服用。因洋地黄类药及异丙肾上腺素等可加重流出道梗阻，应避免使用，利尿药和血管扩张药物均不宜用。流出道梗阻严重的可行手术治疗或心脏移植。

第六节　病毒性心肌炎

病毒性心肌炎是病毒侵犯心脏所致的以心肌炎性病变为主要表现的疾病，可伴有心包或心内膜炎症改变。近年来国内发病有增多趋势，是小儿常见的心脏疾病。本病临床表现轻重不一，预后大多良好，少数可发生心力衰竭、心源性休克，甚至猝死。

一、病因

近年来动物试验及临床观察表明，可引起心肌炎的病毒有20余种，其中以柯萨奇B组病毒(1～6型)最常见。另外，柯萨奇A组病毒、埃可病毒、脊髓灰质炎病毒、腺病毒、传染性肝炎病毒、流感和副流感病毒、麻疹病毒、单纯疱疹病毒及流行性腮腺炎病毒等也可引起本病。

二、发病机制

本病的发病机制尚不完全清楚。一般认为与病毒直接侵犯心脏和免疫反应有关：①疾病早期，病毒及其毒素可经血液循环直接侵犯心肌细胞，产生变性、坏死。临床上可从心肌炎患者的鼻咽分泌物或粪便中分离出病毒，并在恢复期血清中检出相应的病毒中和抗体有4倍以上升高；从心肌炎死亡病例的心肌组织中可直接分离出病毒，用荧光抗体染色技术可在心肌组织中找到特异性病毒抗原，电镜检查可发现心肌细胞有病毒颗粒。这些均强有力地支持病毒直接侵犯心脏的学说。②病毒感染后可通过免疫反应造成心肌损伤。临床观察，往往在病毒感染后经过一定潜伏期才出现心脏受累征象，符合变态反应规律；患者血清中可测到抗心肌抗体增加；部分患者表现为慢性心肌炎，部分可转成扩张性心肌病，符合自身免疫反应；尸体解剖病例免疫荧光检查在心肌组织中有免疫球蛋白(IgG)及补体沉积。以上现象说明本病的发病机制中还有变态反应或自身免疫参与。

三、临床表现

发病前1～3周常有呼吸道或消化道病毒感染史，患者多有轻重不等的前驱症状，如发热、咽痛、肌痛等。

临床表现轻重不一，轻型患儿一般无明显自觉症状，仅表现心电图异常，可见早搏或ST-T改变。心肌受累明显时，可有心前区不适、胸闷、气短、心悸、头晕及乏力等症状，心脏有轻度扩大，伴心动过速、心音低钝或奔马律，心电图可出现频发早搏、阵发性心动过速或Ⅱ度以上房室传导阻滞，可导致心力衰竭及昏厥等。反复心衰者，心脏明显扩大，可并发严重心律失常。重症患儿可突然发生心源性休克，表现为烦躁不安、面色苍白、皮肤发花、四肢湿冷、末梢发绀、脉搏细弱、血压下降、闻及奔马律等，可在数小时或数天内死亡。

体征主要为心尖区第一音低钝，心动过速，部分有奔马律，一般无明显器质性杂音，伴心包炎者可听到心包摩擦音，心界扩大。危重病例可有脉搏微弱、血压下降、两肺出现啰音及肝脏肿大，提示循环衰竭。

四、辅助检查

(一)心电图检查

常有以下几种改变：①ST段偏移，T波低平、双向或倒置。②QRS低电压。③房室传导阻滞或窦房传导阻滞、束支传导阻滞。④各种早搏，以室性早搏最常见，也可见阵发性心动过速、房性扑动等。

(二)X线检查

轻者心脏大小正常，重者心脏向两侧扩大，以左侧为主，搏动减弱，可有肺淤血或肺水肿。

(三)心肌酶测定

血清肌酸磷酸激酶(CK)早期多有增高，其中以来自心肌的同工酶(CK-MB)特异性强，且较敏感。血清谷草转氨酶(AST)、d-羟丁酸脱氢酶(d-HBDH)、乳酸脱氢酶(LDH)在急性期也可升高,但恢复较快,其中乳酸脱氢酶特异性较差。

(四)病原学诊断

疾病早期可从咽拭子、咽冲洗液、粪便、血液、心包液中分离出病毒,但需结合血清抗体测定才有意义。恢复期血清抗体滴度比急性期增高4倍以上或病程早期血中特异性IgM抗体滴度在1∶128以上均有诊断意义。应用聚合酶链反应(PCR)或病毒核酸探针原位杂交法自血液中查到病毒核酸可作为某一型病毒存在的依据。

五、诊断

全国小儿心肌炎心肌病学术会议对病毒性心肌炎诊断标准进行了重新修订。

(一)临床诊断依据

(1)心功能不全、心源性休克或心脑综合征。

(2)心脏扩大(X线、超声心动图检查具有表现之一)。

(3)心电图改变:以R波为主的2个或2个以上主要导联(Ⅰ、Ⅱ、aVF,V_5)ST-T改变持续4周以上伴动态变化,出现窦房、房室传导阻滞,完全性右束支或左束支传导阻滞,成联律、多形、多源、成对或并行早搏,非房室结及房室折返引起的异位心动过速,低电压(新生儿除外)及异常Q波。

(4)血清CK-MB升高或心肌肌钙蛋白(cTnI或cTnT)阳性。

(二)病原学诊断依据

1.确诊指标

自患儿心内膜、心肌、心包(活检、病理)或心包穿刺液中发现以下之一者可确诊为病毒性心肌炎:①分离到病毒。②用病毒核酸探针查到病毒核酸。③特异性病毒抗体阳性。

2.参考指标

有以下之一者结合临床可考虑心肌炎系病毒引起;①自患儿粪便、咽拭子或血液中分离到病毒,且恢复期血清同型抗体滴度较第1份血清升高或降低4倍以上。②病程早期患儿血清型特异性IgM抗体阳性。③用病毒核酸探针自患儿血中查到病毒核酸。

如具备临床诊断依据2项,可临床诊断。发病同时或发病前2～3周有病毒感染的证据支持诊断:①同时具备病原学确诊依据之一者,可确诊为病毒性心肌炎。②具备病原学参考依据之一者,可临床诊断为病毒性心肌炎。③凡不具备确诊依据,应给予必要的治疗或随诊,根据病情变化,确诊或除外心肌炎;④应除外风湿性心肌炎、中毒性心肌炎、先天性心脏病、结缔组织病及代谢性疾病的心肌损害、甲状腺功能亢进症、原发性心肌病、原发性心内膜弹力纤维增生症、先天性房室传导阻滞、心脏自主神经功能异常、β受体功能亢进及药物引起的心电图改变。

六、治疗

本病目前尚无特效疗法,可结合病情选择下列处理措施。

(一)休息

急性期至少应休息到热退后3～4周,有心功能不全及心脏扩大者应绝对卧床休息,以减轻心脏负担。

(二)营养心肌及改善心肌代谢药物

1.大剂量维生素C和能量合剂

维生素C能清除氧自由基,增加冠状动脉血流量,增加心肌对葡萄糖的利用及糖原合成,改善心肌代谢,有利于心肌炎恢复,一般每次100~150 mg/kg加入10%葡萄糖液静脉滴注,1次/天,连用15天。能量合剂有加强心肌营养、改善心肌功能的作用,常用三磷酸腺苷(ATP)、辅酶A、维生素B_6与维生素C加入10%葡萄糖液中一同静脉滴注。因ATP能抑制窦房结的自律性,抑制房室传导,故心动过缓、房室传导阻滞时禁用。

2.泛癸利酮(辅酶Q_{10})

其有保护心肌作用,每次10 mg,3岁以下1次/天,3岁以上2次/天,肥胖年长儿3次/天,疗程3个月。部分患者长期服用可致皮疹,停药后可消失。

3.1,6-二磷酸果糖(FDP)

FDP是一种有效的心肌代谢酶活性剂,有明显保护心肌代谢作用。150~250 mg/(kg·d)静脉滴注,1次/天,10~15天为1个疗程。

(三)维生素E

维生素E为抗氧化剂,小剂量短疗程应用,每次5 mg,3岁以下1次/天,3岁以上2次/天,疗程1个月。

(四)抗生素

急性期应用青霉素清除体内潜在细菌感染病灶,20万U/(kg·d)静脉滴注,疗程7~10天。

(五)肾上腺皮质激素

在病程早期(2周内),一般病例及轻型病例不主张应用,因其可抑制体内干扰素的合成,促进病毒增殖及病变加剧。对合并心源性休克、心功能不全、心脏明显扩大、严重心律失常(高度房室传导阻滞、室性心动过速)等重症病例仍需应用,有抗炎、抗休克作用,可用地塞米松0.2~1 mg/kg或氢化可的松15~20 mg/kg静脉滴注,症状减轻后改用泼尼松口服,1~1.5 mg/(kg·d),逐渐减量停药,疗程3~4周。对常规治疗后心肌酶持续不降的病例可试用小剂量泼尼松治疗,0.5~1 mg/(kg·d),每2周减量1次,共6周。

(六)积极控制心力衰竭

由于心肌炎患者对洋地黄制剂极为敏感,易出现中毒现象,故多选用快速或中速制剂,如毛花苷C或地高辛等,剂量应偏小,饱和量一般用常规量的1/2~2/3,洋地黄化量时间不能短于24小时,并需注意补充氯化钾,因低钾时易发生洋地黄中毒和心律失常。

(七)抢救心源性休克

静脉推注大剂量地塞米松0.5~1 mg/kg或大剂量维生素C 200~300 mg/kg常可获得较好效果。及时应用血管活性药物,如多巴胺[(1 mg/kg加入葡萄糖液中用微泵3~4小时内输完,相当于5~8 mg/(kg·min)]、间羟胺等可加强心肌收缩力、维持血压及改善微循环。持续氧气吸入,烦躁者给予苯巴比妥、地西泮或水合氯醛等镇静剂。适当输液,维持血液循环。

(八)纠正心律失常

对严重心律失常除上述治疗外,应针对不同情况及时处理。①房性或室性早搏:可口服普罗帕酮每次 5～7 mg/kg，每隔 6～8 小时服用 1 次，足量用 2～4 周。无效者可选用胺碘酮，5～10 mg/(kg·d)，分 3 次口服。②室上性心动过速：普罗帕酮每次 1～1.5 mg/kg加入葡萄糖液中缓慢静脉推注，无效者 10～15 分钟后可重复应用，总量不超过5 mg/kg。③室性心动过速：多采用利多卡因静脉滴注或推注，每次 0.5～1.0 mg/kg，10～30 分钟后可重复使用，总量不超过5 mg/kg。对病情危重，药物治疗无效者，可采用同步直流电击复律。④房室传导阻滞：可应用肾上腺皮质激素消除局部水肿，改善传导功能，地塞米松 0.2～0.5 mg/kg，静脉注射或静脉滴注。心率慢者口服山莨菪碱(654-2)、阿托品或静脉注射异丙肾上腺素。

第七节　急性心包炎

急性心包炎是心包脏层和壁层的急性炎症。病因大都继发于全身性疾病，在新生儿主要原发病为败血症，婴幼儿多为肺炎、脓胸、败血症，4～5 岁儿童多为风湿热、结核及其他化脓菌感染。

一、诊断

(一)病史

应详细了解患儿有无感染、结缔组织病、心脏手术、肿瘤、尿毒症等疾病的存在。

(二)临床症状

(1)全身症状：感染性心包炎者，多有毒血症状，如发热、畏寒、多汗、困乏、食欲缺乏等。非感染性心包炎的毒血症状较轻，肿瘤性者可无发热。

(2)心前区疼痛：较大儿童常自述心前区刺痛或压迫感，平卧时加重，坐起或前俯位可减轻，疼痛可向肩背及腹部放射。婴幼儿常表现为烦躁不安，哭闹。

(3)心包积液压迫症状：表现为眩晕、气促与气闷，有大量积液时可压迫食管或喉返神经，引起吞咽困难或失音。

(三)体格检查

(1)心包摩擦音：在整个心前区均可听到，以胸骨左缘下端最为清楚。

(2)心包积液：①心包积液本身体征表现为心尖冲动微弱或消失，心界扩大，心音遥远。②心脏压塞征表现为患者呈急性病容；呼吸困难，发绀；心尖冲动消失，心浊音界扩大，心率加快，心音遥远；动脉压下降，脉压变小，静脉压升高，并出现奇脉，表现为吸气时脉搏幅度减弱；颈静脉曲张，肝大，腹水，双下肢水肿等。迅速发生的大量心包积液可导致心源性休克。③左肺受压征表现为大量心包积液压迫左肺下叶时，可产生肺不张，体检时可发现左肩胛的内下方有一浊音区，并伴有语颤增强及支气管呼吸音，亦称 Ewart 征。

(四)并发症

急性心包炎短时间内积液量大时可并发心脏压塞、肺不张、心源性休克等并发症。

(五)辅助检查

(1)胸部 X 线检查：心影呈烧瓶状或梨形，左右心缘各弓消失，腔静脉影增宽，卧位时心底部心影增宽。

(2)心电图:QRS 低电压,ST-T 改变并呈动态变化,病初除 aVR 和 V_1 外 ST 段均呈弓背向上的抬高,持续数天恢复到基线水平,T 波普遍性低平,有平坦转变为倒置,持续数天到数周。

(3)超声心动图:可探知心包积液的有无及判断积液量的多少。

(4)心包穿刺:经上述检查提示有心包积液时可进行心包穿刺,目的是了解积液的性质及致病菌,解除心脏压塞及治疗化脓性心包炎时局部注射抗生素和引流。

(六)诊断

(1)急性心包炎的诊断并不困难,但婴幼儿心包炎不典型易误诊,在诊断时必须结合病史进行全面检查以防误诊、漏诊。最易误诊为心肌病,也应与慢性心力衰竭、营养不良性水肿及肝硬化、结核性腹膜炎等进行鉴别。

(2)急性心包炎如果积液量少往往不引起临床症状,此时心电图及 X 线检查也常无改变。而超声心动图检查是行之有效的可靠方法。

(3)心包穿刺是诊断和治疗心包积液的重要手段。既可明确有无积液,又能明确心包积液的量、部位及性质。但属创伤性检查,选择该项时应慎重。一般从剑突与左肋弓交界处穿刺比较安全。

(4)化脓性心包炎多见于婴幼儿,年长儿的化脓性心包炎不易找到原发感染灶,容易误诊、漏诊。一定要进行全面临床检查,如全身感染中毒症状较重、高热、呼吸困难、心动过速、肝大等时应考虑到本病。

二、鉴别诊断

(一)急性心肌炎

临床症状、胸部 X 线片及心电图与急性心包炎相似,但一般不出现心包摩擦音及奇脉,心肌酶及肌钙蛋白明显升高。

(二)纵隔肿瘤

可压迫上腔静脉、气管、支气管等,出现颈静脉曲张及呼吸困难等,但胸部 X 线平片及 CT 扫描检查可明确诊断。

三、治疗

急性心包炎的处理关键是治疗原发病,各项处理措施主要是针对心包积液的吸收和促进炎症消退并且防止心脏压塞和心包粘连的发生。

(一)一般治疗

患儿应卧床休息,呼吸困难时应采取半卧位并吸氧,胸骨疼痛应给予对症处理,必要时给予止痛药。

(二)病因治疗

(1)化脓性心包炎:应及早应用敏感有效的抗生素,采用两种抗生素联合使用,并每隔 1～2 天心包穿刺排脓,同时进行冲洗,并心脏内注射抗生素及琥珀酸氢化可的松。

(2)结核性心包炎:宜用抗结核疗法,必要时进行心包穿刺抽出渗液以减轻严重症状。

(3)风湿性心包炎:按风湿热处理原则进行治疗,心包炎症可消退。

(4)病毒性心包炎:一般应用对症处理,症状明显时可加用阿司匹林。

(5)肾上腺糖皮质激素:适用于各型心包炎,以促进渗出液或脓液的吸收,从而减少继发性缩窄性心包炎。

(6)心脏压塞:应紧急进行心包穿刺或心包切开引流术,以解除心脏压塞症状。

参考文献

[1]陈云.现代临床内科疾病诊疗学[M].长沙:湖南科学技术出版社,2020.
[2]桑鹏,管春燕.内科常见病的诊疗与康复[M].昆明:云南科技出版社,2023.
[3]黄昊川,吴芹,高月霞,等.实用内科疾病诊疗学[M].北京:中国人口出版社,2023.
[4]胡春荣.神经内科常见疾病诊疗要点[M].北京:中国纺织出版社,2022.
[5]石臣磊,李晓冬,曲兆伟.临床实用外科疾病手术方法[M].北京:中国人口出版社,2022.
[6]马路,温权,钟玉霞,等.实用内科疾病诊疗[M].济南:山东大学出版社,2021.
[7]杜峰,等.新编临床实用普外科诊疗常规[M].长春:吉林科学技术出版社,2020.
[8]王为光.现代内科疾病临床诊疗[M].北京:中国纺织出版社,2021.
[9]邵红刚,等.实用外科诊疗新技术与临床应用[M].上海:上海科学普及出版社,2021.
[10]潘红,等.实用外科临床诊疗[M].北京:科学技术文献出版社,2020.
[11]张节伟.实用临床普通外科疾病诊断与治疗[M].长春:吉林科学技术出版社,2020.
[12]李海霞.临床内科疾病诊治与康复[M].长春:吉林科学技术出版社,2020.
[13]俞婧佳,袁茜,伍炯星,等.内科常见疾病临床诊治概要[M].长沙:中南大学出版社,2023.
[14]安东均.普通外科实践辑略[M].西安:陕西科学技术出版社,2020.
[15]师志丽,贾书生,张明,等.实用外科疾病诊疗分析[M].北京:中国人口出版社,2022.
[16]袁磊,等.普通外科基础与临床[M].天津:天津科学技术出版社,2020.
[17]黄峰,任平,张俊,等.实用内科诊断治疗学[M].济南:山东大学出版社,2021.
[18]王晓彦,马睿,刘强,等.内科常见病诊治指南[M].济南:山东大学出版社,2022.
[19]王宾,等.实用外科疾病诊治[M].北京:中国古籍出版社,2022.
[20]宁尚波.现代外科技术与手术治疗方法[M].北京:中国纺织出版社,2022.